Boris Ludborzs, Helmut Nold (Hrsg.)

Psychologie der Arbeitssicherheit und Gesundheit: Entwicklungen und Visionen 1980 – 2008 – 2020

Boris Ludborzs
Helmut Nold
(Hrsg.)

Psychologie der Arbeitssicherheit und Gesundheit

Entwicklungen und Visionen
1980 – 2008 – 2020

Asanger Verlag • Kröning

Die Herausgeber:

Boris Ludborzs, Dipl.-Psych., Berufsgenossenschaft der chemischen Industrie

Helmut Nold, Dr., Dipl.-Psych., Berufsgenossenschaft der chemischen Industrie

Umschlaggestaltung:
liveo grafikdesign, Angelika Krikava, info@liveo.de, www.liveo.de

Druck und Bindung:
PBtisk, s.r.o., Czech Republic

Bibliographische Informationen Der Deutschen Nationalbibliothek:
Die Deutsche Bibliothek verzeichnet diese Publikation in der Deutschen Nationalbibliographie; detaillierte bibliographische Daten sind im Internet über http://dnb.d-nb.de abrufbar.

ISBN 978-3-89334-536-6

Inhalt

Vorwort

Diese Publikation ist das Ergebnis eines spannenden Vorhabens. Wir haben anerkannte Experten der Sicherheits- und Gesundheitspsychologie darum gebeten, einen persönlichen berufshistorischen Bericht über die fachliche Entwicklung ihres Wirkungsbereichs, die jeweils fördernden oder hemmenden eigenen Arbeitsbedingungen und fachpolitischen Spannungsfelder zu verfassen. Sie sollten möglichst in der Ich-Form beschreiben, welche Erwartungen und Perspektiven sie seit etwa 1980 in ihrem Arbeitsbereich hatten, was sie dort bewirken konnten bzw. derzeit können und wie sie die Zukunft ihres Faches im Jahr 2020 sehen. Wir können zufrieden feststellen, dass viele Beiträge erfreulich offen sind.

Wir haben ausdrücklich darauf hingewiesen, dass es nicht in erster Linie um eine wissenschaftliche Beweissicherung gehe, sondern persönliche Erfahrungen und Bewertungen erwünscht seien. Dieser persönliche und „lockere" Ansatz, einen Fachartikel zu verfassen, war vor allem für die Autorinnen und Autoren aus dem Forschungs- und Wissenschaftsbereich eine Herausforderung – es hat nach anfänglichen Schwierigkeiten aber manchen dennoch Spaß bereitet. Die biografischen Angaben am Ende jedes Beitrags, die wir ausdrücklich erbeten haben, unterstreichen die „persönliche Note" des jeweiligen Fachberichts.

Unser Projekt knüpft an den 15. Workshop „Psychologie der Arbeitssicherheit und Gesundheit: Perspektiven – Visionen" an, der im November 2008 in der Ausbildungsstätte der Berufsgenossenschaft der chemischen Industrie in Laubach stattfand (Überblick über alle Workshopberichte siehe Anhang). Fast alle der im vorliegenden Band vertretenen Autorinnen und Autoren waren auch im Rahmen des Workshops als Vortragende oder Arbeitskreisleiter aktiv. Als Herausgeber dieses Bandes waren wir Gastgeber und Mitveranstalter des Workshops, der seit 25 Jahren eine wichtige Plattform für den interdisziplinären Erfahrungsaustausch der deutschsprachigen Sicherheits- und Gesundheitspsychologen darstellt (siehe dazu auch den nachfolgenden Beitrag von Carl Graf Hoyos, Seite 1).

Die irritierende Erfahrung im Vorfeld dieses Workshops war, dass der Untertitel „Perspektiven – Visionen" von den Einsendern der Vortragsbeiträge weitgehend ignoriert wurde. Die im Untertitel angelegte visionäre Auseinandersetzung mit der Zukunft fand kaum statt. Aber nur durch frühzeitige Vorwegnahme zukünftiger Entwicklungen lassen sich die Voraussetzungen für präventive Maßnahmen schaffen – dies gilt generell und im besonderen auch für unser Forschungs- und Praxisfeld „Arbeitssicherheit und Gesundheit". Wenn man in der Verhältnisprävention etwas verändern will, dann muss man wissen, in welche Richtung man gehen will. Und um zu wissen, in welche Richtung und wie weit man gehen muss, um wirksame und nachhaltige Veränderungen zu erreichen, braucht man Positiv-Szenarien – und um unerwünschte Entwicklungen abzuwenden Negativ-Szenarien.

Der Untertitel „Entwicklungen und Visionen 1980 – 2008 – 2020“ verpflichtete die Autorinnen und Autoren ausdrücklich, auch Zukunftsüberlegungen anzustellen, kreative Zeitreisen zu machen und positive wie negative (Worst-case-) Szenarien – und sei es nur in Form eines „Ausblickes“ – zu entwickeln. Wir sind mit dem Ergebnis sehr zufrieden, denn wir kennen kein vergleichbares Buchprojekt, in dem sich Psychologen so abwechslungsreich und intensiv mit der Zukunft ihrer Forschungsbereiche und alltäglichen Praxis- und Präventionsaufgaben auseinander gesetzt haben.

Dieses Buch soll außerdem der Startschuss für weitergehende Aktivitäten der Psychologie der Arbeitssicherheit und Gesundheit sein. Der zusammenfassende Beitrag „Laubacher Thesen“ – benannt nach dem Veranstaltungsort des letzten Workshops – enthält in geordneter Weise eine Sammlung von kurzen Statements der Autorinnen und Autoren, die mit Bezug auf ihren Beitrag die größten Herausforderungen und damit verbundenen Forderungen der nächsten Jahre benennen. Wir haben nicht auf die Inhalte der Thesen Einfluss genommen, sondern nur die Gliederung und Abfolge bestimmt. Wir wollen diese Thesen zusammen mit den Autorinnen und Autoren (dem „Laubacher Kreis“?) weiter verfolgen. Ziel soll ein gemeinsamer Forderungskatalog an Entscheidungsträger in Wissenschaft und Praxis sein.

Die Ergebnisse wollen wir in einem Arbeitskreis im Rahmen des 16. Workshops „Psychologie der Arbeitssicherheit und Gesundheit“ präsentieren, der voraussichtlich in der zweiten Jahreshälfte 2010 stattfinden wird.

Wir möchten ganz herzlich den Autorinnen und Autoren für die hervorragende Zusammenarbeit danken. Sie haben Ihre Zusagen eingehalten und uns termingerecht sehr hochwertige Beiträge geliefert, die unser Buchkonzept zum Leben erweckt haben. Uns hat dieses Buchprojekt viel Arbeit, aber auch viel Spaß gemacht.

Bedanken wollen wir uns auch bei Gerd Wenninger vom Asanger Verlag, der unser Buchprojekt von Anfang an engagiert begleitet hat. Er war durch seine große Erfahrung als Psychologe in Forschung und betrieblicher Beratung eine unersetzliche Hilfe für das Gelingen des Buchprojektes.

Heidelberg und Laubach, Januar 2009

Die Herausgeber:
Boris Ludborzs und Helmut Nold

Carl Graf Hoyos
Technische Universität München, Emeritus

25 Jahre Workshops „Arbeitssicherheit und Gesundheit“ – Rückblick und Ausblick

Die Bitte von Boris Ludborzs, zu diesem Band, den er mit Helmut Nold herausgibt, einen Beitrag zu leisten, hat mich sehr gefreut und mit Dankbarkeit erfüllt. Zwar werde ich in der Gemeinschaft der Sicherheitsforscher aus der Psychologie als Begründer der Workshops „Psychologie der Arbeitssicherheit“ (später „Arbeitssicherheit und Gesundheit“) anerkannt; ich selbst bin aber nicht mehr aktiv in der Sicherheitsarbeit tätig und daher für themenbezogene Ausführungen nicht mehr kompetent. Aber ich blicke gern zurück und versuche zu erkennen, was aus unseren ursprünglichen Intentionen oder gar Visionen geworden ist.

1 Anfang

Der 1. Workshop „Psychologie der Arbeitssicherheit“ kam zustande, weil sich am Lehrstuhl für Psychologie der Technischen Universität München mehrere Forscher mit Themen der Arbeitssicherheit, insbesondere der Gefährdungs- und Risikobeurteilung, beschäftigt haben. So kannten wir zahlreiche Sicherheitsexperten in Unternehmen und in Forschungseinrichtungen und kamen zu der Überzeugung, die wohl jeder Wissenschaftler gelegentlich oder häufiger gewinnt, seine Ideen und Ergebnisse einem sachverständigen Publikum vorzutragen und mit Kollegen zu diskutieren.

Diesem Workshop lief also schon eine Forschungstätigkeit von 10-15 Jahren im Sicherheitsbereich – besonders zu dessen verhaltenswissenschaftlicher Seite – voraus und war auch schon durch eine Reihe von Publikationen bekannt geworden. Sonst wäre auch eine Einladung zu einem Workshop dieses Titels eher unangemessen erschienen.

Die Situation, die wir vorfanden, musste jedoch eher pessimistisch beurteilt werden. Bei der Lösung sicherheitlicher Probleme wurde bedauerlicherweise auf den vorliegenden verhaltenswissenschaftlichen Kenntnisstand kaum zurückgegriffen. Dafür gab es viele Gründe – zum Teil wirken sie auch heute noch: Die Forschungsergebnisse sind zu wenig verständlich aufbereitet, die Forschung hat keinen zeitlichen Vorlauf vor den Problemen der Praxis, Neuerungen sind aus

Kostengründen nicht durchsetzbar und andere Gründe mehr. Wir hatten seinerzeit zur Diskussion dieser Lage vier Themengruppen gebildet, an denen sich Referenten und Diskutanten orientieren konnten:

- Thema 1: Verhaltensorientierte Analyse von Systemen mit Gefährdungspotential;
- Thema 2: Fähigkeiten zur Gefahrenerkennung und zum Handeln in gefährlichen Situationen;
- Thema 3: Sicherheit in Heim, Schule und Freizeit;
- Thema 4: Die Umsetzung sicherheitspsychologischer Erkenntnisse in praktisches Handeln.

Spätere Workshops haben diesen Rahmen, wie es nicht anderes sein kann, gesprengt, aber nicht verlassen. Zu meiner Enttäuschung wurden die großen Sicherheitsbereiche „Private Haushalte, Schule und Freizeit“ (Thema 3) kaum wieder aufgegriffen. Dies sollte aber geschehen. Themen der Verkehrssicherheit jedoch wurden immer wieder thematisiert.

Einige der Referenten und Teilnehmer aus dem 1. Workshop trifft man heute noch auf den Folgetagungen. Das fördert natürlich den kollegialen, zum Teil familiären Zuschnitt der Tagungen.

2 Wie ging es weiter?

Eine Vision war zu diesem Zeitpunkt sicher vorhanden: Eine Veranstaltung dieser Art, die Psychologie an die Probleme der Forschung und Praxis der Sicherheitsarbeit heranrückt, möge Anregung zum Nachmachen sein. Die Dynamik der Situation hat uns überraschend schnell und nachhaltig bestätigt. Bereits auf dem 1. Workshop (München 1984) haben sich die Kollegen Friedhelm Burkardt und Heiner Erke „aus dem Stand heraus“ bereit erklärt, Nachfolgeveranstaltungen – die Workshops „Psychologie der Arbeitssicherheit“ 2 und 3 – zu organisieren. Beide Kollegen sind bedauerlicherweise nicht mehr am Leben.

Dann trat eine Entwicklung ein, die man nicht hoch genug und wirkungsvoll einschätzen kann: Die Berufsgenossenschaften – besonders solche mit psychologischen Interessen – machten die Workshops zu ihrer Angelegenheit: Bereits der 4. Workshop fand in Maikammer bei der BG Chemie statt. Der 15. Workshop war wieder zu Gast bei der BG Chemie.

Damit hat sich ein Erfolgsmodell abgezeichnet, das es meines Erachtens in der Angewandten Psychologie der Bundesrepublik Deutschland noch nicht gegeben hat. Es waren bewegende Erfahrungen, wie kooperativ sich die Berufsgenossenschaften zeigten, besonders dann, wenn es darum ging, einen neuen Workshop zu planen. Eine Klammer für die Arbeit auf den Workshops und eine Basis für die Praxis bilden die Tagungsberichte, die seit dem 4. Workshop vom

Verlag Asanger, seit vielen Jahren betreut vom Inhaber des Verlages, Gerd Wenninger, veröffentlicht werden. Seit ein paar Jahren liegen die Berichte zu Beginn des Workshops bereits vor – eine bemerkenswerte Leistung.

Nach der ersten und – verglichen mit den Folgeveranstaltungen – kleinen Veranstaltung hat uns eine andere Vision bewegt bzw. eigentlich eher Skepsis befallen: „Ob die Teilnehmer am (1. Workshop) den Eindruck gewonnen haben, dass ‚Sicherheit unteilbar ist', lässt sich nicht ohne weiteres sagen". Denn: Zwar wurden „ähnliche und gleiche Begriffe von Referenten aus unterschiedlichen Sicherheitsbereichen verwendet. Das dürfte aber noch nicht ausreichen, ein einheitliches Forschungsgebiet zu konstituieren, von dem Sicherheitsexperten unterschiedlicher Provenienz profitieren könnten."

Die weiteren Workshops haben gezeigt: Unter Kollegen aus der Psychologie und Experten aus der Praxis hat sich eine großes Interesse an einer wissenschaftlichen Aufarbeitung der Sicherheits- und auch Gesundheitsproblematik gezeigt. Was nun die Psychologie anbetrifft, so hat sich nach meiner Beobachtung keine Intensivierung der Erforschung der Handlungsregulation im Feld sicheren Verhaltens gegeben. Breite Aufmerksamkeit haben dagegen organisationale Aspekte der Sicherheitsarbeit gefunden: ganzheitliches Sicherheitsmanagement, Sicherheitskultur, Training von Führungskräften und anderes mehr.

Den 15. Workshop haben wir gerade erlebt, es war ein sehr erfreuliches Ereignis, hervorragend organisiert, inhaltlich prall gefüllt.

3 Arbeitssicherheit als Anwendung von Psychologie

Der Lehrstuhl für Psychologie der Technischen Universität München hat sich, wie schon gesagt, mit großer Intensität dem Thema „Sicherheit" zugewandt. Allen Akteuren war aber klar: Ihr Bemühen muss als Teildisziplin der Angewandten Psychologie verstanden werden. Im Blick auf die Breite angewandt-psychologischer Aktivitäten erscheint die Sicherheitspsychologie als ein eher kleines Gebiet. Bekanntermaßen entstehen Gebiete der angewandten Psychologie durch Anregungen und Anstöße von außen, aus den verschiedensten Feldern in Gesellschaft, Kultur, Wirtschaft – eigentlich „überall". In diesen Kosmos reiht sich die Sicherheitspsychologie ein.

Damit ist auch die grundsätzliche Frage beantwortet: Anwendung der Psychologie worauf? – hier eben Verhalten in gefährlichen Situationen. Daraus folgt eine weitere Frage: Anwendung wovon? Wie es gern heißt: Angewandte Psychologie wendet Theorien und Erkenntnisse an, die die Grundlagendisziplinen bereitstellen. So einfach ist dies jedoch nicht; viele Theorien lassen sich nicht anwenden, für viele Problemstellungen fehlen Grundlagen. Vielmehr gehen Theorien der Grundlagendisziplinen mit Theorien, die in Anwendungsgebieten erarbeitet wurden, im günstigsten Falle eine Symbiose ein – manchmal aber sind sie unkompatibel. Diese Schwierigkeiten zu analysieren, steht wohl noch aus.

4 Träger von Forschung und Praxis

Die in einem Zeitraum von fast 25 Jahren sich vollziehende Expansion der Sicherheits- und Gesundheitsforschung wirft weitere Fragen auf:
1. Wer ist der Träger dieser Bemühungen?
2. Wie werden diese Bemühungen bewertet und geschätzt?

zu 1. Die Situation eines Gebietes wie die Arbeitssicherheit veranlasste uns damals, in einem Workshop Sicherheitsexperten verschiedener Disziplinen zusammenzuführen und verschiedene Themen der „Sicherheitspsychologie für die Praxis“ zu diskutieren. Diese Vision ist in erfreulicher Weise Realität geworden. Wie ich in einem Rückblick auf 10 Jahre Workshops Arbeits- und Gesundheitsschutz betont habe, treffen wir bei jedem Workshop „alte Freunde“ aus verschiedenen Unternehmen, die unserem Thema die Treue gehalten haben. So war es auch wieder beim 15. Workshop, der vor kurzem abgehalten wurde. Dankenswerter Weise kommen regelmäßig neue Interessenten zu den Workshops; noch mehr würden gern kommen. Das hat die Veranstalter des letzten Workshops veranlasst, von einer ASIG-Community zu sprechen.

Auf dem 15. Workshop fiel mir aber besonders das jugendliche Alter vieler Teilnehmerinnen und Teilnehmer auf – neben den ergrauten „alten Freunden“. Diese Beobachtungen sind erfreulich und dokumentieren das sich ausbreitende Interesse an der Gesundheits- und Sicherheitsforschung.

Dieser Eindruck mag täuschen. Gerhard Ernst und Ilona Kopp zeichnen auf dem 15. Workshop („Arbeitsgestaltung und Dienstleistungen – Herausforderungen an die Arbeitspsychologie“) kein so optimistisches Bild, was die arbeits- und organisationspsychologische Forschung im Rahmen der Programme des BMBF betrifft, die von dem Projektträger der DLR betreut und administriert werden: „... gibt es keine Anzeichen dafür, dass die Psychologie in der Interaktion mit dem Forschungsmanagement des BMBF allgemein oder im Rahmen der beiden Programme „Innovationsfähigkeit“ und „Dienstleistungen“ eine prägende Kraft darstellt.“ Diese Schlussfolgerung mag deprimieren, auch wenn sie nur einen Ausschnitt aus der einschlägigen Forschungsförderung betrifft. Aber die Autoren haben offensichtlich auch eine ermutigende Absicht mit ihrem Referat verfolgt. Diese Schlussfolgerung muss besonders den Universitätsinstituten für Psychologie in den Ohren klingen. Was nun aber diese Institute betrifft, so besteht nach meiner eher unmaßgeblichen Meinung bezüglich der Sicherheits- und Gesundheitsforschung weitgehend Fehlanzeige.

zu 2. Die meines Erachtens wichtigste Frage ist: Konnten Psychologen mit dem Schwerpunkt Sicherheit und/oder Gesundheit in Organisationen, wie den Berufsgenossenschaften, in Behörden oder Unternehmen, Fuß fassen? Ludborzs hat auf dem 15. Workshop erfreuliche Zahlen berichtet. Viele dieser Kollegen waren auch auf dem Workshop zugegen. Rückblickend muss ich allerdings feststellen: An eine berufsständische Expansion der Psychologen haben wir nicht gedacht – aber die Zeit war damals noch nicht reif. Außerdem gab es an der TU München kein Psychologiestudium. Erst die Workshops selbst haben ja das Interesse an ausgebildeten Psychologen nicht zuletzt bei den Berufsgenossenschaften geweckt, aber auch Regierungseinrichtungen wie die BAuA haben sich dieser Tendenz nicht verschlossen.

5 Werden die Psychologen auch gern gesehen?

Man wird diese Frage positiv beantworten können. Psychologen aus den verschiedensten Positionen heraus werden im allgemeinen freundlich begrüßt, und ihre Expertise wird gern gehört. Hier zahlt sich wohl kontinuierliches Bemühen aus, das allerdings kein einfaches Geschäft war. Das breite Spektrum psychologischer Tätigkeit im Arbeits- und Gesundheitsschutz haben Bernhard Zimolongs und Gabriele Elkes Ergebnisse auf dem 15. Workshop dargestellt.

Eine ganz andere Perspektive entsteht, wenn man nach der Verankerung des Psychologen in Gesetzen, Vorschriften, offiziellen Programmen betrachtet. Boris Ludborzs hat in seinem Beitrag die zögerliche bzw. ablehnende Haltung des Gesetzgebers nachgezeichnet, der Psychologie – vor allen Dingen im Arbeitssicherheitsgesetz – einen festen Platz zu reservieren. Ludborzs: „Die arbeitspsychologische Betreuung wird bis heute in die Verantwortung der Betriebsärzte gegeben, wohl wissend, dass sie mit ihrer Qualifikation und ihren Einsatzzeiten diese Aufgabe nicht ausfüllen können.“ In dem weiten Feld der Arbeits- und Gesundheitsschutzaktivitäten haben sich aber viele andere Plätze für die Psychologie ergeben. So kommt Ludborzs zu folgenden Resumé. „... dass, abgesehen von der Ausgrenzung von Psychologen mit dem Arbeitssicherheitsgesetz, ausreichende gesetzliche Vorgaben und Handlungsspielräume für fachpsychologische Präventionskonzepte und -aktivitäten gegeben sind.“

6 Schlussbemerkung

In einem Rückblick von 1995 (8. Workshop) habe ich folgendes gesagt. „Ein Rückblick auf sieben Workshops „Psychologie der Arbeitssicherheit“ ... bedeutet natürlich auch, den Blick auf die nächsten Jahre zu richten. Wird es weitere Workshops geben? Ich hoffe das! Zu den interessanten Gesprächen eines Workshops gehörte in der Regel: Wer macht den nächsten Workshop? Rückblickend kann man sagen: Die Gespräche waren erfolgreich." Nach weiteren 8 Workshops kann man wohl erneut sagen: Meine Frage ist positiv beantwortet.

Für die Zukunft (wir sollen an das Jahr 2020 denken) ist möglicherweise Pessimismus angesagt. Unsere unermüdlichen Gastgeber, die Berufsgenossenschaften, sehen im Hinblick auf die geplanten Fusionen keine ganz klaren Perspektiven. Wissenschaftliche Leiter der Workshops werden demnächst nur mit Mühe zu finden sein. Der 16. Workshop scheint aber schon gesichert zu sein.

Über den Autor

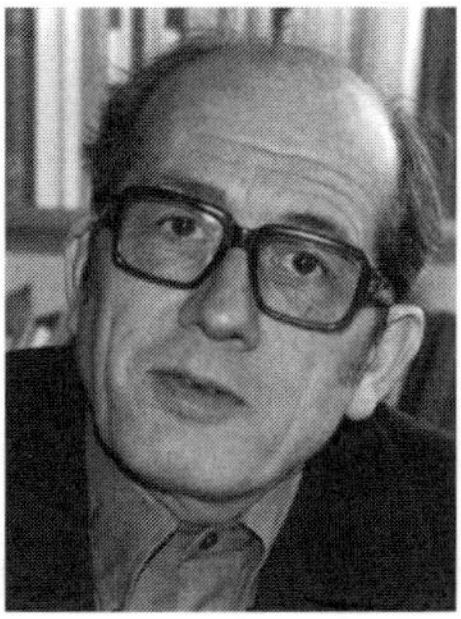

Prof. Dr. Dr.h.c. C. Graf Hoyos; geb. 1923

Anwänden 5, 82067 Ebenhausen; Tel./Fax (08178) 4140
E-Mail: Hoyos@ws.tum.de

Studium der Psychologie 1947-51 in Berlin und Hamburg;

1954 Promotion zum Dr. phil.

1952-1967 Assistententätigkeiten am Psychologischen Institut der Universität Hamburg, am Medizinisch-Psychologischen Institut des TÜV Hannover, am Max-Planck-Institut für Arbeitsphysiologie, Dortmund, am Institut für Ergonomie der Technischen Hochschule (Universität) München

1967 Habilitation im Fach Psychologie

1968-72 Professor für Psychologie an der Universität Regensburg

seit 1972 an der Technischen Universität München

1989 emeritiert

Arbeitsschwerpunkte

Arbeitspsychologie,

besonders Psychologie im Arbeitsschutz

Verkehrspsychologie

Mensch-Computer-Interaktion

Ehrungen

1995 Verleihung der Münsterberg-Medaille

1996 Ehrenmitgliedschaft der Deutschen Gesellschaft für Psychologie

Dr. hc Universität Dortmund, 2001

Neuere Veröffentlichungen

Hoyos, C. Graf & Ruppert, F. (1993). Der Fragebogen zur Sicherheitsdiagnose (FSD). Entwicklung und Erprobung eines verhaltensorientierten Verfahrens für die betriebliche Sicherheitsarbeit. Bern: Huber.

Hoyos, C. Graf & Wenninger, G. (Hrsg.). (1995). Arbeitssicherheit und Gesundheitsschutz in Organisationen. Beiträge zur Organisationspsychologie, Band 11. Göttingen: Hogrefe.

Wenninger, G. & Hoyos, C. Graf (Hrsg.) (1996). Arbeits-, Gesundheits- und Umweltschutz. Handwörterbuch verhaltenswissenschaftlicher Grundbegriffe. Heidelberg: Asanger.

Hoyos, C. Graf & Frey, D. (Hrsg.). (1999). Arbeits- und Organisationspsychologie. Ein Lehrbuch. Weinheim: Psychologie Verlags Union, 768 S.

Fritz Bindzius und Angela Knoll
Deutsche Gesetzliche Unfallversicherung (DGUV), Sankt Augustin

Wandel durch Annäherung – Entwicklung und Perspektiven der Zusammenarbeit von Unfall- und Krankenversicherung in der Prävention

1 Einleitung

Die Zusammenarbeit von Trägern der Unfall- und Krankenversicherung in der betrieblichen Prävention wurde war erstmals 1989 im Sozialgesetzbuch V verankert. In den vergangenen 20 Jahren war sie immer wieder Gegenstand präventionspolitischer Diskussionen und vielfältiger Formen und Ansätze konkreter Ausgestaltung. In diesem Zeitraum vollzogen sich mehrere Änderungen der gesetzlichen Grundlagen für diese Zusammenarbeit aber auch der strategischen Ausrichtung eines modernen Arbeits- und Gesundheitsschutzes. Auch heute wird über die Qualität und Quantität durchaus kontrovers diskutiert. Ist es so, dass es zwischen beiden Sozialversicherungszweigen keine zufriedenstellende Programmatik und Ausgestaltung der Kooperation bei der Verhütung arbeitsbedingter Gesundheitsgefahren und der betrieblichen Gesundheitsförderung gibt?

Dies suggerieren z.B. die Begründungen der beiden gescheiterten Anläufe für ein Präventionsgesetz. Auch andere Stimmen, z.B. aus dem Public Health-Bereich hinterfragen diese Zusammenarbeit immer wieder kritisch, wie zuletzt das Projekt der Bertelsmann- und der Hans Böckler Stiftung „Die Gesetzliche Unfallversicherung im Wandel – Folgen für die Weiterentwicklung und Umsetzung ihrer Präventionsarbeit". Oder verhält es sich vielmehr so, dass es inzwischen eine durch gemeinsame Vereinbarungen und Modellprojekte flankierte, vertrauensvolle Zusammenarbeit gibt? Eine Kooperation, die ihren Weg in die Fläche gefunden hat und in der Lage ist, sowohl vielfältige gemeinsame betriebliche und regionale Ansätze als auch gewichtige gemeinsame überregionale Vorhaben bis hin zu gemeinsamen nationalen Präventionskampagnen zu realisieren?

2 Gesetzliche Grundlagen im Wandel

Die Zusammenarbeit der beiden Sozialversicherungszweige hat, bedingt durch teilweise ähnlich gelagerte Aufgaben in der Therapie und Rehabilitation, Tradition. Das Zusammenwirken auf dem Gebiet der Prävention ist damit verglichen ein relativ junges Feld, was mittlerweile aber dennoch über einen breiten Erfahrungsschatz verfügt. Das Anfang 1989 in Kraft getretene Gesundheitsreformgesetz (SGB V) vermittelte den Krankenkassen erstmals den expliziten Auftrag für eine Gesundheitsförderung und Krankheitsverhütung. Es bestätigte damit die erfolgreichen Ansätze einzelner Krankenkassen. Allerdings engagierten sich bis zum damaligen Zeitpunkt Krankenkassen nur sehr vereinzelt auf dem Gebiet der betrieblichen Prävention. Der § 20 SGB V räumte den Krankenkassen die Option ein, bei der Verhütung arbeitsbedingter Gesundheitsgefahren mitzuwirken.

Dabei waren diejenigen, die diese Möglichkeit wahrnahmen, verpflichtet, mit den Trägern der gesetzlichen Unfallversicherung zusammenzuarbeiten. Der Gesetzgeber wollte damit Synergien initiieren und die Erfahrungen der Unfallversicherung bei der Verhütung von Arbeitsunfällen und Berufskrankheiten mit den in der Entwicklung befindlichen Ansätzen der Krankenkassen auf dem Gebiet der Gesundheitsförderung ergänzen. Ein zentrales Anliegen war es, zusätzliche Erkenntnisse über die Zusammenhänge zwischen Arbeitsbedingungen und Erkrankungen zu gewinnen und zu nutzen. Das Wissen der Träger der gesetzlichen Unfallversicherung über arbeitsbedingte Belastungen sollte mit den Informationen der Krankenkassen über die Arbeitsunfähigkeit systematisch zusammengeführt werden. Auf den ersten Blick eine vermeintlich einfache Angelegenheit.

Die Realität allerdings sah anders aus. Das hat einer der Autoren 1993 als langjähriger Mitarbeiter einer Krankenkasse bei seinem beruflichen „Seitenwechsel" in den damaligen Hauptverband der gewerblichen Berufsgenossenschaften (HVBG) dann selbst erfahren. Denn zwei Welten prallten aufeinander, die wenig voneinander wussten und deren Präventionsverständnis zum Teil weit auseinander lag. Dazu kam, dass die Unfallversicherung zu diesem Zeitpunkt weder einen expliziten gesetzlichen Auftrag für die Verhütung arbeitsbedingter Gesundheitsgefahren hatte, noch einen solchen für die Zusammenarbeit mit den Krankenkassen. Erschwerend kam hinzu, dass die Bemühungen der Krankenkassen, insbesondere bei der betrieblichen Prävention, unter dem gesetzlich auferlegten Wettbewerb standen. Ein Kontrastprogramm dazu war der damals eher technikzentrierte Arbeitsschutz der Unfallversicherung. Dieser, für die Unternehmer verpflichtend, traf auf freiwillige und eher sozialwissenschaftlich orientierte Maßnahmen der Gesundheitsförderung, finanziert durch die Krankenkassen. Diese unterschiedlichen Schwerpunkte und auch die dabei agierenden unterschiedlichen Professionen, förderten zunächst nicht den Willen beider Seiten für eine Zusammenarbeit. So dauerte es dann auch drei Jahre, bis die damaligen Spitzenverbände beider Seiten ihren politischen Willen zur Zusammenarbeit in einer Empfehlungsvereinbarung formulierten.

1996 wurde die Zusammenarbeit dann auf eine neue Grundlage gestellt: Durch das Gesetz zur Einordnung des Rechts der gesetzlichen Unfallversicherung in das Sozialgesetzbuch VII (Unfallversicherungseinordnungsgesetz – UVEG) und durch das Gesetz zur Entlastung der Beiträge in der gesetzlichen Krankenversicherung (Beitragsentlastungsgesetz – BeitrEntlG) waren erstmals beide Sozialversicherungszweige aufgefordert, bei der Verhütung arbeitsbedingter Gesundheitsgefahren zusammenzuarbeiten. Mit der gesetzlichen Veränderung erhielt die Unfallversicherung, neben der Verhütung von Arbeitsunfällen und Berufskrankheiten erstmals auch die Legitimation zur Verhütung arbeitsbedingter Gesundheitsgefahren und damit eine Kompetenzerweiterung, während parallel den Krankenkassen der Auftrag zur Gesundheitsförderung wieder entzogen wurde.

Grund hierfür war die Auffassung verschiedener Kreise, dass die hierfür vorgesehenen Mittel doch primär dem Wettbewerb der Krankenkassen gedient haben und weniger einer sachgerechten Mittelverwendung. In den Medien kursierte das damals als „Bauchtanzdiskussion“. Wie immer man dies bewerten mag, die 1996 eingeführte Modifizierung des § 20 SGB V und die Schaffung des § 14 SGB VII führte zu einer deutlichen Zunahme gemeinsamer Aktivitäten von Unfall- und Krankenversicherung. Durch die Beschränkungen auf dem Gebiet der allgemeinen Prävention und Gesundheitsförderung war auf Seiten der Krankenkassen die Motivation zur Zusammenarbeit auf dem verbleibenden Gebiet der betrieblichen Prävention deutlich gestiegen. So kam es bereits 1997 zum Abschluss einer gemeinsamen Rahmenvereinbarung der Spitzenverbände, die, ausgehend von den Aufgaben, Pflichten und Kompetenzen der Unfall- und Krankenversicherung, den Handlungsrahmen der Kooperationspartner auf der betrieblichen, überbetrieblichen bzw. regionalen und der Ebene der Spitzenverbände aufzeigte (Coenen & Bindzius, 1999). Bereits während der Erarbeitung der gemeinsamen Empfehlung hat sich auch der Arbeitskreis der Spitzenverbände von Unfall- und Krankenversicherung, der sich heute Arbeitskreis „Prävention in der Arbeitswelt“ nennt, konstituiert.

Bereits im Jahr 2000 gab es wieder ein Umdenken für die Kooperationspartner, denn der § 20 SGB V wurde erneut novelliert: Neben der verpflichtenden Zusammenarbeit von Unfall und Krankenversicherung bei der Verhütung arbeitsbedingter Gesundheitsgefahren durften die Krankenkassen nun auch den Arbeitsschutz ergänzende Maßnahmen der betrieblichen Gesundheitsförderung durchführen. Um nicht in die gleiche „Falle“ wie vor 1996 zu tappen, wurde ein GKV-Handlungsleitfaden entwickelt, der Kriterien vorgibt, wie Individual- und betriebliche Prävention der Krankenkassen umgesetzt werden. Dafür wurde auch eine Beratende Kommission eingerichtet, in der von Anfang an auch die Vertretung der DGUV vorgesehen war. Gemeinsam mit den Vertretern aus Wissenschaft, Gesundheitspolitik und Organisationen im Gesundheitswesen werden die Krankenkassen bei der Umsetzung und Weiterentwicklung des § 20 SGB V unterstützt. Über die Arbeit in der Beratenden Kommission ist es gelungen, nicht nur Sichtweisen der UV, sondern auch ein grundsätzlicheres Verständnis von Prävention und ihre unterschiedlichen Facetten abzustimmen (Bindzius, 2002).

Mit dem Gesetz zur Stärkung des Wettbewerbs in der gesetzlichen Krankenversicherung (Wettbewerbsstärkungsgesetz – GKV-WSG) im Jahr 2007 hat die Prävention der Krankenkassen und auch ihre Zusammenarbeit mit der Unfallversicherung ihren jüngsten gesetzgeberischen Impuls erhalten. Für die Krankenkassen wurden Leistungen der Gesundheitsförderung in den Betrieben zu Pflichtleistungen, allerdings mit begrenztem Budget. Sie müssen dabei auch mit den zuständigen Unfallversicherungsträgern zusammenarbeiten. Die Verpflichtung zur Unterstützung und Zusammenarbeit mit den Trägern der gesetzlichen Unfallversicherung bei der Verhütung arbeitsbedingter Gesundheitsgefahren bleibt weiterhin bestehen. Der Gesetzgeber regt dabei eine enge Zusammenarbeit beider Sozialversicherungszweige im Rahmen regionaler Arbeitsgemeinschaften an.

3 Entwicklung der Zusammenarbeit in der Praxis

Die Ausgestaltung und Konkretisierung der Zusammenarbeit der Partner startete 1989 zögerlich und beschleunigte sich im Zeitverlauf dann deutlich, und das auf unterschiedlichen Ebenen. Angefangen zunächst bei eher bilateraler Zusammenarbeit hat sich die kontinuierliche Kooperation auf der Ebene der Verbände mit dem Arbeitskreis „Prävention in der Arbeitswelt“ Mitte der 90er Jahre verstetigt. Dazu beigetragen haben auch umfangreiche Modellprojekte mit einer gewissen „Spurmacherfunktion“ für die Arbeit vor Ort. Es folgten viele betriebs- bzw. branchenbezogene Einzelprojekte von Krankenkassen und Trägern der Unfallversicherung, die Gründung einer gemeinsamen Initiative Gesundheit und Arbeit (IGA) und des Deutschen Netzwerkes Betriebliche Gesundheitsförderung (DNBGF) im Jahr 2002 sowie die bis Ende 2008 laufende gemeinsame bundesweite Präventionskampagne Haut. Alle Aktivitäten wurden durch regelmäßige Bestandsaufnahmen erfasst und ausgewertet.

3.1 Modellprojekte

Bereits im Jahr des Inkrafttretens der Empfehlungsvereinbarung im Jahr 1992 startete das Projekt „Neue Wege der Prävention arbeitsbedingter Erkrankungen“. Die Arbeitsgemeinschaft der Metallberufsgenossenschaften und die Walzwerksberufsgenossenschaft widmeten sich gemeinsam mit dem BKK Bundesverband der Zusammenführung, Verknüpfung und Prüfung unterschiedlicher Sekundärdaten von Kranken- und Unfallversicherung auf ihre Verwendbarkeit für Forschungszwecke und die branchenbezogene Gesundheitsberichterstattung. Zusätzlich wurden betriebsärztliche Befunde sowie in Unternehmen und Berufsgenossenschaften vorliegende Angaben über Arbeitsplatzbelastungen und Tätigkeiten herangezogen (Zoike, 1993). Verfahren und Instrumente zum Erkennen arbeitsbedingter Gesundheitsgefahren wurden entwickelt (Bellwinkel et al. ohne Jahresangabe). Erstmals wurden damit die auf beiden Seiten vorhandenen Daten einer integrierten Betrachtung und Auswertung zugeführt.

Einen wesentlich breiteren Ansatz verfolgte das Kooperationsprogramm Arbeit und Gesundheit (KOPAG). Es wurde gemeinsam vom damaligen Hauptverband der gewerblichen Berufsgenossenschaften und dem BKK Bundesverband im Rahmen des vom Bundesministerium für Arbeit und Sozialordnung entwickelten Programms zu Bekämpfung arbeitsbedingter Erkrankungen im Zeitraum von 1994-1997 durchgeführt (BKK Bundesverband und Hauptverband der gewerblichen Berufsgenossenschaften, 1998). Ein interdisziplinär zusammengesetztes Team führte in fünf Unternehmen aus dem Einzelhandels- und Metallbereich umfangreiche Datenerhebungen sowie Datenanalysen durch, die mit ergänzenden Informationen aus vorhandenen Sekundärdaten zusammengeführt und um individuenbezogene zusätzliche Erkenntnisse ergänzt wurden. Auf dieser Grundlage wurden für 25 Arbeitsplatztypen unter Einbeziehung der Gefährdungsbeurteilungen modellhafte Vorschläge zur gesundheitsgerechten Arbeitsgestaltung einschließlich einer Wirtschaftlichkeitsbetrachtung entwickelt.

Diese methodischen Verfahren wurden für eine routinemäßige Anwendung zur Verfügung gestellt. KOPAG hatte auch unter einer sozialpolitischen Perspektive erfolgreiche Ergebnisse zu verzeichnen. Es stellte das Verhältnis der beteiligten Akteure – Verbände, Unfallversicherungsträger, Krankenkassen und Betriebe – auf eine partnerschaftliche Basis und wirkte damit positiv auf die Erarbeitung der Rahmenvereinbarung der Spitzenverbände von Kranken- und Unfallversicherung zur Verhütung arbeitsbedingter Gesundheitsgefahren, die im Jahr 1997 verabschiedet wurde.

Damit waren wichtige Impulse und Grundpfeiler für eine erfolgreiche Zusammenarbeit beider Sozialversicherungszweige gelegt, und die Zusammenarbeit aller Spitzenverbände im Arbeitskreis „Prävention in der Arbeitswelt" wurde verstetigt. Natürlich gab es in diesem Kreis zu Anfang intensive Diskussionen, um die jeweils andere Denkweise und ein unterschiedliches Verständnis von Prävention herauszuarbeiten und dann ein gegenseitiges und gemeinsames Verständnis zu entwickeln. Das ist sicher nicht nur durch die gute Zusammenarbeit auf der persönlichen Ebene gelungen, sondern auch ein Ergebnis des Kooperationsprojektes „Integrationsprogramm Arbeit und Gesundheit von Unfallversicherung und Krankenkassen" (IPAG). Erstmals waren alle Spitzenverbände der Träger der gesetzlichen Unfallversicherung und der Krankenkassen an einem Projekt beteiligt. Mit dem Fokus auf kleine und mittelständische Betriebe wurden unter Einbeziehung betrieblicher und überbetrieblicher Akteure bei der Ermittlung und Prävention arbeitsbedingter Gesundheitsgefahren branchenbezogene Kooperationsstrukturen – modellhaft in den Branchen Kfz-Handwerk, Fleischerei-Handwerk, Tankstellen und Rechtsanwaltspraxen – aufgebaut.

Dabei wurde erstmals eine krankenkassenartenübergreifende Zusammenarbeit bei der Analyse von Arbeitsunfähigkeitsdaten am Beispiel der Branchen Krankenhäuser/Altenheime und Lackindustrie erprobt, und es wurden damit die methodischen und organisatorischen Voraussetzungen für entsprechende Routineanwendungen geschaffen. Außerdem prüfte bzw. realisierte IPAG eine Erweiterung der epidemiologischen Erkenntnisgrundlage, indem neben den Arbeitsunfähigkeitsdaten u.a. Arzneimittelverordnungsdaten und Daten zur Inanspruchnahme kassenärztlicher Versorgung auf ihre Verwendbarkeit bei der Generierung zusätzlicher Informationen zur Ermittlung arbeitsbedingter Gesundheitsgefahren geprüft wurden. Dies ist bei beiden Datenarten im Vergleich zu den Arbeitsunfähigkeitsdaten der Fall. Eine Zusammenschau der verschiedenen Datenquellen stellt eine sinnvolle Weiterentwicklung von Gesundheitsberichten dar (Hauptverband der gewerblichen Berufsgenossenschaften, 2001).

3.2 Entwicklung branchenspezifischer und -übergreifender Kooperationen auf Ebene der Träger

Neben den Modellprojekten KOPAG und IPAG haben seit den 90er Jahren auch Berufsgenossenschaften und Krankenkassen zunächst vereinzelt, dann immer häufiger betriebs- und branchenbezogene Kooperationen erprobt. Eine erste bundesweit einheitliche Bestandsaufnahme bei allen Trägern der Unfall- und Krankenversicherung im Jahr 1999 konnte zeigen, dass mit Inkrafttreten des SGB VII und des Beitragsentlastungsgesetzes 1996 bzw. 1997 die Zusammenarbeit offensichtlich spürbar ausgebaut worden ist. Gemeinsame Veranstaltungen in 2000 und 2003 und haben eindrucksvoll gezeigt, wie Kooperation nicht nur erfolgreich gestaltet werden kann, sondern auch zu Präventionserfolgen führt. Der Arbeitskreis „Prävention in der Arbeitswelt“ der Spitzenverbände von Kranken- und Unfallversicherung stellt in seinem Internetauftritt (www.praevention-arbeitswelt.de) branchenspezifische und branchenübergreifenden Kooperationsprojekte vor und will damit Anregungen für die Träger geben.

Allerdings waren solche guten Praxisbeispiele damals noch nicht die Regel. Kooperationen wurden nicht über alle Teilsysteme gleichermaßen praktiziert und es gab unterschiedliche Bewertungen der Zusammenarbeit mit einer zwar durchschnittlich guten Einschätzung, aber z. T. auch mit der Tendenz zu ausreichend. Der überwiegende Teil gab an, die Zusammenarbeit intensivieren zu wollen. Potential war also da! Dieses wurde in den folgenden Jahren bis zur nächsten Bestandsaufnahme in 2006 auch weitgehend genutzt. Im Ergebnis hatten sich in weiteren sechs Jahren der Zusammenarbeit die Quantität und Qualität der Kooperationen, die Themenvielfalt, die Bewertung der Kooperation durch die Partner selbst und auch die Absicht, die Zusammenarbeit weiter zu vertiefen gegenüber 1999 verbessert. Den quantitativen Trend gibt im Übrigen auch der GKV-Präventionsbericht 2007 (Medizinischer Dienst der Spitzenverbände der Krankenkassen, 2008) wieder. So stieg der Anteil von Maßnahmen der Betrieblichen Gesundheitsförderung, die die Krankenkassen in Kooperation mit Trägern der Unfallversicherung durchgeführt haben, von 3 % in 2005 auf 20 % in 2006. Die durchschnittlich mit „gut" bewertete Zusammenarbeit beruht dabei vielfach auf gewachsenen Strukturen und guten persönlichen Kontakten. Dabei schätzen die Träger die unterschiedlichen Erfahrungen bei ähnlichen Präventionsschwerpunkten, die sich in der Praxis gut ergänzen und von denen sie ja auch gegenseitig gelernt haben.

Bei diesem positiven Gesamttrend darf jedoch nicht verkannt werden, dass es in den Teilsysteme nach wie vor unterschiedliche Einschätzungen und Verbesserungsmöglichkeiten gibt. So hört man immer noch vereinzelt auf die Frage, warum einige Krankenkassen oder Unfallversicherungsträger nur wenig Interesse an einer Zusammenarbeit zeigen, gegenseitige Rollenklischees. Seitens der Krankenkassen heißt es dann: „Die Unfallversicherung ist bei Maßnahmen der Betrieblichen Gesundheitsförderung von den Betrieben gar nicht erwünscht, denn sie überwacht doch nur". Oder von Berufsgenossenschaften kommt das Argument: „Die Krankenkassen machen keine Prävention in den Betrieben, sondern das sind Marketingmaßnahmen, um neue Mitglieder zu gewinnen." Das sind aber inzwischen Ausnahmen. Krankenkassen und Unfallversicherungsträger haben voneinander gelernt und verfügen heute über ein breites Erfahrungsfeld an Kooperationsansätzen. Und zumindest dort, wo die Zusammenarbeit gut läuft, beziehen die Partner Ansätze des anderen in ihre Präventionsmaßnahmen ein und erweitern auch ihren Blick für ihre eigene Prävention.

Aber Verbesserungsmöglichkeiten gibt es immer. So wurden in der letzten Bestandsaufnahme ein verstärkter Informations- und Erfahrungsaustausch, eine weitere Verbesserung der Datenlage beim Erkennen von Zusammenhängen zwischen Arbeitsbedingungen und Erkrankungen, eine Intensivierung der Anstrengungen bei der Entwicklung gemeinsamer sich ergänzender Dienstleistungsangebote für die Betriebe, eine nicht nur bilaterale Form der Zusammenarbeit (Stichwort: krankenkassenartenübergreifende Zusammenarbeit) sowie insgesamt der Wunsch nach mehr Aufgeschlossenheit und Verständnis des jeweiligen Kooperationspartners für die eigenen Sichtweisen und Konzepte genannt. Auch die Kooperationen flächendeckend zu leben, ist teilweise noch verbesserungswürdig und braucht einen längeren Atem.

Dabei kann hoffentlich das GKV-Wettbewerbsstärkungsgesetz unterstützen. Denn seit dem 1. April 2007 ist die Betriebliche Gesundheitsförderung eine Pflichtleistung der Krankenkassen, bei der sie mit den Trägern der Unfallversicherung zusammenarbeiten müssen. Das Gesetz forciert also die Zusammenarbeit. Entsprechend wurde auch die Rahmenvereinbarung von Unfall- und Krankenversicherung unter Einbindung des neuen GKV-Spitzenverbandes überarbeitet und befindet sich zurzeit in der Abstimmung.

3.3 Impulse durch die Initiative Gesundheit und Arbeit (IGA)

Zur positiven Entwicklung der Zusammenarbeit der beiden Sozialversicherungszweige hat in Fortsetzung der Kooperationsprojekte KOPAG und IPAG entscheidend auch die Initiative Gesundheit und Arbeit (IGA) beigetragen. Seit 2002 arbeiten der BKK Bundesverband und die Deutsche Gesetzliche Unfallversicherung (DGUV) in IGA zusammen. Der AOK-Bundesverband beteiligt sich seit 2005 und der Arbeiter-Ersatzkassen-Verband (AEV) seit 2007. IGA versteht sich als Impulsgeber und Dienstleister für Krankenkassen, Berufsgenossenschaften, Unfallkassen und andere Akteure in der betrieblichen Prävention. In IGA werden gemeinsame Präventions- und Interventionsansätze weiterentwickelt. Vorhandene Methoden und Erkenntnisse für eine zukunftsorientierte, gestaltende Praxis des Arbeitsschutzes und der betrieblichen Gesundheitsförderung sollen nutzbar gemacht werden. Hierzu werden einschlägige Statistiken und Forschungsergebnisse genutzt, bei Bedarf Recherchen, Umfragen und Analysen durchgeführt bzw. initiiert und mit Unternehmen, Instituten, Experten und Gremien kooperiert. Das Wissen der Verbände der Kranken- und Unfallversicherung wird zusammengeführt.

Aktuelle oder bisher nicht erschlossene Themen werden in konkreten Projekten aufgegriffen oder neue Methoden getestet. So wurde z.B. ein Interkulturelles Betriebliches Gesundheitsmanagement (IBGM) entwickelt, das speziell auf die Belange von Beschäftigten anderer Nationalitäten eingeht. Es wurde hinterfragt, ob das neue Bankenaufsichtsrecht Basel II dem betrieblichen Gesundheitsmanagement Auftrieb geben könnte. Mit dem IGA-Barometer, einer repräsentativen Umfrage, konnten u. a. weitergehende Erkenntnisse zu beruflichen Handlungsspielräumen und ihren Zusammenhang mit der Gesundheit der Beschäftigten gewonnen werden. Und eine Zusammenstellung wissenschaftlicher Evidenz gibt Hinweise zur Wirksamkeit und zum Nutzen Betrieblicher Gesundheitsförderung und Prävention. IGA unterstützte auch die Vorbereitung der ersten gemeinsamen bundesweit angelegten Präventionskampagne Haut, die Ende 2008 erfolgreich abgeschlossen wurde. IGA arbeitet momentan in den Themenfeldern: Präventionsziele, Arbeit im Wandel, Gesunde Arbeit, Wirksamkeit von Prävention sowie

Vernetzung und Informationsaustausch. Alle Ergebnisse werden auf der Homepage unter www.iga-info.de veröffentlicht (BKK Bundesverband et al., 2007).

Zwei Schwerpunkte von IGA sind im Zusammenhang mit der Entwicklung der Zusammenarbeit von Unfall- und Krankenversicherung noch hervorzuheben: Zum einen unterhält IGA im Rahmen der Vernetzung seit 2002 auch die Geschäftsstelle des Deutschen Netzwerkes Betriebliche Gesundheitsförderung (DNBGF) und bietet damit eine bundesweite Kooperationsplattform, um die betriebliche Gesundheitsförderung in Deutschland zu verbreiten. Mit mehr als 800 Mitgliedern ist das DNBGF heute das bedeutendste Netzwerk der betrieblichen Gesundheitsförderung in Deutschland. Auch hier agieren Krankenkassen und Unfallversicherungsträger gemeinsam und darüber hinaus mit weiteren Akteuren der betrieblichen Gesundheitsförderung. Das Engagement der Unfallversicherung im DNBGF zeigt ebenfalls, dass sie sich in den vergangenen Jahren dem Themenfeld Gesundheitsförderung stärker widmet. Im Vergleich zu den Anfängen wie oben geschildert, hat sich das Verständnis vom technikzentrierten Arbeitsschutz hin zum Themenfeld „Gesundheit im Betrieb" mit all seinen Facetten enorm weiterentwickelt. Für diesen Wandel hat nicht zuletzt die verpflichtende Kooperation mit den Krankenkassen beigetragen.

Der zweite zu beleuchtende Aspekt ist vor allem im politischen Umfeld bedeutsam: Der Schwerpunkt „Präventionsziele" von IGA. Ausgangspunkt, sich in der Initiative diesem Themenfeld zu widmen, war der erste Versuch der Bundesregierung, ein Präventionsgesetz und damit auch nationale Präventionsziele auf den Weg zu bringen. Es war klar, dass Grundlage für die Akzeptanz von gemeinsamen Zielen ein nachvollziehbares methodisches Vorgehen bei der Ableitung von Zielen sein muss. Ein solches methodisches Vorgehen mit den Kernelementen Rangordnungsverfahren, daran geknüpfte Expertengespräche, gefolgt von einem Entscheidungs- und Überprüfungsprozess hat IGA 2005 entwickelt. Es ist inzwischen in Präventionskreisen als „IGA-Methode" allgemein bekannt (Bindzius et al., 2005).

Auch wenn das Präventionsgesetz nicht auf den Weg gebracht wurde, im Arbeitskreis „Prävention in der Arbeitswelt" – und das wissen die wenigsten – wollten die Spitzenverbände von Kranken- und Unfallversicherung auf der Grundlage der IGA-Methode gemeinsame arbeitsweltbezogene Präventionsziele entwikkeln, um daran die Schwerpunkte ihrer Kooperationsmaßnahmen auszurichten. Denn die Antwort auf die Frage, was können Unfall- und Krankenversicherung tun, um in Zeiten begrenzter Ressourcen und zunehmender Veränderungen klare Präventionserfolge zu erreichen, lautete: Den Bedarf für Prävention besser definieren, Präventionsmaßnahmen deutlicher auf Ziele ausrichten und die Wirksamkeit des Handelns überprüfen. Unfall- und Krankenversicherung waren dabei auf dem Weg einer Vorreiterrolle. Bis fast zeitgleich Bund, Länder und

Unfallversicherung in der Gemeinsamen Deutschen Arbeitsschutzstrategie (GDA) u. a. auf der Basis der IGA-Methode gemeinsame Arbeitsschutzziele entwickelten. Die GKV hat den im Arbeitskreis „Prävention in der Arbeitswelt" begonnenen Zielentwicklungsprozess alleine weiterverfolgt und ihr Präventionsziel für die Jahre 2008/2009 auf die „Reduktion psychischer und Verhaltensstörungen" ausgerichtet, während sich Unfallversicherung, Bund und Ländern für den Zeitraum 2008-2012 auf die Ziele „Verringerung der Häufigkeit und Schwere von Arbeitsunfällen und Hauterkrankungen und die Reduktion von Muskel-Skelett-Belastungen und Erkrankungen" verständigt haben.

Leider ist es nicht gelungen, die Ziele von vorneherein im Rahmen von GDA und GKV gemeinsam zu entwickeln. Aus unserer Sicht hätte dies dem gesetzlichen Auftrag der Kooperation von Krankenkassen und Unfallversicherungsträgern zur Zusammenarbeit entsprochen.

4 Ausblick – Gute Basis für eine gemeinsame Zukunft

Krankenkassen, Unfallversicherungsträger und ihre Verbände haben aktuell eine gute Basis, das Potential ihrer Zusammenarbeit auch in Zukunft weiter zu auszubauen. Dafür sorgen auch die kürzlich geänderten gesetzlichen Rahmenbedingungen des SGB V und SGB VII – angefangen mit der gesetzlichen Verpflichtung der Krankenkassen, bei Maßnahmen der Betrieblichen Gesundheitsförderung mit den Unfallversicherungsträgern zusammenzuarbeiten. Im Entwurf der daraufhin aktualisierten Rahmenvereinbarung der Zusammenarbeit von Unfall- und Krankenversicherung bei Maßnahmen der Betrieblichen Gesundheitsförderung, heißt es:

> „Es ist Aufgabe der Krankenkassen bei der betrieblichen Gesundheitsförderung, unter Einbeziehung aller Beteiligten, Prozesse zur gesundheitsgerechten Gestaltung der betrieblichen Umwelt zu initiieren und die notwendigen Kompetenzen zu vermitteln, um die persönliche Gesundheit und Lebensqualität zu verbessern. … Die Krankenkassen arbeiten bei der Wahrnehmung dieser Aufgaben mit den gesetzlichen Unfallversicherungsträgern zusammen. Auch wenn für die gesetzliche Unfallversicherungsträger keine eigene gesetzliche Verpflichtung zur Durchführung von Maßnahmen der betrieblichen Gesundheitsförderung besteht, ist es Aufgabe der Unfallversicherungsträger, sich dabei mit ihren Kompetenzen und Erfahrungen einzubringen."

Hier liegt die Chance, die Zusammenarbeit bei betriebsbezogenen Maßnahmen künftig von vorneherein und flächendeckend partnerschaftlich koordiniert zu gestalten und so die verschiedenen Kompetenzen und Ressourcen zu nutzen. Ansätze hierzu gibt es viele. Das Szenario wäre gelungen, wenn die Kooperation einfach als selbstverständlich betrachtet wird – und das von beiden und nicht nur von Seiten der Krankenkassen, die im Moment allein einen Auftrag zur Zusammenarbeit bei der Betrieblichen Gesundheitsförderung mit den Unfallversicherungsträgern haben. Ein zweites wünschenswertes Szenario aus Sicht der Unfallversicherung wäre dann erreicht, wenn Krankenkassen künftig auch auf der Ebene des Betriebes stärker krankenkassenartenübergreifend gemeinsam agieren. Die Krankenkassen tun sich damit angesichts des Wettbewerbs schwer. Aber wird es weiterhin den Wettbewerb bei der Prävention geben? Ab 2009 wird der Gesundheitsfonds eingeführt. Für alle gesetzlich Krankenversicherte gilt dann der gleiche Beitragssatz. Über den Gesundheitsfonds werden die Beitragsgelder der Versicherten und die ins Gesundheitssystem fließenden Steuermittel zielgenau an die Krankenkassen verteilt. Werden die Kassen mit dem Geld auskommen? Ist dies nicht der Fall, müssen sie einen Zusatzbeitrag von ihren Versicherten erheben. Ob und welche Konsequenzen das für die Prävention nach sich zieht, bleibt abzuwarten. Gesellschaftlich und vor dem Hintergrund der demografischen Entwicklungen betrachtet, müssten verstärkt Kräfte für eine erfolgreiche, wirksame Prävention gemeinsam gebündelt werden.

Auch das am 4. November 2008 in Kraft getretene Unfallversicherungsmodernisierungsgesetz (UVMG) mit einer gesetzlichen Verankerung der Gemeinsamen Deutschen Arbeitsschutzstrategie (GDA) birgt Möglichkeiten für eine in Zukunft verstärkte Kooperation zwischen den Unfallversicherungsträgern und den Krankenkassen. Und das, obwohl die derzeitigen Arbeitsschutzziele und arbeitsweltbezogenen Präventionsziele der gesetzlichen Krankenversicherung nicht direkt in die gleiche Richtung gehen. Krankenkassen und Unfallversicherungsträger können sich aufgrund ihrer grundsätzlichen Kooperationsfelder auch unabhängig davon gegenseitig bei der Erreichung ihrer Ziele unterstützen.

Vergleicht man die Präventions- und Gesundheitsförderungsziele der Krankenversicherung mit den Arbeitsschutzzielen, so findet man in der Tat zunächst unterschiedliche Oberziele: auf Seite der Krankenversicherung die Reduktion psychischer und Verhaltensstörungen, auf Seiten der Unfallversicherung die Verringerung der Häufigkeit und Schwere von Arbeitsunfällen und Hauterkrankungen und die Reduktion von Muskel-Skelett-Belastungen und -Erkrankungen. Betrachtet man jedoch darüber hinaus das gesamte Handlungsspektrum der gesetzlichen Krankenversicherung, so wird deutlich, dass auch die Krankenkassen seit vielen Jahren ihren faktischen Handlungsschwerpunkt im Bereich der Bekämpfung von Muskel-Skelett-Erkrankungen durch regelmäßige gesunde Bewegung bzw. der Reduktion körperlicher Belastungen haben: 75 % aller Kursangebote in der individuellen Primärprävention und über 70 % aller Interventionen im Bereich der betrieblichen Gesundheitsförderung entfallen auf diese beiden Handlungsfelder.

Zugleich leistet die GKV mit der vorgesehenen Verstärkung ihrer Interventionen zur Stressbewältigung und zur gesundheitsgerechten Mitarbeiterführung sowie der Steigerung der Beteiligung älterer Beschäftigter an Maßnahmen zur Reduktion psychischer Belastungen auch indirekt einen wichtigen Beitrag für die GDA, geht man davon aus, dass Rückenbeschwerden nicht nur physiologisch, sondern wie auch Arbeitsunfälle zum Teil stressbedingt ausgelöst werden können. Insofern gehen gleichermaßen von den faktischen Interventionsschwerpunkten der gesetzlichen Krankenversicherung wie auch von ihrem aktuellen arbeitsweltbezogenen Präventionsziel wichtige Synergieeffekte zu den GDA-Zielen „Reduktion von Muskel-Skelett-Belastungen und -Erkrankungen" und „Verringerung der Häufigkeit und Schwere von Arbeitsunfällen" unter Einbeziehung der Verringerung psychischer Fehlbelastungen aus. Entsprechend gilt für alle Maßnahmen der Unfallversicherung, die der Umsetzung der genannten GDA-Ziele dienen, dass sie ihrerseits als eine wertvolle Unterstützung für alle entsprechenden Präventionsmaßnahmen der gesetzlichen Krankenversicherung zu werten sind.

Die Umsetzung von bedarfsorientierten Präventionszielen durch beide Träger ist demnach auch ohne gleichlautende gemeinsame Ziele ein wichtiges Kooperationsfeld von Unfall- und Krankenversicherung. Natürlich setzt das voraus, dass beide Partner auf allen Ebenen für die aus der Kooperation zu erwartenden Synergieeffekte sensibilisiert sind und im Rahmen ihrer regelmäßigen Kontakte kontinuierlich an gemeinsamen Lösungen arbeiten. Bisher sind die Krankenkassen über ihre Spitzenverbände als Partner der Gemeinsamen Deutschen Arbeitsschutzstrategie im nationalen Arbeitsschutzforum eingebunden. Die Vorstellung der Krankenkassen geht darüber hinaus: sie wollen künftig stärker und vor allem konkreter kooperieren. Von daher bieten die Krankenkassen ihre Unterstützung bei der Umsetzung der GDA-Arbeitsprogramme an, um dadurch wertvolle Synergien vor Ort in den Betrieben zu nutzen (Eberle & Bödeker, 2008).

Diese Bereitschaft der Krankenkassen sollten die GDA-Träger nutzen. Die Umsetzung der GDA steckt noch in den Anfängen, und dabei sind auch die Krankenkassen in den Umsetzungs- und Arbeitspapieren der GDA als Kooperationspartner aufgeführt und als Unterstützung zur Erreichung der Arbeitsschutzziele mit Maßnahmen der Betrieblichen Gesundheitsförderung eingeplant. Die Möglichkeiten der Zusammenarbeit sind nun auch im Rahmen der GDA gemeinsam auszuloten und zu vereinbaren, um die Partnerschaft für die Zukunft auf eine noch breitere Basis zu stellen.

Mit der GDA ist auch weiterer Schritt der Annäherung in Richtung Krankenkassen mit einem ganzheitlichen Verständnis von Gesundheit und Gesundheitsförderung im Betrieb gelungen: So ist das übergeordnete Ziel der GDA, die Sicherheit und Gesundheit der Beschäftigten durch einen präventiv ausgerichteten und systematisch wahrgenommenen Arbeitsschutz, ergänzt durch Maßnahmen der betrieblichen Gesundheitsförderung zu erhalten, zu verbessern und zu fördern.

Ausgehend von den unterschiedlichen Denkweisen von Unfall- und Krankenversicherung vor gut 20 Jahren – dem technikzentrierten Arbeitsschutz auf der einen, der betriebliche Gesundheitsförderung auf der anderen Seite – hat sich die Unfallversicherung in ihrem Verständnis von betrieblicher Prävention immer mehr in Richtung einer ganzheitlichen Sichtweise entwickelt. Das im November 2008 verabschiedete Positionspapier der Selbstverwaltung der gesetzlichen Unfallversicherung zur Prävention bringt das ganz konkret zum Ausdruck: Arbeitswelt und Bildungseinrichtungen sind so zu gestalten, dass menschengerechte und gesundheitsförderliche Maßnahmen die Menschen in die Lage versetzen, unabhängig von ihren persönlichen Voraussetzungen zur wirtschaftlichen und gesellschaftlichen Wertschöpfung beitragen zu können.

Abschließend bleibt festzuhalten, dass sich die Zusammenarbeit in den vergangenen beiden Jahrzehnten stetig, mit zunehmender Intensität und zum Nutzen vieler Betriebe und deren Beschäftigte weiterentwickelt hat. Sowohl die Träger der gesetzlichen Unfallversicherung als auch die Krankenkassen sind als gemeinsam handelnde Partner anerkannt und genießen das Vertrauen vieler Unternehmen bei deren Bemühungen um eine moderne betriebliche Gesundheitspolitik und deren Umsetzung. Der angesichts des demografischen Wandels immer wichtiger werdende Erhalt der Arbeitsfähigkeit erfordert in der Zukunft ein noch intensiveres Zusammenwirken beider Partner auf der betrieblichen und der überbetrieblichen Ebene.

Die u. a. im SGB VII nunmehr verankerte Gemeinsame Deutsche Arbeitsschutzstrategie bietet für die Weiterentwicklung der Zusammenarbeit eine zusätzliche Plattform. Sie sollte intensiv genutzt werden. Wenn es gelingt, die Krankenkassen noch stärker in die GDA einzubinden, dann wären bei der Festlegung der Arbeitsschutzziele ab dem Jahr 2012 vielleicht gemeinsame nationale Präventionsziele – wie sie ein Präventionsgesetz vorsehen würde – zum Greifen nah, angesichts der gesellschaftlichen Herausforderung ein erstrebenswerter Gedanke.

Literatur

Bellwinkel, M., Chruscz, D., Schumann, J.: Neue Wege der Prävention arbeitsbedingter Erkrankungen, o. J., Wirtschaftsverlag NW, Bremerhaven

BKK Bundesverband; Deutsche Gesetzliche Unfallversicherung; AOK-Bundesverband; Arbeiterersatzkassen-Verband (Hrsg.): IGA – Initiative Gesundheit und Arbeit (siehe www.iga-info.de). Dresden November 2007.

Bindzius, F.: Verhütung arbeitsbedingter Gesundheitsgefahren – Stand der Umsetzung bei den gewerblichen Berufsgenossenschaften, Arbeitsmedizin und Arbeitsschutz aktuell, Lieferung 50, 5/2002, Urban & Fischer Verlag, München, Jena

Bindzius, F., Bödeker, W., Eberle, G., Jahn, F., Kreis, J., Wetzstein, A., Wolters, J.: Vorgehensweise bei der Entwicklung von arbeitsweltbezogenen Präventionszielen, IGA-Report 8, 2005, Essen, Dresden, Bonn

Bundesverband der Betriebskrankenkassen und Hauptverband der gewerblichen Berufsgenossenschaften: Erkennen und Verhüten arbeitsbedingter Gesundheitsgefahren, Essen, Sankt Augustin, 1998

Coenen, W., Bindzius, F., (1999): Verhütung arbeitsbedingter Gesundheitsgefahren: Bilanz und Ausblick der Zusammenarbeit von Unfall- und Krankenversicherung, Arbeitsmedizin und Arbeitsschutz aktuell, Lieferung 44, 5/1999, Urban & Fischer Verlag, München, Jena

Eberle, Gudrun; Bödeker, Wolfgang: Arbeitsweltbezogene Präventionsziele der gesetzlichen Krankenversicherung, Die BG, 12/2008, S. 452-454, Berlin: Erich Schmidt Verlag

Hauptverband der gewerblichen Berufsgenossenschaften: Integrationsprogramm Arbeit und Gesundheit von Unfallversicherung und Krankenkassen (IPAG), Sankt Augustin, 2001

Medizinischer Dienst der Spitzenverbände der Krankenkassen (MDS): Präventionsbericht 2007 – Leistungen der Gesetzlichen Krankenversicherung in der Primärprävention und Betrieblichen Gesundheitsförderung

Zoike, E.: Der Beitrag der Krankenkassen zum Arbeitsschutz; Moderne Unfallverhütung, Band 37, 1993, Vulkan-Verlag Essen

Über den Autor

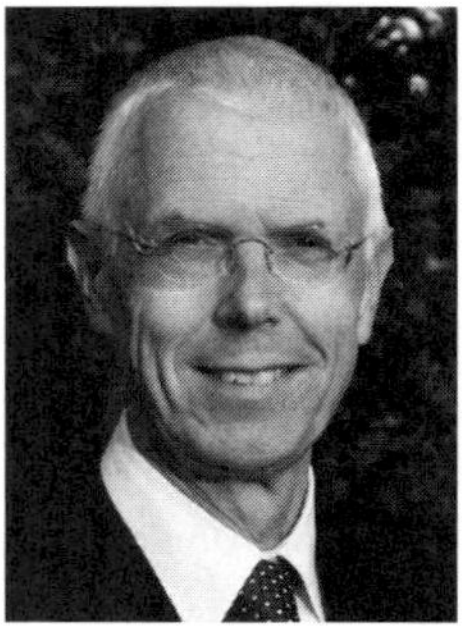

Dipl.-Psych. Fritz Bindzius, geb. 1953

Deutsche Gesetzliche Unfallversicherung e.V. (DGUV), Alte Heerstraße 111, 53757 Sankt Augustin; fritz.bindzius@dguv.de

Leiter Unterabteilung Gesundheit; Verhütung arbeitsbedingter Gesundheitsgefahren, Zusammenarbeit Kranken- und Unfallversicherung, Physikalische Einwirkungen, Biologische Arbeitsstoffe, Arbeitsmedizin, Med.-wiss. Kooperation

Studium der Sozialarbeit und Psychologie in Mönchengladbach und Düsseldorf

Leiter der Gesundheitsförderung einer Krankenkasse

Leiter der Unterabteilung Gesundheit der DGUV

Die drei wichtigsten Arbeitsschwerpunkte für die nächsten 5 Jahre

Kooperationsprogramm Arbeit und Gesundheit (KOPAG)

Integrationsprogramm Arbeit und Gesundheit von gesetzlicher Kranken- und Unfallversicherung (IPAG)

Integrationsprogramm Arbeit und Gesundheit (IGA)

Die drei wichtigsten aktuellen Engagements in Organisationen

Beratende Kommission der Spitzenverbände der Krankenkassen bei der Umsetzung von § 20 SGB V

Advisory-Expert Group on Occupational Health Promotion (European Agency for Safety and Health at Work, OSHA)

Fachausschuss Einwirkungen

Die drei zur Zeit wichtigsten Projekte

Präventionskampagne Haut der gesetzlichen Kranken- und Unfallversicherung

Initiative Gesundheit und Arbeit (IGA)

Deutsches Netzwerk Betriebliche Gesundheitsförderung (DNBGF)

Die drei wichtigsten Arbeitsschwerpunkte für die nächsten 5 Jahre

Zusammenarbeit von Unfall- und Krankenversicherung in der Prävention und Gesundheitsförderung

Gemeinsame Deutsche Arbeitsschutzstrategie (GDA)

Internationale Aktivitäten auf dem Gebiet der Betrieblichen Gesundheitsförderung

Über die Autorin

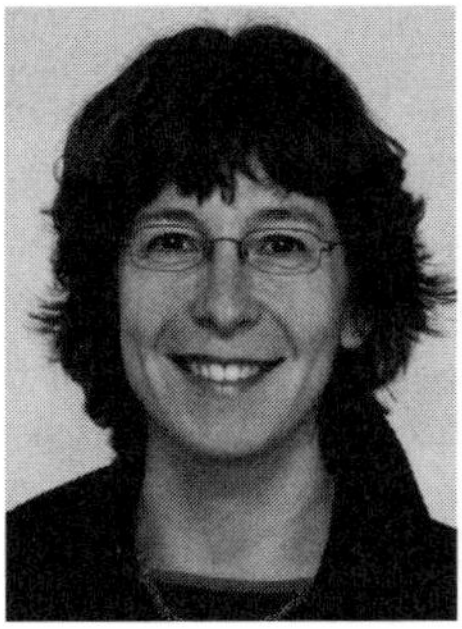

Dipl.-Oecotrophologin Angela Knoll, geb. 1965

Deutsche Gesetzliche Unfallversicherung e.V. (DGUV), Alte Heerstraße 111, 53757 Sankt Augustin
angela.knoll@dguv.de

Referatsleiterin Gesundheitliche Prävention, Verhütung arbeitsbedingter Gesundheitsgefahren, u.a. Suchtprävention, Nichtraucherschutz, Betriebliche Gesundheitsförderung, Gesundheitsmanagement, Zusammenarbeit Kranken- und Unfallversicherung

Studium der Ernährungswissenschaften in Bonn

Projektmanagement, Siemens AG

Referentin im Bereich Vorsorge und Rehabilitation, DRK-Generalsekretariat
Referatsleiterin Gesundheitliche Prävention, DGUV

Die drei wichtigsten Publikationen und Arbeitsergebnisse in der Vergangenheit

Vernetzung lohnt sich – Das Deutsche Netzwerk für Betriebliche Gesundheitsförderung (DNBGF)

Schutz vor Passivrauchen am Arbeitsplatz – Thesen für eine gemeinsame Präventionsstrategie der gesetzlichen Unfallversicherung

Internetauftritt www.praevention-arbeitswelt.de

Die drei aktuellen Engagements in Organisationen

Arbeitskreis „Prävention in der Arbeitswelt" der Spitzenverbände von Unfall- und Krankenversicherung

Bundesvereinigung für Prävention und Gesundheitsförderung (BVPG) – Arbeitsgruppe Betriebliche Gesundheitsförderung

Koordinatorin im DNBGF-Forum „Öffentlicher Dienst"

Die drei zur Zeit wichtigsten Projekte

Initiative Gesundheit und Arbeit (IGA)

Deutsches Netzwerk Betriebliche Gesundheitsförderung (DNBGF)

Projekt „Gesundheit im Betrieb" Fachausschuss Organisation (FA ORG)

Die drei wichtigsten Arbeitsschwerpunkte für die nächsten 5 Jahre

Zusammenarbeit von Unfall- und Krankenversicherung in der Prävention und Gesundheitsförderung

Aktivitäten der Unfallversicherungsträger im Bereich der Suchtprävention

Internationale Aktivitäten auf dem Gebiet der Betrieblichen Gesundheitsförderung

Gabriele Elke
Ruhr-Universität Bochum, Arbeits- und Organisationspsychologie

Erhalt und Förderung von Gesundheit im betrieblichen Setting: Welche Wege sind wir gegangen und wohin sollte die Reise gehen?

In der nachfolgenden Betrachtung der vergangenen, gegenwärtigen und zukünftigen Entwicklungen der betrieblichen Gesundheitsförderung können und werden nur einige exemplarische Überlegungen thematisiert, ohne zudem explizit auf den jeweiligen Forschungsstand und die internationalen Entwicklungen Bezug zu nehmen. Es erfolgen lediglich Hinweise auf Publikationen, die entsprechende Überblicke und eine fundierte Einordnung der skizzierten Entwicklungen ermöglichen. Die angelegte Perspektive ist geprägt durch eine 30jährige Tätigkeit als Arbeits- und Organisationspsychologin in Lehre und Forschung einer Universität.

Die Anwendungsorientierung des Faches erforderte immer auch eine enge Rückkopplung mit der Praxis, insofern war und ist die parallele Arbeit im Feld in Form von Beratungs- und Evaluationsprojekten u.a. zur Verbesserung des Arbeits- und Gesundheitsschutzes oder einer nachhaltigen Personal- und Organisationsentwicklung in Unternehmen aus unterschiedlichen Branchen grundlegend. Beide, die Tätigkeit als Wissenschaftlerin und die sehr unterschiedlichen Praxiserfahrungen, bilden den Hintergrund der folgenden Ausführungen. Die vorrangig angelegte Perspektive ist die der Organisationspsychologie. Im Fokus steht die Frage: Was kann und sollte das Management eines Unternehmens tun, um die Gesundheit und Arbeitsfähigkeit seiner Beschäftigten nachhaltig zu sichern und zu fördern?

Die Notwendigkeit betrieblicher Gesundheitsförderung aufgrund der veränderten Anforderungen und Risikolagen heutiger Arbeitswelten, gesellschaftlicher und wirtschaftlicher Entwicklungen wird nicht weiter begründet, sondern als offenkundig vorausgesetzt.

1 Der Blick zurück

Die Entwicklung des Arbeitsschutzes und der Betrieblichen Gesundheitsförderung (BGF) in den letzten 20-25 Jahren in der Bundesrepublik Deutschland ist u.a. durch eine Perspektivenerweiterung gekennzeichnet, die sich sowohl auf das Gesundheitsverständnis, die Ziele und die Umsetzung sowie die Steuerung des

Arbeitsschutz und der BGF als auch die Vernetzung der Akteure bezieht. Ressourcenorientierung, ganzheitliches Denken, systematisches Management und vernetztes Handeln stellen zentrale Charakteristika dar. Die Entwicklungen werden nachfolgend in Form von 3 Statements skizziert und im Ansatz begründet.

1. *Gesundheitsverständnis: Ressourcen und eine positive, ganzheitliche Sichtweise rücken in den Fokus.*

„Der heutigen Gesetzgebung liegt in Anlehnung an die Forderungen der World Health Organization (WHO) ein umfassendes, positives Gesundheitsverständnis zugrunde. Gesundheit ist nach der Ottawa-Charta der WHO von 1986 als ein wesentlicher Bestandteil des alltäglichen Lebens zu verstehen und beinhaltet sowohl physisches, psychisches und soziales Wohlbefinden als auch die Fähigkeit zur aktiven und selbstbestimmten Lebensführung. … Im Rahmen salutogenetischer Gesundheitsmodelle und dem WHO-Ansatz spielen die Gesundheitsressourcen, d. h. die Einflüsse auf Seiten der Person und der Umwelt, die die Erhaltung und Förderung von Gesundheit unterstützen oder ermöglichen, eine wichtige Rolle (vgl. Greiner, 1998). Sie bilden die Basis für eine humane und persönlichkeitsförderliche Arbeitsgestaltung (u.a. Hacker, 1991; Ulich, 1994; …)." (Auszug aus Elke, 2000, S. 8ff).

2. *Neue Ausrichtung und Steuerungskonzepte im Arbeitsschutz: Prävention und ganzheitliche sowie auf Nachhaltigkeit ausgerichtete Ansätze zur Steuerung von Sicherheit und Gesundheit gewinnen an Bedeutung. Arbeitsumwelt, Verhältnisprävention, Settingansatz, ganzheitliches oder integratives Management und Unternehmensnetzwerke stellen exemplarische Marker dieser Entwicklung dar.*

Den Hintergrund bildeten die Veränderungen der Risikolagen und der Anforderungen (u.a. Anstieg der Arbeitsverdichtung, der psychomentalen und -sozialen Belastungen, zunehmende Abhängigkeiten) Damit einhergehend wurde und wird von den Unternehmen wie vom einzelnen Beschäftigten zunehmend ein höheres Ausmaß an zeitlicher, räumlicher und sozialer Flexibilität gefordert. Outsourcing, Zeitarbeit, Telearbeit, Projekt- und Teamarbeit, prekäre Arbeitsverhältnisse, Arbeit auf Abruf etc. sind Beispiele für realisierte Lösungen in der Praxis (ausführlich dazu s. Elke, 2000, Kap. 2 u. 3).

„Die Entwicklung der Maßnahmen des Arbeits- und Gesundheitsschutzes (AGS) lässt sich als eine Schwerpunktverlagerung von zunächst vorrangig technisch orientierten Maßnahmen, über die Fokussierung der Verhaltensebene, in Form von Trainings, bis hin zu Maßnahmen der Arbeits- und Organisationsgestaltung beschreiben. Die Perspektive wurde zunächst additiv erweitert: Technische Gestaltungsmaßnahmen wurden ergänzt oder unterstützt z.B. durch Qualifizierungs- und Motivationstrainings für Beschäftigte, besonders für Führungskräfte. Parallel wurde die persönlichkeits- oder gesundheitsförderliche Arbeitsgestaltung vorangetrieben. Insgesamt handelte es sich um zusätzliche, zumeist von den Funktionsträgern des AGS forcierte und im Unternehmen parallel umgesetzte Lösungen und Maßnahmen (u.a. Robinson, 1982; Roberts, 1990). Im Hinblick auf die Zielausrichtung sind die Maßnahmen weitgehend dem Bereich der Sekundärprävention zuzuordnen."

„Im klassischen Arbeitsschutz dominierten reaktive und geschlossene Lösungen. Die heutigen gesetzlichen Standards forcieren dagegen eine aktive und präventive Problemlösung. Die Zielsetzung „Prävention" kann auf eine lange Geschichte zurückblicken und ist beinahe so alt wie die professionelle gesundheitliche und psychosoziale Versorgung (vgl. Stark, 1989). Dennoch gewinnen im Rahmen der Sicherheitspsychologie erst in den letzten zehn Jahren auf Primärprävention ausgerichtete Konzepte, die sich u.a. durch die Gefahrenbekämpfung an der Quelle, dem Vorrang des kollektiven Gefahrenschutzes etc. auszeichnen, zunehmend an Bedeutung. Hoyos spricht Anfang der 90er Jahre explizit von einem Perspektivenwechsel, und zwar von der Unfallverhütung zu einer präventiven Sicherheitspsychologie (1992). Hacker (1991) stellt eine Verbindung zwischen Arbeits- und Gesundheitsschutz her und fokussiert eine gesundheitsstabilisierende und -fördernde Arbeitsgestaltung. Die Arbeiten von Zimolong gehen darüber hinaus und zielen zum einen auf weitergreifende Gestaltungs- und Interventionsstrategien ab und sind zum anderen auf eine Integration des Arbeits-, Gesundheits- und Umweltschutzes in die Lebenszyklen und in alle Geschäftsprozesse eines Unternehmens ausgerichtet (u.a. 1996a,d, 1997, 1998a,b). Der Schwerpunkt eines integrierten Sicherheitsmanagements, das durch ein umfassendes betriebliches Sicherheitsdenken gekennzeichnet ist, liegt nach Zimolong auf dem koordinierten und abgestimmten Einsatz von Steuerungsmaßnahmen der Technik-, Organisations- und Arbeitsgestaltung sowie Maßnahmen der Personalarbeit (Zimolong, 1995, S. 36)"

„... Die Notwendigkeit eines ganzheitlich-integrativen Sicherheitsmanagements wird in den letzten Jahren sowohl von Vertretern aus der Praxis als auch der Wissenschaft betont (u.a. Elfgen, 1992; Elke, 1996, 1997; Erke, 1990; Hale et al., 1995; Hoyos & Wenninger, 1995; HVBG, 1997a; Jochum, 1990; KAN, 1997; Ritter, 1990, 1994; Schliephacke, 1992; Zimolong, 1998a, b; Zimolong & Elke, in press)." ... Die europäische Gesetzgebung (EU-Richtlinie 89/391/EWG) geht ebenfalls von einer ganzheitlich-integrativen Sichtweise aus (vgl. KAN, 1997, S. 60-69). Entsprechend fordert das Arbeitsschutzgesetz, das am 7.8.96 in Kraft getreten ist, von den Betrieben eine organisationsbezogene Konzeption des AGS, die auf eine „kohärente Verknüpfung von Technik, Arbeitsorganisation, Arbeitsbedingungen, sozialen Beziehungen und dem Einfluss der Umwelt auf den Arbeitsplatz abzielt (ArbSchG § 4; EU-Richtlinie Art. 6)."

„... Der AGS ist in die betrieblichen Strukturen und Prozesse zu integrieren. Das soll durch eine möglichst frühzeitige und umfassende Berücksichtigung aller bedeutsamen Aspekte der Verbesserung von Sicherheit und Gesundheit am Arbeitsplatz und die Einbeziehung aller Beteiligten erreicht werden. Explizit fordert das ArbSchG u.a. die Einbeziehung aller Unternehmensebenen, Tätigkeiten und Bereiche sowie aller Aspekte der Arbeit.... Erweitert wurde ebenfalls das bisher auf körperliche Unversehrtheit begrenzte Gesundheitsverständnis. In Anlehnung an die Forderungen der WHO geht die Europäische Gesetzgebung von einem ganzheitlichen Gesundheitskonzept aus, das sowohl das physische als auch psychische und soziale Wohlbefinden umfasst. Ebenso werden Sicherheit und Gesundheit nicht länger als Zustände betrachtet, die es vornehmlich auf der Basis eines staatlichen Aufsichtsrechts zu schützen gilt, sondern neben der Verpflichtung aller zum verantwortungsbewußten Umgang mit Sicherheit und Gesundheit steht der Prozesscharakter im Vordergrund. Gesundheitsförderung impliziert die Förderung eigenverantwortlichen Handelns und die fortwährende Erhöhung individueller und sozialer Handlungsmöglichkeiten (vgl. auch Empowerment-Ansatz u .a. Rappaport, 1985). Verantwortungsbewußtes Handeln und die Ausrichtung auf Primärprävention stellen damit zwei zentrale Leitlinien der Gesetzgebung dar. Da die Dynamik heutiger Problemlagen sich durch ein hohes Ausmaß an Unsicherheit, die durch die zunehmende Intransparenz der Wirkungszusammenhänge aufgrund wachsender Komplexität und Vernetztheit verstärkt wird, auszeichnet, können inhaltliche Lösungen von dauerhafter Geltung nicht mehr vorgegeben werden. Stattdessen wird vom ArbSchG eine allgemeine Systematik zur Gestaltung von Prozessen verbindlich vorgeschrieben, die einerseits durch ihre Einfachheit zur Reduktion der Komplexität beiträgt und die andererseits durch ihren hohen Allgemeinheitsgrad fast universell auf alle Prozesse anwendbar ist. Gefordert wird eine systematische Ableitung der betrieblichen AGS-Standards sowie die Überwachung, Kontrolle und Bewertung der Maßnahmendurchführung. Zudem ist die Systematik durch die Implementierung von Rückkopplungen auf einen kontinuierlichen Anpassungsprozeß ausgerichtet. Auch die Form der von gesetzlicher Seite gesetzten Standards erfordert eine beständige Verbesserung, indem keine inhaltliche Normierung vorgegeben wird, sondern als Standard der jeweilige „Stand der Technik“ bzw. die Orientierung an allgemein anerkannten Regeln der Technik, zu denen u.a. auch arbeitswissenschaftliche Erkenntnisse gehören, gesetzt wird.“ (Auszüge aus Elke, 2000, S. 37 ff)

Die gesetzlichen Vorgaben, die Managementstandards und -konzepte, die im Kontext von Wissenschaft oder Praxis entwickelt wurden, zielen auf eine ganzheitliche, systematische und auf Eigenverantwortlichkeit ausgerichtete Gestaltung des betrieblichen Arbeitsschutz und der Gesundheitsförderung sowie die Integration der Ziele Sicherheit und Gesundheit in die betrieblichen Abläufe ab. Sie führten zu der Entwicklung einer Vielzahl von Arbeitsschutzmanagementsystemen (AMS), Sicherheits- oder Gesundheitsmanagementansätzen (SM, GM) zur systematischen und nachhaltigen Steuerung von Sicherheit und Gesundheit in Unternehmen.

„Wir sprechen in Anlehnung an die Begrifflichkeit des Arbeitsschutzgesetzes von dem Management des betrieblichen Arbeits- und Gesundheitsschutzes, definiert als alle Maßnahmen zur Gestaltung, Steuerung und Sicherung einer sicherheitsgerechten und gesundheitsförderlichen Leistungserbringung in und von Organisationen.“ (Elke, 2000, S. 33)

Sie forcierten zugleich die Anwendung von Konzepten wie Instrumenten der gesundheitsförderlichen Arbeits- und Organisationsgestaltung (vgl. Bamberg, Ducki & Metz, 1998; Ulich & Wülser, 2004). Allerdings war (bzw. ist zum Teil bis heute) die Wirksamkeit entsprechender Gestaltungsansätze und -instrumente keineswegs nachgewiesen, noch systematisch überprüft worden.

Hier setzte in 1995 u.a. das Verbundprojekt GAMAGS [1] an (Konzept, Methodik und Ergebnisse siehe Zimolong, 2001). Ziel war, die erfolgreichen Managementpraktiken von Unternehmen im Arbeitsschutz zusammenzutragen, zu bewerten und auf dem Hintergrund eines wissenschaftlich fundierten AMS Aussagen hinsichtlich der Übertragbarkeit und Generalisierung zu formulieren.

Empirisch untermauert werden konnte u.a. die bedeutende Rolle einer gesundheitsförderlichen und ressourcenorientierten Personalführung, des Einsatzes von Anreiz- und Beurteilungssystemen für die gezielte Förderung von Sicherheit und Gesundheit im Betrieb, die Integration von Sicherheits- und Gesundheitsschutzzielen in betriebliche Planungsprozesse, die Relevanz eines präventiv ausgerichteten Informations- und Kommunikationsmanagements sowie die entscheidende Rolle einer positiven Sicherheits- und Gesundheitskultur. Die Ergebnisse der GAMAGS-Studie wie anderer Untersuchungen unterstreichen auf der einen Seite die Bedeutung einzelner Gestaltungsfelder. National wie international wurde in den letzten Jahren vor allem der Einfluss der Arbeitsgestaltung, die Rolle der Führungskräfte und der Kultur für eine nachhaltige betriebliche Gesundheitsförderung (BGF) untersucht und bestätigt. Auf der anderen Seite zeigen die Ergebnisse der GAMAGS-Studie nicht nur, wo ein erfolgreicher Arbeitsschutz anzusetzen hat, sondern auch, wie vorzugehen ist, d. h. gefordert ist eine systematische, auf Integration in die betrieblichen Entscheidungs- und Umsetzungsprozesse ausgerichtete Steuerung aller Maßnahmen des Arbeitsschutzes und der BGF. Die Erkenntnisse wurden in Form des Arbeitsschutz-Management-Konzept GAMAGS gebündelt. Die Wirksamkeit von GAMAGS als AMS wurde im Rahmen von unterschiedlichen Beratungsprojekten und Evaluationsstudien überprüft (Methodik und Ergebnisse s. u.a. Elke, 2000, Kap. 5-8).

Die Entwicklung und Erforschung neuer Gestaltungs- und Steuerungsansätze von Sicherheit und Gesundheit in Unternehmen korrespondierte mit dem Anstoß und der Entwicklung neuer Formen des Wissenstransfers und des Marketings betrieblicher Gesundheitsförderung.

3. *Kooperation und Vernetzung: Eine verstärkte Zusammenarbeit zwischen den verschiedenen Institutionen und Akteuren im Betrieb und im Feld „Sicherheit und Gesundheit" wird als notwendig für eine erfolgreiche Umsetzung nachhaltiger Prävention erkannt, gefordert und gefördert.*

Mit dem veränderten Gesundheitsverständnis, der Ausrichtung des Arbeitsschutz auf Prävention, Gesundheit und Integration in den Arbeitsalltag veränderten sich nicht nur die Perspektiven, Aufgaben und Rollen der Akteure und Institutionen im Feld „Sicherheit und Gesundheit", sondern gefordert waren auch andere und z. T. neue Formen der Zusammenarbeit. Die Änderung der Perspektive und Schwerpunkte wurde beispielsweise auch durch die Erweiterung des Titels des Workshops „Psychologie der Arbeitssicherheit" um Gesundheit im Jahre 2001 explizit zum Ausdruck gebracht.

In den letzten 20 Jahren wurde zudem eine Vielzahl von Vorhaben, Projekten und/oder Initiativen angestoßen und realisiert, die gezielt die Kooperation und Vernetzung im Kontext BGF unterstützen. Beispielsweise wurde, um die Zusammenarbeit beider Sozialversicherungszweige, Unfallversicherung und Krankenkassen, bei der Verhütung arbeitsbedingter Gesundheitsgefahren weiter zu entwickeln und damit zu stärken, wie es im übrigen auch durch das Sozialgesetzbuch (SGB) gefordert wird, von 1998 bis 2001 das Integrationsprogramm Arbeit und Gesundheit von Unfallversicherung und Krankenkassen (IPAG) in der Nachfolge des Kooperationsprogramms Arbeit und Gesundheit (KOPAG) vom BMAS gefördert. Die seit den 90er Jahren bestehende enge Zusammenarbeit zwischen dem Bundesverband der Betriebskrankenkassen und dem Hauptverband der gewerblichen Berufsgenossenschaften führte dann Anfang 2002 zur Gründung der Initiative Gesundheit und Arbeit (IGA):

„In der Initiative Gesundheit und Arbeit (IGA) kooperieren gesetzliche Kranken- und Unfallversicherung, um gemeinsam arbeitsbedingten Gesundheitsgefahren durch Arbeitsschutz und betriebliche Gesundheitsförderung vorzubeugen. Ziel ist es, vorhandene Methoden und Erkenntnisse für die Praxis nutzbar zu machen und Präventionsansätze für die Arbeitswelt weiterzuentwickeln. Die Aktivitäten zielen dabei immer auf die Gesundheit und Sicherheit der Beschäftigten. .... Durch ihre Arbeit will IGA zur sozialen Sicherung der Arbeitnehmer und zur wirtschaftlichen Wettbewerbsfähigkeit der Unternehmen beitragen. Moderne Ansätze des Arbeitsschutzes und der betrieblichen Gesundheitsförderung leisten dazu einen Beitrag. Darüber hinaus steht die Initiative Gesundheit und Arbeit im engen Austausch mit der Wirtschaft, der Politik, den Sozialpartnern, der Selbstverwaltung und einschlägigen Institutionen." (vgl. www.iga-info.de Stand 22.12.2008)

Diese Entwicklungen sind eng verknüpft mit den Initiativen auf europäischer Ebene. So wurde bereits in 1996 das Europäische Netzwerk für betriebliche Gesundheitsförderung (ENWHP; www.enwhp.org) gegründet. Ziel ist die Weiterentwicklung von Strategien zur Förderung der Gesundheit und die Stärkung der Arbeitsfähigkeit der Beschäftigten und die Unterstützung eines entsprechenden Erfahrungsaustausches zwischen den beteiligten Ländern. Die in 1997 formulierte, 2005 und 2007 aktualisierte Luxemburger Deklaration schreibt der BGF die Funktion einer Investition in die Zukunft zu, setzt Prioritäten und skizziert die zentralen Handlungsfelder und Kernprozesse BGF annähernd deckungsgleich mit den Forderungen entsprechender zuvor skizzierter integrativer und präventiv ausgerichteter Managementkonzepte. Im Februar 2000 wurde das

Netzwerk „Unternehmen für Gesundheit“ auf Initiative einiger größerer Unternehmen und des BKK Bundesverbandes gegründet. Mitglieder sind Unternehmen, Verwaltungen und Körperschaften, die sich in der betrieblichen Gesundheitsförderung im Sinne der „Luxemburger Deklaration“ engagieren. Zentrales Anliegen des Netzwerkes ist der Erfahrungsaustausch zur Weiterentwicklung und zur Verbreitung der betrieblichen Gesundheitsförderung in den Mitgliedsorganisationen und darüber hinaus (vgl. www.netzwerk-unternehmen-fuer-gesund heit.de). Das „Deutsche Netzwerk für Betriebliche Gesundheitsförderung“ (DNBGF; www.dnbgf.de) startete 2002 als nationale offene Plattform zur Verbreitung guter Praxis in der betrieblichen Gesundheitsförderung.

Auf betrieblicher Ebene erfordert die präventive Ausrichtung und die angestrebte Integration der Ziele Sicherheit und Gesundheit in den Arbeitsalltag ebenfalls eine stärkere Abstimmung und Vernetzung des Handelns der Führung auf den verschiedenen Ebenen sowie mit und zwischen allen betrieblichen Akteuren im Arbeitsschutz. Die geforderte Zusammenarbeit forcierte zugleich auch die Nutzung von Synergieeffekten z.B. zwischen Maßnahmen der Gesundheitsförderung und der Personalentwicklung.

2 Standortbestimmung: Betriebliche Gesundheitsförderung 2008

An dieser Stelle soll nun die Frage nach dem Erreichten, den Effekten und Auswirkungen der vielfältigen Aktivitäten auf nationaler, institutioneller und betrieblicher Ebene, auf die vorliegenden Rahmen nur exemplarisch anhand weniger Beispiele eingegangen werden konnte, gestellt werden. Hat Gesundheit und ihre Berücksichtigung z.B. bei der Arbeitsgestaltung oder der Personalführung an Bedeutung gewonnen? Hat sich die gesundheitliche Lage in den Betrieben oder landesweit verbessert? Sind die gesetzten Ziele erreicht worden und welche Indikatoren sind heranzuziehen? Macht man den Erfolg der Netzwerke z.B. an der Zahl der Netzwerkpartner, der Sammlung, dem Umfang und der Qualität der Beispiele für beste Praktiken in den Unternehmen, dem Engagement der Mitglieder, der Relation von investierten Fördergeldern zu von betrieblicher Seite eingebrachten Investitionen fest oder sind eher die Entwicklung klassischer Kennzahlen wie Gesundheitsquoten auf Unternehmens- oder nationaler Ebene, die Veränderung der Ursachen und Diagnosen von Erkrankungen und Verrentungen heranzuziehen?

Damit nicht genug, gleichzeitig ist die Frage nach dem relevanten Bewertungs- oder Bezugssystem zu stellen. Wie ist es z.B. zu bewerten, dass nach acht Jahren insgesamt 26 Mitgliedsorganisationen, zumeist große Wirtschaftunternehmen sowie einige größere öffentliche Verwaltungen dem Unternehmensnetzwerk zur betrieblichen Gesundheitsförderung in der Europäischen Union e.V. „Unternehmen für Gesundheit" angehören? Wo lag und liegt die Zielgröße? Diese kurzen Überlegungen zeigen bereits, welche Herausforderungen eine Einschätzung oder Bewertung der Lage der BGF in 2008 mit sich bringt und aufgrund des Fehlens von verlässlichen Zahlen eine fundierte Bewertung der Gesamtlage nicht valide möglich sein dürfte. Sie soll dennoch mit Hilfe vorliegender Fakten, Ergebnisse und auch persönlicher Beobachtungen zumindest im Ansatz versucht werden.

Bei der Einschätzung des Erreichten wird auf eine generelle Experteneinschätzung zur Bedeutung der BGF heute eingegangen, der Stand der Konzeptentwicklung und der Evaluation ihrer Umsetzung im betrieblichen Alltag eingeordnet sowie der Umfang und die Qualität der in der betrieblichen Praxis generell umgesetzten Konzepte und Maßnahmen der BGF betrachtet.

1. *Bedeutung der BGF aus Expertensicht: BGF ist zu einem wichtigen Wettbewerbsfaktor geworden.*

Über die Notwendigkeit von BGF herrscht heute Konsens bei Politik, Sozialpartnern, Wissenschaft und Praktikern [2)]. Die Chancen und Notwendigkeit der Umsetzung BGF sind aus Expertensicht offenkundig. BGF wird mittlerweile die Rolle eines wichtigen Wettbewerbsfaktors für die Unternehmen zugeschrieben. Leistungsfähigkeit und Gesundheit der Mitarbeiter sind nicht voneinander zu trennen, insofern überschneiden sich die betriebliche Personalarbeit und die BGF zu weiten Teilen und sind eng miteinander verzahnt. Zugleich wurden in den letzten Jahren verstärkt die Bedeutung des Humankapitals und die Förderung der Humanressourcen für einen nachhaltigen Unternehmenserfolg erkannt und nachgewiesen.

„Die Mitglieder des Netzwerkes orientieren sich am Leitbild des „Gesunden Unternehmens" und sind überzeugt davon, *dass Schutz und Förderung der Gesundheit der Mitarbeiter zur nachhaltigen Stabilisierung und Förderung der Arbeits- und Beschäftigungsfähigkeit und zugleich zum ökonomischen Unternehmenserfolg beitragen … … Gesundheitsförderung ist Investition in das Humankapital.* Der wirtschaftliche Erfolg eines Unternehmens hängt von der optimalen Nutzung und nachhaltigen Pflege seines Humankapitals ab. Kreative, motivierte und engagierte Mitarbeiter sind Voraussetzung für die Produktion qualitativ hochwertiger Güter und Dienstleistungen zu wettbewerbsfähigen Preisen. Nur im weitesten Sinne gesunde Mitarbeiter sind dauerhaft leistungsfähig und leistungsbereit. *Gesundheitsförderung stellt den Mitarbeiter in den Mittelpunkt. … Gesundheitsförderung ist Teil der Unternehmensstrategie.* Alles, was in einem Unternehmen geschieht, hat, direkt oder indirekt, beabsichtigt oder unbeabsichtigt, kurz- oder langfristig, positive oder negative Auswirkungen auf die Gesundheit und auf das Wohlbefinden der Mitarbeiter." (Auszüge aus dem Mission Statement www.netzwerk-unternehmen-fuer-gesundheit.de, Stand 22.12.08)

2. *Stand der Konzept-Entwicklung und Evaluation: Wir wissen heute, was die Strategien, Handlungsfelder und Vorgehensweisen einer nachhaltigen, erfolgreichen betrieblichen Gesundheitsförderung sind.*

„In die Ableitung von Anforderungen an eine langfristig und nachhaltig greifende BGF, wie z.B. formuliert in der Luxemburger Deklaration [3)] oder dem Leitfaden Prävention [4)], sind neben Ergebnissen aus der Wissenschaft vor allem im Unternehmensalltag bewährte Praktiken, Managementansätze und Instrumente z.B. aus dem Bereich des Qualitätsmanagements eingeflossen (Zimolong, Elke & Trimpop, 2006). Wichtige Merkmale einer erfolgreichen BGF sind ein ganzheitliches Vorgehen, d. h. eine Ausrichtung auf Abbau von Risiken und Stärkung von Ressourcen; Kombination von verhaltens- und verhältnisbezogenen Maßnahmen, Integration von BGF in den betrieblichen und privaten Alltag sowie in das Management. Zentral ist ein systematisches Controlling aller Maßnahmen, d. h. ihre qualitäts- und bedarfsorientierte Auswahl, Dokumentation und Erfolgskontrolle. Leitbild einer erfolgreichen Prävention bildet eine evidenzbasierte BGF. Vorrangige Gestaltungsfelder sind neben der Schaffung von Strukturen, die die Aufgaben, Zuständigkeiten und Verantwortung sowie Kernprozesse im Betrieb für die BGF explizit regeln, alle Facetten einer gesundheitsförderlichen Technik- und Arbeitsgestaltung, die Ausrichtung des Personalmanagements (Auswahl, Personal-/Teamentwicklung, Qualifizierung, Führung etc.) auf Gesundheit und Leistungsfähigkeit sowie ein auf Transparenz ausgerichtetes Informations- und Kommunikationsmanagement.

Ein weiteres Handlungsfeld stellen spezifische gesundheitsbezogene Einzelinterventionen (Stresstraining, Entspannung, Kurse zur Ernährung, Laufgruppen etc.) und Gesundheitsprogramme wie z.B. zur Stärkung der Rückengesundheit dar. Grundlegend für eine erfolgreiche Gestaltung aller Felder sind die Beteiligung und das Empowerment der Beschäftigten. Entscheidende Promotoren der BGF sind die Führungskräfte aller Ebenen. Ihr Verhalten muss, wie die GAMAGS-Studie gezeigt hat, durch den systematischen Einsatz von Personalsystemen (Beurteilung, Anreize etc.) unterstützt werden (Zimolong, 2001). Ihr Commitment, Vorbild- und Führungsverhalten sind grundlegend für die Entwicklung einer gesundheitsförderlichen Unternehmenskultur, verknüpft mit einer Unternehmenspolitik, die den Menschen nicht vorrangig als Kosten-, sondern als Erfolgsfaktor sieht. Sie ist auf der einen Seite eine Folge der skizzierten Maßnahmen, auf der anderen Seite stellt sie eine notwendige Voraussetzung dar, damit BGF auch in Zukunft umgesetzt und im Alltag gelebt wird.“ (Auszug aus Elke & Schwennen, 2008; ausführlich s. Zimolong, Elke & Bierhoff, 2008)

Die gegenwärtige Forschung konzentriert sich u.a. auf Frage nach dem Einfluss von Randbedingungen auf eine erfolgreichen Implementierung ganzheitlicher Managementansätze, die ebenenübergreifende Steuerung BGF sowie die enge Verzahnung von Maßnahmen der Personal- und Organisationsentwicklung sowie Fragen einer ressourcenorientierten überbetrieblichen Vernetzung (vgl. inope.de [5)]).

3. *Stand der Umsetzung: Die Umsetzung von Maßnahmen der BGF ist weder flächendeckend noch ausreichend. Ein übergreifendes Gesundheitsmanagement wird nur selten realisiert.*

„Ein Fünftel der deutschen Betriebe führte in 2004 nach Angaben der in dem repräsentativen IAB-Betriebspanel befragten Arbeitgeber freiwillig Maßnahmen der BGF durch. Am häufigsten werden Krankenstandsanalysen und Befragungen genannt. Sie wurden in rund 9% bzw. 8% der Betriebe realisiert. 6% der Betriebe boten Kurse zum gesundheitsgerechten Verhalten an. Rund 4% der Betriebe implementierten Gesundheitszirkel und 5% realisierten sonstige Maßnahmen der BGF. Im Längsschnitt betrachtet engagierte sich aber nur die Hälfte der Betriebe, die in 2002 Maßnahmen der BGF durchgeführt hatten, auch in 2004 weiter für die Gesundheit ihrer Mitarbeiter. Allerdings starteten im Jahre 2004 auch 10% „neue" Betriebe mit der BGF (N = 16.000 Betriebe; www.iab.de).

Einen detaillierten Einblick hinsichtlich der umgesetzten Maßnahmen liefert der Präventionsbericht 2007 ... Die Datengrundlage bilden alle durch die Krankenkassen gemeldeten Aktivitäten zur BGF in 2006. In der Stichprobe ist das verarbeitende Gewerbe mit einem Anteil von 39% überrepräsentiert. 37% der Betriebe haben 100-499 Beschäftigte, 33% weniger als 50, 11% 50-99 und 18% 500 und mehr Beschäftigte. Direkt erreicht wurden in 2006 insgesamt 936.000 Personen, d. h. 2,4% der Erwerbstätigen, ohne Berücksichtigung zu erwartender Multiplikatoreneffekt ...."

„Zur Umsetzung der drei BGF-Kernprozesse Analyse, Intervention und Evaluation werden von den Betrieben zumeist mehrere Maßnahmen durchgeführt. Ein wesentlich größerer Teil dieser Betriebe nutzt, verglichen mit dem IAB-Betriebspanel, Krankenstanddaten und Befragungen zur Analyse. 68% der Betriebe haben Strukturen zur gezielten und systematischen Steuerung der BGF, zumeist in Form von Lenkungskreisen, eingeführt. ... Strukturen stellen verbindliche Regeln dar, die dauerhaft die Umsetzung der BGF gewährleisten sollen. Insofern ist es wenig überraschend, dass in den Betrieben ohne Strukturen durchgängig weniger Maßnahmen umgesetzt werden. ... Die Mehrzahl der Betriebe mit BGF-Strukturen kombinieren verhaltens- und verhältnisbezogene Maßnahmen. Bei der anderen Gruppe nehmen verhaltensbezogene Aktivitäten den ersten Rang ein. Im Durchschnitt werden in gut der Hälfte aller Betriebe die prinzipiell geforderten Erfolgskontrollen realisiert." (Auszüge aus Elke & Schwennen , 2008).

Allerdings ist die Stichprobe des Präventionsberichtes nicht repräsentativ für alle Betriebe in der BRD. Es handelt sich eher um eine Positivauswahl, was bereits aufgrund der wenigen möglichen Vergleiche mit der repräsentativen IAB-Erhebung offensichtlich wird.

3 Herausforderungen in der Zukunft: Lösungen für den Umgang mit den Dilemmata der Umsetzung von Gesundheitsförderung im Unternehmensalltag

Auf der einen Seite sind die Notwendigkeit und Bedeutung der BGF zwar gestiegen, die Handlungsfelder und Kernprozesse einer systematischen Gesundheitsförderung bekannt und im Ansatz empirisch fundiert. Auf der anderen Seite wird die BGF weder flächendeckend umgesetzt, noch wird das Präventionspotential vor allem von Maßnahmen der Verhältnisprävention ausreichend genutzt. Der Schwerpunkt liegt nach wie vor auf Maßnahmen der Verhaltensprävention (vgl. IGA-Report 13, 2008; Udris, 2007).

Hierin besteht nach meiner Einschätzung auch eine der zentralen Herausforderungen der BGF in der Zukunft. Inwieweit eine erfolgreiche Bewältigung gelingen kann, ist nicht nur von der Überwindung einer Vielzahl von Barrieren abhängig, sondern u.a. auch, wie wir als Anbieter und Experten für BGF mit folgenden drei Dilemmata umgehen werden und wollen.

1. Dilemma: „Kundenorientierung" versus „Nachhaltigkeit"

Die Implementierung einer nachhaltigen BGF ist ein mühsames und langfristig anzulegendes Geschäft, das vor allem von den Führungskräften zu schultern ist. Unternehmen wollen aber zumeist Lösungen, die schnell greifen und möglichst wenig die alltäglichen Abläufe stören. Nachgefragt werden deshalb vornehmlich Maßnahmen der Verhaltensprävention, wie zeitlich begrenzte Trainings, Antistresskurse, Massage am Arbeitsplatz, Zuschüsse zum Besuch von Sportzentren oder auch Gesundheitschecks für Führungskräfte etc. Solche Maßnahmen können kurzfristig, wie u.a. für den Einsatz von Stressbewältigungstrainings vielfach nachgewiesen werden konnte, die individuellen gesundheitsbezogenen Ressourcen stärken, sie sind aber für eine nachhaltige BGF nicht ausreichend.

Aus professioneller Perspektive ist damit die Frage zu stellen, inwieweit ein Unternehmen mit dem Einkauf entsprechender Angebote gut beraten ist bzw. gar nicht beraten werden will. Allerdings beinhaltet das Angebot von Trainings im Vergleich zum Angebot von Beratung als Unterstützung zur Einführung von Strukturen oder BGF als Führungsaufgabe auch für den Anbieter gewisse Vorteile. Er verhält sich kundenorientiert und kann sich zugleich auf das Angebot von zeitlich begrenzten Standarddienstleistungen für möglichst viele Beschäftigte eines Unternehmens konzentrieren. Konzeption und Durchführung von Verhaltensmaßnahmen gehören zudem zu den Kernkompetenzen der Mehrzahl der Psychologen/innen (s. unten) und sie sind gleichzeitig bei den Beschäftigten beliebt. Auf dem Hintergrund dieser „guten" Passung zwischen Nachfrage und Angebot ist sicherlich das Vorherrschen verhaltenspräventiver Maßnahmen im Kontext der BGF auch zu sehen.

Damit bleibt aber die Frage offen, warum nachhaltige BGF von den Betrieben nicht nachgefragt wird. Wollen oder brauchen die Unternehmen keine nachhaltige BGF und erfüllen die eingekauften Gesundheitsangebote andere wichtige Funktionen, wie Anreiz, Förderung der Motivation und des Commitments etc.? Bieten wir mit einer nachhaltig konzipierten BGF Lösungen an, für die es in den meisten Betrieben keinen Bedarf gibt bzw. die entsprechenden „Probleme" gar nicht vorliegen oder fehlt das Problembewusstsein? Auf der einen Seite zeigen die Erfahrungen in der Praxis, dass Unternehmen z. T. viel für das psychische und physische Wohlbefinden ihrer Mitarbeiter durch ihre Arbeitsgestaltung und/oder mitarbeiterorientierte Personalführung tun, ohne dass explizit von BGF gesprochen wird bzw. die Maßnahmen überhaupt als Investition in die Gesundheit ihrer Mitarbeiter wahrgenommen werden. Auf der anderen Seite ist vermutlich die Gruppe von Unternehmen größer, in denen, betrachtet man die generelle Investition von Unternehmen in ihr Humankapital, die Ressource „Mitarbeiter", ihre Motivations- wie Leistungspotenziale und ihre Gesundheit nicht ausreichend gefordert und gefördert oder sogar beeinträchtigt werden. Beispielweise sind einer repräsentativen europäischen Studie zufolge 22% der Mitarbeiter überfordert und bräuchten mehr Qualifizierung. Gleichzeitig sind 28% der Mitarbeiter unterfordert und könnten mehr herausfordernde Aufgaben erledigen (vgl. 4. European Working Conditions Survey, 2005; www.eurofound.europa.eu/)

Wenn wir davon ausgehen, dass BGF ein zunehmend wichtiger werdender Wettbewerbsfaktor ist und dem Betrieb aus Public Health Perspektive eine besondere Rolle als Setting für eine nachhaltige Gesundheitsförderung zukommt, und wir gleichzeitig wissen, dass viele betriebliche Entscheidungsträger diese Funktion der BGF nicht sehen oder nutzen, dann sind die Umsetzungsdefizite eher auf ein fehlendes Bewusstsein für die Notwendigkeit BGF zurück zu führen. Ohne ein entsprechendes Problembewusstsein wird jeder Versuch, BGF flächendeckender einzuführen, scheitern. Bewusstseinsbildung ist letztlich eine Frage des Marketings. D. h. wir müssen in Zukunft unsere nachhaltigen Lösungen BGF besser „verkaufen". Gefordert sind die Entwicklung und Umsetzung von kreativen Marketingstrategien für eine nachhaltige BGF.

2. *Dilemma: Unsere Stärke als Psychologen/innen ist die direkte individuelle Verhaltenssteuerung, gefordert und notwendig ist aber eine eher indirekte, strukturelle Steuerung von Systemen.*

Bei der Einführung einer nachhaltigen BGF und vor allem der langfristigen Stabilisierung handelt es sich um einen komplexen Organisationsentwicklungsprozess. Hierbei kommt der Motivation der Beteiligten und ihrer vor allem prozessimmanenten Qualifizierung eine zentrale Rolle zu. Aber der Fokus liegt damit keineswegs auf der Ebene der individuellen Verhaltenssteuerung oder Personalentwicklung, sondern den Schwerpunkt bilden die Etablierung von Strukturen, die Aufgaben, Verantwortlichkeiten oder den Ablauf von Prozessen festschreiben, oder die Einführung von Personalsystemen, z.B. in Form von Beurteilungssystemen, die zur Bewertung der Führungsleistungen auch Kriterien gesundheitsförderlicher Führung heranziehen etc.

Die Herausforderungen nachhaltiger BGF beziehen sich vornehmlich auf Fragen der Systemsteuerung und des organisationalen Lernens, d. h. der Arbeits- und Organisationsgestaltung sowie der Gestaltung, Lenkung und Förderung des Lernens von Gruppen und Organisationen. Hinzukommt, dass nicht nur innerbetrieblich die richtigen Personen zusammengebracht werden müssen, sondern auch die Zusammenarbeit mit externen Anbietern oder Austauschpartnern u.a. mit dem Ziel gemeinsamer Ressourcennutzung initiiert, koordiniert und vorangetrieben werden muss. Die anzustrebende Integration der Ziele Sicherheit und Gesundheit in den betrieblichen Entscheidungs- und Arbeitsalltag sollte u.a. durch die Forcierung und Nutzung von Synergieeffekten z.B. zwischen BGF und der betrieblichen Personalarbeit, dem Human Resource Managements (HRM) vorangetrieben werden. Das erfordert auf Seiten des internen oder externen Dienstleisters, z.B. eines Psychologen, nicht nur Kompetenzen im Bereich des HRM, sondern auch die Fähigkeit zur Analyse und Gestaltung von Prozessen, Strukturen und Systemen sowie in Systemen zu denken.

Im Rahmen der Sozialisation zum Psychologen oder zur Psychologin spielen die systemische Perspektive der Organisationspsychologie oder auch das Management von Prozessen, die Analyse von Arbeitsabläufen etc. wie auch die Förderung der Gestaltungskompetenz oftmals eine untergeordnete Rolle. Im Fokus stehen das Anlegen einer individuellen Perspektive und die direkte Lösung von Problemen auf Verhaltensebene. Das mag für viele Tätigkeitsfelder angemessen sein und es ist auch die Frage zu stellen, was unser Selbstverständnis ist und welche Rolle wir übernehmen wollen und können.

Wenn wir allerdings Betriebe unterstützen wollen, langfristig effektiv und effizient die Gesundheit ihrer Beschäftigten zu erhalten und zu fördern, dann sind wir als Psychologen/innen gefordert, nicht nur unsere Kompetenzen als Personalentwickler/in, sondern auch als Gestalter/innen und Entwickler/innen von Organisationen und Netzwerken stärker einzubringen und weiterzuentwickeln.

3. Dilemma: Handeln unter Unsicherheit und geringer Erfolgswahrscheinlichkeit

BGF findet nicht im Labor unter kontrollierten Bedingungen statt, sondern in Organisationen, d. h. in komplexen soziotechnischen Systemen, deren Steuerung zu einem erheblichen Anteil nicht rational und explizit erfolgt bzw. erfolgen kann. Eine wichtige Rolle kommt der Unternehmenskultur zu. Sie beeinflusst eher indirekt und implizit über gelebte Werte und Normen das Handeln in und von Unternehmen und nimmt damit auch Einfluss, inwieweit explizit eingeführte Regelungen im Alltag umgesetzt werden. Das gilt auch für sicherheits- und gesundheitsgerechtes Verhalten. Es konnte vielfach gezeigt werden, dass eine erfolgreiche BGF von der Entwicklung und Förderung einer positiven Gesundheitskultur abhängig ist. Gleichzeitig gibt es in jedem Unternehmen eine Vielzahl von wechselseitigen Abhängigkeiten oder auch mikropolitischen Aktivitäten, die eine gradlinige Strategieumsetzung BGF erschweren oder gar verhindern.

Diese generellen Unsicherheiten werden weiter dadurch verstärkt, dass die Maßnahmen der BGF auf der individuellen, Gruppen- und Organisationsebene ansetzen und abzustimmen sind und wir wenig über die Kombination bzw. das optimale Zusammenwirken einzelner Maßnahmen wissen. Hinzukommt dass die angestrebten Effekte durch ganz unterschiedliche konkrete Maßnahmen erzielt werden können. D. h., wir haben nicht nur eine Vielfalt an Methoden und Instrumenten, sondern auch eine unübersehbare Fülle an Kombinationsmöglichkeiten.

Von diesen Herausforderungen abgesehen, wissen wir von vielen in der Praxis eingesetzten einzelnen Maßnahmen zudem nicht, ob sie wirklich greifen bzw. welche Randbedingungen einen erfolgreichen Einsatz unterstützen oder verhindern. Beispielsweise setzen 4% der Betriebe, im Kontext der Förderung durch die Krankenkassen sogar 25% auf Gesundheitszirkel als zentralem Instrument BGF, aber trotz des häufigen Einsatz und der Beliebtheit von Gesundheitszirkel steht der evidenzbasierte Nachweis ihrer Wirksamkeit noch aus. Je nach Ziel und organisationalem Kontext sind spezifische Interventionen mehr oder weniger geeignet bzw. werden überhaupt eingesetzt. Wir wissen, dass vor allem kognitive Verhaltensprogramme zur Verbesserung der Stressbewältigung beitragen. Solche Programme werden aber eher im psychosozialen Kontext eingesetzt. Verwaltungen setzen dagegen eher auf einen Mix an Verfahren mit geringerer Wirksamkeit.

Das Scheitern vieler organisationaler Veränderungsprozesse ist vorprogrammiert, da in vielen Fällen der Heterogenität der betrieblichen Lebenswelten zu wenig Rechnung getragen wird. Die Misserfolgsquoten variieren in vorliegenden Publikationen zwischen 40% und 70% (vgl. Elke, 2007).

Die Unsicherheitsfaktoren lassen sich nicht generell beseitigen, wir werden als Berater immer, wenn wir Organisationen bei der Ein- und Durchführung von Veränderungen unterstützen, mit wenig durchschaubaren und steuerbaren Bedingungen konfrontiert werden und trotz Unsicherheit handeln. Aber ein großer Teil unserer derzeitigen Unsicherheiten sind z.B. durch ein/e verstärktes Controlling und Qualitätssicherung, der von uns eingesetzten Produkte und unseres eigenen Verhaltens zu reduzieren, wie es u.a. auch vom „Leitfaden Prävention" gefordert wird.

Hier liegt auch nach Einschätzung der Teilnehmer/innen des 15. Workshops der Arbeitssicherheit und Gesundheit ein wichtiges zukünftiges Handlungsfeld. Qualitätssicherung, Evaluation und evidenzbasiertes Handeln gehörten zu den am häufigsten genannten und als sehr wichtig eingeschätzten Themen, den wir uns in der Zukunft zu stellen haben. Als notwendig angesehen werden nicht nur methodisch belastbare Kontrollstudien, um zu wissen, welche Maßnahmen unter welchen Bedingungen greifen, sondern auch eine systematische Dokumentation sowie Qualitäts- und Erfolgskontrolle unseres Handeln im betrieblichen Alltag, z.B. gilt es zu evaluieren, ob mit dem Einsatz von Gesundheitszirkeln die anstrebten Ziele oder die angestrebten Veränderungen kritischer Kennzahlen erreicht wurden.

Anmerkungen

1) Verbundvorhaben „Prävention im betrieblichen Arbeits- und Gesundheitsschutz – Ganzheitliches Management des Arbeits- und Gesundheitsschutzes (GAMAGS)", von 1995 – 1998 gefördert durch den Projektträger „Arbeit und Technik" des BMBWFT
2) 3. Konferenz des Deutschen Netzwerkes BGF 06.2008; www.dnbgf.de
3) ENWHP vom 11.1997; aktualisiert 01.2007; www.enwhp.org
4) Gemeinsame und einheitliche Handlungsfelder und Kriterien der Spitzenverbände der Krankenkassen vom 06. 2000; aktualisiert 06.2008; www.ikk.de
5) Das Projekt INOPE (Nachhaltige Gesundheitsförderung und Prävention durch Integrative Netzwerk-, Organisations- und Personalentwicklung) wird vom Projektsträger DLR des BMBF von 2007 bis 2010 gefördert.

Literatur

Bamberg, E., Ducki, A. & Metz, A.-M. (Hrsg.). Handbuch Betriebliche Gesundheitsförderung. Göttingen: Verlag für Angewandte Psychologie.

Elke, G. (2000). Management des Arbeitsschutzes. Wiesbaden: DUV.

Elke, G. (2007). Veränderung von Organisationen – Organisationsentwicklung. In H. Schuler & K. Sonntag (Hrsg.), Handbuch der Arbeits- Organisationspsychologie (S. 752-759). Göttingen: Hogrefe.

Elke, G. & Schwennen, Ch. (2008). Stand und Perspektiven der betrieblichen Gesundheitsförderung. In Ch. Schwennen, G. Elke, B. Ludborzs, H. Nold, St. Rohn, S. Schreiber-Costa, & B. Zimolong (Hrsg.), Psychologie der Arbeitssicherheit und Gesundheit –Perspektiven – Visionen. 15. Workshop 2008 (S. 39-42). Kröning: Asanger.

Udris, I. (2007). Gesundheits- und verhaltensbezogene Intervention. In H. Schuler & K. Sonntag (Hrsg.), Handbuch der Arbeits- Organisationspsychologie (S. 668-675). Göttingen: Hogrefe.

Ulich, E. & Wülser, M. (2005). Gesundheitsmanagement im Unternehmen. Arbeitspsychologische Perspekten. 2. Auflage. Wiesbaden: Gabler.

Zimolong, B. (Hrsg.). (2001). Management des Arbeits- und Gesundheitsschutzes – Die erfolgreichen Strategien der Unternehmen. Wiesbaden: Gabler.

Zimolong, B., Elke, G. & Bierhoff, H. W. (2008). Den Rücken stärken. Grundlagen und Programme der betrieblichen Gesundheitsförderung. Göttingen: Hogrefe.

Zimolong, B., Elke, G., & Trimpop, R. (2006). Gesundheitsmanagement. In B. Zimolong & U. Konradt (Hrsg.), Ingenieurpsychologie. Enzyklopädie der Psychologie: D, III, Band 2 (S. 633-668). Göttingen: Hogrefe.

Über die Autorin

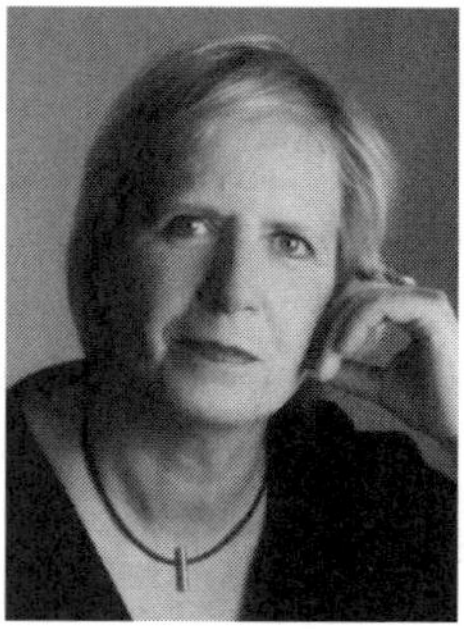

Prof. Dr. Gabriele Elke, geb. 1948

Ruhr-Universität Bochum, Fakultät für Psychologie, 44780 Bochum, Tel.: 0234-322460
ge@auo.psy.ruhr-uni-bochum.de

Hochschullehrerin, tätig in Forschung und Lehre im Bereich Arbeits- und Organisationspsychologie mit den Schwerpunkten: Personal- und Organisationsentwicklung, Führung, Management des betrieblichen Arbeits- und Gesundheitsschutzes, Dienstleistungs- und Qualitätsmanagement, Innovative Arbeits- und Organisationsgestaltung, Entwicklung von Instrumenten zur Organisationsdiagnose und Gesundheitsförderung

Studium Lehramt Grund- und Hauptschule, 1971/73; 1. und 2. Staatsexamen; Studium der Psychologie in Bochum mit Abschluss Diplom in 1979

seitdem Wissenschaftliche Mitarbeiterin an der Ruhr-Universität Bochum

Promotion 1986; Habilitation 1999, seit 2005 außerplanmäßige Professorin für Arbeits- und Organisationspsychologie an der Fakultät für Psychologie der Ruhr-Universität Bochum

Die drei wichtigsten Publikationen

Elke, G. (2000). Management des Arbeitsschutzes. Wiesbaden: Deutscher Universitäts-Verlag.

Elke, G. & Ziemeck, H. (2006). Dienstleistungen in Business-to-Business Geschäft. In B.

Zimolong & U. Konradt (Hrsg.), Enzyklopädie der Psychologie: Themenbereich D Praxisgebiete, Serie III Wirtschafts-, Organisations- und Arbeitspsychologie, Band 2 Ingenieurpsychologie (S. 249-280). Göttingen: Hogrefe.

Zimolong, B., Elke, G. & Bierhoff, H.-W. (2008). Den Rücken stärken. Grundlagen und Programme der betrieblichen Gesundheitsförderung. Göttingen: Hogrefe.

Die wichtigsten aktuellen Engagements in Organisationen

Mitarbeit in diversen Arbeitsgruppen und Gremien der Fakultät für Psychologie zur Verbesserung der Lehre

Engagement in der Community „Psychologie der Arbeitssicherheit und Gesundheit" sowie im Deutschen Netzwerk für Betriebliche Gesundheitsförderung DNBFG

Die momentan wichtigsten Projekte:

Nachhaltige Gesundheitsförderung in der Finanzverwaltung durch „Integrierte Netzwerk-, Organisations- und Personalentwicklung" (INOPE; Konzeptentwicklung, Einführung und Evaluation)

Universitäre Aus- und Weiterbildung im Bereich der Arbeits-, Organisations- und Wirtschaftspsychologie (Qualitätssicherung und -verbesserung; Einführung eines Weiterbildungsstudiengangs)

Die wichtigsten Arbeitsschwerpunkte für die nächsten 5 Jahre

Verstetigung der angestoßenen Prozesse im universitären Kontext

Publikation, Transfer der Ergebnisse und Erkenntnisse zur Umsetzung sowie Weiterentwicklung einer nachhaltigen betrieblichen Gesundheitsförderung in Forschung und Praxis

Gerhard Ernst
Deutsches Zentrum für Luft- und Raumfahrt (DLR)

Anforderungen an die Arbeits- und Organisationspsychologie im Wandel der Zeit

1 Anforderungen und Diskussionen in den 70ern

Im März 1979 diskutierten in Dortmund im Haus Ahrensberg Arbeitspsychologen über ein Thema, das etwa 15 Jahre zuvor in den Vereinigten Staaten entwikkelt wurde: Job Design (L.E. Davis, 1966, nach Davis & Cherns, 1975). Schon damals waren die Psychologen erstens „spät dran" und zweitens in bestimmten Dilemmata verhaftet (das Originalmanusskript der Dortmunder Tagung von 1979 liegt dem Autor vor, die Zitate erfolgen an hand der Veröffentlichung von Kleinbeck & Ernst, 1981)

Cherns und Davis forderten 1975 eine neue Interdisziplinarität und listeten als mögliche Partner folgende Disziplinen auf: Wirtschaftswissenschaften (Economics), Psychologie (psychology), Soziologie (sociology), Industrial relations, Systems Theory, Ingenieurwissenschaften (industrial production-engineering). Diese Aufzählung ist nicht nur wegen der Forderung nach Interdisziplinarität interessant, sondern auch, weil die Psychologie sich inmitten des Geschehens wiederfindet.

Cherns und Davis formulieren aber auch eines der Dilemmata der Psychologie: Der Ansatz der Psychologie sei ambivalent. Sie tendiere dazu, die Ziele von Organisationen als gegeben zu akzeptieren, so z.B. die Technologie oder die Organisationsform. Auf der anderen Seite behandle sie Motivation und Verhalten als abhängige Variable. Wenn man nun Organisation als unabhängige Variable voraussetze, dann bliebe nur noch übrig, die Einstellungen der Individuen (an ihrer Qualifikation oder Kompetenz) zu ändern. Erst, wenn sie sich von dieser Beschränkung befreie, könne ihre Wissenschaft einen wirklichen Beitrag zur Qualität des Arbeitslebens leisten. (nach Davis & Cherns, 1975, Vol. I, S. 45-46).

Die Psychologen, die sich 1979 trafen hatten sich von diesen Restriktionen befreit. Arbeitsgestaltung war zu einer unabhängigen, gestaltbaren Variable geworden. Und trotzdem schwebte ein Hauch von Verzweiflung über der Gruppe:

- Man wusste, man war spät: Werner Fricke trug schließlich schon über die erste Etappe des Aktions- und Forschungsprogramms „Humanisierung des Arbeitslebens" vor (Fricke, 1981).

- Aber es war auch ein Gefühl, nicht vorwärtszukommen: „Trotz der Tatsache, dass die Qualität der Arbeit sich einer zunehmenden Aufmerksamkeit der Öffentlichkeit erfreuen kann, müssen wir feststellen, dass die Ideen und Theorien nur sehr langsam in die Arbeitsorganisationen eindringen. ...Der Ruf nach Erneuerung der Organisation und nach Humanisierung ihrer Arbeitsformen wird immer lauter. Dieser Erneuerungsprozess ist in seinem Wesen ein Lernprozeß (Hervorhebung im Original), in dem man typisch auf frühere Phasen zurückblickt (Hervorhebung von G. Ernst) um auf Grund davon, Veränderungsstrategien anzuwenden", so Friso den Hertog, im Mai 1979 (den Hertog, 1981).

Man wusste sich zugleich auch neuen, anderen als wissenschaftlichen Herausforderungen ausgesetzt. So schreibt Ludborzs (1981, S. 143): „Bis zum heutigen Tag liegen jedoch über die Konsequenzen und zugrundeliegenden Kausalzusammenhänge zwischen Persönlichkeits-, Arbeitsplatz- und Aufgabenparametern nur ungenügend gesicherte wissenschaftliche Erkenntnisse vor, wenngleich der Forschungsstand unterschiedlich weit gediehen ist. Die arbeitspsychologische Forschung sieht sich durch die Forderungen von Projektträgern (z.B. „Forschungsprogramm „Humanisierung der Arbeitswelt") und Gewerkschaften (z.B. Antrag Nr. 202, beschlossen auf dem 10. Ordentlichen DGB-Bundeskongress) nach Kriterien für die Neustrukturierung von bestehenden und die Projektierung von geplanten Arbeitsplätzen ziemlichem Druck ausgesetzt." Ludborzs sieht – ähnlich wie andere Autoren auch – einen Ausweg in der Verbesserung der statistischen Verfahren, der Analyse der Arbeit und der Erfassung der Folgen der Arbeit.

2 Anforderungen und Diskussionen heute

2.1 Die Suche nach neuer Übersichtlichkeit

Vieles hat sich in den 30 Jahren seit der Dortmunder Diskussion gewandelt. Werner Fricke beklagt, dass allgemeine Diskussionen über Arbeitspolitik und Veränderungen im Arbeitsleben mehr und mehr fehlen (Fricke, 2008). Die deutsche Diskussion „Vorrang für Arbeit" hat sich erst in letzter Zeit zu einer Diskussion um „Gute Arbeit" gewandelt. Unter dem Titel „Kampf um Rationalisierung – Suche nach neuer Übersichtlichkeit" versucht Michael Schumann (2008) die Chancen einer Revitalisierung der Arbeitspolitik auszuloten. Sein Blick nach vorn: Skepsis bleibt geboten.

Durchsetzung durch Regulierung verändert sich in Durchsetzung durch Wettbewerbsfähigkeit. War Ludborzs 1979 noch darin interessiert, arbeitswissenschaftlich gesicherte Erkenntnisse zu schaffen, die dann möglicherweise über Normung und Regelwerke verbindlich wurden, so ist heute die Verbesserung der

Wettbewerbs- und Innovationsfähigkeit der Motor für die Umsetzung der Ergebnisse. Dabei wird ein enger Zusammenhang zwischen der Qualität der Arbeit und ihrer Innovationsfähigkeit postuliert. „Gute Arbeit fördert die Innovationsfähigkeit, schlechte und insbesondere prekäre, unsichere Arbeit hemmt Innovation und erzeugt Innovationsfaulheit" (Pickshaus, 2007).

2.2 Von der Arbeitsgestaltung zur Gestaltung von Arbeit und Beschäftigung

Skarpelis umschrieb (Ernst & Skarpelis, 2001) in der Festschrift zum 75. Geburtstag von Walter Rohmert den Wandel mit den Worten „Von der Arbeitsgestaltung zur Gestaltung von Arbeit und Beschäftigung". Da ist zunächst die quantitative Verschiebung der Anteile der einzelnen Wirtschaftssektoren im Rahmen der Gesamtwirtschaft, so wie sie in den Anteilen der informatorischen und der Dienstleistungsarbeit zum Ausdruck kommen. Die bisherigen Gestaltungsansätze basieren auf Methoden, Instrumenten und Verfahren, die sich auf jene Ansätze stützen, die für die Produktionsarbeit erarbeitet wurden. Es geht in der Arbeitsforschung des 21. Jahrhunderts weniger um „Industriearbeit und Arbeiterbewußtsein" (Kern und Schumann (1985), sondern um „Arbeit in der Interaktion" (Böhle und Glaser (2006). Wissensarbeit, Interaktionsarbeit und Emotionsarbeit sind gestaltbar zu machen.

Ein zweiter Grund für die defizitäre Situation ist darin zu sehen, dass das Normalarbeitsverhältnis als dauerhaftes, sozialversicherungspflichtiges und tarifvertraglich gebundenes Vollzeitbeschäftigungsverhältnis zunehmend an Gewicht verliert. Damit entfällt die Grundlage, auf die sich die bisherigen arbeitswissenschaftlichen Inventare stützten. Die Schwierigkeiten vermehren sich, wenn berücksichtigt wird, dass sich keine reinrassige Veränderung, sondern ein fließender Übergang zu flexiblen Formen zeitlich und örtlich befristeter Erwerbsarbeit bildet. Teilzeit und Leiharbeit, Arbeit auf Abruf, Honorar- und Werkverträge, Beschäftigungssituationen mit mehreren Arbeitsstellen werden von der Übernahme von mehr Verantwortung bis hin zu unternehmerischen Risiken, von Anforderungen, immer wieder und immer schneller Neues zu lernen und anzuwenden oder von Leistungsverdichtung begleitet. Sie existieren zudem neben relativ stabilen Arbeitssituationen, auf die sich die Analysen und Modelle des derzeitig vorherrschenden Forschungskanons der zuständigen Wissenschaften beziehen.

Ein dritter Grund für den aktuellen Bedarf neuer Ansätze für die Analyse, Bewertung und Gestaltung von Arbeitsbedingungen liegt in der Kontinuität, mit der die Veränderungen in den Unternehmen stattfinden. Die dabei entstehenden Anforderungen an die Flexibilität und Anpassungsfähigkeit der Beschäftigten sind vielfältig und nur manchmal proaktiv abschätzbar. Die Bewältigung solcher

Herausforderungen ist auf eine Reihe von Anpassungen angewiesen – sowohl der Forschungsprogramme wissenschaftlicher Einrichtungen als auch der Personalentwicklungsplanungen der Unternehmen.

2.3 Service Science – eine Transformation des Industrialismus

Die Dienstleistungsforschung der 70er Jahre übernahm das in der Produktion erprobte Paradigma der Belastungs- und Beanspruchungsforschung und übertrug es seitdem in den Dienstleistungssektor. Doch es wurde auch deutlich, dass die neuen Entwicklungen im Dienstleistungssektor, wie z.B. seit 1985 die Logistik mit ihren betriebs- und branchenüberschreitenden Netzwerken, eine andere wissenschaftliche Herangehensweise fordern. Wenn Baethge (2001) eine Transformation des Industrialismus fordert, so gilt dies nicht nur im Zusammenhang mit der Beschäftigungspolitik für die Strukturen der Verbände und der Politik, sondern auch für die Paradigmen der arbeitswissenschaftlichen Forschung. Es sind nicht nur Anpassungen der FuE-Infrastrukturen erforderlich, sondern auch eine dienstleistungsorientierte Reformulierung von Wissenschaftsbereichen (z.B. Soziologie, Arbeitswissenschaft, Betriebswirtschaft). Dies ist nicht nur eine nationale Aufgabe.

„The race is on to create a science of services" mit diesem Satz beginnt Jim Spohrer seinen Beitrag zur 6. Dienstleistungstagung des BMBF (Spohrer, 2006). Die Diskussion um eine „Service Science" (manchmal auch Service Science, Management and Engineering, Services Science, Service Sciences) selbst wurde Anfang diesen Jahrzehnts von Spohrer weltweit angestossen. Anlass war – so Spohrer – der Bedarf der IBM an Nachwuchskräften. Die Beiträge von Henzelmann, Luhn und Siegel sowie Picot (alle 2006) zeigten deutlich die Definitionsprobleme einer „Wissenschaft" als auch den internationalen Bedarf an akademischen Nachwuchskräften für die Dienstleistungswirtschaft. Henzelmann, Luhn und Siegel fordern zwar eine Wissenschaft, sie definieren aber eine neue Ausbildung, während der Wissenschaftler Picot zwar eine Anpassung der Betriebswirtschaftlehre fordert, aber keinen Bedarf an einer neuen Wissenschaft sieht.

Wie dem auch sei, ob Definition einer transdisziplinären Forschung, einer neuen Wissenschaft oder neuer akademischer Abschlüsse. Die Psychologie muss sich als Wissenschaftsdisziplin überlegen, ob sie an diesem Diskurs beteiligt sein will, der immerhin etwa 70% der Arbeit in der deutschen Volkswirtschaft abdeckt. Mit dem Beitrag von Buhl, Heinrich, Henneberger und Kramer (2008) in der Wirtschaftsinformatik hat diese Aufforderung auch an Dringlichkeit gewonnen. Die Autoren betonen zwar, dass es eine allgemein akzeptierte Definition der Service Science nicht gibt, sie zeigen aber das Gemeinsame der Ansätze auf:

- Innovative Services durch geeignete Methoden und formale Modelle unterstützen und das Management der Services verbessern,

- Gegenstand sind Services oder Servicesysteme, d.h. dynamische, wertschöpfende Strukturen aus Personen, Organisationen, Technologien und gemeinsam genutzten Informationen,
- Angewandte Forschungsdisziplin,
- Interdisziplinarität, wobei der Kern aus Informatik, Betriebswirtschaftslehre, Operations Research und Ingenieurwissenschaften sowie zum Teil auch aus Sozial- und Rechtswissenschaften ist.

Diese Aufzählung ist nicht nur wegen der Forderung nach Interdisziplinarität interessant, sondern auch, weil die Psychologie sich nicht mehr inmitten des Geschehens wiederfindet.

Literatur

Baethge, M.; Abschied vom Industrialismus, in: Baethge, M. und Wilkens, I. (Hg.): Die große Hoffnung für das 21. Jahrhundert? Leske+Budrich, Opladen, S. 23-44 (2001)

Böhle, F. und Glaser, J. (Hg.): Arbeit in der Interaktion – Interaktion in der Arbeit, VS Verlag für Sozialwissenschaften, Wiesbaden (2006)

Buhl, Hans-Ulrich; Heinrich, B., Henneberger, M.; Krammer, A.: Service Science, Wirtschaftsinformatik, Bd. 50, S. 60-65 (2008)

Davis, L.E.: The Design of Jobs, Industrial Relations, Vol 6., No. 1, 1966 nach L.E. Davis and A.B. Cherns (Eds.): The Quality of working Life, The Free press, Vol. II, S. 268, (1975).

Davis, L.E., Cherns, A.B. (Eds.): The Quality of working Life, The Free press, Vol. II, (1975).

Ernst, Gerhard; Skarpelis, Constantin: Gestaltung industrieller Montagearbeit als Thema eines Forschungsprogramms, in: Landau, K.; H. Luczak (Hg.): Ergonomie und Organisation in der Montage,S. 642-652, Carl Hanser Verlag, München, Wien (2001)

Fricke, W. Editorial, International Journal of Action Research, Vol. 4, S. 6-14 (2008)

Henzelmann, Burkhard: Dienstleistungsforschung – für wen und wofür?, in: Streich, D.; Wahl, D. (Hg.): Moderne Dienstleistungen – Impulse für Wachstum Innovation und Beschäftigung Beiträge der 6. Dienstleistungstagung des BMBF, S. 531-538 (2006)

Kern, H. und Schumann, M.: Industriearbeit und Arbeitwerbewußtsein, Frankfurt/M. Suhrkamp (1985)

Kleinbeck, U. und Ernst, G. (Hg.) Zur Psychologie der Arbeitsstrukturierung, Campus, (1981)

Darin:

Fricke, W.: Perspektiven des Aktions- und Forschungsprogramms zur „Humanisierung der Arbeit" nach der ersten Etappe 1974-1979, S. 275-282, den Hertog, J.Friso: Zur Frage der Qualität von Arbeitsorganisation – die Entwicklung der Arbeitsstrukturierung bei Philips, S. 75-95

Ludborzs, B.: Methodische Aspekte bei der theoriegleiteten Entwicklung von Arbeitsanalyseverfahren, S. 143-162, Zitat S. 143)

Luhn, Achim; Siegel, Dirk: Services Science Konzept und Umsetzung einer Dienstleistungswissenschaft, in: Streich, D. ;Wahl, D. (Hg.): Moderne Dienstleistungen – Impulse für Wachstum Innovation und Beschäftigung Beiträge der 6. Dienstleistungstagung des BMBF, S. 539-544 (2006)

Pickshaus, K.: Gute Arbeit und Innovationsfähigkeit, Gute Arbeit, Zeitschrift für Gesundheitsschutz und Arbeitsgestaltung, Heft 11 (2007)

Picot, Arnold: Dienstleistungsforschung – aus betriebswirtschaftlicher Sicht, in: Streich, D. ;Wahl, D. (Hg.): Moderne Dienstleistungen – Impulse für Wachstum Innovation und Beschäftigung Beiträge der 6. Dienstleistungstagung des BMBF, S. 545-553 (2006)

Schumann, M.: WSI-Mitteilungen, Bd. 7, S. 379 – 386 (2008)

Spohrer, Jim: Service Innovations, Employment and Exports, in: Streich, D. und Wahl, D. (Hg.): Moderne Dienstleistungen – Beiträge zur 6. Dienstleistungstagung des BMBF, S. 27-34, Campus, Frankfurt (2006)

Über den Autor

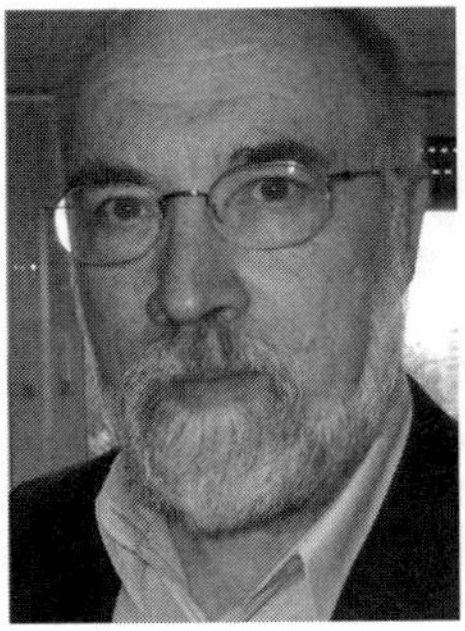

Dr. Gerhard Ernst, geb. 1949

Projektträger im Deutschen Zentrum für Luft- und Raumfahrt (PT-DLR), Arbeitsgestaltung und Dienstleistungen; 53227 Bonn, Heinrich-Konen-Str. 1

Gerhard.Ernst@dlr.de

Studium der Psychologie an der Ruhr-Universität Bochum

1977-1979 Projektleiter in einem HDA-Vorhaben am Institut für Arbeitsphysiologie in Dortmund

1980-1984 Assistent am Institut für Arbeits- und Organisationspsychologie Universität Oldenburg

1984-2006 Wissenschaftlicher Mitarbeiter beim DLR-Projektträger

seit 2006 Abteilungsleiter „Arbeitsgestaltung und Dienstleistungen“

Die drei wichtigsten Publikationen

Kleinbeck, Uwe und Ernst, Gerhard (Hg.) Zur Psychologie der Arbeitsstrukturierung, Campus, 1981

Baer, Kerstin; Ernst, Gerhard, Nachreiner, Friedhelm und Schay, Trude: Psychologische Ansätze zur Analyse verschiedener Arbeitszeit, Zeitschrift für Arbeitswissenschaft, Bd. 35, S. 136-141 (1981)

Ernst, Gerhard; Büntgen, Wolfgang, Pornschlegel, Hans und Westfal, Uwe: Zukunft von Arbeit in logistischen Systemen, LogBuch Verlag, Dortmund (1994)

Babette Fahlbruch[1)] und Markus Schöbel[2)]
[1)] *TÜV NORD SysTec GmbH & Co.KG,* [2)] *TU Berlin*

Vom „Newcomer" zur Selbstverständlichkeit: Rück-, Ein- und Ausblicke zur Sicherheitskultur

1 Sicherheitskultur

Das Konzept der Sicherheitskultur beschreibt die Art und Weise, wie Mitglieder einer Organisation ihre Arbeitsaufgaben und deren inhärente Gefährdungspotenziale gemeinsam bewältigen. In der heutigen Zeit ist es modern, Organisationen hinsichtlich ihrer Kultur zu hinterfragen, sobald sie sicherheitskritische Ereignisse produzieren. Doch ist Sicherheitskultur mehr als nur ein Modebegriff?

Einerseits kann das Konzept der gesellschaftlichen und oftmals inflationären Verwendung des Kulturbegriffs zugerechnet werden. Diskussionskultur, Investitionskultur oder Freizeitkultur beschreiben kollektive Phänomene, ohne auf deren Entstehung und Dynamiken einzugehen bzw. sie zu erklären. Jeder kann sich unter diesen Begriffen etwas vorstellen, aber wohlmöglich jeder etwas anderes. Doch andererseits spiegelt das Konzept einen wichtigen Schritt in der Entwicklung umfassenderer Sicherheits-Konzepte wider, die auf einem multikausalen und systemischen Verständnis von Sicherheit basieren.

Warum Sicherheitskultur ein bedeutendes Konzept zur Erhöhung der betrieblichen Sicherheit ist und sein wird, soll in den folgenden Abschnitten deutlich werden.

2 Rückblick

Als Auslöser für die wissenschaftliche Auseinandersetzung mit dem Konzept Sicherheitskultur betrachten wir die Analyseergebnisse zum Ereignis in Tschernobyl. Die Internationale Atomenergiebehörde (IAEA) fand damals keine zufrieden stellende Erklärung für die vorgefundenen Missstände in Tschernobyl. Man einigte sich auf das Konzept der Kultur, um die vielfältigen technischen, menschlichen und organisationalen Faktoren zu beschreiben, die zur Entstehung des Unfalls beitrugen. So war 1988 mit der Veröffentlichung der INSAG (International Nuclear Safety Advisory Group) der Begriff der Sicherheitskultur geboren.

2.1 Theoriediskussion in den 90ern

Die Entdeckung des Kulturkonzepts lässt sich gut anhand der Entwicklung der Sicherheitsforschung nachzeichnen. Nach Wilpert und Fahlbruch (1998) in Anlehnung an Reason (1993) können vier aufeinander folgende und sich teilweise überlappende Phasen unterschieden werden.

Erste Untersuchungen über Ursachen von Arbeitsunfällen beschäftigten sich vornehmlich mit technischen Faktoren, zum Beispiel mit dem Design von Schutzvorrichtungen: es war die *technische Phase*, die bei manchen Ingenieuren auch heute noch den dominanten Fokus auf die Optimierung von Sicherheit darstellt, wenn man beispielsweise an manche Automatisierungsbemühungen denkt, bei denen der „unsichere Mensch" durch eine „sichere Automatik" ersetzt werden soll. In dieser Phase ging es in erster Linie um Unfallvermeidung durch Optimierung technischer Komponenten.

In der zweiten Phase stand die Vermeidung menschlicher Fehler im Mittelpunkt der Betrachtung: die *Phase menschlicher Fehlhandlungen*. Investitionen und Interventionen fokussierten vornehmlich die Qualifizierung und Sanktionierung von Mitarbeitern, um zur Optimierung der Sicherheit beizutragen: Die Auswahl geeigneter Kandidaten und ihre Kompetenzverbesserung war die Zielsetzung. .

In der dritten, der *soziotechnischen Phase*, wird die komplexe Wechselwirkung von technischen, menschlichen und organisationalen Faktoren des gesamten Systems als Mitverursacher von Stör- und Unfällen betrachtet (Reason, 1994). In dieser Phase setzte sich ein soziotechnisches Systemverständnis durch, das auf dem Mitte der 50er Jahre entwickelten soziotechnischen Systemansatz basiert.

Die dritte Phase überlappt mit einer vierten, die nach Wilpert und Fahlbruch (1998) die *interorganisationale Phase* genannt wird, in der die Entstehung von Störungen, Stör- und Unfälle aus dem Wechselspiel verschiedener Akteure und Organisationen (Anlagenpersonal, Betreiber, Behörden, Fremdfirmen etc.) verstanden wird.

In diesen Phasen lässt sich ein Trend zu einer immer umfassenderen, ganzheitlichen Betrachtungsweise von Sicherheit ablesen: Ausgehend von der Technik wird zuerst der Mensch, dann die Organisation und neuerdings auch Akteure außerhalb der Organisation in die Forschung zur Optimierung der Sicherheit einbezogen. Dieser Trend spiegelt sich auch im Konzept der Sicherheitskultur wider, das alle Entwicklungsetappen einschließt. Sicherheitskultur ist ein ganzheitlicher Ansatz, der weder ausschließlich auf die Technik noch auf die Anlagengrenzen bezogen ist.

Aus der Diskussion um Tschernobyl entwickelte sich ein an der Besonderheit der Kerntechnik orientiertes Verständnis von Sicherheitskultur. Die INSAG veröffentlichte 1991 folgende Definition von Sicherheitskultur: „Safety Culture is that assembly of characteristics and attitudes in organization and individuals which establishes that, as an overriding priority, nuclear plant safety issues receive the attention warranted by their significance."

Die Definition beschreibt Merkmale und Einstellungen in Organisationen und Individuen. Diese sind fraglos wichtig, dennoch bleibt die Definition zu sehr im kognitiv-mentalen Bereich der Einstellungen haften, die, wie aus vielfältigen psychologischen Untersuchungen bekannt ist, mit dem Handeln nicht immer in einem direkten Zusammenhang stehen müssen. Bereits 1991 wurde bereits kritisiert, dass die INSAG-Definition ein wesentlichen Komplex auslässt: das sicherheitsgerechte Verhalten aller Beteiligten (Wilpert, 1991).

In der Folge wurde eine wissenschaftliche Diskussion zur Definition und Theorie der Sicherheitskultur geführt (siehe hierzu Büttner, Fahlbruch & Wilpert, 1999; Baram & Schöbel, 2007). Zusammenfassend lässt sich als Ergebnis der Diskussion jedoch feststellen:

- Sicherheitskultur wird weder einheitlich definiert noch einheitlich verwendet.
- Die Modellbildung muss als unzureichend bezeichnet werden.

2.2 Erhebungsmethoden in den 90ern

Vor zwanzig Jahren gab es keine Instrumente zur Erhebung von Sicherheitskultur. Erste Ansätze in den 90er Jahren orientierten sich an Sicherheitsstatusanalysen, d.h. es wurden Technologie, Regeln und Prozeduren bewertet. Zudem wurden mit Hilfe von Fragebögen oder Interviews sicherheitsgerichtete Einstellungen der Organisationsmitglieder erhoben.

Die Ergebnisse dieser Analysen wurden mit Beschreibungen einer „idealen" Sicherheitskultur abgeglichen, ohne die Spezifika der zu untersuchenden Organisation zu berücksichtigen (wie z.B. technische Rahmenbedingungen oder Auflagen der Aufsichtsbehörde). Damals wurden bereits methodische Probleme bei der Operationalisierung von Sicherheitskultur deutlich, was vornehmlich auf die fehlende theoretische Verankerung des Konzepts und und in Folge auf mangelnde Bewertungsmaßstäbe für die Kontrolle der Umsetzung zurückzuführen ist.

2.3 Anwendung und Praxis in den 90ern

Das Konzept der Sicherheitskultur wurde vornehmlich nur in der kerntechnischen Industrie thematisiert und diskutiert. Allerdings überwog das Misstrauen der Mitarbeiter gegenüber dem Konzept. Als Psychologe, der mit Praktikern in kerntechnischen Anlagen über Sicherheitskultur diskutierte, wurde man des öfteren mit Aussagen konfrontiert, die mehr auf eine wahrgenommene Bedrohung durch Sicherheitskultur schließen lassen als auf ein Sicherheit unterstützendes

Konzept: „Was wollen die Psychologen von uns?“, „Sicherheit heißt mehr in die Technik zu investieren, Kultur brauchen wir im Theater“, „Wir brauchen keine Psychologen im Kontrollraum bzw. auf der Warte“.

Es überwog die Annahme, dass es ausreichend ist, das menschliche Verhalten durch Sicherheitsvorschriften und Prozeduren zu regulieren und zu schulen (unterweisen). Dass auf einmal Behörden, Management, Führungskräfte im Fokus standen und Psychologen in Kernkraftwerken erschienen, weckte vor allem Misstrauen und Widerstand. Andererseits konnten Perspektiven, die zuvor nicht diskutierbar waren, wie die Ausweitung des Human-Factors-Konzepts auf organisationale und interorganisationale Aspekte jetzt unter dem Schirm Sicherheitskultur eingeführt und diskutiert werden

3 Einblicke in Sicherheitskultur

Inzwischen hat das Konzept der Sicherheitskultur den Status eines „Newcomer“ verlassen und hat sich zu einem weitgehend etablierten Konzept branchenübergreifend entwickelt. Hauptannahme ist, dass ein „mehr“ von Sicherheitskultur auch zu einem „mehr“ an Sicherheit führt. Überwiegend wird Sicherheitskultur allerdings immer noch als „retrospektives“ Erklärungsmodell verwendet, d.h. im Nachhinein Unfälle oder Ereignisse zu erklären, wie z.B. als Erklärung für den Unfall von „Texas City“ (The BP U.S. Refineries Independent Safety Review Panel – Baker Report, 2007). Jedoch wurde die Umsetzung des Konzeptes im „Sicherheitsmanagement“ in einer zunehmenden Zahl von Industriezweigen eingeleitet.

3.1 Derzeitige Theoriediskussion

Trotz der großen Verbreitung und Verwendung des Begriffes Sicherheitskultur ist das Verständnis und die theoretische Modellbildung immer noch vage: Die Begriffsdefinitionen erstrecken sich von kognitiven Merkmalen der Organisationsmitglieder (z.B. Werte, Normen oder Einstellungen) über Verhaltensaspekte (z.B. Regelverletzungen, Fehlhandlungen) bis hin zu materiellen Gegebenheiten (z.B. Ressourcenallokationen, Informationssysteme). Insgesamt gibt es jedoch einen Konsens darüber, dass Sicherheitskultur als holistisches und integratives Konzept verstanden werden sollte (Wilpert & Fahlbruch, 2004). Sicherheitskultur umfasst nicht nur das Verhalten der Mitglieder einer Organisation, sondern berücksichtigt auch das Verhalten aller Mitglieder eines Systems im weiteren Sinne: einzelne Organisationsmitglieder, Arbeitsgruppen, organisatorische Eigenschaften und Einheiten und Akteure der organisatorischen Umgebung, wie z.B. Aufsichtsbehörden oder Zulieferer und Hersteller.

Die überwiegende Anzahl von Veröffentlichungen zum Thema Sicherheitskultur beruft sich auf das Modell der Organisationskultur von Schein (1985), in dem Kultur als Phänomen angesehen wird, dass sich aus dem Problem externer Anpassung und interner Integration bildet, daher auf den Lernerfahrungen der Organisationsmitgliedern basiert und neuen Mitgliedern einer Organisation als emotional und rational korrekter Umgang mit bestimmten Fragen und Problemen vermittelt wird. Auf einige dieser Aspekte hebt auch eine neuere Veröffentlichung der INSAG (2002) ab und definiert Sicherheitskultur als eine Teilmenge der gesamten Organisationskultur, wobei die letztere einen Mix von geteilten Werten, Einstellungen und Verhaltensmustern umfasst, die der Organisation ihren speziellen Charakter gibt, d.h. „die Art, wie wir die Sachen hier machen". Implizit nähert sich die INSAG-Definition dem Kulturmodell von Edgar Schein (1985), der Kultur auf drei Ebenen betrachtet, wobei die beiden höheren Ebenen (Ebene der „beobachtbaren" Artefakte wie z.B. das Verhalten der Organisationsmitglieder sowie Ebene der geäußerten Werte und Normen) von der untersten Ebene – der Ebenen der Grundannahmen oder Selbstverständlichkeiten – beeinflusst werden. Allerdings ist dieser Einfluss nicht einseitig zu verstehen, es besteht eine Interaktion zwischen den drei Ebenen.

Trotz oder vielleicht auch wegen der Vagheit des Konzepts Sicherheitskultur wird ihre Ausprägung vermehrt durch so genannte Reifegradmodelle dargestellt, die in unterschiedlichen Stufen (üblich sind 3-5) die Entwicklung der Sicherheitskultur anhand von Indikatoren beschreiben (z.B. IAEA, 1998; Fleming & Lardner, 1999; Hudson, 2007). Die Reifegradmodelle modellieren einen Idealzustand mit ihrer höchsten Stufe, der in der Realität wahrscheinlich nie anzufinden sein wird. Unklar ist vor allem, wie eine Organisation zu den verschiedenen Reifegraden kommt bzw. welche Dynamiken sich dahinter verbergen. Die beschreibenden Indikatoren der Reife einer Organisation sind in der Regel nicht theoretisch fundiert.

3.2 Stand der Entwicklung von Erhebungsmethoden

Heute existiert eine Vielzahl an Erhebungsinstrumenten, die überwiegend auf eines oder mehrere der folgenden Verfahren zurückgreifen:

- Betriebsbegehungen,
- Dokumentenanalysen,
- Fragebögen,
- Interviews.

Umfangreiche Zusammenstellungen verschiedener analytischer Instrumente zur Erhebung von Sicherheitskultur lieferten Wilpert et al. (2003) und Guldenmund (2007) mit Reviews von über 30 verschiedenen Ansätzen. Die beschriebenen Ansätze unterscheiden sich sowohl in Bezug auf die Tiefe der Analyse (welche Ebenen gemäß dem Schein Modell werden erhoben) als auch hinsichtlich psychometrischer Qualitätskriterien wie Zuverlässigkeit, Objektivität und Gültigkeit als auch in Bezug auf ökonomischen Nutzen und Handhabung. Ein grundlegender und wichtiger Unterschied besteht ferner in der Durchführung der Analyse: entweder durch externe Experten (Fremdbeurteilung) oder anhand von Selbstbeurteilungen durch Mitglieder der Organisation selbst.

Die Analysen durch externe Experten basieren gewöhnlich auf Sicherheitsaudits, Fragebögen, Interviewleitfäden, Beobachtung und Dokumentenanalysen. Der Vorteil bei Untersuchungen durch Externe liegt hauptsachlich darin, dass die Analyse durch eine andere Perspektive geleitet wird und dadurch Erfahrungen aus verschiedenen Kontexten mit einfließen (vor allem im Rahmen von peer reviews). Der Nachteil solcher Analysen besteht daran, dass sie meistens nur direkt beobachtbare Phänomene, Einstellungen und Werte erfassen. Tiefere Ebenen der Organisationskultur sind hingegen externen Analytikern kaum zugänglich, da dies mit einer längeren Beobachtungszeit einhergehen würde.

Selbstbeurteilungen hingegen werden meistens durch interne Spezialisten durchgeführt, die mit ihrer eigenen Organisation vertraut sind. Selbstbeurteilungen können leicht und ökonomisch ausgeführt werden. Sie haben häufig eine unmittelbare pädagogische Wirkung, da Probleme sofort identifiziert und entsprechende Maßnahmen zeitnah abgeleitet und umgesetzt werden können. Andererseits besteht bei Selbstbeurteilungen die Gefahr, dass die Analyse nur auf Aspekte der Organisation abzielt, die nicht tabuisiert und somit von der Unternehmensführung schnell akzeptiert werden und damit leichter optimiert werden können. Generell gilt, dass externe Beurteilungstechniken und Selbstbeurteilungen sich gegenseitig nicht ausschließen, sondern im Idealfall komplementär eingesetzt werden sollten.

Trotz der großen Anzahl von Diagnoseinstrumenten besteht weitgehend Einigkeit über deren Unzulänglichkeiten (Fahlbruch et al., 2008; Guldenmund, 2007; Wilpert et al., 2003). Bisher entwickelte Methoden erfassen höchstens die oberen Ebenen des Modells von Schein, obwohl doch die unterste Ebene (unbewusste Selbstverständlichkeiten) diejenige darstellt, die mögliche Interpretationen erst ermöglicht. An diesem Punkt wird das Problem jeglicher Kulturanalysen deutlich: Werte und Normen sowie Grundannahmen und Selbstverständlichkeiten können weder direkt beobachtet noch einfach erfragt werden, sondern nur über einen langwierigen Prozess erschlossen werden. Allerdings gibt es erste Ansätze, die dem Mehrebenenansatz nach Schein gerecht werden, in dem sie die verschiedenen Ebenen mit jeweils unterschiedlichen Instrumenten erheben und die jeweiligen Analyseergebnisse in Beziehung zueinander setzen (Wagner et al., 2008).

3.3 Heutige Anwendung und Praxis

Mittlerweise ist Sicherheitskultur in allen Branchen mit hohem Gefährdungspotenzial wie z.B. in der verfahrenstechnischen Industrie, der Medizin oder der Luftfahrt verbreitet. Der inflationäre Verwendungscharakter des Kulturbegriffs wurde jedoch nicht abgelegt, was immer noch auf theoretische Unschärfen des Konzeptes schließen lässt. Falls bei einem Unfall Regelverletzungen identifiziert werden, wird schnell, zumeist vorschnell „mangelnde Sicherheitskultur" attestiert. Offensichtlich dient der Begriff Sicherheitskultur hier immer noch der Erklärung des „eigentlich Unerklärlichen": Wie konnten Mitarbeiter, die geschult und unterwiesen wurden und dies auch durch ihre Unterschrift bestätigten, sich nicht an Regeln halten?

Weil generell davon ausgegangen wird, dass Sicherheitskultur wichtig für die Sicherheit ist und weil die Unzulänglichkeit bestehender Diagnoseverfahren im Raum schwebt, wird Sicherheitskultur meistens in Workshops und Trainings behandelt. In der deutschen Kerntechnik wird ein Auditverfahren eingesetzt, bei dem zumindest die oberen Ebenen einer Sicherheitskultur in wiederholten Erhebungen bewertet werden.

Eine weitere Praxis ist es, zu versuchen, über „vorschreibende" Sicherheitsmanagementsysteme die Sicherheitskultur, d.h. in diesem Fall das gelebte Verhalten, zu optimieren. Kaum werden Interventionen konkret im betrieblichen Geschehen vorgenommen, die z.B. gezielt die Hinterfragung und Veränderung von Selbstverständlichkeiten, die zu Regelverletzungen oder unsicheren Normen führen, vorantreiben, obwohl dies spätestens bei der organisationsinternen Analyse von Ereignissen angebracht wäre.

Unklar ist weitgehend auch noch die Möglichkeit der Veränderung von Sicherheitskultur, d.h. welche Hebel sind zu stellen, um die Sicherheitskultur zu fördern oder zu verbessern oder wie kann Nachhaltigkeit mit Sicherheitskultur-Interventionen erreicht werden. Neuere Arbeiten gehen davon aus, dass man vor allem bei den Führungskräften ansetzen sollte, im Sinne einer Sensibilisierung ihrer Vorbildfunktion und den Besonderheiten sicherheitsorientierter Führung (Ignatov, 2008; Zohar, 2002).

Die in der Vergangenheit vorherrschenden Widerstände sind zum großen Teil überwunden. Es wird auch die Notwendigkeit gesehen, die Sicherheitskultur zu fördern, allerdings gibt es auch Unsicherheit, wie man ansetzen sollte. Aussagen wie „Wir müssten mal wieder etwas mit Sicherheitskultur machen", „Sicherheitskultur ist wichtig, deswegen lassen wir sie auch regelmäßig bewerten und unsere Führungskräfte haben auch schon an Sicherheitskultur-Workshops teilgenommen" sind typisch.

4 Ausblicke

Unser Blick in die Zukunft ist eng verknüpft mit der Hoffnung, dass alle Organisationen mit hohem Gefährdungspotenzial dem Konzept der Sicherheitskultur Aufmerksamkeit schenken werden und die Reflektion und Optimierung der eigenen Sicherheitskultur zu einer Selbstverständlichkeit wird. Diese Vision verlangt jedoch, dass die hier aufgeworfenen Probleme im Theorie-, Methoden- und Anwendungsbereich gelöst worden sind. Nur so können Organisationen mit hohem Gefährdungspotenzial valide und relevante Rückschlüsse auf ihre Sicherheit ziehen und abhängig davon, zielgerichteten kulturellen Wandel initiieren.

4.1 Theoretische Diskussion der Zukunft

In Zukunft ist es Organisationen mit hohem Gefährdungspotenzial möglich, organisationskulturelle Einflüsse auf die Sicherheit gegenüber anderen Faktoren abzugrenzen und deren Wechselwirkungen zu modellieren. Theoretische Modelle von Sicherheitskultur ermöglichen Voraussagen hinsichtlich der Sicherheit und Zuverlässigkeit organisationalen Handelns und können hinsichtlich ihrer Sicherheitsförderlichkeit bewertet werden, d.h. die Grundannahme, dass ein mehr an Sicherheitskultur zu einem mehr an Sicherheit führt, ist inzwischen empirisch belegt.

Somit können valide Vorhersagen über sicherheitsgerichtetes Verhalten einer Organisation getroffen werden. Theoretische Konzeptionen berücksichtigen psychologische Variablen des organisationalen Handelns, wie z.B. die vorherrschenden Sicherheitswerte der Organisationsmitglieder, die wahrgenommene Gerechtigkeit im Umgang mit Fehlhandlungen oder das gegenwärtige Sicherheitsklima einer Organisation. Sie integrieren diese in Mehrebenemodelle von Sicherheitskultur, wobei eindeutige Zusammenhänge zur Effizienz und Sicherheit nachgewiesen sind.

Diskutiert werden zeitliche Entwicklungen der Sicherheitskultur von Organisationen und deren Widerstandskraft bei Veränderungen der Organisationsumwelt. Praktiker verstehen die systemischen Zusammenhänge des Konzeptes und sind fähig, kulturelle Merkmale messbar zu verändern. Ihre technischen Fähigkeiten und Wissen sind in Sicherheitskulturkonzeptionen berücksichtigt und integriert.

4.2 Methoden der Zukunft

Die zukünftigen Erhebungsmethoden erlauben eine reliable und valide Bestimmung der Sicherheitskultur auf allen Ebenen. Es werden Methoden zu Identifikation der Grundannahmen oder Selbstverständlichkeiten entwickelt sein. Es existieren praktikable Messinstrumente für alle Ebenen. Praktikable Messinstrumente heißt Verfahren und Methoden, die es Wissenschaftlern, aber auch Auditoren, Betriebspraktikern, Behördenvertretern und Gutachtern ermöglichen, den Status der Sicherheitskultur einer Organisation möglichst exakt zu erfassen und zu bewerten. Dadurch kann dann die Praxisrelevanz an Kriterien wie Sicherheit, Qualität, Verfügbarkeit, Wettbewerbsfähigkeit und Profitabilität nachgewiesen werden.

Für das methodische Problem des großen Interpretationsspielraums werden Hilfsmittel erstellt sein, durch die eine Nachvollziehbarkeit der Ergebnisse von Sicherheitskulturerhebungen gewährleistet wird.

4.3 Anwendung und Praxis in 20 Jahren

Für die Unternehmen wird die stetige Optimierung von Sicherheitskultur ein integraler Bestandteil der Geschäftsstrategie sein. Die Diskussion über Sicherheitskultur hat sich von der post hoc Erklärung des Unerklärlichen zu einem Vorhersagemodell entwickelt, aus dem notwendige Interventionen zur Optimierung theoriebasiert abgeleitet werden können.

Sicherheitskultur wird in den Unternehmen dazu regelmäßig erhoben, um sowohl langfristige Veränderungen wie auch kurzfristige Trends möglichst schnell identifizieren zu können. Sicherheitskulturmodelle dienen als Rahmen für die strategische Planung sämtlicher organisationaler Veränderungen im Bereich Technik, Organisation und Mensch, d.h. nur wenn vorher abgeklärt ist, welche Veränderungen zu welchen Veränderungen auf den tieferen Ebenen der Sicherheitskultur zu erwarten sind, werden sie implementiert.

Da Sicherheitskultur ein Merkmal der Geschäftsstrategie ist, ist sie ein bedeutender Bestandteil der Ausbildung nicht nur von Psychologen, sondern auch von Ingenieuren und Betriebswirten.

In Unternehmen gibt es klar geteilte Vorstellungen von dem, was sicherheitsgerichtetes Verhalten ist. Sie fühlen sich ihrer Sicherheitsleistung verpflichtet, indem sie Sicherheitsmuseen einrichten, die von sowohl von „Helden" und Vorbildern im Sinne der eigenen Sicherheitskultur wie auch von Fehlschlägen in der Geschichte der Organisation berichten.

Jedem Manager ist klar, dass die Einführung eines Sicherheitsmanagementsystems nicht zwangsläufig zu einer Optimierung von Sicherheitskultur führt. Er kann eindeutig zwischen vorgeschriebenen und gelebten Verhalten seiner Mitarbeiter differenzieren und weiß um die Hebel, die eine Balance zwischen Vorschriften und Verhalten optimieren.

Die Organisationsmitglieder diskutieren offen über Sicherheitsprobleme und hinterfragen ihr eigenes Verhalten in einem kooperativen Organisationsklima. Schlechte (d.h. sicherheitskritische) Nachrichten werden als gute Nachrichten wahrgenommen, da sie wichtige Informationen über die organisationale Sicherheit zulassen.

Vertreter von Aufsichtsbehörden verstehen, dass Sicherheitskultur weder verordnet noch gesetzlich geregelt werden kann.

Literatur

Baram, M., & Schöbel, M. (2007). Safety culture and behavioral change at the workplace. Safety Science, 45(6), 631-636.

Büttner, T., Fahlbruch, B. & Wilpert, B. (1999). Sicherheitskultur. Konzepte und Analysemethoden. Heidelberg: Asanger.

Fahlbruch, B., Meyer, I. & Dubiel, J. (2008). Einfluss menschlicher Faktoren auf Unfälle in der verfahrenstechnischen Industrie (Forschungsbericht 206 48 300 UBA-FB 001128). Dessau: Umweltbundesamt.

Fleming, M. & Lardner, R. (1999). The development of a draft safety culture maturity model. Suffolk: HSE Books.

Guldenmund, F. (2007). The use of questionnaires in safety culture research: An evaluation. Safety Science 45 (6), 723-740.

Hudson, P. (2007). Implementing a safety culture in a major multinational. Safety Science 45 (6), 697-722.

IAEA. (1998). Developing safety culture in nuclear activities. Practical suggestions to assist progress. In Safety Reports Series No.11. Vienna: International Atomic Energy Agency.

Ignatov, M. (2008). Blame tolerant learning as an element of a strong safety culture. Vortrag auf dem 2. MTO-Symposium des TÜV NORD, 6.-7. Mai 2008, Hamburg.

INSAG. (1988). Basic safety principles for nuclear power plants. Vienna: Interna-tional Atomic Energy Agency (Safety Series No. 75-INSAG-3).INSAG. (1991). Safety culture. Vienna: International Atomic Energy Agency (Safety Series No. 75-INSAG-4).

INSAG. (2002). Key practical issues in strengthening safety culture. Vienna: International Atomic Energy Agency (INSAG-15).

Reason, J. (1994). Menschliches Versagen. Psychologische Risikofaktoren und moderne Technologien. Heidelberg: Spektrum Akademischer Verlag.

Reason, J. (1993). Managing the management risk: New approaches to organizational safety. In B. Wilpert & T. Qvale (Eds.). Reliability and safety in hazardous work systems, (pp.7-22). Hove: Lawrence Erlbaum.

Schein, E. H. (1985). Organizational culture and leadership. San Francisco: Jossey-Bass.

The BP U.S. Refineries Independent Safety Review Panel (2007) The Report of The BP U.S. Refineries Independent Safety Review Panel.

Wagner, R., Schöbel, M., Klostermann, A. & Manzey, D. (2008). Sikumeth: Entwicklung eines Verfahrens zur Erhebung von Sicherheitskultur in Kernkraftwerken. In

C. Schwennen, G. Elke, B. Ludborzs, H. Nold, S. Rohn, S. Schreiber-Costa & B. Zimolong (Hrsg.), Psychologie der Arbeitssicherheit und Gesundheit, Perspektiven und Visionen, 15. Workshop 2008. Heidelberg: Asanger.

Wilpert, B. (1991). System safety and safety culture. Paper prepared for the IAEA/IIASA-Meeting on „The Influence of Organization and Management on the Safety of Nuclear Power Plants and other Industrial Systems", Vienna, 18 - 20 March.

Wilpert, B., Büttner, T., Otto, S., Fahlbruch, B., Schöbel, M., Niehoff, J., & Rieger, M. E. (2003). Selbstbewertung und Förderung von Sicherheitskultur im KKW (Abschlussbericht/Final Report. Reaktorsicherheitsforschung-Vorhaben-Nr.: 1501255). Forschungsstelle Systemsicherheit der Technischen Universität Berlin.

Wilpert, B. & Fahlbruch, B. (1998). Safety related interventions in interorganisational fields. In A. Hale & M. Baram (Eds.), Safety management. The challenge of change (pp. 235-248). Oxford: Pergamon.

Wilpert, B. & Fahlbruch, B. (2004). Safety culture: Analysis and intervention. In C. Spitzer, U. Schmocker, & V. N. Dang (Eds.), Probabilistic safety assessment and management (Vol. 2, pp. 843-849). London: Springer.

Zohar, D., (2002). Modifying Supervisory Practices to Improve Subunit Safety: A Leadership-based Intervention Model. Journal of Applied Psychology, 87, 156-163.

Über die Autorin

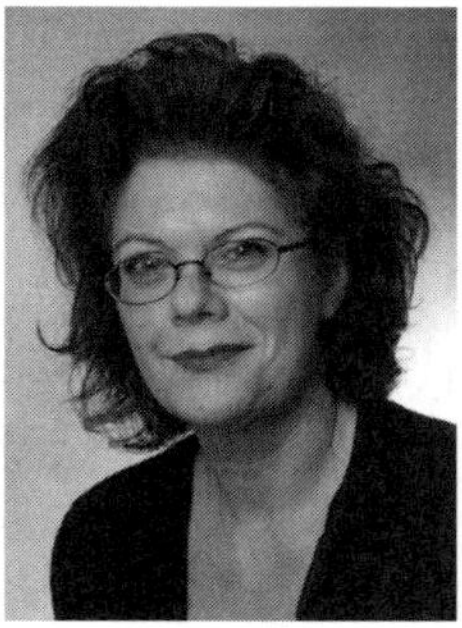

Dr. Babette Fahlbruch, geb. 1957

TÜV NORD SysTec GmbH & Co.KG,
Große Bahnstr. 31, 11525 Hamburg

MTO-Fachkoordinatorin, Sachverständige MTO, federführende Bearbeitung und Entwicklung der Fachgebiete Mensch, Technik und Organisation (MTO) und Sicherheitsmanagement

Seit dem 01.04.2006 Mitarbeiterin der TÜV NORD SysTec. Studium an der TU Berlin Psychologie (Diplom 1994), ebenso Promotion (Promotion 1999)

Über zehn Jahre an der TU Berlin als Wissenschaftliche Mitarbeiterin/Assistentin im Arbeitsgebiet Arbeits- und Organisationspsychologie bei Prof. Wilpert (1994-2006)

Die drei wichtigsten Publikationen

Fahlbruch, B., Meyer, I., & Dubiel, J. (2008). Einfluss menschlicher Faktoren auf Unfälle in der verfahrenstechnischen Industrie. Forschungsbericht 206 48 300, UBA-FB 001128, Texte 22/08. Dessau-Roßlau: Umweltbundesamt.

Fahlbruch, B., Schöbel, M., & Domeinski, J. (2008). Sicherheit. In P. Badke-Schaub, G. Hofinger & K. Lauche (Hrsg.), Human Factors. Psychologie sicheren Handelns in Risikobranchen (s. 19-35). Heidelberg: Springer.

Fahlbruch, B. & Wilpert, B. (1999). System safety – an emerging field for I/O psychology. In C. L. Cooper & I. T. Robertson (Eds.), International Review of Industrial and Organizational Psychology, 1999 Volume 14 (pp. 55-91). New York: Wiley.

Die drei wichtigsten aktuellen Engagements in Organisationen

Mitglied im Arbeitskreis „Menschliche Faktoren" der KAS (Komm. für Anlagensicherheit)

Mitglied des Kernkreises von NeTWork (New Technologies and Work)

Mitglied in VDI-Arbeitsgruppe „Menschliche Zuverlässigkeit und Sicherheit"

Die drei zur Zeit wichtigsten Projekte

Gutachten für eine Entscheidung über einen KAS-Leitfaden „Empfehlungen zur erforderlichen Kompetenz von Beschäftigten in Betriebsbereichen, in Behörden und von Sachverständigen bezüglich menschlicher Faktoren zur Verbesserung der Anlagensicherheit"

Einführung eines Sicherheitsmanagement in eine Landesbehörde

Sicherheitsstatus von Hochsicherheitslabore

Die drei wichtigsten Arbeitsschwerpunkte für die nächsten 5 Jahre

Sicherheitskultur-Selbstbewertung in der verfahrenstechnischen Industrie

Einführung von Sicherheitsmanagementsystemen

Entwicklung von Human-Factors-Trainings für die verfahrenstechnische Industrie

Über den Autor

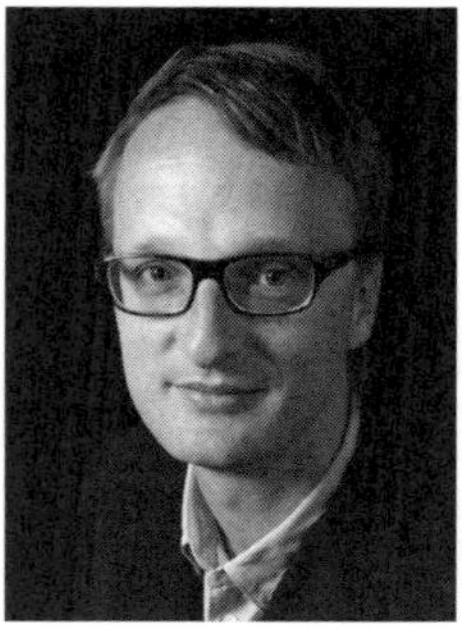

Dr. Markus Schöbel, geb. 1969

TU Berlin, Institut für Psychologie und Arbeitswissenschaft, Marchstr. 12, Sekr. F7, 10587 Berlin

Wissenschaftlicher Assistent an der TU Berlin, Fachgebiet Arbeits-, Ingenieur- und Organisationspsych.

Dipl.-Psych. 1998 und Dr. phil. 2005 (je TU Berlin)

1998 – 2004 Wissenschaftlicher Mitarbeiter an der TU Berlin

seit 2002 Beratungstätigkeit bei der MTO Mensch-Technik-Organisation GmbH & Co. Consulting KG

seit 2006 wissenschaftlicher Assistent an der TU Berlin

Die drei wichtigsten Publikationen

Schöbel, M. (2005). Soziale Beeinflussung des Sicherheitshandelns in Organisationen mit hohem Gefährdungspotenzial. Schriften zur Arbeits-, Betriebs- und Organisationspsychologie, Bd. 17. Hamburg: Dr. Kovac.

Baram, M. & Schöbel, M. (2007). Safety Culture and Behavioral Change at the Workplace. Safety Science, Vol. 45 (6), 631-636.

Fahlbruch, B., Schöbel, M., & Domeinski, J. (2008). Sicherheit. In P. Badke-Schaub, G. Hofinger & K. Lauche (Hrsg.), Human Factors. Psychologie sicheren Handelns in Risikobranchen (s. 19-35). Heidelberg: Springer.

Die drei zur Zeit wichtigsten Projekte

Entwicklung einer Toolbox zur Erhebung von Sicherheitskultur in Kernkraftwerken

Entwicklung von Unterstützungsmethoden für sicherheitskritische Gruppenentscheidungen unter Unsicherheit

Sicherheitsstatus von Hochsicherheitslabors

Die drei wichtigsten Arbeitsschwerpunkte für die nächsten 5 Jahre

Sicherheitsmanagement und Sicherheitskultur

Menschliche Redundanz und Vertrauen

Verteilte Entscheidungsprozesse in Organisationen mit hohem Gefährdungspotenzial

Ekkehart Frieling
Institut für Arbeitswissenschaft, Universität Kassel

Das zeitliche Dilemma des Alterns in der Automobilmontage

Die Automobilindustrie hat seit ihren Anfängen die wissenschaftliche und praktische Diskussion über effiziente industrielle Arbeitsorganisationen belebt und die Metall- und Elektroindustrie, aber auch die Kunststoffindustrie, insbesondere wenn es sich um Zulieferbetriebe handelt, wesentlich beeinflusst. Die aktuelle Finanzkrise, in Verbindung mit der Diskussion zum Klimawandel, belastet die Automobilindustrie und regt dazu an, wie der Vorstandsvorsitzende von Daimler-Benz es formuliert hat, das Auto neu zu erfinden.

Für die Arbeitswissenschaft folgt daraus, in Verbindung mit der „Neu-Erfindung des Automobils" über neue Produktions- und Montagesysteme nachzudenken, denn es wäre verwunderlich, wenn das „Neue Automobil" mit den alten Montagekonzepten gefertigt würde.

1 Der Einstieg in die Automobilindustrie

Vor annähernd 30 Jahren wurde bei BMW ein vom BMFT im Rahmen des HdA-Programms gefördertes Projekt mit dem Titel: „Integration überwiegend körperlich Behinderter in einem Industriebetrieb", Bayerische Motorenwerke AG, durchgeführt. Am Beispiel der Wasserpumpenmontage (interne Vormontage) wurde versucht, durch ergonomische und organisatorische Maßnahmen die Eingliederung der Leistungsgewandelten und Behinderten in den allgemeinen Montageprozess zu erleichtern. Gleichzeitig sollten mit diesen Maßnahmen so genannte unwirtschaftliche Schonbereiche abgebaut werden.

Im Rahmen dieses Projektes wurde eine ergonomische Checkliste (ABA) mit 30 Analysemerkmalen entwickelt, um Arbeitsbelastungen einzustufen und die Tauglichkeit des jeweils eingestuften Arbeitsplatzes für Personen mit Leistungseinschränkungen zu bewerten. Dieses Analyseverfahren hatte eine über 15-jährige Inkubationszeit, bis es zum praktischen, flächendeckenden Einsatz kam. Das Verfahren wurde laufend modifiziert, verkürzt und edv-technisch modernisiert und ist jetzt ein bei BMW eingesetztes Standardverfahren.

Am Beispiel dieses Projektes kann man lernen, dass arbeitswissenschaftliche Ideen in Pilotprojekten über lange Zeiträume hinweg vor sich hin dämmern, bis sie in konkretes Arbeitshandeln einmünden. Manche Ideen (z.B. die Einführung von Fachlaufbahnen, ebenfalls ein vom BMFT gefördertes Projekt) verweilen im Dämmerzustand, und es ist nicht klar, unter welchen Umständen und in welcher Interpretation sie wieder entdeckt und nachhaltig zur Alltagspraxis werden. Zur Verkürzung des Dämmerzustandes ist der schlichte Rat, in älteren Büchern oder sonstigen Veröffentlichungen nachzulesen, zwar richtig. Er ist aber weitgehend wirkungslos, weil die aktuellen Bedingungen anders sind und der Druck groß ist, Neues zu generieren.

Nur wenn es gelingt, sich mit den konkreten Arbeitsbedingungen auseinanderzusetzen, ihre Auswirkungen auf die Beschäftigten zu beschreiben und die langfristigen Folgen ökonomisch abzuschätzen, besteht eine Chance, arbeitswissenschaftliche Erkenntnisse im betrieblichen Alltagshandeln zu verstetigen.

Am Beispiel der Automobilindustrie lässt sich zeigen, dass die zurzeit „trendigen" Arbeitsstrukturen nicht zielführend sein können.

2 Die aktuellen Herausforderungen

2.1 Toyota: ein Glaubensbekenntnis

Die Automobilmontage steht im Wettbewerb; keine Frage. Toyota und das damit verbundene Toyota-Produktionssystem ist der Benchmark; von den Vorständen gesetzte Überzeugung. Kurze Taktzeiten, keine unnötigen Bewegungen, geringer Aufwand für die Materialbereitstellung, standardisierte Prozesse und Produkte; sind das Credo, mit dem die Produktionsplaner den Herausforderungen aus Japan und dem Rest der Welt begegnen wollen. Hinzu kommt der Druck, umweltverträglichere Autos zu bauen und Prämienfahrzeuge mit sozialverträglichem Spritverbrauch zu entwickeln.

Unter diesen schwierigen Bedingungen ist die Automobilindustrie bereit, hohe Risiken bei der Entwicklung neuer Fahrzeuge einzugehen, gleichzeitig vermeidet sie aber möglichst jedes Risiko zur Entwicklung neuer Montagekonzepte. Die Toyota-Wallfahrer vermitteln den Betriebsräten und den Beschäftigten die Überzeugung, dass Autos nur so und nicht anders gebaut werden können. Toyota verdient/verdiente viel Geld, und danach sehnen sich die Aktionäre.

Japanische Unternehmensberater unterstützen die Produktionsplaner mit neuen simplen Planungstools – z.B. dem Einsatz von Pappkarton, um damit die räumlichen Verhältnisse eines neuen Arbeitssystems unter Einbeziehung der Mitarbeiter und unter Zuhilfenahme von Schere und Klebeband abzubilden. Bei diesen Planungen ist ergonomisches Grundwissen eine Randerscheinung. Optimierungskriterien sind Zeit, Wege, Lagerflächen, geringe Greifräume und stehende Tätigkeit ohne unnötige Bewegungen.

2.2 Nachhaltigkeit: (k)eine Herausforderung

Die Finanzkrise und die Absatzprobleme treiben die Automobilbauer von einer Einsparrunde in die Nächste. Rationalisierungspotenziale sollen gehoben werden. Kurzfristige Ziele einzelner Maßnahmen müssen zum Erfolg des Unternehmens beitragen. Die Finanzkrise lehrt, wenn sie überhaupt etwas lehrt, dass kurzfristige Ziele zwar dem einzelnen Spekulanten nutzen können, langfristig aber mit nicht beherrschbaren Risiken zu rechnen ist. Die Dimension Zeit gewinnt in der Finanzwelt an Bedeutung, und es ist zu hoffen dass die einzelnen Unternehmen daraus Lehren für ihr eigenes wirtschaftliches Handeln ziehen. Durch den demografischen Wandel dringt die Dimension Zeit in das Bewusstsein des Managements.

Das Durchschnittsalter der Belegschaften steigt. Nahezu ein Drittel der in den Montagen Beschäftigten hat Leistungseinschränkungen, die mit dem Alter zunehmen. Die wirtschaftlich sinnvollen, alternsgerechten Arbeitsbedingungen sind in gleicher Weise eine Herausforderung wie die Entwicklung bezahlbarer, umweltverträglicher Fahrzeuge. Ein Weiter wie bisher, ein Hoffen auf den Staat und seine Instrumente zur Förderung des „Frührententums" sind die dominierenden Strategien. Die wenigen Tarifvereinbarungen zur Demografie in der Eisen- und Stahlindustrie, in der chemischen Industrie oder bei VW sind zwar wichtige Signale zur Dokumentation der Bedeutung des demografischen Wandels. Sie haben aber bis jetzt keine Gestaltungskraft entwickelt um alternsgerechte Arbeitssysteme in großem Umfang zu generieren.

Die Anforderungen aus den älter werdenden Belegschaften sind noch nicht ausformuliert. Aber in der öffentlichen Diskussion spielen die Beschäftigten zwischen 45 und 65/67, schon eine große Rolle. Frühverrentung, Altersteilzeit und sonstige steuerlich geförderte Maßnahmen zum Ausscheiden vor dem offiziellen Rentenalter werden schwieriger. Das beklagen Arbeitgeber und Gewerkschaften gleichermaßen. Die Konsequenz: Der Steuerzahler muss länger arbeiten.

2.3 Effizienz: die anderen tragen die Last

Was hat das mit der Montage zutun? Viel, denn unter den neuen wertorientierten Montagesystemen bleibt keine Zeit für verschwenderische Kurzpausen. Die Beschäftigten werden unter die Regie der kurzen Takte zur Ausübung standardisierter Arbeitsprozesse gezwungen. Immer in Bewegung, möglichst im Stehen, ohne unnötige Handgriffe, wiederholen sich die Arbeitsabläufe zwischen 320 und 1000-mal pro Schicht – zum Teil in Früh,- Spät- und Nachtschicht. Diese Arbeit mit 60, 65 oder gar 67 Jahren auszuüben, unter Einhaltung der gegebenen Bedingungen, erscheint weder den Beschäftigten noch dem Betriebsrat oder dem Management für möglich bzw. wahrscheinlich.

Der von Arbeits- und Sozialwissenschaftlern formulierte „demografieorientierte Handlungsbedarf" wird in den Unternehmen zustimmend zur Kenntnis genommen, ohne aber eine entsprechende Umsteuerung in der Fahrzeug-Entwicklung, Konstruktion und Produktionsplanung vorzunehmen. Noch ist aus Sicht des Managements Zeit. Dringender sind die aktuellen finanziellen Restriktionen und die damit verbundenen Bemühungen, Einsparpotenziale zu heben. Es gibt schließlich Ausweichstrategien zur Minderung des „demografischen Handlungsdrucks". Leiharbeitskräfte, befristete Beschäftigte und Jüngere werden dazu eingesetzt, die weniger komfortablen Arbeitstätigkeiten ausführen. Das entlastet die ältere Stammbelegschaft und mindert deren Risiken, durch Leistungseinschränkungen beeinträchtigt zu werden.

Der Rauswurf der Leiharbeitskräfte in Krisenzeiten führt allerdings zu einer Verschärfung der Situation. Fehlen Leiharbeitskräfte, so muss die Stammbelegschaft die belastenden Arbeitstakte übernehmen. Die Jüngeren sind von diesen Maßnahmen besonders betroffen. Die Leistungseinschränkungen der Älteren werden offensichtlich und führen zu Engpässen bei der Personaleinsatzplanung.

Die Arbeitnehmer werden zunehmend dazu motiviert, langfristige Arbeitszeitkonten aufzufüllen, um die Frühverrentung finanziell erträglich zu gestalten. Die Ausgleichkonten mit bis zu 300 Stunden pro Jahr dienen jetzt allerdings mehr zur Abfederung der Auswirkungen geringerer Absatzzahlen. Urlaub und Ausgleichszeiten richten sich immer weniger nach den Freizeitinteressen der Beschäftigten, sondern nach den konjunkturellen Schwankungen.

2.4 Hilf Dir selbst

Zur Bewältigung der demografischen Veränderungen im Betrieb sollen Appelle zur Förderung der eigenen Gesundheit und körperlichen Fitness und Aufrufe zu gesundheitsbewussten Essgewohnheiten helfen. Rote, gelbe und grüne Ampelpunkte an den Speisekarten helfen dem Beschäftigten bei der Auswahl gesunder Mahlzeiten.

Fitnessräume neben den Montagebändern ermöglichen den körperlichen Ausgleichsport unter sportwissenschaftlicher Begleitung. Der Übergewichtige soll abnehmen, sonst kann er im Fahrzeuginnenraum nicht mehr die Kabelsätze, den Himmel oder die Fußhebelwerke montieren.

Diese betrieblichen Maßnahmen bezeichnet man als Verhaltensprävention. Sie werden z.T. von den Betriebskrankenkassen gefördert, sind relativ billig, erklären den Beschäftigten zum eigenverantwortlichen Individuum und entlasten das Management von der Notwendigkeit, alternative Montagekonzepte zu entwickeln, die es den Beschäftigten noch im höheren Alter erlauben unter wirtschaftlichen Bedingungen Fahrzeuge in Deutschland zu montieren.

2.5 Hilfen: am Geholfenen vorbei

Im Unterschied zur verbreiteten Verhaltensprävention ist die Verhältnisprävention, die Gestaltung alternsgerechter Arbeitsbedingungen und Arbeitsorganisationen, eine exotische Option. Den milliardenschweren Entwicklungen von Neufahrzeugen werden keine vergleichbar aufwändigen Entwicklungen in neue Montagesysteme und montagegerechte Fahrzeugentwicklungen entgegen gesetzt. Hier ist die Risikobereitschaft minimal ausgeprägt. Entwickler sind getrieben von Anforderungen des Designs und der Technik, nicht aber von den Wünschen des Personalmanagements (falls diese Wünsche überhaupt formuliert werden) und der Betriebsräte nach ergonomisch vertretbaren Montagekonzepten.

Mit dem steigenden Durchschnittsalter der Belegschaft (zwischen 39 und 45 Jahren) steigt die Bereitschaft einiger Automobilhersteller, in ergonomische Arbeitmittel, Handlingsysteme und Werkstückträger zu investieren. Zur Überraschung der Vorgesetzten werden aber manch gut gemeinte Hebehilfen (zur Verbesserung der Lastenhandhabung) oder andere Produktionsassistenzsysteme nicht angemessen eingesetzt, weil die Montagewerker ohne diese schneller sind. Zeit ist Geld und Situationskontrolle. Das gilt nicht für die Planer, sondern auch für die Beschäftigten. Die z.T. schlechte Bedienbarkeit dieser Geräte verstärkt die mangelnde Nutzerakzeptanz und hinterlässt ratlose Montageleiter.

Der Montagetakt von ein bis zwei Minuten bietet wenige Freiräume für Kurzpausen. Der Verzicht auf Hebehilfen und sonstige Hilfsmittel eröffnet den Beschäftigten minimale zeitliche Spielräume, wohl wissend, dass man den damit verbundenen Körperhaltungen oder den Hebe- und Tragebelastungen nicht auf Dauer gewachsen ist.

Für den Arbeitssystemplaner ist schwer nachzuvollziehen, dass ein Mensch anders konstruiert ist als ein flexibler Roboter. Dennoch sollte er verinnerlichen, dass der Mensch keine Maschine ist, auch wenn er jeden Handgriff so gut trainiert wie das Turntalent Hambüchen. Selbst der greift daneben.

2.6 Lernförderliche Arbeitsbedingungen auf Zeit

Hohe, auf Dauer angelegte Wiederholungsraten führen zu geistiger, seelischer und körperlicher Erschöpfung. Das Bemühen um Standardisierung in der Montage bewirkt einförmige Körperhaltungen und Handgriffe und verbietet individuelle Variationen. Die Folgen sind Monotonieerleben, Müdigkeit und Sättigungsempfinden. Am Beispiel eines Vormontageprojektes soll dies kurz erläutert werden.

Die Einarbeitung in ein neues Vormontagesystem mit vielen Automatikstationen und kurzen Arbeitstakten (20-30 sec) löst nur in der Anlaufphase Lernbereitschaft bei den Beschäftigten aus. Ihre Kompetenzen in der Fehlerdiagnose und Fehlerbeseitigung werden kurzfristig trainiert, da neue Automatikstationen in der Anlaufphase viele Fehler, Stillstände und Störungen produzieren. Die Ursachenanalyse in Kooperation mit Instandhaltern fördert das Verständnis der Anlage. Der Montagearbeiter lernt die technischen Zusammenhänge zu verstehen, kann einfache Störungsdiagnosen selbst durchführen und eventuell die Fehler selbstständig beheben.

Dieser Zustand sollte aber aus Sicht der Produktionsplaner möglichst kurz dauern. Ein reibungsloses Funktionieren wird angestrebt. Lernen durch Fehler stört das angestrebte Idealbild einer gleichförmigen fehlerfreien Einlegetätigkeit an Montageautomaten – Tag und Nacht.

2.7 Idiotensicher Arbeiten: Fehler vermeiden

Die „idiotensichere" Arbeit ohne Störungen und ohne die Möglichkeit, Fehler zu machen, ist die Vision der Arbeitssystemplaner. Idiotensicher soll die Arbeit sein und gleichzeitig den flexibel einsetzbaren Mitarbeiter schaffen, der auch nach durchschnittlich 12 Jahren in einem Montagebereich in der Lage ist, nach kürzester Zeit den Montage- oder Fertigungsbereich zu wechseln. Die „Nutzung" des Menschen als „Einzweckmaschine" ist weder betriebswirtschaftlich sinnvoll, noch human. Einseitige Belastungen aus kurzzyklischen Tätigkeiten fördern mit zunehmendem Alter Beschwerden im Schulter, Hand- Armbereich, im oberen und unteren Rücken, Knie- Bein und Fußbeschwerden oder schichtbedingte Schlafstörungen – um nur die wichtigsten zu nennen. Der so in seiner Arbeitsfähigkeit beeinträchtigte Beschäftigte ist nur beschränkt einsetzbar.

Idiotensicher, standardisiert mit hoher Wiederholungsgenauigkeit soll die Arbeit kurz getaktet ausgeführt werden; die Minute ist die magische Grenze. In einer Minute, so der Irrglauben, lässt sich am besten eine hohe Qualität bzw. Fehlerfreiheit der Produkte sicherstellen. Auch wenn den Fertigungsplanern keine empirisch gesicherten Daten über die Zusammenhänge zwischen Taktlänge und Fehlerzahl in ihrem Planungsbereich vorliegen, halten sie fest am Minutendogma – nach dem Motto: Kann sich Toyota irren?

Sie lassen sich auch nicht von älteren Forschungsergebnissen aus dem HdA-Programm beeinflussen, denn hierzu fehlt ihnen die Kenntnisnahme dieser Untersuchungen. Arbeitsplaner benötigen kein fundiertes arbeitswissenschaftliches Wissen – ihnen genügt MTM (Method of Time Measurement).

2.8 Im Widerspruch: kurze Takte – Innovation

Beschäftigte an kurz getakteten Montagebändern sollen in den Pausen, den Gruppengesprächen, KVP-Runden und sonstigen zusätzlichen Aktivitäten Verbesserungsvorschläge erarbeiten, um Verschwendung zu vermeiden. Sie sollen die Produktentstehungsprozesse verstehen, um sie zu optimieren.

Den Personalverantwortlichen und den Arbeitssystemplanern ist offensichtlich der Widerspruch zwischen idiotensicherer kurzzyklischer Arbeit und Innovationsbereitschaft entgangen. Sie fordern von den Montagearbeitern eine gute Berufsausbildung, sind aber nicht bereit, die vorhandenen Qualifikationen durch lernförderliche Arbeitsbedingungen in kompetentes Verhalten umzusetzen.

Qualifikationen, die nicht im Handeln trainiert und verbessert werden, schwinden und fördern die Inkompetenz. Das heißt: In jungen Jahren müssen die Beschäftigten durch lernförderliche Arbeitsbedingungen dazu motiviert werden, verschiedene Tätigkeiten auszuführen. Das ist die beste Versicherung für den Erhalt der Arbeitsfähigkeit bis ins Rentenalter.

Ähnliches gilt auch für die Arbeitssystemplaner. Sie sollten schon innerhalb ihrer Hochschulausbildung auf dem Gebiet der Arbeitswissenschaft qualifiziert werden, um fachkompetent als Planer agieren zu können. Die Bachelor- und Masterstudiengänge sehen dies in der Regel nicht vor, und die Industrie, die mit großem Eifer die Lehrstuhlbesetzungen an Maschinenbaufakultäten aktiv begleitet, stellt keine Forderungen nach kompetenten Arbeitswissenschaftlern oder Produktionsplanern mit hoher arbeitswissenschaftlicher Kompetenz.

3 Wie geht es weiter? Geht es weiter?

Um den Arbeitsplanern das Problem verständlich zu machen, eine Analogie aus ihrem Arbeitsbereich: Eine in der Anlagentechnik gebräuchliche „Lifecycle-Betrachtung" sollte auch auf die Beschäftigten angewendet werden; d.h., ein Ressourcen schonendes, alternsdifferenzierendes Personalmanagement müsste zu einer betrieblichen Daueraufgabe werden. Keine gute Lösung ist die derzeit praktizierte Lösung. Den jüngeren oder den befristeten Beschäftigten werden die stark belastenden Arbeitsaufgaben zugemutet; das erhöht deren „Verschleiß" und verschiebt das Problem auf die Zeit „danach". Es ist an der Zeit, unter den gegebenen wirtschaftlichen Rahmenbedingungen nicht nur für die Produkte, sondern auch für die Produktionsprozesse Alternativen zu suchen und diese einer Nachhaltigkeitsbetrachtung zu unterziehen.

Die zunehmend designgetriebene Fahrzeugentwicklung erschwert die Diskussion um montagefreundliche Fahrzeugkonzepte. Die langen Entwicklungs- und Produktionszyklen machen es dringend erforderlich, jetzt intensiv über die Zusammenhänge von Fahrzeugkonstruktion und -montage nachzudenken und alternative Montagekonzepte zu entwickeln. Denn die breite Umsetzung neuer Konzepte kann erst in fünf bis zehn Jahren wirksam werden. In diesem Zeitintervall ist die Anzahl der Leistungsgewandelten um mindestens 10 bis 20 % gestiegen.

Die zweifellos überdurchschnittlichen hohen Löhne in der Automobilindustrie lassen sich im Management nur noch mit zunehmender Leistungsverdichtung und Produktivitätssteigerung rechtfertigen. Humanere Produktionssysteme mit durchschnittlichen Löhnen haben aber für die Beschäftigten langfristig eine bessere Perspektive und fördern die Kreativität und Innovationsfähigkeit des Gesamtsystems „Automobilproduktion", an dem auch dem Management gelegen sein sollte.

Die in den Forschungsprogrammen „Humanisierung des Arbeitslebens" und „Arbeit und Technik" erprobten Ansätze zu einer humanen Produktion sind zum Erliegen gekommen. Die heutigen Förderprogramme haben sich zu großen Teilen auf den Transfer vermeintlichen Wissens auf die KMU-Forschung verlagert. Viele Forschungsprojekte der neuen Generation arbeiten mit „gefühlter Evidenz" unter Verzicht auf belastbare, empirisch fundierte Daten.

Die Begutachtungsprozesse haben sich in Netzwerke verstrickt und sind für den „naiven" Antragsteller nicht nachzuvollziehen. Transparente Begutachtungsprozesse mit bekannten Fachwissenschaftlern sowie ausgewiesenen Vertretern der Arbeitnehmer- und Arbeitgeberorganisationen der genannten Forschungsprogramme haben die Akzeptanz der Beurteilungsergebnisse sichergestellt. So etwas heute zu fordern ist für Jungwissenschaftler ein K.O.-Kriterium.

Das BMBF und sein nach gelagerter Projektträger leben in einer Welt, in der nahezu alles erforscht, nur nicht von allen zur Kenntnis genommen worden ist – daher der formulierte Wille zur Transferforschung. Transferforschung benötigt aber harte Daten, um zu überzeugen, und keine Glaubensbekenntnisse.

Auf einfache Fragen wie die folgenden, gibt die Arbeitsforschung zurzeit keine befriedigenden Antworten:

- Wie verändert sich das Fehlerverhalten in Abhängigkeit von der Taktlänge bei unterschiedlichen Montagetätigkeiten?
- Wann treten in Abhängigkeit von Montagesystemen die ersten Leistungswandlungen auf?
- Welchen Einfluss haben die belastungsorientierte Berufsbiografie und das Alter der Beschäftigten auf das Eintreten von Leistungseinschränkungen?
- Zeigen Männer und Frauen an vergleichbaren Montagesystemen unterschiedliche Werte auf den Faktoren: Beanspruchung, Monotonie und Sättigung? (Arbeitssystemplaner sind trotz Allgemeines Gleichbehandlungsgesetz/AGG fest davon überzeugt, dass Frauen monotonieresistenter sind als Männer)
- Welchen längerfristigen Einfluss hat das in der Automobil- und Zulieferindustrie verbreitete MTM-Planungstool auf die Gestaltung von ergonomisch befriedigenden Arbeitssystemen?
- Wie ändert sich die Planungsqualität durch die Einbeziehung von Mitarbeitern mit/ohne ergonomische Grundqualifizierung?
- Wie sehen alternsgerechte Schichtsysteme aus, wie und wo werden sie einge-

setzt, welchen Einfluss haben sie auf die Gesundheit der Beschäftigen?
- Welchen Kompetenzverlust erleiden Beschäftigte in der Montage nach 5, 10 15 Jahren in nahezu gleichen Arbeitssystemen?

Die Beantwortung dieser Fragen könnte einen wesentlichen Beitrag zur Schaffung nachhaltiger, alternsgerechter Arbeitsbedingungen leisten. Vielleicht ließen sich aus den Forschungsergebnissen Lösungen ableiten, um das zeitliche Dilemma des Alterns in der Automobilindustrie konstruktiv zu lösen. Die derzeitige Praxis in den Unternehmen, durch wertorientierte Produktionssysteme die Sekunden zu zählen, die Arbeitsprozesse zu standardisieren und die „Verschwendung" durch „unnötige" Bewegungen zu verringern, kontrastiert mit der Freistellungspraxis. Warum zwingt man ältere Beschäftigte dazu, möglichst schnell zu arbeiten, um danach in Freischichten und Zwangsurlaub auf die nächsten Rationalisierungsschübe zu warten?

4 Fazit

Die krisengeschüttelte Automobilindustrie ist gezwungen, weniger umweltschädliche Autos zu entwickeln und zu produzieren. Diese Fahrzeuge werden die Verkehrsinfrastruktur ebenso verändern wie die Produktionsbedingungen. Für die Produktionsplaner bietet sich die Chance, über eine stringente modulorientierte Vor- und Endmontage auf herkömmliche Bandstrukturen und kurze Taktzeiten zu verzichten. Da die Montagegeschwindigkeit nicht mehr den Stellenwert haben wird, den sie zurzeit einnimmt, entstehen alternsgerechte Montage- und Arbeitsstrukturen.

Über den Autor

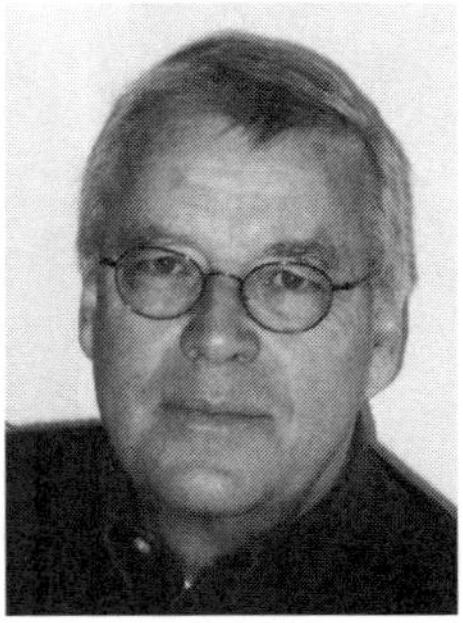

Prof. Dr. Ekkehart Frieling, geb.1942

Institut für Arbeitswissenschaft – Universität Kassel,
Heinrich Plettstr. 40, 34132 Kassel

Emeritus, Leiter eines DFG- Forschungsprojektes zum Thema: Alternsgerechte Montage in der Automobilindustrie; zusammen mit Frau Weichel und Herrn Enriquez; Freier Mitarbeiter bei VW-Baunatal

Studium der Psychologie an der Universität München,

Promotion an der TU München

Habilitation an der Universität München, Assistent bei Prof. Graf Hoyos in Regensburg, Prof. Brandstätter in Augsburg und Akademischer Rat bei Prof. L. v. Rosenstiel, Universität München

Seit 1982 Prof. für Arbeitspsychologie und Arbeitswissenschaft an der Universität Kassel

Die für mich wichtigsten Publikationen

Lehrbuch Arbeitspsychologie zusammen mit Karlheinz Sonntag

Lehrtext Arbeitsanalyse

Wichtigstes aktuelles Engagement in Organisationen

Mitinitiator eines DFG Schwerpunktprogramms: Altersdifferenzierte Arbeitssysteme

Die zur Zeit wichtigsten Projekte:

Weiterführung des DFG-Projektes unter den schwierigen Bedingungen der Automobilindustrie

Neuauflage des Lehrbuchs: Arbeitspsychologie

Wichtigster Arbeitsschwerpunkt für die nächsten 5 Jahre

Einen Beitrag zur Verbesserung der Arbeitsbedingungen in der Automobilindustrie leisten

Michael Geiler
Berufsgenossenschaft Nahrungsmittel und Gaststätten, Mannheim

Arbeitswelt, Verkehrssicherheitsarbeit und gesetzliche Unfallversicherung

1 Einleitung

Im Folgenden geht es um Themen wie „Arbeitswelt und Straßenverkehr", „Betriebliche Verkehrssicherheitsarbeit" oder „Verletzungsrisiken bei beruflich bedingter Verkehrsteilnahme". Diese Schlagworte umreißen meinen Tätigkeitsbereich. Ich befasse mich mit Verkehrssicherheitsfragen, vor allem mit Blick auf den sogenannten Wirtschaftsverkehr. Zu diesem Verkehrssegment gehören alle Wege, die im Zusammenhang mit der Teilnahme am Arbeitsleben stehen. Dies sind Wege im betrieblichen Auftrag, also z.B. Wege, die dem gewerblichen Transport von Gütern und Personen dienen. Auch das Zurücklegen der Strecke zwischen Wohnung und Arbeitsplatz zählt dazu.

Die Arbeitswelt ist Auslöser von Straßenverkehr. Im Regelfall ist Erwerbstätigkeit ohne Verkehrsteilnahme nicht möglich. 96,5 % der Erwerbstätigen haben einen Arbeitsweg im öffentlichen Verkehrsraum zurückzulegen, um zu ihrer Arbeitsstätte zu gelangen (BMVBS, 2007).Berufstätige legen im täglichen Durchschnitt mehr Kilometer zurück, und sie halten sich länger im Verkehr auf als andere Bevölkerungsgruppen (voll berufstätig = 55,6 km, Hausfrau-/mann, arbeitslos = 27,8 km, Rentner = 28,4 km; BMVBS, 2007). Insgesamt entfallen 40 % der im deutschen Straßen- und Schienennetz von Inländern erbrachten Kilometer und ca. 30% der im Verkehr verbrachten Zeit auf den Wirtschaftsverkehr (Geiler & Pfeiffer, 2007).

Nach den Bestimmungen des Sozialgesetzbuches (SGB VII §8) gelten Unfälle bei beruflich bedingter Verkehrsbeteiligung als „Arbeitsunfälle", und sie sind als solche versichert. Dies gilt ausdrücklich auch für Unfälle zwischen Wohnung und Arbeitsplatz (sogenannte Wegeunfälle). Die Träger der gesetzlichen Unfallversicherung müssen daher „Verkehr und Mobilität" in das Spektrum ihrer Präventionsbemühungen einbeziehen.

2 Wie es anfing

Anfang der 80er Jahre haben die gewerblichen Berufsgenossenschaften und der Deutsche Verkehrssicherheitsrat e.V. (DVR) das Programm „Sicherheit auf allen

Wegen“ ins Leben gerufen. Dies war auch eine Reaktion auf die große Zahl der im Verkehr Getöteten in der vorangegangenen Dekade. In den 70er-Jahren kamen jährlich etwa zwischen 12.000 und 17.500 Menschen im Straßenverkehr ums Leben. Offensichtlich wurde „Verkehrssicherheitsarbeit“ von Berufsgenossenschaften verstärkt als Thema erkannt. Sie übertrugen diesen Bereich dem DVR. Dieser erhielt einen bestimmten Jahresetat. Dafür hatte er die Aufgabe, (betriebliche) Verkehrssicherheitsarbeit zu betreiben.

Ich kam 1990 zur Berufsgenossenschaft Nahrungsmittel und Gaststätten (BGN) und will versuchen, die Entwicklung in einigen mir wesentlich erscheinenden Punkten nachzuzeichnen. Notwendigerweise muss dieses Unterfangen unvollständig bleiben. Wegen Personen, Institutionen, Programme, Konzepte, Veröffentlichungen usw., die nicht ausdrücklich erwähnt sind, bitte ich um Nachsicht. Zum Ausdruck kommen meine subjektive Sichtweise und Bewertung.

Der damalige Hauptgeschäftsführer der BGN, der gleichzeitig der Präsident des DVR war, vertrat die feste Überzeugung, dass „Verkehr, Mobilität und Verkehrssicherheitsarbeit“ zu wichtigen Arbeitsgebieten der Präventionsabteilungen von Unfallversicherungsträgern werden müssen und dass eine intensivere als bislang praktizierte Kooperation mit dem DVR (und anderen Verkehrssicherheitsorganisationen) dringend geboten sei. Sicherlich ging er damit weit über das hinaus, was andere innerhalb und außerhalb der BGN damals dachten.

Als „DVR-Mann“ stand ich gewissermaßen unter dem „Schutz“ des Hauptgeschäftsführers/Präsidenten und genoss eine Art „Narrenfreiheit“. Will heißen: Als „Einzelkämpfer“ blieb ich von manchen innerbetrieblichen Auseinandersetzungen mit zweifelhaftem Wert oder gar Querelen weitestgehend verschont, was den Bedingungen für inhaltliches Arbeiten keinesfalls schadete.

Anfangs wurde ich zum Teil positiv-kritisch beäugt. „Noch ein Psychologe“? fragten sich einige (Es gab doch schon zwei; sie befassten sich mit Bäckerasthma, Stress usw.). Nicht selten hatte ich den Eindruck, als Fremdkörper oder Exot wahrgenommen zu werden, der aber nicht als ernsthafte Gefahr erlebt wurde, da er ein doch sehr randständiges Thema bearbeitete. Gelegentlich wurde ich gefragt, ob ich mein Gehalt vom DVR oder der BGN beziehe (Im Scherz habe ich manchmal geantwortet: Ich kriege zwei).

3 Erste Konzepte und Erfahrungen mit der Bürokratie

Eines der ersten, größeren Projekte trug den Titel „Umdenken im Berufsverkehr“. Es entstand ein DVR/BG-Arbeitskreis. Uns ging es um betriebliches Mobilitätsmanagement. Es sollten u.a. Maßnahmevorschläge entwickelt werden, wie Betriebe das Mobilitätsverhalten ihrer Mitarbeiter beeinflussen können (z.B. Bildung von Fahrgemeinschaften, Nutzung umweltfreundlicher Verkehrsmittel) und wie sich betriebliche Mobilitätsprobleme (z.B. Parkplatzsituation) lösen lassen. Ein in diesen Fragen ausgewiesenes Ingenieur-Büro wurde mit der Durchführung entsprechender Datenerhebungen in mehreren Firmen beauftragt. Nach mehrjährigen Arbeiten entstand der „Leitfaden für die betriebliche Mobilitätsberatung" (DVR, 1996).

Das Konzept traf keineswegs auf einhellige Zustimmung. Nicht wenige Stimmen meinten, man sei als Gesetzliche Unfallversicherung doch nur für Sicherheit zuständig, nicht aber für Umweltentlastung und andere Verkehrs- und Mobilitätsprobleme. Anderen und mir war eine solche Sichtweise zu eng: In der Prävention darf es nicht nur um reine Unfallverhütung gehen. Ziel präventiver Bemühungen muss auch in der Reduktion von Störungen und Konflikten im System Straßenverkehr und im Abbau von Belastungen für den einzelnen Verkehrsteilnehmer bestehen. Straßenverkehrssicherheit ist ein System; ausschließlich am Unfallereignis anzusetzen, greift zu kurz.

In diesen Zeiten machte ich meine ersten Erfahrungen mit dem Bundesreisekostengesetz. Gelegentlich erzählten mir Kollegen, sie müssten jetzt gegen Jahresende die noch notwendigen Dienstreisen mit dem Privat-Pkw erledigen. Sie würden zwar lieber mit der Bahn fahren. Dann würden sie aber eine bestimmte Pkw-Jahres-Mindest-Fahrleistung unterschreiten. Sie müssten sich dann rechtfertigen und ihr Privat-Pkw fiele in eine andere „Kategorie" mit der Konsequenz von Nachteilen, z.B. weniger Kilometergeld im nächsten Jahr.

Vor dem Hintergrund von „Umdenken im Berufsverkehr" erschien mir diese Regelung kontraproduktiv. Ich machte einen – wie ich meinte – guten Verbesserungsvorschlag, von dem ich glaubte, er sei belohnungswürdig. Die Antwort eines Verwaltungsexperten unter Hinweis auf mehrere Paragrafen und diverse Vorschriften war beeindruckend. Der damalige Präventionsleiter gab mir den väterlich-freundschaftlichen Rat: Lassen Sie es sein, es gibt kaum etwas Irrationaleres als das Bundesreisekostengesetz.

Schon damals gab es – bei der BGN angesiedelt – die „Forschungsgesellschaft für angewandte Systemsicherheit und Arbeitsmedizin e.V.", die Studien zu arbeitsmedizinischen/arbeitspsychologischen Fragestellungen durchführte. Eine dieser Untersuchungen war meine: Es ging um „Auswirkungen von blauen und gelben Rundumleuchten auf Wahrnehmung und mentale Belastung bei Fahrern im Schwertransportverkehr". Also liefen im Großraum Mannheim entsprechende Fahrversuche. Die im Untersuchungsbericht (Geiler, 2000) vorgeschlagenen straßenverkehrsrechtlichen und lichttechnischen Änderungen fanden bei den zuständigen Behörden allerdings keine Berücksichtigung.

4 Zur Entwicklung der Verkehrssicherheitsarbeit bei den BGn

4.1 Verkehrssicherheitsarbeit als Stiefkind der Prävention

Wenn ich es richtig sehe, war ich zu Beginn der 90er- Jahre einer der wenigen (wenn nicht der einzige) „Nicht-Ingenieurwissenschaftler" innerhalb der BG-Welt, der sich mit Verkehrsverhalten und -sicherheit befasste. Insgesamt spielte Verkehrssicherheitsarbeit in der BG-Landschaft nur eine geringe Rolle. Sie war ein „Stiefkind" der Prävention. Zu manchen Besprechungsterminen mit dem DVR, bei denen es um betriebliche Verkehrssicherheitsarbeit gehen sollte, sind viele BGen nicht gekommen. Für „Verkehr" war bei ihnen niemand zuständig.

Für diese Randständigkeit der Verkehrssicherheitsarbeit sind mehrere Erklärungen anzuführen (Geiler & Lau, 2005). Wie gesagt war das Thema dem DVR übertragen und daher hieß es: „Verkehrssicherheitsarbeit macht der DVR, wir kennen uns damit nicht so gut aus". Sicherlich standen viele Präventionsmitarbeiter aufgrund ihrer meist ingenieurwissenschaftlichen Ausbildung dem Thema distanziert gegenüber: Sie fühlten sich überfordert, wenn es um Verhaltensbeeinflussung von Verkehrsteilnehmern ging.

Des Weiteren bestanden auch damals – ausgeprägter als heute – Zweifel an den Möglichkeiten, das Verkehrsunfallgeschehen positiv beeinflussen zu können. „Verkehr" sei durch Unternehmer und Unfallversicherungsträger präventiv nicht anzugehen. Unternehmer hätten keinen Einfluss auf das Straßenverkehrsunfallrisiko ihrer Mitarbeiter. Eine Rolle spielte auch die fehlende „Sinnfälligkeit" von Verkehrssicherheitsarbeit. Anders als bei technischen Maßnahmen im Betrieb gibt es im Verkehrsbereich keine eindeutigen, schnellen und zuverlässigen Rückmeldungen, die eine Beurteilung der Wirksamkeit gestatten.

4.2 Vom technisch-juristischen Denken zu partizipativen Ansätzen

Die betriebliche Verkehrssicherheitsarbeit stach mir besonders ins Auge und erweckte mein Interesse. Sofern sie stattfand, war kaum eine systemische Sichtweise von Verkehr und Unfallgeschehen anzutreffen. Die hinter der Arbeit stehende „Theorie" mutete nach meinem Geschmack doch eher „naiv" an. Technisch-juristisch orientierte Denk- und Sichtweise von Straßenverkehr, Verkehrsverhalten und Unfallgeschehen dominierten. „Unfälle geschehen, weil Menschen die Verkehrsregeln nicht beachten bzw. nicht aufpassen", das war das gängige Erklärungsmuster. (Allenfalls wurde noch technisches Versagen als Ursache gedacht.)

In der Verkehrssicherheitsarbeit stand daher oftmals das „Predigen" von Regeln im Vordergrund. Es wurde nach dem Motto verfahren: Unfälle sind verboten, daher hat man aufzupassen und die entsprechenden Vorschriften immer exakt einzuhalten. Da diese oft vergessen werden, müssen die Menschen immer wieder daran erinnert (= unterwiesen) werden. Das zugrunde liegende Menschenbild war offensichtlich sehr eingeengt. Der Mitarbeiter war reduziert auf einen passiven Informationsempfänger, der keine eigenen Erfahrungen, Kompetenzen, Meinungen usw. besitzt.

Mir schien eine mehr ganzheitlich-partizipativ orientierte Herangehensweise äußerst wichtig (Geiler, 1991, 1993, 1994). Ich plädierte z.B. dafür, den Mitarbeiter nicht nur als Mitarbeiter, sondern als Träger einer Vielzahl weiterer sozialer Rollen und Funktionen zu sehen. Eine ganzheitliche Sichtweise vom Menschen zu Grunde zu legen, ermöglichte die Ausweitung von Ansätzen der Prävention. In einigen Firmen ließen sich partizipative Ansätze initiieren. In Workshops wurden Mitarbeiter in die Gefährdungsanalyse, die Erarbeitung von Lösungen und deren Umsetzung einbezogen. Betroffene wurden zu Beteiligten.

In Kooperation mit dem DVR und BG-externen Fachkollegen/innen wurde das Konzept weiter ausgebaut. In mehreren Betrieben unterschiedlichster Branchen fanden Modellprojekte statt. Das Konzept und die Beschreibung der Projektverläufe sind nach mehrjähriger Entwicklungsarbeit beim DVR unter dem Titel „Betriebsberatung: Verkehrssicherheit und Arbeitswelt" erschienen (Falkenberg et al., 1999; Trimpop et al., 2000). In diesem Programm wird Verkehrssicherheitsarbeit als Teil einer umfassenderen Zielsetzung (z.B. Reduzierung betrieblicher Störfaktoren) betrachtet. Sie ist in das System des betrieblichen Arbeits- und Gesundheitsschutzes integriert. Vornehmlich in Workshops (Verkehrssicherheitszirkel) werden Wissen und Kompetenzen der Mitarbeiter mobilisiert. Außerdem ist sie auf zeitliche Kontinuität hin angelegt. Punktuelle „Feuerwehr-Aktionen" haben allenfalls insofern ihre Berechtigung, als sie gelegentlich helfen können, längerfristig angelegte Vorgehensweisen zu etablieren.

Zu den Projektarbeiten gehörten auch Evaluationsstudien (Kalveram et al., 2000). In mehreren Begleituntersuchungen zeigten sich bei den Workshopteilnehmern sicherheitsdienliche Veränderungen auf der Einstellungs- und Verhaltensebene. Deutlich wurde auch, welche betrieblichen Rahmenbedingungen als Voraussetzungen für die Programmwirksamkeit gegeben sein müssen (z.B. Rückmeldung der Führungskräfte zu Lösungsvorschlägen der Mitarbeiter).

4.3 Statistische Rahmendaten

Der große statistische Aufwand, den die Berufsgenossenschaften mit (Verkehrs-) Unfällen betreiben, und der aus verschiedenen Gründen sehr geringe Erkenntnisgewinn (Geiler & Ohlmann, 1999) erweckten ebenfalls mein Interesse. Die aufgestellten Statistiken waren kaum interpretierbar. Es fehlte an Rahmendaten, mit denen man die absoluten Unfallzahlen hätte in Beziehung setzen können. Über die Struktur der Versichertenpopulation, für die Prävention schließlich betrieben wird, war so gut wie nichts bekannt.

Daher erfolgten tiefer gehende Analysen des Unfallgeschehens auf Arbeitswegen (Geiler & Musahl, 2003). In dieser Wegeunfallstudie wurden Expositions- und weitere Strukturdaten der BGN-Versichertenpopulation erhoben und mit den Unfalldaten in Beziehung gesetzt. Auf diese Weise ließen sich expositionsbezogene Risikokennziffern berechnen und Variablen identifizieren, die mit einem höheren Wegeunfallrisiko assoziiert sind.

Die Befunde legten mehrere Konsequenzen für die (betriebliche) Verkehrssicherheitsarbeit nahe. Dazu zählten z.B. die intensivere Ausrichtung an den Belangen weiblicher Erwerbstätiger sowie das Aufgreifen von Problemen nächtlicher Verkehrsteilnahme. Die Studie, die eine Reihe neuer Erkenntnisse zu Tage förderte, wurde in jüngerer Vergangenheit von zwei Unfallversicherungsträgern in ihren jeweiligen Zuständigkeitsbereichen repliziert (Musahl & Bendig, 2005).

5 Forschungsstand heute

Die heutige Situation ist nach meinem Eindruck zuerst einmal dadurch gekennzeichnet, dass zu den Themen „Arbeitswelt und Verkehrssicherheit" bzw. „Betriebliche Verkehrssicherheitsarbeit" mehr Erkenntnisse vorliegen. Die Problematik rückte verstärkt in den Focus wissenschaftlichen Interesses. Erstmals in Deutschland wurden unter Verwendung der Unfalldaten der gesetzlichen Unfallversicherungen und umfangreicher Verkehrserhebungen („Kraftfahrzeugverkehr in Deutschland" und „Mobilität in Deutschland") tiefer gehende Analysen des Verletzungsrisikos im Wirtschaftsverkehr vorgenommen (Geiler, Pfeiffer & Hautzinger, 2007). Dabei ging es sowohl um die empirische Ermittlung von Risikokennziffern als auch um die Bestimmung von Risikofaktoren im Rahmen verallgemeinerter linearer Modelle.

Mehrere Arbeiten befassten sich mit der Auswirkung betrieblicher Bedingungen auf das Verkehrsunfallrisiko (z.B. Trimpop, 2001) und dem Erleben auf Arbeitswegen (Rabe et al., 2006). Die Faktoren Arbeitsstress, Arbeitsklima sowie Partizipations- und Einflussmöglichkeiten erwiesen sich als bedeutsam: Rabe et al. (2007) bezeichnen den erlebten Arbeitsstress als einen Hauptprädiktor für Wege- und betriebliche Verkehrsunfälle. Auch starke körperliche Belastungen und Monotonie bei der Arbeit scheinen das Wegeunfallrisiko zu erhöhen (Löffler et al., 2007).

An Zahl gestiegen sind nach meiner Wahrnehmung auch Wirksamkeitsstudien. In jüngster Vergangenheit wurden Interventionen geprüft, die bei jungen

Beschäftigten (Fahranfänger) aus den Bereichen Kfz-Werkstätten und Kfz-Herstellung durchgeführt wurden (Hackenfort, 2008). In den erhobenen Einstellungsmaßen (z.B. zur Geschwindigkeit) zeigten sich deutliche verkehrssicherheitsdienliche Veränderungen. Ausgesprochen wird die Empfehlung, das Programm zu etablieren, für die Vermittlung der einzelnen Programmmodule aber einen deutlich längeren Zeitraum anzusetzen.

Auch die seit mehreren Jahren angebotenen Trainings zur energiesparenden Fahrweise waren Untersuchungsgegenstand (Geiler & Kerwien, 2008). Die im Fuhrpark eines Unternehmens aus dem Backgewerbe durchgeführte Studie zeigte signifikante Trainingseffekte. Es gab sicherheitserhöhende Auswirkungen auf das Fahrverhalten (z.B. Abstands- und Geschwindigkeitsverhalten, weniger Regelverstöße) und im Einstellungsbereich (z.B. abnehmende Risikobereitschaft). Die Trainingsteilnahme führte außerdem zu einer Reduktion des Kraftstoffverbrauches, die (abgeschwächt) auch noch 9 und 10 Monate nach der Maßnahme beobachtbar war.

Einen weiteren Unterschied zu den 90er Jahren sehe ich in der enormen Ausweitung von Angeboten auf der Maßnahmeseite. Selbst Eingeweihten fällt der Überblick manchmal schwer. Es gibt Programme für spezielle Zielgruppen wie etwa Auszubildende, Radfahrer, Fahrer spezieller Fahrzeugkategorien (Transporter, Erdbaumaschinen, Bus-Straßenbahnfahrer). Im Regelfall wurden diese Programme in Kooperationen von DVR und zuständigem Unfallversicherungsträger entwickelt.

Auch in thematischer Hinsicht hat sich in den letzten 10 Jahren eine enorme Ausweitung vollzogen. So wurden zu den für Verkehrssicherheit wichtigen Themen „Müdigkeit“, „Emotionen im Straßenverkehr“, „gesunde Ernährung von LKW-Fahrern“, „Ladungssicherung“ oder „Fit am Steuer“ Informationsmaterialien und Seminarkonzepte entwickelt. Auch Simulatoren stehen für Aktionen und (betriebliche) Kampagnen zur Verfügung. Diese Auflistung ist keinesfalls vollständig.

In weiten Bereichen der BG-Welt scheint die Randständigkeit von Verkehrssicherheitsarbeit langsam abgelöst zu werden. Insgesamt dürfte die geistige Aufgeschlossenheit für die Thematik „Arbeitswelt und Verkehr“ zugenommen haben. Eine Reihe von Indikatoren deutet darauf hin (Geiler & Lau, 2005). Es gibt Beschlüsse berufsgenossenschaftlicher Gremien, der Prävention auf diesem Gebiet einen höheren Stellenwert einzuräumen. Die Finanzausstattung scheint sich verbessert zu haben, ebenso die personellen Ressourcen, die für Verkehrssicherheitsarbeit eingesetzt werden. Um Präventionsmaßnahmen abzuleiten, wurden von mehreren Gesetzlichen Unfallversicherungen verkehrssicherheitsbezogene Studien durchgeführt: Auf der Maßnahmenseite hat nach meinem Eindruck die Anzahl von Kooperationsprojekten mit dem DVR zugenommen.

Die Mentalität „Wir machen nichts – das macht alles der DVR für uns", scheint in meinen Augen auf dem Rückzug. Auch offizielle Verlautbarungen gehen in diese Richtung: „Verkehrssicherheit ist das Präventionsthema Nr. 1 in der DGUV" (s. DVR-Jahresbericht, 2006). Verkehrssicherheit ist – neben Sicherheitsfragen des innerbetrieblichen Transportes – Teil der Kampagne, die von Berufsgenossenschaften und Unfallkassen und ihrem Dachverband (DGUV) in den Jahren 2010/11 durchgeführt werden wird.

6 Wie wird es weiter gehen?

Der oft zitierte Satz mit langem Bart „Prognosen sind schwierig, vor allem wenn sie sich auf die Zukunft beziehen", der gleich mehreren Autoren zugeschrieben wird (u.a. Franz-Josef Strauß, Winston Churchill, Mark Twain, Karl Valentin), trifft natürlich auch auf das hier in Frage stehende Thema zu. Ein grundsätzliches Problem von Prognosen besteht bekanntermaßen darin, dass allein durch ihre Aufstellung und Verbreitung der Eintritt des Prognostizierten verhindert werden kann.

Wie sich die (betriebliche) Verkehrssicherheitsarbeit von Unfallversicherungsträgern entwickeln wird, hängt natürlich nicht zuletzt sehr stark u.a. von sozial-, verbands- oder machtpolitischen Entwicklungen in Staat und Gesellschaft ab. Dass es hierbei auch zu „präventionsfeindlichen" Entscheidungen kommt, lässt sich als Gefahr wohl niemals ausschließen. Ganz generell stellt sich auch die Frage, inwieweit Versicherungssysteme für ihr Überleben ein gewisses Quantum an Schadensereignissen nicht sogar „benötigen" und strukturelle Bedingungen mit kontraproduktiver Wirkung auf die Prävention hervorbringen.

Ein weiterer Punkt erscheint mir erwähnenswert: Oftmals besteht ein regelrechter „Zwang" zu Evaluation und Erfolg. Alles und jedes muss „öffentlichkeitswirksam", „erfolgreich", „nachhaltig" sein. Zweifellos ist in der Prävention eine evaluationsorientierte geistige Grundhaltung sehr wichtig. Es reicht nicht aus, etwas nur deswegen zu tun, weil man es immer so gemacht hat. Der Zwang zum „Erfolg" führt aber schnell zum Bau Potemkinscher Dörfer.

Diese Gefahr macht auch vor den Toren der Wissenschaft nicht halt. Man hört heute – so zumindest meine Wahrnehmung – mit zunehmender Häufigkeit Sätze wie: „Unsere Aufgabe besteht darin, den Erfolg der Maßnahme nachzuweisen!". Dahinter verbirgt sich eine Geisteshaltung, von der ich nicht denke, dass man sie sich zu Eigen machen sollte. Die richtige Beschreibung der Aufgabe müsste doch lauten: „Unsere Aufgabe besteht darin, nachzuschauen, ob ein Effekt besteht und wenn ja, worin er besteht und wie er zustande kam". Offensichtlich gerät auch häufiger aus dem Blick, dass Maßnahmen ohne Effekt durchaus „erfolgreich" sein können. Erweist sich eine Maßnahme als wirkungslos, so trägt das u.U. zum Erkenntnisfortschritt bei, es vergrößert also unser Wissen. Besteht darin nicht auch eine Art von Erfolg?

7 Was ist in der Zukunft wünschenswert?

Wünschenswert in der Zukunft ist eine Ausweitung der Verkehrssicherheitsarbeit durch die gesetzlichen Unfallversicherungen. Empirische Hinweise und Berichte deuten darauf hin, dass betriebliche Verkehrssicherheitsmaßnahmen erwünschte Veränderungen bei Mitarbeitern (Wissen, Einstellungen, Verhalten) bewirken können und Unfallwahrscheinlichkeiten zu reduzieren in der Lage sind. Dies vermindert finanzielle Belastungen für Betriebe und Volkswirtschaft. Gemessen an den durch Verkehrsunfälle entstehenden Kosten – auf methodische Probleme ihrer Berechnung wird jetzt nicht eingegangen – nehmen sich die von den UV-Trägern für Prävention aufgewendeten Geldmittel recht bescheiden aus.

Unfälle bei beruflich bedingter Verkehrsbeteiligung werden in Relation zu Arbeitsunfällen im Betrieb zahlenmäßig möglicherweise an Bedeutung zunehmen. Denkbar ist, dass durch weitere Technisierung und Rationalisierung von Produktionsprozessen (Ersatz von Hand- durch Kopfarbeit) Entlastungen bei den Arbeitsunfällen erzielt werden. In Wirtschaftsbranchen mit noch überwiegend Handarbeit ist der Unfallrückgang der letzten Jahre hingegen vergleichsweise gering. Auch das Zurücklegen von Wegen ist überwiegend „Handarbeit", obgleich die zu erwartende weitere Durchdringung der Fahrzeugflotte mit Fahrerassistenzsystemen gewissermaßen ein Ersetzen der Hand- durch die Kopfarbeit bedeutet.

Verglichen mit anderen Sektoren der Arbeitswelt ist das im Verkehr bestehende Gefährdungsausmaß hoch. Daher ist der Beitrag, den die im Verkehrsbereich potentiell erzielbaren Sicherheitsverbesserungen zu einem umfassenden Arbeits- und Gesundheitsschutz leisten können, als besonders groß einzuschätzen.

Verkehrssicherheitsarbeit zu verstärken wäre im Übrigen auch dann eine zwingende Konsequenz, wenn man bei der Gefährdungsanalyse für die Belegschaft eines Betriebes den Verkehrsbereich systematisch einbezöge, was von der Sache her dringend geboten ist, oft aber gar nicht oder nur intuitiv geschieht. Man landet dann unweigerlich bei der Erkenntnis, dass die Prävention in diesem Bereich verstärkt werden muss. Dies ist auch eine ethische Verpflichtung und Resultat einer formal-rechtlichen Fürsorgepflicht. Industrie und Wirtschaft sind Verursacher und Nutznießer von Straßenverkehr. Als solche haben sie (bzw. die gesetzlichen Unfallversicherungen als „ihre" Präventionsorganisationen) die Verpflichtung, sich für ein hohes Verkehrssicherheitsniveau zu engagieren. Ein hohes Sicherheitsniveau verbessert zudem die Standortqualität Deutschlands.

Die in einigen europäischen Ländern formulierte „Vision Zero“ (niemand wird im Straßenverkehr schwer verletzt oder gar getötet) ist für den Bereich betrieblicher Unfälle schon lange akzeptiert und trifft zunehmend auch in Deutschland auf Beachtung. Sie wurde vom DVR als Leitvision beschlossen und sollte auch eine Leitlinie für die Arbeit der Gesetzlichen Unfallversicherungen sein.

Themen, die in der Zukunft verstärkt aufzugreifen sind, betreffen z.B. „Müdigkeit und Vigilanz“. Mit zunehmender Entwicklung hin zu einer „Rund-um-die-Uhr-Ökonomie“ (Motto: „Wir sind immer für sie da“) steigt die Zahl der Erwerbstätigen mit Arbeitszeiten, die vom biologischen Wach-Schlaf-Rhythmus (zirkadianer Rhythmus) abweichen. Schon heute stellt Müdigkeit eine wesentliche Unfallursache dar, und Erwerbstätige mit ungünstigen Arbeitszeiten (Nacht-/Schichtarbeit, lange Bereitschaftsdienste, Arbeit in mehreren Jobs) weisen z.B. ein höheres Wegeunfallrisiko auf.

Es ist davon auszugehen, dass wegen des demografischen Wandels die Anzahl älterer Arbeitnehmer – auch in Verkehrsberufen – absolut und relativ steigen wird. Die Vorgaben der Arbeitswelt (Termine, Festlegung von Fahrtzielen und Verkehrsmitteln) engen die Entscheidungsspielräume des Einzelnen ein. In der Regel kompensieren ältere Fahrer Defizite in Wahrnehmung, Kognition und Handlung, indem sie durch entsprechende Mobilitätsentscheidungen Belastungen reduzieren. Sie verzichten z.B. auf Fahrten in der Dunkelheit, bei widrigen Wetterverhältnissen, hohem Verkehrsaufkommen, oder sie nutzen die Bahn. Im Kontext der Arbeitswelt sind Kompensationsmöglichkeiten reduziert, und daher sind nachteilige Auswirkungen auf die Unfallwahrscheinlichkeit zu befürchten. Ältere Erwerbstätige müssen in der betrieblichen Verkehrssicherheitsarbeit stärkere Berücksichtigung finden.

Ein weiterer Aspekt soll kurz angesprochen werden: Frauen haben – weitgehend unabhängig von der Art der Verkehrsbeteiligung – ein deutlich höheres expositionsbezogenes Risiko, bei beruflich bedingter Verkehrsteilnahme verletzt zu werden. Dafür verantwortlich dürfte nicht die genetische Ausstattung als solche sein; vielmehr ist vom Einfluss einer Reihe konfundierender Variablen auszugehen (z.B. höhere Belastung durch familiäre Verpflichtungen). Das höhere Frauenrisiko sollte Anlass sein, sich in der Verkehrssicherheitsarbeit zukünftig auch an den Geschlechterrollen zu orientieren und verstärkt die Belange von Frauen aufzugreifen.

Betriebliche Verkehrssicherheitsarbeit muss in die für „Sicherheit und Gesundheit bei der Arbeit“ bestehenden Konzepte integriert werden, also z.B. auch Bestandteil der Gefährdungsanalyse sein. Es müssen in der Arbeitswelt solche Bedingungen geschaffen werden, die sich nachweislich Risiko senkend auswirken, wie etwa: Abbau von Zeitdruck/Arbeitsstress, Erhöhung des Risikobewusstseins, Schaffung von Angeboten und Strukturen, die es erleichtern, familiäre/erzieherische Verpflichtungen und berufliche Anforderungen unter „einen Hut“ zu bringen.

Über den Autor

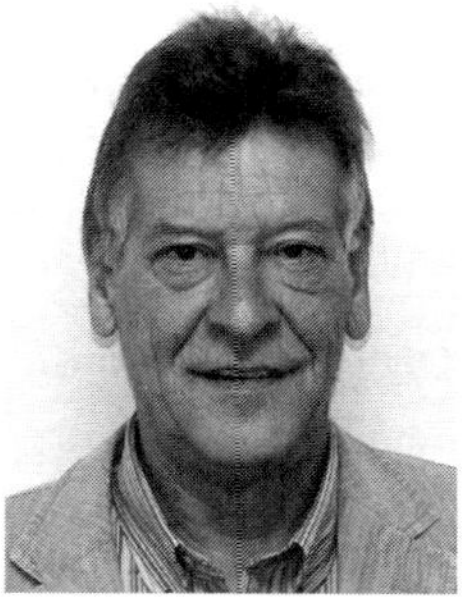

Dr. Dipl.-Psych. Michael Geiler, geb. 1951

Berufsgenossenschaft Nahrungsmittel und Gaststätten, Geschäftsbereich Prävention, Dynamostr. 7-11, 68165 Mannheim
Michael.Geiler@BGN.de

Leiter des Dezernates Verkehrssicherheit. Arbeitsbereiche: Verkehrssicherheitsbezogene Untersuchungen, Entwicklung von Verkehrssicherheitsmaßnahmen, Verkehrspsychologie und -pädagogik

Studium der Psychologie an der Rheinisch-Westfälischen Technischen Hochschule Aachen

Von 1976 bis 1990 wissenschaftlicher Mitarbeiter bzw. Assistent am Lehrstuhl für Angewandte Psychologie und Verkehrspädagogik der Universität Essen (Prof. Dr. Dr. Böcher).

Promotion 1981. Verkehrssicherheitspreis des Bundesministers für Verkehr für die Arbeit „Verkehrserziehung für behinderte Kinder in Jugendverkehrsschulen“

1986/87 Beratungstätigkeit bei der Stadtverwaltung Istanbul/Türkei. Seit 1990 Tätigkeit im Geschäftsbereich Prävention sowie in der Forschungsgesellschaft für angewandte Systemsicherheit und Arbeitsmedizin e.V.

Die drei wichtigsten Publikationen

Verkehrserziehung für behinderte Kinder in Jugendverkehrsschulen. In:Schriftenreihe Unfall- und Sicherheitsforschung Straßenverkehr. Bundesanstalt für Straßenwesen (Hrsg.), Heft 32, 1981.

Eigenverantwortung und Regelbefolgung (zusammen mit W. Böcher). Herausgegeben von der Deutschen Verkehrswacht e.V. mit Unterstützung des Bundesministers für Verkehr. Bonn 1991.

Das Unfallgeschehen im Wirtschaftsverkehr. Eine Studie zu Verletzungsrisiken bei beruflich bedingter Verkehrsteilnahme (zusammen mit M. Pfeiffer und H. Hautzinger). Asanger Verlag, Kröning 2007.

Die drei wichtigsten aktuellen Engagements in Organisationen

Mitglied des Ausschusses „Kinder und jugendliche Verkehrsteilnehmer“ beim Deutschen Verkehrssicherheitsrat e.V.

Mitglied im BG/UK/DVR-Ansprechpartnerkreis

Mitarbeit in diversen Arbeitsgruppen zu Themen der Verkehrssicherheit

Die drei zur Zeit wichtigsten Projekte

Auswirkungen eines Sicherheits- und Ökotrainings auf Fahrverhalten und Einstellungen zu Fahrstress.

Evaluation von Verkehrssicherheitskampagnen.

(Weiter-) Entwicklung von Soll-Vorstellungen und Qualitätskriterien für die Verkehrssicherheitsarbeit durch die gesetzlichen Unfallversicherungsträger.

Die wichtigsten Vorhaben für die nächsten 5 Jahre

Studien mit Bezug zu „Müdigkeit im Straßenverkehr".

Mitarbeit im Projekt „Demografie und Prävention" der Internationalen Vereinigung für Soziale Sicherheit (IVSS).

Begoña Hermann
Landesamt für Umwelt, Wasserwirtschaft und Gewerbeaufsicht, Mainz

Human Factor und Anlagensicherheit – ein zentrales Thema für die Ursachenermittlung von Störfallereignissen und dennoch ein Tabuthema?

1 Wie es anfing

Als Diplom-Psychologin, die sich beruflich aber in den letzten 20 Jahren als (gleichzeitig) Umweltwissenschaftlerin vorwiegend mit der technischen Seite der Störfallvorsorge und Anlagensicherheit beschäftigte, lag es vor fast 10 Jahren auf der Hand, dass das „neue" Thema „Human Factor", „der Faktor Mensch in der Anlagensicherheit" meine Aufmerksamkeit fand. Ich fand mich quasi prädestiniert dafür, die Brücke zwischen den Erkenntnissen der Psychologie und den Erkenntnissen der Anlagensicherheitstechnik zu schlagen.

Es war aus meiner Sicht offensichtlich, dass der Human Factor (oder auch die Human Factors – wie man sie auch sehen will) der noch fehlende Baustein in der Anlagensicherheit war, nachdem insbesondere im technischen Bereich bereits ein hoher Standard erreicht war. Mir war damals in keiner Weise klar, wie stark die Widerstände sein würden, dieses Thema systematisch anzugehen, wie man auch ein technisches Thema wie Prozessleittechnik und Alarmsysteme oder Blowdown-Behälter zur Stoffrückhaltung im Störfall angeht.

Eigentlich hätte ich die Widerstände erwarten müssen, hatte ich doch selbst – ohne groß darüber nachzudenken – jahrelang regelrecht „verheimlicht", dass ich nicht nur Umweltwissenschaftlerin bin, sondern auch Dipl. Psychologin. Es ist ja deutlich spürbar, dass Psychologen mit einer gewissen Zurückhaltung und Reserviertheit begegnet wird. Der Umgang mit dem Menschen und seiner Leistungsfähigkeit, wie auch seinen Leistungsgrenzen scheint zu verunsichern.

Es war 1997 Prof. Dr. Rainer Müller aus Leipzig, der das Thema Human Factor (oder „Bediensicherheit", wie es zu Beginn bezeichnet wurde) im Zusammenhang mit der Anlagensicherheit dankenswerterweise endlich in den notwendigen Focus rückte, indem er den „OECD-Workshop on Human Performance in Chemical Process Safety" vorbereitete, inspirierte und die Nachbearbeitung übernahm. Dass aber auch 10 Jahre später zwar die Erkenntnisse vorhanden und auch weitgehend verbreitet sind, es aber nach wie vor häufig am systematischen Umgang mit dem menschlichen Bediener der technischen Anlage mangelt, ist eigentlich nur damit zu erklären, dass der technisch ausgebildete Planer einer Prozessanlage sich lieber auf die Technik verlässt, als auf den scheinbar unzuverlässigen Menschen.

2 Der Mensch als Fehlerwesen

Dabei besteht zwischen den Ausfallraten technischer Systeme und den Fehlerraten des Anlagenfahrers kein prinzipieller, sondern allenfalls ein gradueller Unterschied. Der Mensch kann bei eingeübten Handlungsabläufen, die er beherrscht und die er ohne Stress und Druck in Ruhe bearbeitet, die geforderte Handlung zuverlässig und ohne Fehler ausführen, jedoch bei neuen, gar überraschenden Handlungserfordernissen, bei denen er zusätzlich unter Zeitdruck steht (oder auch nur vermeintlichen Zeitdruck empfindet), zeigt er dagegen eine deutlich erhöhte Fehlerrate.

Das typische Verhalten des Menschen in Notsituationen – und das sind Situationen, in denen die Gefahr droht, dass man die Anlage, in der sich gefährliche Stoffe befinden, nicht mehr unter Kontrolle hat, zeigt sich in folgenden Fehlleistungen (zusammengefasst aus Dörner, 1980):

- Selbstreflektionen (d.h das Rekapitulieren und Analysieren des eigenen vergangenen Handelns und Denkens) reduzieren sich.
- Geplantes, systematisches Vorgehen reduziert sich.
- Mit steigender Fehlerzahl wächst das Anwenden von Stereotypen, d.h. derselbe (falsche) Gedankengang wird wieder und wieder ausgeführt.
- Mit zunehmender Fehlerzahl sinkt die Selbstkontrolle; man merkt gar nicht mehr, daß die Pläne, die man hatte, gar nicht mehr ausgeführt werden.
- Man will die Gefahrensituation (zu) schnell hinter sich bringen; man überlegt nicht mehr, welche Umstände zu beachten sind, bevor Entscheidungen getroffen werden.
- Steigendes Risikoverhalten/Kampf statt Flucht; man will die Gefahrensituation „um jeden Preis“ meistern.
- Zunehmende Regelverstöße; das Ziel heiligt die Mittel; was verboten, was erlaubt ist, ist nicht mehr wichtig.
- Verhaltensziele werden weniger konkret; es kommt mehr und mehr zu unverbundenen Einzelhandlungen.

Für die verschiedenen Situationen, in denen der Bediener der technischen Anlage sich befinden oder hineingeraten kann, sind Fehlerhäufigkeiten bekannt und es kann selbstverständlich damit gearbeitet werden, indem die Konsequenzen von Fehlhandlungen überdacht und entsprechend ihrer Schwere entschieden wird, ob ggf. zusätzlich technisch abgesichert wird oder ein 4-Augen-Prinzip gewählt wird oder auch die Bediener ausreichend häufig und qualitativ hochwertig geschult werden. Das System „Mensch – Maschine – Organisation“ kann letztlich nur systemisch verstanden und nur systemisch bewältigt werden.

Studien der Chemischen Industrie zeigen, dass mehr als 40 % der Ursachen für Ereignisse dem Human Factor zuzuordnen sind und ca. 40 % einem Ausstattungsfehler (equipment), der letztlich auch auf einen menschlichen (Planungs-) Fehler Bezug nimmt. Ein Unternehmen der Chemischen Industrie schätzte, dass der menschliche Irrtum für mehr als 90% der wirtschaftlichen Verluste durch Unfälle verantwortlich ist.

Und die Auswertung von 313 Ereignissen durch die ZEMA (Zentrale Meldestelle am Umweltbundesamt) ergab, dass mehr als ein Drittel der Ursachen für die gemeldeten Ereignisse der menschliche Fehler (Bedienfehler oder Managementfehler) war. Und dies insbesondere bei Vorgängen, bei denen der direkte menschliche Eingriff nicht vermeidbar ist, wie bei An- und Abfahrvorgängen und bei Wartungs- und Instandsetzungsvorgänge.

Welche Zahl auch immer als die wahre heranzuziehen ist, kann offen bleiben. Es bleibt die Tatsache, dass der Mensch – als Bediener, als Planer, als Personalbetreuer und nicht zuletzt als der Haushälter, der das Geld für die Anlage zur Verfügung stellt – eine wesentliche Rolle in der Anlagensicherheit und damit auch in der Störfallvorsorge spielt.

3 Konsequenzen: Was folgt daraus?

Die wesentliche Konsequenz, die daraus gezogen wird, ist jedoch nach wie vor, dass in der Regel nur daran gedacht wird, Technik hinzuzufügen wird, damit der Mensch nichts mehr „anrichten“ kann. Dabei hat die Technik selbstverständlich ebenfalls Ausfallraten, je nach Teil und System in unterschiedlichem Ausmaß (vgl. hierzu auch die Safety Integrity Levels der IEC 61511). Mit den technischen Leistungsmöglichkeiten und -grenzen wird sich beschäftigt, weniger aber mit den menschlichen Leistungsmöglichkeiten und -grenzen.

Es ist selbstverständlich der richtige Weg, dass man Erkenntnisse aus Störfallereignissen nutzt, um eine Anlage sicherer zu machen. Und das heißt auch, dass Bedienfehler, die zu relevanten Stoffaustritten, Bränden oder Explosionen führen können, so (technisch, organisatorisch oder personell) abzusichern sind, dass die Folgen überschaubar bleiben. Das ist keine Frage! Dabei ist jedoch der Mensch zwingend einzubinden: in die Planung von Anlagen, in die Prüfung von Anlagen, in das Design der Anlage, hin zu einer einfachen und damit weniger fehlerbehafteten Bedienbarkeit hin, in die Änderung von Anlagen und insgesamt in das Bedienkonzept.

Bei einer Fortbildung von Chemiefacharbeitern vor einigen Jahren, bei der ich u.a. das Thema „Menschengerechte Alarmierungssysteme“ behandelte, erzählte mir ein Teilnehmer in der Pause, dass er einen Kollegen habe, der gerade eine Abmahnung von seinem Arbeitgeber erhalten habe, weil er während des Fahrens der Anlage die ständigen Alarmierungen quittiert habe, ohne genauer nachzuschauen, was eigentlich los war. Einer dieser Alarme hätte aber eine Handlung des Fahrers erfordert, dann hätte die Produktion gerettet werden können. So ging ein ganzer Kesselinhalt verloren. Dass es sich offensichtlich um ein ungeeignetes, die Fehlhandlung letztlich erzeugendes Alarmkonzept handelte, bei dem unter Hunderten von Alarmen der eine, der eine Handlung erforderte, erkannt werden sollte, war nicht offensichtlich geworden.

Typische menschliche Fehlerursachen lassen sich letztlich den folgenden Kategorien zuordnen, die es bei der Planung einer Anlage zu vermeiden gilt:

1. Mangelhafte Verfahrensanweisungen
2. Ungeeignete, nicht bedienbare oder irreleitende Instrumentierung
3. Ungenügendes Wissen
4. Prioritätenkonflikt
5. Ungenügende Kennzeichnung (fehlend, falsch, irreführend)
6. Ungeeignete Rückmeldung (Reaktion des Systems auf Eingriffe hin)
7. Diskrepanz zwischen Vorgabe und Praxis
8. Funktionsuntüchtige Ausrüstungsteile
9. Mangelhafte Kommunikation
10. Mangelhaftes Layout
11. Verletzung von Bevölkerungsstereotypen
12. Überempfindliche Kontrollinstrumente
13. Mental überbeanspruchende Aufgaben
14. Gelegenheit zum Irrtum
15. Ungeeignetes Werkzeug
16. Schlampigkeit und Unordnung
17. Ausgedehnte, ereignislose Überwachungstätigkeit
18. Computerkontrollfehler
19. Ungeeignete physische Ein-/Beschränkungen
20. Aussehen/Attraktives Äußeres auf Kosten der Funktionalität

Beispiel 1 für „Mangelhafte Verfahrensanweisung":

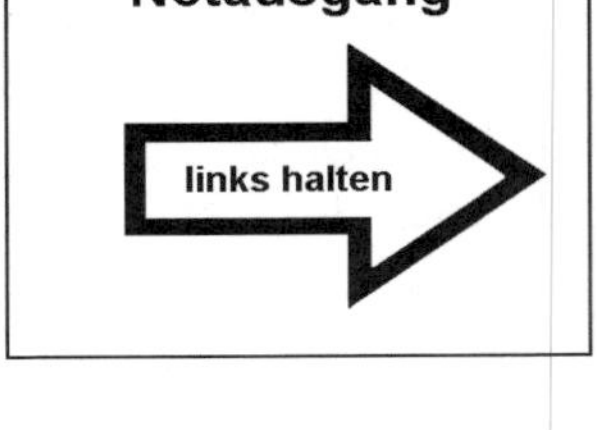

Für den Fall des Austritts giftiger Gase leitete das am Ende eines Flurs befindliche Schild die flüchtenden Mitarbeiter in den Korridor rechter Hand, und wies zusätzlich darauf hin, sie sollten sich auf der linken Seite des Korridors halten, um den eintreffenden Rettungskräften einen klar erkennbaren Weg in das Gebäude offen zu halten. Als ein Notfall eintrat, starben mehrere Mitarbeiter bei dem Versuch, durch den linken Korridor zu entkommen, da das Hinweisschild zuviel Informationsverarbeitung für die unter Zeitdruck stehenden Flüchtenden erforderte.

Beispiel 2 für „funktionsuntüchtige Ausrüstungsteile“: Der Füllstandsalarm war in einen Auffangbehälter abgerutscht und alarmierte deshalb jedes Mal, wenn die Behälterpumpe an- und abschaltete. Um dem ständigen Alarm zu entgehen, klebte der zuständige Arbeiter den Bestätigungsknopf fest. Allerdings wurden dadurch alle akustischen Alarmsignale unterdrückt, so dass ein später auftretender Alarm wegen zu hoher Betriebstemperatur nur ein optisches Signal hervorrief, welches übersehen wurde, so dass große Mengen toxischer Gase entweichen konnten.

Beispiel 3 für „irreleitende Instrumentierung“: Weil kein Platz mehr auf der Kontrolltafel war, brachten die Techniker eine neu hinzugekommene Druckanzeige an der Rückseite der Kontrolltafel an. Daraufhin brachte das zuständige Bedienpersonal einen Spiegel an, damit sie die Druckuhr ablesen konnten, ohne ihren normalen Arbeitsplatz zu verlassen. Bei einem Abfahrprozess wurde das spiegelverkehrte Abbild der Druckanzeige falsch abgelesen. Es wurde entsprechend falsch reagiert, und schließlich ging der Reaktorinhalt über die Berstscheibe verloren.

Ein weiteres Tabuthema in diesem Zusammenhang ist der Umgang mit dem Mitarbeiter als Saboteur. Die Betrachtung als Tabuthema verhindert jedoch auch hier, dass sich ein systematischer Umgang Platz schafft. Wir wissen aus der Forschung, dass eine wesentliche Ursache für schädigendes Mitarbeiterverhalten ungünstige Arbeitsbedingungen sind:

- Schädigung als Reaktion auf Benachteiligung,
- Schädigung als Gegenwehr,
- Schädigung zur Stressbewältigung,
- Schädigung aus Frustration wegen Behinderung bei der Realisierung eigener Ziele, wegen nicht gewährte Belohnungen für ausgeführte Handlungen, Verweigerung oder Entzug von Handlungskompetenz,
- Schädigung als Reaktanz auf Verluste von Handlungsfreiheit,
- Schädigung als Ausgleich, als Tat, um eigene Gerechtigkeit herzustellen (für ungerechte Belohnung, ungerechte Behandlung),
- Schädigung als Symptom eskalierter Konflikte.

Dabei ist festzustellen, dass nicht einmalige Benachteiligungen oder unangenehme Gefühle gegenüber dem Betrieb gleich zu Sabotagehandlungen führen. Erforderlich sind einerseits *wiederholte* Benachteiligungen oder Beeinträchtigungen und der Mangel an legitimen Bewältigungsmöglichkeiten. Kommt dann noch das passende Aggressionsverhalten hinzu, ist der Weg zu schädigendem Mitarbeiterverhalten nicht mehr weit.

4 Belastungen bzw. Stressoren

McGrawth (1976, aus: Richter, 2000) hat sechs Klassen von Belastungen, die die Qualität von Stressoren annehmen können, unterschieden:

1. *Stressoren aus der Arbeitaufgabe*: zu hohe qualitative und quantitative Anforderungen; unvollständige, partialisierte Aufgaben; fehlende Eignung, mangelnde Berufserfahrung; Zeit- und Termindruck; Informationsüberlastung; unklare Aufgabenübertragung, widersprüchliche Anweisungen; unerwartete Unterbrechungen und Störungen
2. *Stressoren aus der Arbeitsrolle*: Verantwortung; Konkurrenzverhalten unter den Mitarbeitern (Mobbing); fehlende Unterstützung und Hilfeleistung; Enttäuschung, fehlende Anerkennung (Gratifikationskrisen); Konflikte mit Vorgesetzten und Mitarbeitern
3. *Stressoren aus der materiellen Umgebung*: Umgebungseinflüsse: Lärm, mechanische Schwingungen, Kälte, Hitze, toxische Stoffe; komplexe technische Systeme: Überforderung des menschlichen Denk- und Urteilsvermögens oder Überschreitung der Informationsaufnahme- und Verarbeitungskapazität
4. *Stressoren aus der sozialen Umgebung*: Betriebsklima; Wechsel der Umgebung, der Mitarbeiter und des Aufgabenfeldes; strukturelle Veränderungen im Unternehmen; Informationsmangel
5. *Stressoren aus der Arbeitsplatzeinbindung*: Isolation (Einzelarbeitsplatz); Dichte (Großraumbüro)
6. *Stressoren aus dem Personen-System*: Angst vor Aufgaben, Misserfolg, Tadel und Sanktionen; ineffiziente Handlungsstile; familiäre Konflikte

Stress führt zu einer Aktivierung des Organismus, die sich in Nervosität, Gereiztheit, Reflexerregbarkeit und Steigerung der Herzaktivität äußern kann. Er kann damit mindestens Auslöser, bei dauerhaftem Stress auch Ursache, für schädigendes Mitarbeiterhandeln sein. Insgesamt kann sich nach und nach sogar eine Unternehmenskultur entwickeln, die als „schleichende Erosion des Unrechtsbewusstseins“ bezeichnet wird. Sie wird zurückgeführt auf: schlechtes Betriebsklima, mangelnden Informationsfluss, fehlende Anerkennung, Nichtbeförderung, Perspektivlosigkeit, Frustration, ungerechte Behandlung, Ärger, Über- und Unterbelastung, mangelnde Selbstständigkeit und Verantwortung, kleinliche Überwachung der Arbeitsleistung.

Wenn absichtlich schädigendes Mitarbeiterverhalten verursacht wird durch mangelnde Freiheitsgrade im Rahmen ihrer arbeitsbezogenen Handlungsmöglichkeiten, so bezieht sich dies auf drei Dimensionen:

- den *Tätigkeitsspielraum* (eng mit den Anforderungen der auszuführenden Aufgaben verknüpft; mangelnde Tätigkeitsspielräume haben meist demotivierende Wirkung auf den einzelnen Arbeitnehmer).
- den *Entscheidungs- und Kontrollspielraum* (bedeutet für den Mitarbeiter mehr Verantwortlichkeit, mehr persönliche Kontrolle über Arbeitsumfeld und Arbeitsergebnisse, aber auch mehr Gelegenheiten, verdeckt zu schädigen).
- den *Interaktionsspielraum* (umfangreiche Möglichkeiten zur Kommunikation, Abstimmung und Zusammenarbeit dienen zwar der Aufgabenerfüllung, können aber auch Gelegenheit zur kollektiven Schädigung bieten).

Zusammengefasst werden diese drei Dimensionen unter dem Begriff „Handlungsautonomie". Vorsätzliche Fehlhandlungen sind dann zu verstehen als „subjektive Wiederherstellung von Handlungskontrolle".

5 Perspektiven

Wir wissen also sehr viel über menschliche Fehlhandlungen und ihre Ursachen. Es geht aus meiner Sicht – nach 10 Jahren Beschäftigung mit dem Thema „Human Factor und Anlagensicherheit" – im Wesentlichen darum, diese Kenntnisse und Erkenntnisse im Bedienkonzept der technischen Anlage anzuwenden.

Zunächst einmal wird es aber erforderlich sein das Tabu zu überwinden, das mit dem Thema „Human Factor" nach wie vor verbunden zu sein scheint.Was soll werden? Ich wünsche mir deshalb für die kommenden Jahre, dass wir endlich dazu kommen, den Menschen in seinen ihm eigenen Eigenschaften, seinen Leistungsmöglichkeiten und seinen Leistungsgrenzen als Teil der Anlagensicherheit anzuerkennen. Ich stelle mir vor, dass das mechanistische Menschenbild vom Mitarbeiter als Soll-Funktion oder als Fehl-Funktion überwunden wird.

Angesichts des zukünftig zu erwartenden Fachkräftemangels wird es mehr denn je gefragt sein, den Mitarbeiter zu möglichst guter Leistungsfähigkeit und tatsächlicher Leistung zu bringen. „Neben" der Frage eines menschlichen Umgangs mit den Mitarbeitern, wird es deshalb immer mehr auch eine Frage der ökonomischen und sicherheitsrelevanten Entwicklungsmöglichkeit eines Unternehmens werden. Insofern sind alle, die sich mit Anlagensicherheit beschäftigen, gut beraten, eventuell noch vorhandene Widerstände aufzugeben und damit einen systematischeren Zugang zu ermöglichen.

Literatur

Dörner, D. On the difficulties people have in dealing with complexity , Simulation & Games Vol. 11 No 1., 1980. S.87-106.

Reason, J. Human Error, Performance levels and error types. Departement of Psychology, University of Manchester, Cambridge University Press, 1990. S. 53-96.

Richter, G.: Psychische Belastung und Beanspruchung – Stress, psychische Ermüdung, Monotonie, psychische Sättigung. Bremerhaven: Wirtschaftsverlag NW (Schriftenreihe der BAuA, Fa 36, 3. überarbeitete Auflage) 2000

Hermann, B. Neuser, U. Psychische Belastung und Beanspruchung – Streß, psychische Ermüdung, Monotonie, psychische Sättigung, 3. überarb. Auflage, Schriftenreihe der Bundesanstalt für Arbeitsschutz und Arbeitsmedizin, Forschungsanwendung Fa 36, Dortmund/Berlin 2000

Hermann, B. et al. Strategien zur Verhinderung von Fehlbedienungen in verfahrenstechnischen Anlagen , UBA-Text 11/01 und 12/01, 2001

Über die Autorin

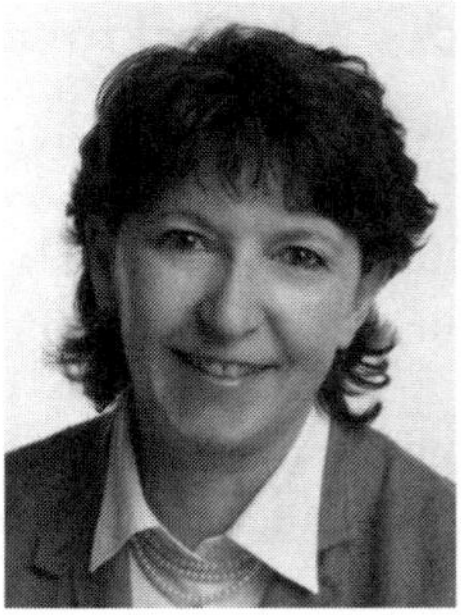

Dipl. -Psychologin/Dipl.Umweltwissenschaftlerin, Betriebswirtin (VWA) Begoña Hermann, geb. 1956

Landesamt für Umwelt, Wasserwirtschaft und Gewerbeaufsicht, Kaiser-Friedrich-Str. 7, 55116 Mainz, begona.hermann@luwg.rlp.de

derzeit Referatsleiterin Klimaschutz, zuständig für Klimaschutz in Rheinland-Pfalz (Erfassung der Treibhausgasemissionen, Konzepte zur Reduzierung der Emissionen), Emissionshandel und gebietsbezogene Luftreinhaltung

1974 - 1980 Studium der Psychologie an der Universität Trier

1982 - 1984 Studium des Europäischen Diploms in Umweltwissenschaften in Frankreich (Metz), Belgien (Arlon), Luxemburg und Deutschland (Kaiserslautern, Trier)

2000 – 2003 siebensemestriges berufsbegleitendes Studium „Betriebswirt (VWA)"

1980 Diplom in Pädagogischer Psychologie

1984 Europäisches Diplom in Umweltwissenschaften

2003 Diplom Betriebwirt (VWA)

1999 Bekanntgegeben als Sachverständige nach § 29a BImSchG für die sicherheitstechnische Überprüfung von Anlagen (Schwerpunkt Gefahrstofflläger)

1999 Öffentlich bestellte und vereidigte Sachverständige für „Emissionen und Immissionen aus industriellen und abfalltechnischen Anlagen im Rahmen der Umweltverträglichkeit" (IHK Trier)

2004 Öffentlich bestellte und vereidigte Sachverständige für die „Verifizierung im Treibhausgas-Emissionshandel (TEH)" für alle Anlagen außer Anlagen zur Herstellung von Zementklinkern und Kalk sowie Mineralölraffinerien (IHK Trier)

1985 - 1988 Wissenschaftliche Mitarbeiterin im Ingenieurbüro Björnsen Beratende Ingenieure (ab 1987 in der Tochtergesellschaft Technologieberatung, Grundwasser und Umwelt), Koblenz

1988 - 2005 Gesellschafterin und Geschäftsführerin im eigenen Planungsbüro, (1988-1990 EurEco S.àr.l, Luxemburg, 1990 -2005 EcoTeam GmbH, Gesellschaft für Umweltplanung, Umweltberatung und angewandte Umweltforschung, Trier)

seit 2005 Referatsleiterin Klimaschutz im Landesamt für Umwelt, Wasserwirtschaft und Gewerbeaufsicht, Mainz

Die wichtigsten Publikationen, Arbeitsergebnisse in der Vergangenheit

1993 - 1999 Projektmanagement im Sonderprogramm Anlagensicherheit des Hessischen (SPAS) Ministeriums für Umwelt, Energie und Bundesangelegenheiten (Phasen I bis VI)

Organisation und Betreuung der ganzheitlichen sicherheitstechnischen Überprüfung aller hessischen Störfallanlagen (rd. 650)

Für Hessisches Ministerium für Umwelt, Energie und Bundesangelegenheiten, Wiesbaden: 1998 - 2000 Strategien zur Verhinderung von Fehlbedienungen in verfahrenstechnischen Anlagen

Für Umweltbundesamt, Berlin: 2002 - 2003 Sicherung von Industrieanlagen gegen Eingriffe Unbefugter; Untersuchung der Möglichkeiten zum Ausschluss von Innentätern und Geheimnisschutz von Unterlagen (Mitarbeitersabotage)

Die wichtigsten aktuellen Engagements in Organisationen, Gremien, Beiräten

seit 1999 Mitglied des AK Human Factor (seit 2006 AK Menschliche Faktoren) der Störfallkommission bzw. der Kommission für Anlagensicherheit

seit 2005 Vertretung des Landes Rheinland-Pfalz im Bund-Länder-AK Monitoring Leitlinien (Emissionshandel)

Udo Keil
Technische Universität Darmstadt, Institut für Psychologie

Evaluation im Arbeits- und Gesundheitsschutz im Wandel der Zeit

1 Einleitung

Evaluation ist nach einer in der Psychologie gängigen Definition die „Überprüfung der Wirksamkeit einer Intervention (...) mit den Mitteln der empirischen Forschung. Neben einer Überprüfung des Endergebnisses einer Maßnahme (summative Evaluation) wird auch der Verlauf der Intervention in einer Evaluationsstudie mitverfolgt und ggf. beeinflußt (formative Evaluation)" (Bortz & Döring, 2002, S. 676). Der Schwerpunkt liegt bei dieser Definition auf der Wirksamkeitsprüfung, die formative Evaluation erscheint in der psychologischen Literatur eher als Beiwerk und wird in der o.g. Definition auch nicht weiter differenziert. Frühe Phasen des Evaluationsprozesses werden von ihr überhaupt nicht angesprochen.

Stufflebeam (1971) wendete sich schon gegen eine enge, rein quasi-experimentelle Definition der Evaluation und machte insbesondere für den Bildungssektor geltend, dass es einer breiteren Definition bedürfe, als einer, die auf die Frage beschränkt sei, ob Ziele erreicht wurden. Der wichtigste Zweck der Evaluation sei nicht zu beweisen, sondern zu verbessern.

Im vorliegenden Beitrag werde ich zeigen, dass ein breiter Evaluationsbegriff, der mit konkreten praxisadäquaten Methoden unterfüttert ist, zum Fortschritt im Bereich der Psychologie des Arbeits- und Gesundheitsschutzes in erheblichem Maße beitragen kann.

Ich werde aufzeigen, wie sich in den letzten Jahren die Evaluation im Arbeits- und Gesundheitsschutz für neue Fragestellungen geöffnet hat und wie für die Praxis spezielle Methoden entwickelt wurden, die zu einer Emanzipation der Evaluation und der angewandten Psychologie vom experimentellen Paradigma und den psychologischen Grundlagendisziplinen führten.

Für die Zukunft werde ich vorschlagen, vorhandene Evaluationsmodelle mit neueren statistischen Methoden und psychologischen Handlungsmodellen zusammenzuführen, an den Arbeits- und Gesundheitsschutz anzupassen und in die Praxis umzusetzen.

2 Der historische Bezug

1980 war die Arbeits- und Organisationspsychologie noch eine kleine Teildisziplin der Psychologie, die unter starkem Rechfertigungsdruck stand. An den Universitätsinstituten dominierten die Grundlagenforscher, die Feldforschung als unwissenschaftlich ansahen, in den angewandten Bereichen die klinischen Psychologen, die A&O-Psychologie als oberflächlich ansahen. Hinzu kam der Verdacht der – damals noch überwiegend linken – Studentenschaft, die A&O-Psychologie wolle nur „die Zahnräder des Kapitalismus schmieren" anstatt zu gesellschaftlichen Veränderungen beizutragen. Letzteres war damals – manche erinnern sich noch – ein ernster Vorwurf. Betriebsräte und die dahinterstehenden Gewerkschaften waren stark. Weiterhin waren Psychologen damals in den Betrieben noch nicht so verbreitet und anerkannt wie heute.

Man musste sehr um Akzeptanz kämpfen, sei es mit Bodenständigkeit, sei es mithilfe wissenschaftlicher Methoden und Theorien, die bisweilen eher nach der „Methode der Autorität" als wissenschaftlich-argumentativ eingesetzt wurden. Nicht nur methodische Überlegungen, sondern auch der genannte Rechtfertigungsdruck gegenüber den Grundlagenpsychologen führte dazu, dass das Experiment als der Königsweg zur wissenschaftlichen Erklärung wo immer irgendwie möglich auch auf praktische Fragestellungen angewandt wurde. Da Randomisierung in der Praxis oft nicht möglich war, hatte quasiexperimentelle Methodik (Cook & Campbell, 1979) starke Konjunktur, die im Grunde bis heute anhält.

Abseits dieser akademischen Debatte war in der Praxis alles erlaubt. Viele der Praktiker kamen aus den Ingenieurwissenschaften, den Naturwissenschaften und der Medizin und hatten keine Ausbildung in Methoden der empirischen Sozialforschung. Unter dem Diktat der Praxis vernachlässigten auch die wenigen Psychologen/innen schnell ihre Ausbildung in diesem Sektor, zumal praxisangepasste Verfahren (scheinbar) nicht zur Verfügung standen.

Exkurs

Parallel zu dieser methodischen Situation gestaltete sich auch die Theoriebildung im Bereich der Psychologie der Arbeitssicherheit und Gesundheit. Als vermeintliche Anwender gesicherter Grundlagentheorien (z.B. behavioristischer Lerntheorien, Informationsverarbeitungstheorien, kognitiver Theorien) fühlte man sich auf der sicheren Seite, wenn auch eine genauere theoretische und wissenschaftstheoretische Betrachtung schon damals gezeigt hätte, dass es sich bei der „Anwendung" der Grundlagentheorien mehr um Analogiebildungen handelte als um Deduktionen aus der Grundlagentheorie oder echte nomopragmatische Transformationen im Sinne von Bunge (1967). So war z.B. die Interpretation von Burkardts vier Strategien der Verhaltensbeeinflussung als Konsequenzen im Sinne des operanten Konditionierens nach Skinner und des „Law of effect" nach

Thorndike (Burkardt, 1992) nur durch eine extreme Erweiterung des Verstärkerbegriffes über seine Grenzen hinaus möglich, die aber niemals explizit gemacht wurde. Zudem war das operante Konditionieren als Lerntheorie des Menschen im Grunde zum Zeitpunkt der Formulierung der 5-Stufen-Methode schon durch die sozial-kognitive Lerntheorie nach Bandura widerlegt Keil, 2000). Handlungstheoretisch ist die 5-Stufen-Methode weit besser beschreibbar. Dies ändert nichts am praktischen Nutzen der 5-Stufen-Methode und ihrer Strategien, der in zahlreichen Feldstudien nachgewiesen wurde. Das Beispiel von Burkardt ist nur eines unter vielen.

Weiterhin war die Psychologie des Arbeits- und Gesundheitsschutzes wegen der Vorwürfe von links sehr bemüht ein mitarbeiterfreundliches Menschenbild an den Tag zu legen. Partner in den Betrieben waren oft die Betriebsräte und Gewerkschaften. Das Bundeministerium für Arbeit förderte die „Humanisierung der Arbeitswelt". Es gab Tabus, wie das Untersuchen der „Unfällerpersönlichkeit", nachdem die Forschung gezeigt hatte, dass man bei der Selektion von „Unfällern" mit psychodiagnostischen Methoden hohe Fehlerquoten zu Lasten der Mitarbeiter/innen in Kauf nehmen musste. Personen, die (vermeintlich oder tatsächlich) gegen solche Tabus verstießen, wurden öffentlich kritisiert. „Die Dinosaurier sind ausgestorben, das Mammut ist ausgestorben, den Yeti sucht man noch vergebens, aber Herr XY hat den Unfäller neu entdeckt" (Vortragsankündigung auf einem Workshop „Psychologie der Arbeitssicherheit" in den 80´er Jahren durch den Arbeitskreisleiter, einen Professor der Psychologie).

Cook und Campbell (1979) stellten eine Systematik der quasi-experimentellen Versuchspläne auf, in der sie „Pläne ohne Aussagekraft" „Plänen mit Aussagekraft" gegenüberstellten (siehe auch Bungard et al., 1996, S.52ff). Eine kritische Prüfung der Untersuchungen im Arbeits- und Gesundheitsschutz zeigt meiner Meinung nach jedoch, dass diese nach der o.g. Systematik überwiegend in die Gruppe ohne kausale Aussagekraft gehören.

Nach Stufflebeam (1972) haben Experimente (und Quasi-Experimente) im angewandten Bereich auch Nachteile. Während im Experiment die Konstanthaltung von Bedingungen gefordert werden muss, geht es bei Evaluationsfragestellungen in der Praxis oft um die kontinuierliche Verbesserung von Prozessen. Ein Experiment (oder Quasi-Experiment) stellt nach Abschluss eines Projektes Daten für Entscheidungen zur Verfügung, während der Planung und Implementierung eines Projektes ist es fast nutzlos. Kontrolle von Störvariablen durch Randomisierung ist im Feld fast nie möglich. Durch die Kontrolle von Störvariablen wird die interne Validität einer Untersuchung vergrößert, dies geschieht allerdings auf Kosten der externen Validität (Generalisierbarkeit).

Experimente dienen dazu, Theorien zu prüfen. Evaluation dagegen beschäftigt sich damit, wie praktische Probleme gelöst werden und welche Konsequenzen bestimmte Eingriffe in die soziale Umwelt bei gegebenen Ausgangsbedingungen haben.

Im Jahr 2001 wurde unter dem Titel „forum arbeitsschutz" eine interdisziplinäre Zusammenfassung des Standes der Arbeitsschutzforschung von 1980 bis 1998 veröffentlicht (Luczak & Rötting, 2001). Insgesamt wurden ca. 56.600 Zeitschriftenartikel und ca. 3.400 Forschungsprojekte der wichtigsten Forschungsförderer (BMBF, BMA(BAUA), HVBG) untersucht, sowie Interviews mit Fachleuten aus Wissenschaft und Praxis durchgeführt.

Ein Ergebnis der Interviews mit Fachleuten aus allen beteiligten Disziplinen ist: „Vorrangige Ziele der Arbeitsschutz-Forschung werden nach Experten-Meinung daher im Transfer bzw. der Intervention sowie der verstärkten Evaluation des Arbeits- und betrieblichen Gesundheitsschutzes gesehen." (Luczak et al., 2001, S. 85). Der bisherigen Forschung attestieren sie ein Übergewicht an Querschnittstudien gegenüber Längsschnittstudien und sog. Fall-Kontrollstudien. Den Beitrag zur psychologischen Arbeitsschutzforschung verfassten Sonntag, Mast und Becker (Universität Heidelberg). Sie stellen fest, dass nur 3% der erfassten 216 Projekte Evaluationen waren. 81% klassifizierten sie als Analysen und 16 % als Interventionen. „Evaluationsprojekte wurden insgesamt sehr selten durchgeführt und haben im AGS (Arbeits- und betrieblichen Gesundheitsschutz, der Autor) bedauerlicherweise einen geringen Stellenwert. Es scheint, Evaluationen werden wohlwollend vernachlässigt:

- vom Unternehmer, da es Aufwand, Zeit und Modifikation einer einmal eingeführten Maßnahme spart,
- vom Projektträger, da es Fördermittel spart,
- vom Wissenschaftler, da er mit möglicherweise weniger ertragreichen Früchten seiner Arbeit konfrontiert wird." (Sonntag et al., 2001, S.197)

„Bei summativen Evaluationen dominieren geringfügig unstandardisierte, bzw. selbstentwickelte über standardisierte Verfahren und qualitative Interviews. Bei formativen dagegen sind vorwiegend Beobachtungs- und Verlaufsdaten erfasst worden." (Sonntag et al., 2001, S.198) Sie fordern von zukünftiger Forschung, dass wissenschaftliche Standards bei aller Betonung der Praxisumsetzung nicht zu kurz kommen dürften.

Sonntag et al. empfehlen für zukünftige Evaluationsprojekte die Überprüfung der Umsetzung von Maßnahmen und ihrer Bedingungen im Sinne einer Qualitätssicherung, Längsschnitt-Untersuchungen, Prozessbegleitung und Projektevaluation. Im Fazit fordern sie 2001 für die Zukunft,

- das Rollenverständnis der ABO-Psychologen zu erweitern auf die Rollen als Forscher, Gestalter und Berater,
- die Psychologenausbildung inhaltlich für AGS-Themen zu öffnen und
- den betrieblichen Strukturen angepasste psychologische Interventions- und Evaluationsmethoden anzubieten.

Im vierten Teil des vorliegenden Beitrages werden wir sehen, ob sich die Zukunftsperspektiven seit 2001 wesentlich verändert haben.

Doch ist Evaluation überhaupt wissenschaftlich? Nach Bunge (1967, siehe auch Breuer, 1991, und Herrmann, 1993) ist nicht nur die Erklärung, d.h. das Zurückführen auf eine nomothetische Gesetzmäßigkeit (etwa im Sinne des Hempel-Oppenheim-Schemas der wissenschaftlichen Erklärung), Gegenstand der Wissenschaft, sondern auch Prognose und Technologie. Eine Prognose kann auch gelingen, wenn es keine hinreichende wissenschaftliche Erklärung für das prognostizierte Phänomen gibt, sondern nur vergangene Daten unter gegebenen Randbedingungen extrapoliert werden. Wenn die Prognose mit hoher Genauigkeit eintritt, gilt das Vorgehen mit Recht als wissenschaftlich.

Noch wichtiger für unser Gebiet ist die Technologie. „Technologische Theorien beziehen sich, Bunge zufolge, nicht, wie grundlagenwissenschaftliche Theorien primär darauf, was man als ohnehin geschehend registrieren kann, sondern darauf, was jeweils getan werden sollte, um etwas hervorzubringen, zu vermeiden, zu ändern oder zu verbessern. Und das bedeutet, daß technologische Theorien vor allem nützlich, effizient, verlässlich und routinisierbar, nicht aber „kühn", besonders originell oder tiefgründig sein müssen." (Herrmann, 1993, S. 180). Wissenschaftlich ist technologische Forschung nach Herrmann dann, wenn sie öffentliche, konsensuell beurteilbare, kommunizierbare und kritisierbare Sachverhalte liefert, die das Verständnis künftiger Fälle erleichtern und verbessern. Ein solcher Wissenschaftsbegriff öffnet die Perspektive für breitere Konzepte der Evaluation.

Ein wichtiges, umfassendes und gut ausgearbeitetes Evaluationsmodell ist das CIPP-Modell der Evaluation nach Stufflebeam (2002). Ursprünglich kommt es aus der Arbeits-, Betriebs- und Organisationspsychologie, wird heute jedoch durch die Bildungs- und Ausbildungsforschung (educational research) weiterentwickelt und ausgearbeitet. Dank seiner umfassenden Gültigkeit kann jedes Evaluationsprojekt hier eingeordnet werden. Es hat eine weite Verbreitung gefunden und unterscheidet in seiner neuesten Formulierung die folgenden Arten der Evaluation:

Bei der *Kontextevaluation* wird überprüft, wer die Nutznießer der Maßnahme sind (z.B. Mitarbeiter im Betrieb, das Management, etc.) und welche Bedürfnisse, Probleme, aber auch Stärken diese Nutznießer haben (z.B. Wissen, Motivation). Die Ergebnisse der Kontextevaluation versetzen den Auftraggeber in die Lage, die Ziele der Maßnahme/des Programms genauer zu verstehen und ggf. zu revidieren.

Bei der *Inputevaluation* wird systematisch und unter Informationssuche die Entscheidung zwischen verschiedenen Verfahrensplänen erarbeitet. In diesem Zusammenhang wird die Ressourcenverteilung (z.B. auf Trainings und Informationsmaterialien) betrachtet und alternative Verfahrenspläne werden in Hinblick auf Hinlänglichkeit, Durchführbarkeit und Wirtschaftlichkeit analysiert.

Die *Prozessevaluation* wird auch eingesetzt, wenn nicht konkrete Produkte, wie ein Seminar oder ein Medienpaket evaluiert werden, sondern abstraktere und allgemeinere Vorgänge, wie z.B. Planungsprozesse. Die Prozessevaluation überwacht, dokumentiert und erfasst Programmaktivitäten und vergleicht sie mit den Zielen des Programms. Durch die kontinuierliche Kontrolle ist es möglich, Pläne und Verfahren zu verbessern und Ursachen für Fehlschläge zu identifizieren.

Die *Produktevaluation* beinhaltet vier Teilaspekte: Einflussevaluation, Effektivitätsevaluation, Nachhaltigkeitsevaluation und Transferevaluation. Die *Einflussevaluation* befasst sich mit der Zielgruppenerreichung. Es wird geprüft, ob die Zielgruppe die Maßnahme erhalten hat, ob sie gerne teilgenommen hat und wie sie die Maßnahme einschätzt. Die *Effektivitätsevaluation* ist das, was die engeren Definitionen unter einer Evaluation verstehen, eine Effektivitätsprüfung. Sie bedient sich statistischer Methoden, um z.B. die Wirkung der Maßnahme auf die Zielgruppe und eine Vergleichsgruppe ohne Maßnahme zu vergleichen und eine Aussage treffen zu können.

Die *Nachhaltigkeitsevaluation* überprüft, wie sinnvoll die Einführung einer Maßnahme über einen längeren Zeitraum ist. Es können auch mehrere eingeführte Maßnahmen über einen längeren Zeitraum verglichen werden. Die *Transferevaluation* erfasst transferbegünstigende Umstände, Verhaltensweisen oder Faktoren (z.B. Erfolgs- und Misserfolgserwartungen in Bezug auf den Transfer, Überzeugungen zu den Erwartungen der Kollegen und Vorgesetzten, eigene Kontrollüberzeugungen). Auch die Übertragbarkeit des Vorgehens oder der Maßnahme auf andere inhaltliche Bereiche, z.B. andere Seminartypen, sind Teil der Transferevaluation.

Evaluation umfasst also bei weitem nicht nur die (quasi-experimentelle) Wirksamkeitsprüfung nach erfolgter Intervention, sondern auch frühere und qualitative Stufen der rationalen Beurteilung von Projekten, Programmen und Maßnahmen. Zum CIPP-Modell liegen zahlreiche Literaturstellen, Anwendungsbeispiele und ausgearbeitete Checklisten für jede Phase von Evaluationsprojekten, sowie für die Metaevaluation vor. Der Vollständigkeit halber sei noch auf die Evaluationsstandards des „Joint Committee on Educational Evaluation" (Sanders, 1999) und der Deutschen Gesellschaft für Evaluation (DeGEval-Standards, 2004) verwiesen, die ebenfalls übergeordnete Evaluationsgrundsätze entwickelt haben.

Bei der Betrachtung der historischen Situation wurde ein Mangel an Evaluationsstudien in der Vergangenheit festgestellt. Es wurden mögliche Gründe dafür genannt, aber auch dargestellt, dass geeignete Evaluationsmethoden schon im Zeitraum von 1980 bis etwa 2000 zur Verfügung standen.

3 Die heutige Situation

Die heutige Situation ist durch einen verstärkten Zwang zur Evaluation gekennzeichnet. Evaluation wird zunehmend zu einer Standardanforderung an Arbeits- und Gesundheitsschutzprojekte. Projekte durchzuführen, ohne sie zu evaluieren, ist heute nicht mehr zeitgemäß. Allerdings kapitulieren viele Praktiker angesichts der methodischen Anforderungen, die von Wissenschaftlern oft erhoben werden.

Beim 15. Workshop „Psychologie der Arbeitssicherheit und Gesundheit" traf der Arbeitskreis „Erfolgskontrolle im Arbeits- und Gesundheitsschutz" auf großes Interesse. Der Arbeitskreis benannte zusammenfassend folgende aktuellen Themen im Bereich der Evaluation:

1. Steigende Notwendigkeit der Evaluation,
2. Formulierung von Standards/Grundprinzipien,
3. Erkenntnisse und Methodik der Evaluation in die Breite bringen (KMU, Sifa etc.).

Neue Evaluationsstandards und statistische Auswertungsverfahren machen es heute durchaus möglich, komplexe praktische Sachverhalte angemessen zu untersuchen und zu analysieren. Die Angewandte Psychologie hat sich von der Grundlagenforschung emanzipiert und ihre eigene Methodik entwickelt. Dies zeigt sich u.a. an neueren statistischen Verfahren, wie

- Zeitreihenanalysen: Durch zahlreiche Messzeitpunkte können Interventionswirkungen auch ohne Kontrollgruppen z.B. von dauerhaften Trends und saisonalen Schwankungen unterschieden werden.
- Pfadanalysen und linearen Strukturgleichungsmodellen: Trotz eines im Grunde genommen korrelativen Versuchsplans wird der Anspruch erhoben, die Wirkungsrichtung von zahlreichen Einflussgrößen ermitteln zu können.
- Mehrebenenanalysen: Daten werden auf verschiedenen Wirkungsebenen analysiert, also z.B. auf der Ebene der Schicht, der Abteilung, des Betriebes, des Konzerns und dabei z.B. die Varianzerklärung durch die einzelnen Ebenen ermittelt.
- Explorativen statistischen Verfahren wie CART-Bäumen (Categorization and Regression Trees): Hier werden große Datenmengen explorativ zur Hypothesengewinnung auf wichtige Einflussgrößen und deren Interaktionen durchforstet. Das Ergebnis sind „Bäume" von Einflussstrukturen, die in der Lage sind, komplexe Zusammenhänge zu modellieren. Die Gültigkeit der Modelle muss durch Kreuzvalidierung oder neue Studien geprüft werden. Man nennt solche Verfahren auch „Data Mining".
- Neueren Methoden der Clusteranalyse, wie die „Two-Step"-Clusteranalyse, welche ebenfalls für große Datenmengen geeignet ist und Subgruppen von

Objekten (z.B. Personen) bildet, welche sich in bestimmten Einflussvariablen unterscheiden. Sie dient z.B. zur Marktsegmentierung und schlägt aufgrund statistischer Kriterien eine optimale Anzahl von Clustern vor, was die Handhabung erleichtert.

- IRT-Skalierung von Leistungstests (Item-Response-Theorie, z.B. Rasch-Skalierung): Überall, wo Kompetenzen gemessen werden sollen, ist IRT-Skalierung heute die Methode der Wahl. Sie lässt die populationsunabhängige Schätzung von Itemparametern zu und stellt bei der Leistungsmessung einen großen Fortschritt dar. Zudem existieren mittlerweile komfortable Programme hierfür, wenn auch die zugrundeliegende Theorie wohl eher etwas für Evaluationsfachleute ist.

Neuere Entwicklungen der quasi-experimentellen Versuchsplanung zeigen Shadish, Cook und Campbell (2002) auf.

Ein weiterer Entwicklungsstrang der psychologischen Evaluationsforschung ist es, die Inhalte von Evaluationsfragebögen und sonstigen Messmethoden nicht mehr nur pragmatisch-sachlogisch zu bestimmen, sondern aufgrund bewährter psychologischer Modelle und Theorien. Da gesundheits- und sicherheitspsychologische Interventionen fast immer versuchen, menschliches Handeln zu beeinflussen, kommen hier insbesondere Handlungstheorien in Frage. Zu nennen wären hier z.B. die Theorie der geplanten Handlung nach Fishbein und Ajzen (Ajzen, 1991) und das HAPA-Modell (Health Action Process Approach) nach Schwarzer (2004). Beide Modelle beinhalten klare Messanweisungen für wichtige Einflussgrößen auf die Handlungen von Menschen und sind deshalb als Grundlage von Evaluationsstudien besonders geeignet.

Exkurs:

Parallel zu dieser positiven Entwicklung muss ich feststellen, dass sich das Menschenbild im Arbeitsschutz seit 1980 stark verändert hat. In neuerer Zeit verbreitet sich ein unrealistisches und unpsychologisches Menschenbild, welches evtl. kurzfristig Sympathien im Management einbringt, das Anliegen der Psychologie jedoch langfristig gefährdet und mit einer modernen Sichtweise des Menschen nicht vereinbar ist. Es handelt sich um den Glauben, Menschen seien in der Lage im Arbeitsleben stets aufmerksam und sicherheitsbewusst zu sein und falls dem nicht so sei, könne man es durch ein aufrüttelndes und mit „Psycho-Tricks“ gespicktes Training ändern.

Tatsächlich aber spielen im Arbeitsleben, wie die Psychologie und die Gehirnforschung zeigen, Automatismen und Gewohnheiten eine erhebliche Rolle, Konsequenzen im Arbeitssystem steuern uns u.a. über Konsequenzerwartungen und das soziale Umfeld übt einen erheblichen Einfluss auf uns aus. In guten Evaluationen erweisen sich Trainings oft als nicht sehr wirksam (man beachte die geringen Effektstärken von Trainingswirkungen). Nicht ohne Grund brauchen Psychotherapien -zig bis hunderte von Einzelstunden, um Verhalten und Gewohnheiten von Personen zu verändern, die freiwillig zum Psychotherapeuten ihrer Wahl kommen, durch Leidensdruck motiviert sind und eventuell noch selbst dafür zahlen. Trainings sind im Arbeitsschutz hoch im Kurs, Psychodiagnostik wieder im Kommen und man spricht locker über Bequemlichkeit und Leichtsinn als Ursachen von Unfällen.

Dies alles sind Haltungen, die Anfang der 90er Jahre schon als veraltet galten, wie z.B. das Modell der Sicherheitskultur von Lucas (1992) illustriert. Sie beschreibt „Occupational Safety Management" als die niedrigste von drei Stufen der Sicherheitskultur. Es hat den Schwerpunkt seiner Aufmerksamkeit auf dem Individuum und auf Personenschäden. Kennzeichen dieser Sicherheitskultur sind „Sorglosigkeit" von Mitarbeitern und das Sicherheitsbewusstsein. Man beschäftigt sich in diesem Rahmen mit individueller Unfallneigung und beschuldigt einzelne, und zwar oft die Opfer, für Unfälle verantwortlich zu sein. Schlüsselkonzepte dieser Kultur sind Motivation, Selektion (Eignungsdiagnostik) und Training.

Ich halte als Fazit diese Exkurses also fest, dass heute als modern erscheinende Ansätze der Sicherheitspsychologie schon Anfang der 90'er Jahre des letzten Jahrhunderts als veraltet galten. Eventuell wäre ein solcher Rückschritt im Klima eines „evidenzbasierten Arbeits- und Gesundheitsschutzes" zu vermeiden gewesen.

In diesem Abschnitt wurde mit Bezug auf die Diskussionen auf dem 15. Workshop „Psychologie der Arbeitssicherheit und Gesundheit" festgestellt, dass bereits Lösungen für aktuelle Themen der Evaluation vorhanden sind. Es scheint vielmehr an der Verbreitung dieses Wissens zu mangeln. Wir haben es also weniger mit einer Entwicklungsherausforderung, als mit einem Kommunikationsproblem zu tun.

4 Szenarien und Visionen

Im o. g. Arbeitskreis wurden auch drei Zukunftsthemen für die Evaluation im Arbeits- und Gesundheitsschutz herausgearbeitet.

Das erste Zukunftsthema wurde plakativ formuliert als: *Wann klappt was und wann klappt es nicht?* Damit ist gemeint, dass Evaluationen im Arbeits- und Gesundheitsschutz über die reine Wirksamkeitsprüfung hinaus Gelingens- und Misslingensbedingungen identifizieren müssen. In der Terminologie des CIPP-Modells von Stufflebeam impliziert dies die Kontext-, die Input- und die Prozessevaluation.

Das zweite Zukunftsthema lautete nach Einschätzung des Arbeitskreises: *Situations- und feldspezifische Evaluationsmethodologie.* Unterschiedliche Praxisfelder müssen flexibel mit unterschiedlichen und unterschiedlich aufwändigen Evaluationsverfahren versorgt werden. Es können nicht alle Betriebe und Projekte mit einem Maß gemessen werden, wenn der Evaluationsgedanke voran gebracht werden soll. Situations- und feldspezifische Ansätze der Evaluation gibt es bereits. Sie müssen aber für das Gebiet des Arbeits- und Gesundheitsschutzes aufgearbeitet und verbreitet werden.

Als drittes Zukunftsthema wurde formuliert: *Evaluation in der Ausbildung von Sicherheitsfachkräften und Unternehmern.* Dies ist sicher eine Möglichkeit, die Evaluation in der Praxis zu verbreiten. Evaluations-Grundlagen in die Ausbildung der Sicherheitsfachkräfte und Unternehmer in kleinen und mittelständischen Unternehmen zu integrieren, ist sinnvoll, und sei es nur dafür, die Akzeptanz von Evaluation und die Bereitschaft, in schwierigen Fällen Evaluationsfachleute zu beauftragen, zu steigern. Wir sollten außerdem nach weiteren Möglichkeiten suchen, den Evaluationsgedanken in der Praxis zu verbreiten.

Nach meiner Auffassung liegen die größten Herausforderungen im Bereich der Evaluation in der Kommunikation von Evaluationskonzepten und nicht in der Neuentwicklung. Es liegen bereits differenzierte und für fast alle Arten von Problemstellungen ausgearbeitete Konzepte und Methoden, bis hin zu detaillierten Checklisten der Evaluation und Metaevaluation vor. Sie müssen aber so formuliert, gestaltet und kommuniziert werden, dass sie in der Praxis angenommen und als Chance begriffen werden. Bisher wird Evaluation zu sehr als notwendiges Übel und als „Zahlenzauberei ohne wirklichen praktischen Nutzen" angesehen und zu wenig das Potenzial der gewonnenen Daten und Fakten für kontinuierliche Verbesserungsprozesse erkannt.

Können wir hier der Praxis ein Versäumnis vorwerfen? Oder haben nicht die Evaluationsfachleute selbst oft ein eingeschränktes Konzept von Evaluation und bisher nicht in ausreichendem Maße den Nutzen von Evaluation verdeutlicht, die Ängste vor Evaluation abgebaut und ihre Konzepte verständlich vermittelt?

Die Entwicklung des Faches sollte in Zukunft dazu führen, für jeden Praxisbereich passende, professionelle Evaluationsstrategien anzubieten, die nicht zwingend (quasi-)experimentell sind und nicht unbedingt immer zu wissenschaftlichen Erklärungen führen, sondern öffentliche, konsensuell beurteilbare, kommunizierbare und kritisierbare Sachverhalte liefern, welche in der Lage sind, Arbeitssicherheits- und Gesundheitsschutzmaßnahmen zu verbessern und so zu einem evidenzbasierten Arbeits- und Gesundheitsschutz zu führen. Dazu müssen vorhandene Evaluationsmodelle mit neueren statistischen Verfahren und psychologischen Handlungsmodellen zusammengeführt und verständlich und überzeugend in der Praxis verbreitet werden.

Literatur

Ajzen, I. (1991). The theory of planned behavior. Organizational Behavior and Human Decision Processes, 50, 179-211.

Bortz, J. & Döring, N (2002). Forschungsmethoden und Evaluation für Human- und Sozialwissenschaftler. Berlin: Springer.

Breuer, F. (1991). Wissenschaftstheorie für Psychologen. Eine Einführung. Münster: Aschendorff.

Bungard, W., Holling, H. & Schulz-Gambard, J. (1996). Methoden der Arbeits- und Organisationspsychologie. Weinheim: Beltz.

Bunge, M. (1967). Scientific Research II. The search for truth. Berlin: Springer.

Burkardt, F. (1992). Lernprozesse zur Arbeitssicherheit. Fünf-Stufen-Methode zur Verhaltensbeeinflussung an Unfallschwerpunkten. Grävenwiesbach: Verlag für Arbeitsschutz.

Cook, T.D. & Campell, D.T. (1979). Quasi-Experimentation. Design & Analysis Issues for field settings. Chicago: Rand McNally.

Deutsche Gesellschaft für Evaluation (2004). Standards für Evaluation. Online im Internet: URL: http://www.degeval.de (Stand 10.12.2008).

Herrmann, T. (1993). Zum Grundlagenwissenschaftsproblem der A&O-Psychologie. In W. Bungard & T. Herrmann (Hrsg.), Arbeits- und Organisationspsychologie im Spannungsfeld zwischen Grundlagenorientierung und Anwendung. Bern: Huber.

Keil, U. (2000). Sozial-kognitive Lernprozesse zur Arbeitssicherheit. In H.-P. Muhsal & T. Eisenhauer (Hrsg.) Psychologie der Arbeitssicherheit, 10. Workshop 1999, Heidelberg, Kröning: Asanger, S.433-441.

Lucas, D. A. (1992). Understanding the Human Factor in Disasters. Interdisciplinary Science Reviews, 17, 2, pp. 185-190.

Luczak, H., Brüggmann, M., Päßler, K., Rösler, D. & Rötting, M. (2001). Struktur der Arbeitsschutzforschung – Quantitativer Vergleich der nationalen und internatonalen Literatur sowie der nationalen Forschungsförderung. In H. Luczak & M. Rötting (Hrsg.) forum arbeitsschutz, Bilanz und Zukunftsperspektiven des Forschungsfeldes, Bremerhaven: Verlag für neue Wissenschaft, S. 75-122.

Sanders, J.R. (1999). Handbuch der Evaluationsstandards. Die Standards des „Joint Committee on Standards for Educational Evaluation". Opladen: Leske und Budrich.

Schwarzer, R. (2004). Psychologie des Gesundheitsverhaltens. Göttingen: Hogrefe.

Shadish, W.R., Cook, T.D. & Campbell, D.T. (2002). Experimental and Quasi-Experimental Designs for Generalized Causal Inference. Boston, MA: Houghton Mifflin Company.

Sonntag, K., Mast, B. & Becker, S. (2001). Bilanzierung der psychologischen Arbeitsschutz- und Gesundheitsschutzforschung. In H. Luczak & M. Rötting (Hrsg.) forum arbeitsschutz, Bilanz und Zukunftsperspektiven des Forschungsfeldes, Bremerhaven: Verlag für neue Wissenschaft, S. 159-209.

Stufflebeam, D. L., Foley, W. J., Gephart, W. J., Hammond, L. R., Merriman, H. O., & Provus, M. M. (1971). Educational evaluation and decision-making in education, Itasca, IL: Peacock.

Stufflebeam, D.L. (1972). Evaluation als Entscheidungshilfe. In: C. Wulf (Hrsg.) Evaluation. München: Piper.

Stufflebeam, D.L. (2002). CIPP Evaluation Model Checklist. A tool for applying the Fifth Installment of the CIPP Model to assess long-term enterprises. Online in Internet: URL: http://www.wmich.edu/evalctr/checklists/cippchecklist.htm (Stand: 10.12.2008).

Über den Autor

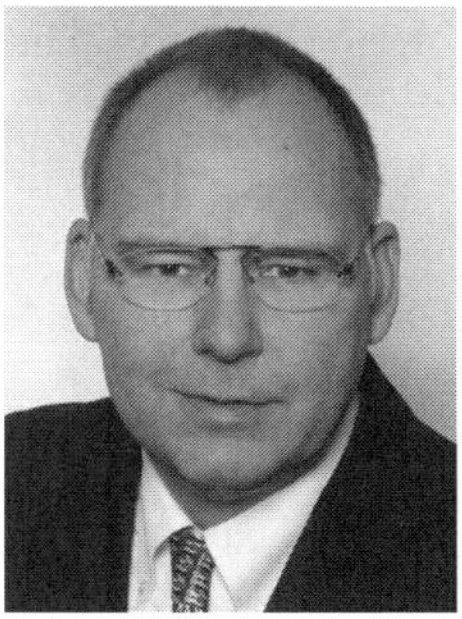

Dr. Dipl.-Psych. Udo Keil

Technische Universität Darmstadt, Institut für Psychologie, Alexanderstraße 10, 64283 Darmstadt
keil@psychologie.tu-darmstadt.de

Akademischer Oberrat, Lehre und Forschung in den Bereichen Arbeits-, Betriebs-, Organisationspsychologie, Forschungsmethoden und Evaluation und Pädagogischer Psychologie, Geschäftsführer des Instituts für Psychologie

Zur Zeit abgeordnet an das Hessische Kultusministerium, Institut für Qualitätsentwicklung: Externe Evaluation von Schulen, Schulqualitätsforschung, Evaluation der Lehrerfortbildung und Wirksamkeitsuntersuchungen im Bildungswesen, Walter-Hallstein-Straße 5-7, 65197 Wiesbaden, u.keil@iq.hessen.de.

Studium der Psychologie (Diplom) an der Johann Wolfgang Goethe-Universität in Frankfurt/Main

Wissenschaftlicher Mitarbeiter am Institut für Psychologie der J.W.G-Uni-Frankfurt, Arbeitsgruppe Arbeits-, Organisations- und Verkehrspsychologie, Prof. Dr. F. Burkardt

Promotion zum Dr.phil.nat. (Naturwissenschaftliche Fakultät) mit dem Thema „Die Eignung von Beinahe-Unfällen für die Gefährdungsanalyse“

Wissenschaftlicher Mitarbeiter an der Eberhard-Karls-Universität Tübingen, Psychiatrische Universitätsklinik, Evaluationsforschung,

Zeitweilige Abordnung an das Hessische Kultusministerium, Institut für Qualitätsentwicklung, Wiesbaden,

Die drei wichtigsten Publikationen

Keil, U. (1995). Die Eignung von Beinahe-Unfällen für die Gefährdungsanalyse. Hamburg: Kovac.

Keil, U. (2000). Sozial-kognitive Lernprozesse zur Arbeitssicherheit. In H.-P. Muhsal & T. Eisenhauer (Hrsg.) Psychologie der Arbeitssicherheit, 10. Workshop 1999, Heidelberg, Kröning: Asanger, S.433-441.

Keil, U. & Klug, J. (2007). Verbessertes Management kritischer Ereignisse durch Berücksichtigung der subjektiven Risikoeinschätzung. In P. Bärenz, A.-M. Metz & H.-J. Rothe (Hrsg.). Psychologie der Arbeitssicherheit und Gesundheit, 14. Workshop 2007, Heidelberg, Kröning: Asanger, S. 157-160.

Die drei zur Zeit wichtigsten Projekte

Entwicklung von Methoden zur Erfassung von Sicherheitskultur

Evaluation des Projektes „RUSH“ (Reduzierung von Unfällen durch systematisches Handeln) der Fraport AG im Auftrag der Unfallkasse Hessen u.a.

Empirische Fundierung des Hessischen Referenzrahmens Schulqualität

Die drei wichtigsten Arbeitsschwerpunkte für die nächsten 5 Jahre

Weiterentwicklung des Managements kritischer Ereignisse

Weiterentwicklung von Methoden zur Erfassung und Beeinflussung von Sicherheitskultur

Das psychologische Menschenbild im Arbeitsschutz

Ilona Kopp
Deutsches Zentrum für Luft- und Raumfahrt (DLR)

Arbeitsschutz – Gesundheitsschutz – Prävention 2020

1 Ein Blick zurück

"Noch immer ist Arbeit für viele Menschen mit Gefahren und Belastungen verbunden, die Gesundheit und sogar Leben gefährden. Vielfach bietet die Arbeit den Menschen nicht genügend Entfaltungs- und Entwicklungsmöglichkeiten. Die Bundesregierung betrachtet es als ihre Aufgabe, daß Lebensqualität auch in der Arbeitswelt mehr ist als eine schönfärberische Leerformel." Mit diesen Worten leitet Andreas von Bülow, damaliger Bundesminister für Forschung und Technologie, sein Vorwort für die 1982 vorgelegte Wirkungsanalyse zum Programm „Humanisierung des Arbeitslebens" ein.

Und es ist nur konsequent, dass in 71% der geförderten HdA-Projekte der Abbau von Belastungen zentrales Thema war. Nennenswerte Aktivitäten zur Verbesserung der Arbeitsqualität gab es, wie die Bilanzierung ergab, in diesen Projekten nicht.

Allerdings hatten – auch das ergab die Bilanzierung – die Humanisierungsprojekte über die geplanten Wirkungen hinaus auch viele nicht geplante Wirkungen, insbesondere Übertragungs- und Aktivierungswirkungen auf betrieblicher Ebene. So wurden Ergebnisse von Betriebsräten, Sicherheitsfachkräften oder technischem Personal aufgegriffen, um die Lösung konkreter betrieblicher Probleme unter humanisierungspolitischen Fragestellungen anzugehen.

2 Die Neuausrichtung der Arbeits(schutz)forschung

Die Veränderungen im Arbeitsleben und die Betrachtung und Analyse von „nicht geplanten Wirkungen" haben erheblich dazu beigetragen, dass es zu einem Umdenken bei der Ausgestaltung von Förderprogrammen und Forschungszielen kam. Einen guten Einblick gibt hierzu die Broschüre „Arbeitsschutz im Wandel. Neue Wege – Anregungen – Projekte.", die der Projektträger zur ersten A+A im neuen Jahrtausend erstellte. Die Beiträge dieser Broschüre zeigen das damals Erreichte auf, sie setzen sich aber auch kritisch mit der Entwicklung des Arbeitsschutzes, der Arbeitsschutzinstitutionen und der Arbeitsschutzforschung auseinander und leiten daraus Handlungsbedarf ab.

In meinem Beitrag „Arbeitsschutz – Flexibilität – Kompetenz – Gesundheit. Die Blickrichtung ändert sich" habe ich deutlich gemacht, dass die Neuausrichtung der Forschungsförderung durch wichtige Entwicklungen forciert wurde: „Mit Inkrafttreten des Arbeitsschutzgesetzes und der Einrichtung der Europäischen Agentur für Sicherheit und Gesundheitsschutz am Arbeitsplatz in Bilbao erhielt in Deutschland die bis dahin erst zögerlich und von Wenigen vorangetriebene Diskussion um einen erforderlichen Wandel im Arbeits- und Gesundheitsschutz Auftrieb. War die breite Diskussion bisher einseitig ausgerichtet auf einen verregelten Arbeits- und Gesundheitsschutz im Sinne von Unfallverhütung und Abwehr von Gefahren, für dessen Aufrechterhaltung und Durchsetzung eine Fülle von „Experten", inner- wie überbetrieblich, zuständig war, so gewannen die wenigen Vorkämpfer für eine Reorganisation des Arbeits- und Gesundheitsschutzes, verbunden mit einem neuen, zukunftsweisenden Selbstverständnis der Akteure, an Boden.

Einige dieser Vorkämpfer haben maßgeblich an der Formulierung der Luxemburger Deklaration zur betrieblichen Gesundheitsförderung (November 1997) mitgewirkt, durch die auch in Deutschland eine breite Diskussion ausgelöst und bereichert wurde. Sie steht unter dem Leitbild: *„Betriebliche Gesundheitsförderung umfasst alle gemeinsamen Maßnahmen von Arbeitgebern, Arbeitnehmern und Gesellschaft zur Verbesserung von Gesundheit und Wohlbefinden am Arbeitsplatz'.*"

Bieneck beschreibt in seinem Beitrag „Brauchen wir einen neuen Arbeitsschutz?" die Umbrüche in der Arbeitswelt, die den betrieblichen Gesundheitsschutz vor neue Herausforderungen stellen. Dabei setzt er sich mit den Aufgaben und der Bedeutung der Forschung kritisch auseinander und er betont die gesamtgesellschaftlichen Wirkungen und Aufgaben eines präventiven Arbeits- und Gesundheitsschutzes: „Der Gegenstand des Arbeitsschutzes und damit auch die in diesem Bereich durchgeführte Forschung hat sich in den letzten 25 Jahren von der gut überschaubaren Zielorientierung „Arbeitssicherheit und Krankheitsverhütung" in Richtung auf eine Vermeidung arbeitsbedingter Gefährdungen und menschengerechter Gestaltung der Arbeit erweitert, wobei letzterer Begriff durch das Programm HdA bereits als Ziel genutzt wurde. *Damit wird Arbeitsschutzforschung selbst Arbeitsforschung.* Diese Ausweitung des Gegenstandes des Arbeitsschutzes geht einher mit der ...Veränderung der Arbeit und der Stellung des Arbeitenden."

Und weiter: „Mit der Erosion der herkömmlichen Arbeitsstrukturen findet auch eine Erosion der tradierten Vorgehensweisen, Strategien und Konzepte im Arbeitsschutz statt. Der Arbeitsschutz hat zwangsläufig den neuen Arbeitsmustern Rechnung zu tragen. Aus diesen Gründen besteht ein erheblicher Bedarf für die Entwicklung und Umsetzung innovativer Präventionskonzepte und Instrumente an den Schnittstellen von Erwerbsarbeit zu den Maßnahmemöglichkeiten der sozialen Sicherung. Das Prinzip der Prävention kann als eine innovative Strategie genutzt werden, die Qualität der Arbeit den gewandelten Bedingungen anzupassen. Leitvorstellung eines solchen Prinzips sollte die Schaffung von Arbeitsplätzen und Arbeitsanforderungen sein, die allen Beschäftigten die Ausübung einer Tätigkeit bis zur Beendigung des Erwerbslebens ermöglichen".

3 Innovationsfähigkeit fördern durch präventiven Arbeits- und Gesundheitsschutz

Innovationsfähigkeit gilt heute als Schlüssel für wirtschaftlichen Erfolg. Das Bundesministerium für Bildung und Forschung stellt daher die Entwicklung von Innovationsfähigkeit in den Mittelpunkt seines Forschungs- und Entwicklungsprogramms „Arbeiten – Lernen – Kompetenzen entwickeln. Innovationsfähigkeit in einer modernen Arbeitswelt". Dieses Programm untersucht Innovationsprozesse aus der Perspektive der Personal-, Organisations- und Kompetenzentwicklung und will Modelle erarbeiten, erproben und in die betriebliche Praxis transferieren.

Die immense Bedeutung, die einem präventiven Arbeits- und Gesundheitsschutz bei der Stärkung der Wettbewerbsfähigkeit und der Erhöhung der Innovationsfähigkeit heute zukommt, findet darin ihren Ausdruck, dass das BMBF in dem neuen FuE-Programm einen eigenen Förderschwerpunkt „Präventiver Arbeits- und Gesundheitsschutz" eingerichtet hat, und dass auch in dem neuen Förderschwerpunkt „Innovationsstrategien jenseits traditionellen Managements" Projekte zu diesem Thema gefördert werden.

Aktuell werden neun Einzelvorhaben und 18 Verbundprojekte mit 52 Teilvorhaben gefördert, die sehr unterschiedliche Teilaspekte untersuchen und entsprechende anwendungsorientierte Lösungen erarbeiten. Die Projekte sind so angelegt, dass alle für einen präventiven Arbeits- und Gesundheitsschutz zuständigen Akteursgruppen in ihnen zusammenarbeiten: Unternehmen, Wissenschaft, Verbände, Gewerkschaften, Berufsgenossenschaften, Krankenkassen, Politik und andere.

Um den Erfahrungsaustausch innerhalb der Projekte – aber auch der Projekte mit vielen anderen Akteuren – zu intensivieren, wurde das Konzept der Fokusgruppen eingeführt. Im Themenfeld „Präventiver Arbeits- und Gesundheitsschutz" sind sechs Fokusgruppen aktiv.

4 Prävention als Wettbewerbsfaktor

Hier wird die Fragestellung verfolgt, wie und unter welchen Bedingungen Maßnahmen des betrieblichen Arbeits- und Gesundheitsschutzes über reine Kostenaspekte hinaus einen relevanten Beitrag zur Wettbewerbsfähigkeit von Unternehmen leisten können.

Prävention als Bestandteil des betrieblichen Innovationsmanagements: Im Mittelpunkt stehen ganzheitliche Managementkonzepte, die betriebliches Gesundheitsmanagement enthalten. Die Rolle der Führungskräfte bei der Umsetzung wird besonders beachtet.

Überbetriebliche Allianzen für präventive Arbeitsgestaltung. Hier wird u.a. die Frage danach gestellt, welche neuen Formen der Zusammenarbeit und Vernetzung zwischen den Akteuren zur erfolgreichen Umsetzung von Präventionsstrategien angemessen sind.

Partizipation, Führung und innovative Arbeitsgestaltung: Es wird nach dem Zusammenhang von präventivem Arbeits- und Gesundheitsschutzes mit der Beteiligung von Beschäftigten, der Rolle von Führungskräften und innovativer Arbeitsgestaltung gefragt.

Gesundheitsförderung im demografischen Wandel: Untersucht wird die Bedeutung eines funktionierenden präventiven Arbeits- und Gesundheitsschutzes für Wirtschaft und Gesellschaft sowie für den Erhalt und die Stärkung der Wettbewerbsfähigkeit der deutschen Wirtschaft vor dem Hintergrund des demografischen Wandels.

Innovationsstrategie und Gesundheit: Erarbeitet werden umfassende Gesundheitsmanagementkonzepte für den Bereich der Wissensökonomie/der IT-Branche. Sie sollen dazu beitragen, dass die Potenziale der Gesundheitsförderung für innovationsförderliche Unternehmensstrategien erkannt und genutzt werden.

Hinzu kommt ein Metaprojekt mit dem Titel „Strategischer Transfer im Arbeits- und Gesundheitsschutz“ – kurz StArG genannt. Hauptziel von StArG ist die Entwicklung einer Vorgehensweise, die den zielgerichteten und erfolgreichen Transfer von Forschungsergebnissen des Förderschwerpunkts ermöglicht. StArG unterstützt die Arbeit der Fokusgruppen und stellt zielgruppengerechte Instrumente zur Verfügung. Denn die schnelle und erfolgreiche Umsetzung innovativer Erkenntnisse und Lösungen ist für Betriebe und Beschäftigte ein wichtiger Wettbewerbsfaktor.

Um den Erfolg dieser umfangreichen Förderung mit sehr vielen Beteiligten aus allen Bereichen des Arbeitslebens auch außerhalb der an der Förderung Beteiligten zu sichern ist eine rasche und möglichst weiträumige Verbreitung erforderlich. Das geschieht durch eine intensive Mitwirkung in den verschiedenen Initiativen und Netzwerken und durch aktive Teilnahme an Fachmessen wie die A+A und nationalen wie internationalen Tagungen

5 Die Zukunft hat schon begonnen

Die Mitarbeiter des Projektträgers sind nicht nur Betreuer von Forschungsprojekten, sondern sie haben auch die Aufgabe, Entwicklungen aufzuspüren, Handlungsbedarf abzuleiten und Moderatoren für Wissensvermittlung und Erfahrungsaustausch zu sein. Dazu gehört auch die Kooperation mit den und das Zusammenbringen von verschiedenen Akteursgruppen, von Wissenschaftlern und Praktikern, von Erfahrenen und Newcomern.

Ein besonders hervorzuhebendes Beispiel ist der Workshop „Psychologie der Arbeitssicherheit und Gesundheit“. Die diesjährigen Veranstalter charakterisieren ihn in ihrem Vorwort zum Workshopbericht wie folgt: Er „ist eine über 20 Jahre bewährte Form selbst organisierten Lernens im Sinne des Austausches und der Veränderung von Wissen in der Community „Arbeitssicherheit und Gesundheit“ (asig). Diese Community besteht aus Personen unterschiedlicher Disziplinen (Betriebswirte, Pädagogen, Psychologen, Ingenieure und Techniker, Juristen, Soziologen), Branchen und Arbeitsfeldern, die das gemeinsame Interesse an Fragen der Psychologie der Arbeitssicherheit und Gesundheit verbindet. Im deutschsprachigen Raum hat sich der alle zwei Jahre stattfindende Workshop zur wichtigsten und stark nachgefragten Veranstaltung für den Austausch von Wissenschaft und Praxis zu fachpsychologischen Themen entwickelt.“

Ich selbst habe an etlichen Workshops teilgenommen und unterstütze die Vorbereitungen durch meine Mitwirkung im Begleitkreis. Und ich betrachte es auch als Erfolg für die Forschungsförderung im Bereich Arbeitsschutz – Gesundheitsförderung – Prävention, dass auf allen Workshops Ergebnisse aus den Forschungsprojekten vorgestellt und diskutiert wurden. Dass so viele junge Menschen die Gelegenheit des Workshops nutzen, sich über die vielfältigen Themen zu informieren und in regen Austausch zu treten, lässt mich erwartungsfroh in die Zukunft schauen, und die herausragende Qualität der Beiträge und der Moderation zeigt, dass diese jungen Menschen über hervorragende Kompetenzen verfügen.

Aber: Gilt der gleiche Optimismus auch für die Organisatoren? Sind die Berufsgenossenschaften noch genauso begeistert bereit wie bisher, die Verantwortung für kommende Workshops zu übernehmen, oder nimmt diese Bereitschaft mit dem Ausscheiden der „Väter des Workshops“ aus dem aktiven Arbeitsleben ab? Und wie steht es mit der Bereitschaft seitens der Wissenschaftler? Auch da scheiden immer mehr „Väter und Mütter des Workshops“ aus dem aktiven Arbeitsleben aus. Haben sie rechtzeitig die Stafette an die nächste Generation weitergegeben? Gibt es genügend Jüngere in den Organisationen, die diese Aufgabe übernehmen möchten? Und was ist mit den Mitgliedern des Begleitkreises? Auch wir werden bekanntlich nicht jünger und müssen rechtzeitig dafür Sorge tragen, dass dieses Gremium auch zukünftig arbeitsfähig ist.

Literatur

AOK Sachsen-Anhalt, GfAH Dortmund (HG.): Präventiver Gesundheitsschutz bei der Arbeit an Bildschirmgeräten. WEKA Praxishandbuch Augsburg 1998

Bamberg, Eva; Ducki, Antje; Metz, Anna-Marie (Hg.): Handbuch Betriebliche Gesundheitsförderung. Arbeits- und organisationspsychologische Methoden und Konzepte. Verlag für angewandte Psychologie, Göttingen 1998

Bundesminister für Forschung und Technologie (Hg.): Ein Programm und seine Wirkungen. Analyse von Zielen und Aspekten zur Forschung „Humanisierung des Arbeitslebens". Schriftenreihe „Humanisierung des Arbeitslebens" Band 31, Campus Verlag, Frankfurt/New York 1982

BMBF-Forschungs- und Entwicklungsprogramm Arbeiten – Lernen – Kompetenzen entwickeln. Innovationsfähigkeit in einer modernen Arbeitswelt. Bonn/Berlin 2007

Burmester, Michael; Görner, Claus; Hacker, Winfried u.a.: Das SANUS-Handbuch – Bildschirmarbeit EU-konform. Information – Analyse – Gestaltung. Schriftenreihe der BAuA, Fb 760, Dortmund/Berlin 1997

Cernavin, Oleg; Wilken, Ulrich J (Hg.): Dienstleistung Prävention. Bedarf Konzepte Praxisbeispiele. Edition Zukunft der Arbeit – Arbeit der Zukunft, Universum Verlagsanstalt, Wiesbaden 1998

Cernavin, Oleg; Hamacher, W.; Köchling, Annegret; Wilken, Ulrich, J.: Schlüsselinnovationen für Präventionsdienstleister. Kundenkommunikation und Mediennutzung, Wissensmanagement, Kooperationsmanagement. Werkstattberichte aus Wissenschaft + Technik, Wb 18, Wirtschaftsverlag NW, Verlag für Neue Wissenschaft, Bremerhaven 1999

Cernavin, Oleg; Ebert, Bärbel; Wilken, Ulrich J.: Arbeitsschutz mit E-Nets, Wissensmanagement im Inter-, Intra- und Extranet. Konpepte – Instrumente – Praxisbeispiele. Erich Schmidt Verlag, Berlin 2002

Gesellschaft für Arbeitswissenschaft: Die Zukunft der Arbeit erforschen – Ein Memorandum der Gesellschaft für Arbeitswissenschaft e.V. zum Strukturwandel der Arbeit, Dortmund 2000

Henning, Klaus; Richert, Anja; Hees, Frank (Hg.): Präventiver Arbeits- und Gesundheitsschutz 2020 – Tagungsband zur Jahrestagung 2007 des BMBF-Förderschcwerpunkts. Aachener Reihe Mensch und Technik, Band 59, Wissenschaftsverlag Mainz, Aachen 2008

Kastner, Michael (Hg.): Gesundheits- und Sicherheitsnetzwerk der Zukunft (GESINET). MAORI-Verlag Dortmund 2001

Luczak, Holger; Rötting, Matthias (Hg.): forum arbeitsschutz. Bilanz und Zukunftsperspektiven des Forschungsfeldes. Werkstattberichte aus Wissenschaft + Technik, Wb 25, Wirtschaftsverlag NW, Verlag für Neue Wissenschaft, Bremerhaven 2001

Ludwig, Joachim; Moldaschl, Manfred; Schmauder, Martin; Schmierl, Klaus (Hg): Arbeitsforschung und Innovationsfähigkeit in Deutschland. Arbeit, Innovation und

Nachhaltigkeit, Band 9, Rainer Hampp Verlag, München und Mering 2007

Luxemburger Deklaration zur betrieblichen Gesundheitsförderung in der Europäischen Union. Europäisches Netzwerk für Betriebliche Gesundheitsförderung, November 1997

Projektträger im DLR „Arbeitsgestaltung und Dienstleistungen" (Hg.): Arbeitsschutz im Wandel. Neue Wege – Anregungen – Projekte., 2001

Projektträger im DLR „Arbeitsgestaltung und Dienstleistungen" (Hg.): Kompetenz für die Zukunft – Ergebnisse zu den vordringlichen Fördermaßnahmen, 2003

Schwennen, Christian; Elke, Gabriele; Ludborzs, Boris; Nold, Helmut u.a. (Hg.): Psychologie der Arbeitssicherheit und Gesundheit. Perspektiven – Visionen. 15. Workshop, Asanger Verlag, Kröning 2008

Sochert, Reinhold: Gesundheitsbericht und Gesundheitszirkel – Evaluation eines integrierten Konzepts betrieblicher Gesundheitsförderung. Betriebliches Gesundheitsmanagement und Prävention arbeitsbedingter Gesundheitsgefahrenn Wirtschaftsverlag MW, Verlag für Neue Wissenschaft, Bremerhaven 1998

Verbund „Zukunftsfähige Arbeitsforschung" (Hg) in Kooperation mit dem Projektträger im DLR „Arbeitsgestaltung und Dienstleistungen": Zukunftsfähige Arbeitsforschung – Arbeit neu denken, erforschen, gestalten. Dresden 2005

WSI Mitteilungen: Schwerpunktheft Arbeitsforschung auf neuen Wegen. Bund-Verlag-Frankfurt am Main, 56. Jgg., Heft 10/2003

Zink, Klaus J.; Ritter, Albert: Verbesserung der Arbeitsqualität durch problemlösungsgruppen (Quality Circles, Lernstatt-Gruppen,...). Werkstattberichte Humanisierung des Arbeitslebens, Wb 2, Wirtschaftsverlag NW, Verlag für Neue Wissenschaft, Bremerhaven 1989

Zink, Klaus J.; Ritter, Albert; Thul, Martin: Mitarbeiterbeteiligung bei Prozeßinnovationen. Verknüpfbarkeit von Wirtschaftlichkeit und Humanisierung der Arbeit bei der Einführung neuer Technologien. Werkstattberichte Arbeit und Technik, Wb 6, Wirtschaftsverlag NW, Verlag für Neue Wissenschaft, Bremerhaven 1993

Zink, Klaus J.; Ritter, Albert; Machauer-Bundschuh, Silke: Arbeits- und Organisationsgestaltung durch Qualitätszirkel. Praxisbeispiele einer erfolgreichen Verknüpfung von Wirtschaftlichkeit und Humanisierung der Arbeit. Werkstattberichte Arbeit und Technik, Wb 7, Wirtschaftsverlag NW, Verlag für Neue Wissenschaft, Bremerhaven 1993

Zink, Klaus J.; Ritter, Albert; Thul, Martin: Kleingruppenunterstützte Prozessinnovationen – Leitfaden für Projektleiter und Projektkoordinatoren. Werkstattberichte Arbeit und Technik, Wb 8, Wirtschaftsverlag NW, Verlag für Neue Wissenschaft, Bremerhaven 1993

Zink, Klaus J.; Ritter, Albert: Mit Qualitätszirkeln zu mehr Arbeitssicherheit. Praxisbeispiele für die erfolgreiche Verknüpfung von Humanisierung und Wirtschaftlichkeit. Universum Verlagsanstalt,Wiesbaden 1992

Über die Autorin

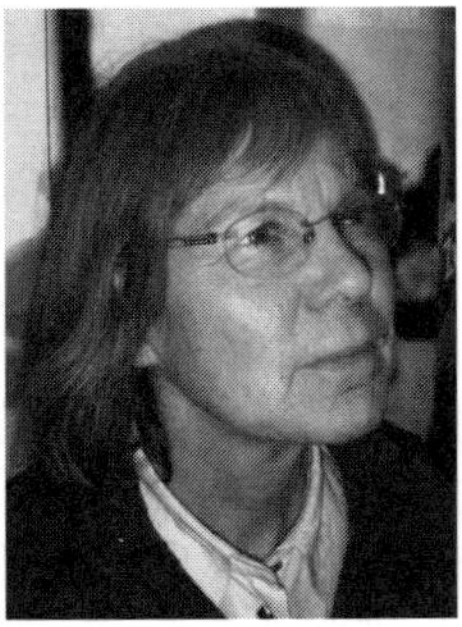

Dipl.-Psych. Ilona Kopp, geb. 1950

Projektträger im Deutschen Zentrum für Luft- und Raumfahrt (PT-DLR), Arbeitsgestaltung und Dienstleistungen, Heinrich-Konen-Straße 1, 53227 Bonn
Tel.: 0228-3821 114
Email: ilona.kopp@dlr.de

Forschungstätigkeit an der FU Berlin und beim Institut für angewandte Arbeitswissenschaft, Köln

Seit 1984 Wissenschaftliche Mitarbeiterin beim Projektträger im DLR in den verschiedenen Förderprogrammen zu Arbeitsgestaltung und Dienstleistungen

Mitwirkung bei der Konzeption von Förderprogrammen und Förderschwerpunkten mit sehr unterschiedlichen Themenstellungen

Inhaltliche Schwerpunkte: Zukunftsfähige Arbeitsforschung – Förderung der Innovationsfähigkeit, Partizipation, Arbeits- und Gesundheitsschutz/Prävention, demografischer Wandel, innovative Ansätze der Dienstleistungsforschung

Torsten Kunz
Unfallkasse Hessen, Frankfurt

Sicherheit und Gesundheit in Bildungseinrichtungen – Prävention im Wandel der Zeit

1 Einleitung

Als ich beim 2. Workshop 1985 „Psychologie der Arbeitssicherheit" als frisch gebackener „Dipl.-Psych." eine Untersuchung zur Prävention von Unfällen in Kindergärten in Kurzform vorstellen konnte, wirkte das Thema unter all den „großen" Projekten zur Sicherheit in Chemiebetrieben, Stahlwerken oder im Bergbau ziemlich exotisch. Diese Exotik hat sich bis heute bewahrt: Schaut man auf die inzwischen 25-jährige Geschichte der Workshops Arbeitspsychologie zurück, stellt man fest, dass die Sicherheit und Gesundheit in Schulen und Kindertageseinrichtungen nur in einem Fall (5. Workshop 1991 in Haan) Thema eines Arbeitskreises und nur sehr vereinzelt Thema von Beiträgen allgemein war.

Die Gründe hierfür sind vielfältig: Die Mehrzahl der Teilnehmer der Workshops war und ist beruflich für Bildungseinrichtungen nicht zuständig. Da die universitäre Forschung häufig mit (meist großen) Betrieben oder mit Unfallversicherungsträgern kooperierte, lag auch dort der Schwerpunkt der Aktivitäten jenseits der Bildungseinrichtungen. Wenn das Thema „Kinder und Jugendliche" diskutiert wurde, so eher funktional: Durch die Wissensvermittlung und Motivation zur Sicherheit in Schulen sollte indirekt Einfluss auf die Unfallbelastung der Betriebe genommen werden. Gefragt war somit nur die Sicherheit *durch* Schulen, nicht aber *in den* Schulen.

Gleichwohl wird kaum ein arbeitspsychologisches Thema in der Öffentlichkeit so positiv bewertet wie die Projekte zur Verbesserung der Sicherheit und Gesundheit in Schulen und Kindertageseinrichtungen. Das Thema wird aber (neben den vergleichsweise wenigen Psychologen der Unfallkassen) primär durch Angehörige angrenzender Fachdisziplinen, wie die Pädagogik, Entwicklungspsychologie oder Sportwissenschaften, besetzt – Grund genug, dieses „Stiefkind" der Arbeitspsychologie der Fachöffentlichkeit ausführlicher vorzustellen. Hierbei sollen insbesondere die wechselnden Arbeitsschwerpunkte der Prävention und ihr Bezug zur Arbeitspsychologie in chronologischer Form herausgearbeitet werden.

2 Das Unfallgeschehen

Vor einer Beschäftigung mit der Prävention von Unfällen und arbeitsbedingten Gesundheitsgefahren in Bildungseinrichtungen sollen diese selbst dargestellt werden. Jährlich ereignen sich knapp 1,3 Millionen Unfälle in Schulen und Kindertageseinrichtungen. Dies entsprach 2007 einer Tausend-Mann-Quote von 81. Dazu ein Hinweis: In Bildungseinrichtungen sind – unabhängig von ihrer Schwere – *alle* Unfälle meldepflichtig, die Kosten verursachten. Daher ist der Anteil der Bagatellunfälle hoch. Es ereignen sich aber jährlich auch ca. 60 tödliche und knapp 2.000 schwerste Unfälle (Rentenfälle) – nicht nur auf den Wegen von und zur Bildungseinrichtung, sondern auch durch Abstürze, beim Schwimmen oder durch den Umgang mit Seilen.

Naturgemäß unterscheiden sich Kindergärten und Schulen hinsichtlich der Unfallschwerpunkte deutlich.

In Kindergärten stehen mit knapp 17% Stürze an Gegenstände beim Laufen, Rennen und Spielen; mit knapp 14% Stürze in der Ebene beim Laufen, Rennen oder Spielen; mit rund 13% Abstürze von Spielgeräten; mit etwa 8% Unfälle durch Stöße und Schläge und mit rund 7% Zusammenstöße mit anderen Kindern beim Laufen und Rennen im Vordergrund. Die Mehrzahl der Unfälle hat Kopfverletzungen zur Folge. Jungen sind von Unfällen deutlich häufiger betroffen als Mädchen (bei den schweren Unfällen allerdings nicht).

Von den Unfällen in allgemeinbildenden Schulen ereignet sich über die Hälfte im Schulsport (davon mehr als die Hälfte bei Ballsportspielen). Weitere Schwerpunkte sind mit einem Anteil von rund 30% die Pause und mit 8,5% der Unterricht außerhalb des Faches Sport. Die Anteile der Schwerpunkte Sport, Pause und Unterricht schwanken dabei stark zwischen den Schulformen und Jahrgängen. So steigt der Anteil der Schulsportunfälle mit zunehmenden Alter der Schülerinnen und Schüler an: Der Anteile der Unfälle in der Pause geht im gleichen Umfang mit steigendem Alter der Schülerinnen und Schüler zurück (Grundschule 52,1%, Gymnasien nur 14,8%). Auch in den Schulen sind Jungen von Unfällen stärker betroffen als Mädchen. Dies gilt insbesondere für die Pausenunfälle.

Der Anteil der Unfälle im Unterricht selbst unterscheidet sich hinsichtlich der Schulform und des Alters der Schüler hingegen kaum. Besonders betroffen sind Kinder im Alter zwischen 10 und 14 Jahren. Bei den Sportunfällen stehen Fingerverletzungen bei der Ballannahme, Verletzungen in Knie und Knöchel bei den Ballsportspielen sowie Zusammenstöße und Stürze aller Art im Fokus; bei den Pausenhofunfällen Zusammenstöße und Stürze sowie Gewalttätigkeiten (Dordel & Kunz, 2005). Neben den genannten Schwerpunkten gibt es – analog zum kindlichen Verhalten – hinsichtlich der Unfallorte, des Ablaufs und der unfallauslösenden Gegenstände eine sehr breite Variabilität.

3 Die Anfänge der Prävention

Die Geschichte der Beschäftigung mit den Themen Sicherheit und Gesundheit in Bildungseinrichtungen ist vergleichsweise kurz. Zwar gab es – primär durch Pädagogen oder Fachleute aus technischen Berufen – bereits seit den 50er Jahren vereinzelte Beiträge zur Prävention von Kinderunfällen – meist in Heim und Freizeit. Eine systematische Prävention der Unfälle in Bildungseinrichtungen als Grundlage der Einbeziehung psychologischer Themen begann aber erst im Jahr 1971 mit Gründung der Schülerunfallversicherung.

Mit den Unfallkassen, Gemeindeunfallversicherungsverbänden und Eigenunfallversicherungen existierten nunmehr Institutionen, die ein starkes Interesse an der Prävention von Unfällen hatten und diese auch personell und finanziell gewährleisten konnten. Da sich diese Institutionen (analog zu den Berufsgenossenschaften) schon lange um die Prävention von Unfällen von Beschäftigten kümmerten, war die Prävention in dieser Zeit zunächst stark technisch geprägt: Fehlender Fallschutz, zu niedrige Geländer, fehlende Sicherheitsverglasung, scharfe Kanten oder unsichere Spielgeräte wurden beseitigt und damit die Zahl der schweren Unfälle in Bildungseinrichtungen deutlich reduziert.

Die Zahl der Unfälle selbst stieg aber an und führte zu der Erkenntnis, dass die baulich-technische Prävention durch pädagogische und psychologische Ansätze ergänzt werden müsste. Dabei wurde zunächst versucht, in Betrieben erfolgreiche Projekte der Verhaltensprävention auf die Bildungseinrichtungen zu übertragen. Ein in den 70er Jahren häufig diskutiertes Thema war die Schaffung eines „Sicherheitsbewusstseins" durch Sicherheitserziehung.

Diese Versuche der Übertragung betrieblicher Konzepte auf Bildungseinrichtungen stießen aber schnell an Grenzen – Anlass, sich mit den Besonderheiten der Kinder und den entwicklungspsychologischen Voraussetzungen der Sicherheitserziehung zu beschäftigen. In der Tat unterscheiden sich Kinder durch ihre spezifische Wahrnehmung, Aufmerksamkeit, Sprachverständnis, Gedächtnis und der Einschätzung von Risiken stark von Erwachsenen. Materialien zur Schaffung eines Sicherheitsbewusstseins müssen daher einfach und bildhaft formuliert sein, Risiken mit der Lebenswelt der Kinder in Verbindung bringen und häufig wiederholt werden. Die Adaptation der Programme aus dem betrieblichen Bereich zum Erwerb eines Sicherheitsbewusstseins auf Kinder waren somit die ersten Aufgaben der Arbeitspsychologie dieser Zeit.

4 Die psychomotorische Wende

Mitte der 80er Jahre kristallisierte sich zunehmend ein neuer Schwerpunkt der Prävention von Unfällen in Schulen und Kindertageseinrichtungen heraus.

Durch die Verbesserung der technischen Sicherheit gab es zwar weniger tödliche und schwere Kinderunfälle, jedoch blieben die Unfallzahlen konstant. Als Grund für diese Entwicklung wurde ein Einflussfaktor postuliert, der den Sicherheitsgewinn durch die baulich-technischen Verbesserungen wieder egalisiert. Diesen Faktor stellten die schlechteren motorischen und sensorischen Fähigkeiten vieler Kinder dar, die auf Grund ihrer Defizite alltägliche Bewegungsanforderungen nicht mehr unfallfrei bewältigen konnten.

Die genannte Fehlentwicklung war Folge der zunehmenden Verstädterung und Motorisierung der Nachkriegszeit sowie des Geburtenrückgangs ab 1965: Dadurch entfielen früher selbstverständlich vorhandene wohnortnahe Bewegungsräume, wie die Straßen oder brachliegende Grundstücke und die selbstverständlichen Bewegungsanreize durch Gleichaltrige, so dass ein Teil der Kinder sich nur noch wenig bewegte.

Um diesem Missstand abzuhelfen, initiierten insbesondere die Unfallversicherungsträger der öffentlichen Hand Ende der achtziger Jahre zahlreiche Projekte der Bewegungsförderung zur Unfallprävention in Kindergärten, Schulen sowie im Straßenverkehr – und sicherten deren Ergebnisse auch empirisch ab. So konnte durch spielerische Angebote der Bewegungsförderung in Kindergärten und Schulen die motorische Kompetenz der Kinder gesteigert und gleichzeitig das Unfallaufkommen deutlich reduziert werden. In Kontrollgruppen ohne zusätzliche motorische Förderung ergaben sich diese Effekte nicht (Kunz, 1993).

Die Bedeutung von Bewegung war zuvor schon von Sportpädagogen propagiert worden. Es wurde mit Recht darauf hingewiesen, dass Bewegung und auch Wahrnehmung wichtige Teile der kindlichen Entwicklung darstellen und in Wechselwirkung mit der intellektuellen, sozialen und emotionalen Entwicklung der Kinder stehen. Beachtung in der breiten Öffentlichkeit fand aber erst der Zusammenhang mit dem oben genannten Rückgang der Unfallzahlen.

Parallel wurden in diesem Grenzgebiet Psychologie-Sportpädagogik Untersuchungen zur Analyse des Unfallgeschehens im Schulsport durchgeführt. Hierbei stellte sich heraus, dass nicht nur motorisch schwache Kinder über ein erhöhtes Unfallrisiko verfügen, sondern auch motorisch besonders gut entwickelte Kinder (Hübner, 1997). Diese besitzen eine höhere Gefahrenexposition und begeben sich offenbar auch häufiger in riskante Situationen, in denen sie dann verunfallen. Somit kann heute nicht mehr von einem linearen Zusammenhang zwischen dem motorischen Zustand und dem Unfallgeschehen ausgegangen werden. Gefährdet sind sowohl Kinder mit besonders schwacher als auch mit besonders starker Motorik und Sensorik.

Die Erfolge, die durchgehend durch Bewegungsförderungsprogramme erzielt werden konnten, können somit nicht alleine durch den Zuwachs der motorischen Kompetenz erklärt werden (Dordel & Kunz, 2005). Es ist hier vielmehr zu vermuten, dass Bewegungsförderungsprogramme auch zur Verbesserung des Klassen- und Schulklimas beitragen, die (wie später noch gezeigt werden wird) ihrerseits in einem Zusammenhang mit der Unfallbelastung stehen. Dies erklärt mit ihre präventive Wirkung, die dazu führte, dass die Projekte und Programme zur Förderung motorischer und sensorischer Fähigkeiten bei Kindern als Maßnahmen einer psychomotorischen Unfallprävention auch heute noch ihre Bedeutung haben.

5 Schule als Organisation

1997 setzte das Arbeitsschutzgesetz Maßstäbe für die Organisation des Arbeits- und Gesundheitsschutzes in Betrieben und anderen Institutionen. Zwar fallen die Schülerinnen und Schüler sowie Kindergartenkinder nicht unter dem Kreis der vom Arbeitsschutzgesetz betroffenen Personen, gleichwohl wurden und werden Bildungseinrichtungen als „Unternehmen" angesehen, deren Organisation des Arbeits- und Gesundheitsschutzes verbessert werden kann und muss, um die Sicherheit und Gesundheit zu verbessern. Gerade Schule sind aber Unternehmen mit vergleichsweise komplexen Strukturen, da es hier im Regelfall eine doppelte Zuständigkeit gibt, die die Präventionsarbeit erschwert:

- Der Sachkostenträger der Schule (in der Regel Kommunen oder Landkreise) ist für die Baulichkeiten und eine Teil des Personals zuständig; der Schulhohheitsträger (Kultusministerien der Länder) hingegen für die Lehrinhalte und die Lehrkräfte als Beschäftigte.
- Die Schulleiter können im Regelfall weder über Personal noch über Baulichkeiten eigenständig entscheiden. Viele Schulleiter sehen sich daher selbst nicht als Führungskräfte an, sondern als „Primus inter pares". Sie wissen daher nicht, dass sie die volle organisatorische Verantwortung für den Arbeits- und Gesundheitsschutz in ihrer Schule tragen.
- Die Schulen kennen einen Großteil ihrer Unfallbelastung nicht, da nach leichten Unfällen viele Eltern mit ihren Kindern nachmittags zum Arzt gehen, ohne die Schule zu informieren. Auf Grund der daraus resultierenden Unterschätzung von Risiken, aber auch auf Grund des hohen Anteils an Bagatellunfällen werden Sicherheit und Gesundheit in den Schulen häufig als Randthemen angesehen.

Es galt somit, den Schulleitungen und anderen Führungskräften der Schulen ihre Verantwortung zu verdeutlichen, Wege der Zusammenarbeit mit dem Sachkostenträger und dem Kultusministerium in Sachen Arbeits- und Gesundheitsschutz zu finden und die Themen Sicherheit und Gesundheit im Profil der Schule, in der Schulgemeinde (Kollegium, Eltern) und im Unterricht zu verankern (Kunz, 2002).

Analog zum betrieblichen Bereich wurde postuliert, dass eine gute Aufbau- und Ablauforganisation, klare Zuständigkeiten und Ziele sowie ein gemeinsames Selbstverständnis aller Beteiligter nicht nur den Arbeits- und Gesundheitsschutz verbessert, sondern auch die Qualität des Unterrichts. Eine „gute und gesunde Schule" hätte damit das Ziel, durch eine gute Organisation der Schule Unterrichtsqualität, Gesundheit und Sicherheit gleichermaßen zu gewährleisten.

Ähnlich der Erfahrung in Betrieben stellte sich hinsichtlich der präventiven Wirkung der Verbesserung der Organisation eine gewisse Ernüchterung ein. Ein formell gutes Niveau der Aufbau- und Ablauforganisation ist zwar eine wichtige Grundlage, sie führt aber nicht zwangsläufig zu gesünderen und sichereren Bildungseinrichtungen und zu sinkenden Unfallzahlen. Aus diesem Grunde wandte sich die Prävention in Bildungseinrichtungen Ende der neunziger Jahre verstärkt dem Thema Schulklima zu.

6 Schulklima

Weitgehend unabhängig vom baulich-technischen Zustand und der Trägerschaft gibt es hinsichtlich der Unfallbelastung beträchtliche Unterschiede zwischen benachbarten Schulen gleicher Schulform. Hoch unfallbelastete Schulen weisen Tausend-Mann-Quoten (Unfälle je 1000 Schüler) von teilweise mehr als 300 auf, gering belastete hingegen von unter 30.

Ein Teil der Unfälle – insbesondere die auf dem Pausenhof – hat einen Bezug zu Schlägereien, Raufereien und anderen Formen von Gewalt zwischen Kindern und Jugendlichen: Nach einer Untersuchung des ehemaligen Bundesverbandes der Unfallkassen (BUK, 1999) gehen auf Gewalttätigkeiten mehr als 10 % der Schulunfälle zurück. Hierbei gibt es zunächst große Unterschiede zwischen den Geschlechtern, den Altersgruppen sowie den Schulformen: Jungen im vorpubertären Alter sind besonders betroffen – gleiches gilt für Schüler in Haupt- und Sonderschulen. Aber auch zwischen Schulen gleicher Art gibt es große Unterschiede bezüglich der Gewalt unter Schülern.

Projekte, die das Miteinander der Schüler, ihr friedliches Zusammenleben im Schulalltag oder die Erweiterung ihrer individuellen Ressourcen fördern, führten in der Vergangenheit weitgehend unabhängig von ihrem Inhalt zu einer Verbesserung des Gesundheitsverhaltens und zu einem Abbau von Aggressionen. Dies erhärtete den Verdacht, dass ergänzend zur baulichen Ausstattung und zur Schulorganisation das Schulklima eine wichtige Rolle bei der Entstehung von Schulunfällen spielt. Die Studien von Vuille (o.J.), Jerusalem (o.J.) sowie Krone (Krone & Kunz, 2007) stützen diese These, da sich signifikante Zusammenhänge zwischen dem Schulklima einerseits und dem Gesundheitsverhalten der Kinder, der Zahl der Gewalttätigkeiten und der Unfallbelastung andererseits fanden.

Schulklima ist dabei kein klar definierter Begriff, sondern besteht aus mehreren Komponenten. Ein gutes Schulklima besteht insbesondere aus:

- Einer guten internen Kommunikation in der Schule,
- Angeboten zur Integration aller Kinder – auch über den Unterricht hinaus,
- einem integrativen pädagogischen Konzept,
- einer freundlichen Schulumgebung,
- Aktivitäten gegen Mobbing und Gewalt,
- Transparenz der Entscheidungen und der
- Mitbestimmung der Schulgemeinde.

Ein gutes Schulklima macht den Betroffenen die Anforderungen ihrer Umwelt verstehbar, fördert die individuellen Ressourcen und das Gefühl, dass (schulische) Anforderungen keine Belastung, sondern bewältigbare Herausforderungen sind, für die es lohnt, Energie einzusetzen (Hundeloh & Hess, 2001).

All diese Phänomene sind Arbeitspsychologen aus der betrieblichen Praxis als Bestandteile des Betriebsklimas bereits gut bekannt. Sie gilt es zu fördern. Übertragen auf Bildungseinrichtung bedeutet das, diese nicht nur als Lernraum, sondern als (von den der Schulgemeinschaft positiv bewerteten) Lebensraum zu verstehen und alle Prozesse auf dieses Ziel hin abzustimmen. Die Tendenz hin zur eigenverantwortlichen Schule und zur Ganztagsschule könnte diese Entwicklung fördern.

Somit wurden sowohl mit dem Ziel der Prävention arbeitsbedingter Gesundheitsgefahren bei Lehrkräften und Schülern als auch zur Prävention von Unfällen die „klassischen" arbeitspsychologischen Themen auch im Zusammenhang mit den Bildungseinrichtungen wieder diskutiert. In der Folge wurden dann so unterschiedliche Projekte wie der Aufbau von Schulsanitätsdiensten, die gemeinschaftliche Umgestaltung des Schulhofs, tägliche Sportstunde oder der „Einbau" spielerischer Bewegungsphasen zur Verbesserung der o.g. Faktoren auch von Arbeitspsychologen unterstützt oder initiiert. Damit sollten indirekt auch das Schulklima und die Unfallzahlen beeinflusst werden.

7 Umgebungsfaktoren

Versteht man Schulen als Lebensraum, an dem sich Schüler und Lehrkräfte den größten Teil des (wachen) Tages aufhalten, so sollte dieser Raum möglichst wenige störende Einflüsse besitzen. Auf die pädagogische Arbeit, die Konzentration und Aufmerksamkeit, aber auch auf die Kommunikation und Kooperation zwischen den Lehrkräften und Schülern und zwischen den Mitgliedern der Klasse oder Kindergartengruppe haben Umgebungseinflüsse wie Lärm oder eine hohe CO_2-Belastung einen nicht zu unterschätzenden Einfluss: Untersuchungen zeigen, dass in vielen Bildungseinrichtungen Minimalstandards hinsichtlich der Lärmdämmung und der Luftqualität nicht eingehalten werden und dies zu einer massiven Belastung der pädagogischen Arbeit führte. Es ist hier zu bedenken, dass gerade Schul- und Kindergartengebäude viele schallharte Oberflächen und entsprechend lange Nachhallzeiten besitzen. Aus diesem Grunde stellte die Minimierung dieser Einflüsse und die Verdeutlichung der Einwirkungen auf die pädagogische Arbeit einen Schwerpunkt der Präventionskonzepte insbesondere der letzten Jahre dar.

Zwar handelt es sich hier um ein Thema im Grenzbereich Arbeitspsychologie – Technik. Die Auswirkungen schlechter Umgebungseinflüsse liegen aber primär im psychischen Bereich und damit im beruflichen „Kernbereich" der Arbeitspsychologen.

8 Gesundheit von Lehrkräften und Erzieherinnen

Lag der Fokus der bisherigen Ausführungen bei der Sicherheit und Gesundheit der Kinder in Schulen und Kindertageseinrichtungen, so sollen in diesem Abschnitt die gesundheitlichen Belastungen und Beanspruchungen der Lehrkräfte und Erzieherinnen angesprochen werden. Mit Ausnahme von Belastungen der Muskel-Skelett-Apparats durch Heben von Kindern und Sitzen auf zu kleinem Mobiliar bei Erzieherinnen liegen die gesundheitlichen Belastungen der Pädagogen in Schulen und Kindertageseinrichtungen primär im psychischen Bereich. Phänomene wie Burnout bei Lehrkräften als eine der wichtigsten Ursachen für Frühpensionierungen, Mobbing durch Schüler, der Zwang zur Freundlichkeit gegenüber Eltern und Kindern – unabhängig von den wahren Emotionen – oder (glücklicherweise seltene) posttraumatische Belastungsstörungen nach schweren Gewalttätigkeiten sind Themen, die auch in anderen Zusammenhängen durch Arbeitspsychologen behandelt werden.

9 Ausblick

Richtet man einen Blick in die Zukunft, zeichnet sich bereits ein neuer Arbeitsschwerpunkt in der Präventionsarbeit in Bildungseinrichtungen ab: Bereits seit längerer Zeit ist bekannt, dass es innerhalb Deutschlands eine deutliche regionale Verteilung der Unfälle in Bildungseinrichtungen (Nord-Süd-Gefälle) gibt. Die Regionen mit hohen Unfallbelastungen in Schulen sind vielfach identisch mit denen mit sozialen Problemen, hoher Arbeitslosigkeit und anderen ungünstigen Faktoren.

Zu deren Ausprägung und ihrer Wirkung auf die Sicherheit und Gesundheit der Bildungseinrichtungen liegen noch wenige Erkenntnisse und Daten vor. Somit wird sich in den nächsten Jahren die Forschung diesem Thema zuwenden müssen, da es für die Prävention von Schulunfällen wichtig ist, zu wissen, welchen Anteil das soziale Umfeld der Schulen an der Entstehung der Unfälle hat, welche Präventionsmaßnahmen in welchem Umfeld besonders erfolgreich sind und welche bisher noch nicht berücksichtigten Maßnahmen zukünftig sinnvoll sind.

Ähnlich wie bei der Bewegungsförderung wird die Präventionsarbeit hier aber an Grenzen stoßen: Gesellschaftliche Entwicklungen wie die Bekämpfung von Bewegungsmangel oder möglicherweise von Arbeitslosigkeit, Armut und anderen sozialen Faktoren entziehen sich dem Einflussbereich sowohl der Bildungseinrichtungen als auch der Unfallversicherungsträger und können Präventionserfolge sogar konterkarieren. Die Institutionen können aber auf gefundene Zusammenhänge hinweisen und Handlungsempfehlungen für die Politik formulieren.

Inhalte der Prävention in Bildungseinrichtungen werden auch langfristig die oben genannten arbeitspsychologischen Themen Psychomotorik, Sicherheitsförderung, Risikowahrnehmung, Schulorganisation, Schulklima, Lehrergesundheit und Einwirkungen bleiben. Im Gegensatz zu den geschilderten früheren Phasen können diese aber nicht mehr isoliert voneinander gesehen werden, sondern als parallele Einflussfaktoren auf die Sicherheit und Gesundheit der Bildungseinrichtung, die bei der Beratung alle im Blick bleiben müssen. Auch das oben erwähnte soziale Umfeld der Einrichtungen gehört dazu.

Die Vielfalt der Faktoren erschwert auf der einen Seite die Arbeit der Berater, da ihre Ausprägung und Wechselwirkung vielfach noch nicht bekannt sind. Da sie aber gleichzeitig auch Teil eines Systems der Qualitätssicherung von Bildungseinrichtungen sind, kann es gelingen, die Ziele „Sicherheit" und „Gesundheit" als Teil einer Organisationsentwicklung zu verankern und damit auch in dem pädagogischen Auftrag Ansatzpunkte zu ihrer Erfüllung zu finden. Die Trends zur eigenverantwortlichen Schule, zu einem ausgeprägten Schulprofil im Wettbewerb mit anderen Schulen und zur Ganztagsbetreuung können hierbei als förderliche Faktoren angesehen werden.

Die beschriebene ganzheitliche Betrachtung der Bildungseinrichtungen hat Folgen für die Arbeitspsychologen, die diese Prozesse begleiten: Stärker noch als in Betrieben sind in der Prävention von Unfällen und arbeitsbedingten Gesundheitsgefahren in Bildungseinrichtungen (arbeits-) psychologische Themen relevant. Zum einen liegen dort die wichtigsten Belastungsfaktoren insbesondere für die Beschäftigten, zum anderen auch entscheidende Einflussfaktoren auf das Unfallgeschehen.

Die Prävention von Unfällen und Gesundheitsrisiken in Bildungseinrichtungen ist dabei im Vergleich zu der in Betrieben keineswegs einfacher. Sie erfordert vielmehr von den beratenden Arbeitspsychologen eine zusätzliche fachliche

Kompetenz in Themen wie der Entwicklungspsychologie, den Sportwissenschaften, der Psychomotorik und der Pädagogik, die über die Inhalte der klassischen Arbeits-, Betriebs- und Organisationspsychologie hinausgehen. Die Universitäten sollte diese Anforderungen zukünftig noch stärker als bisher in Forschung und Lehre berücksichtigen, um Absolventen optimal auch für dieses wichtige Praxisfeld zu qualifizieren.

Literatur

Bundesverband der Unfallkassen (1999). Hat die Gewalt an Schulen zugenommen? München: Bundesverband der Unfallkassen.

Dordel, S. & Kunz, T. (2005). Bewegung und Kinderunfälle (Expertise). München: Bundesverband der Unfallkassen.

Hübner, H. (1997a): Neuere Ergebnisse aus handlungsorientierten Analysen zu Schulsportunfällen – ein kurzer Überblick. In: Hübner, H.; Hundeloh, H. (Hrsg.): Zehn Jahre „Mehr Sicherheit im Schulsport". Erfahrungen und Erkenntnisse zum Unfallgeschehen im Schulsport des Landes Nordrhein-Westfalen. S. 52-72 Münster: GUVV Westfalen-Lippe.

Hundeloh, H. & Hess, B. (2001). Sicherheitsförderung – ein Baustein der Gesundheitsförderung in der Schule. München: Bundesverband der Unfallkassen.

Jerusalem, M. (ohne Jahr). Sicherheit und Gesundheit an Berliner Sekundarschulen – Ergebnisse der Ist-Analyse. Unveröffentlichtes Manuskript des Lehrstuhls für Pädagogische Psychologie und Gesundheitspsychologie der Humboldt-Universität Berlin.

Krone, A. & Kunz, T. (2007). Schulklima und Schülerunfälle. In: Bärenz, P., Anna-Marie Metz, A.-M. & Rothe H.-J. (Hrsg.). Psychologie der Arbeitssicherheit und Gesundheit – Arbeitsschutz, Gesundheit und Wirtschaftlichkeit 14. Workshop 2007. Kröning: Asanger.

Kunz, T. (1993a) Weniger Unfälle durch Bewegung. Schorndorf: Hofmann.

Kunz, T. (2002) Prävention in Schulen In: Bott, W., Diegelmann, E., Liese, G. & Will, J. Schullink Hessen Datenbank für Schulmanagement. Neuwied: Luchterhand

Vuille, J.C. (ohne Jahr). Schulklima und Gesundheit. www.bern.de/direktionen/BUI/download/NW_GST_Schulklima_und_Gesundheit.pdf am 19.11.2004

Über den Autor

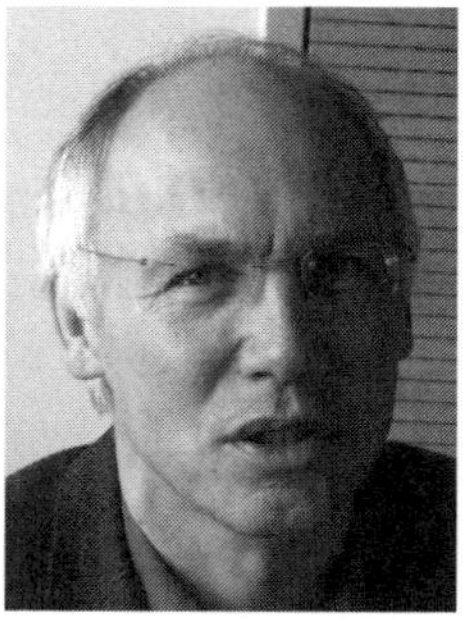

Dipl.-Psych. Dr. phil. nat. Torsten Kunz, geb. 1959

Nach einem Psychologiestudium in Frankfurt am Main in den Jahren 1980-85 war er seit 1986 zunächst als wissenschaftlicher Mitarbeiter bei einem kommunalen Unfallversicherungsträger (EUV Stadt Frankfurt) tätig. Zu seinen dortigen Aufgaben zählte u.a. die Konzeption, Durchführung und Evaluation von psychologischen und pädagogischen Angeboten des Arbeits- und Gesundheitsschutzes.

Im Rahmen seiner Dissertation konnte er 1990 den Zusammenhang zwischen Bewegungsmangel und Unfällen bei Kindern nachweisen und entsprechende Präventionskonzepte und -materialien für Kindergärten und Schulen entwickeln.

Die Untersuchung wurde 1991 als beste deutschsprachige wissenschaftliche Arbeit auf dem Gebiet der Prävention von Kinderunfällen ausgezeichnet und diente als Grundlage zahlreicher Konzepte zur Prävention von Unfällen in Schulen, Kindergärten und dem Straßenverkehr.

1995 übernahm er zunächst die Leitung der Präventionsabteilung der Eigenunfallversicherung der Stadt Frankfurt am Main.

1998 übernahm er dann die Leitung der Präventionsabteilung der neu geschaffenen Unfallkasse Hessen. Diese ist für die Verhütung von Unfällen, Berufskrankheiten und arbeitsbedingten Gesundheitsgefahren in alle Schulen, Kindergärten, Universitäten, kommunalen und staatlichen Einrichtungen sowie Freiwilligen Feuerwehren in Hessen zuständig und betreut ca. 2 Millionen Versicherte.

Von ihm liegen über 130 Publikationen zu unterschiedlichen Themen der Prävention von Unfällen und arbeitsbedingten Gesundheitsgefahren vor.

Zudem ist er Mitglied zahlreicher bundesweiter und internationaler Gremien zu verschiedenen Themen der Prävention von Unfällen und Gesundheitsgefahren.

Boris Ludborzs
Berufsgenossenschaft der chemischen Industrie, Heidelberg

Psychologische Analyse, Intervention und Gestaltung – Aufgabe für Fachpsychologen oder Spielwiese für Laien?

1 Vorbemerkungen

Die Aufgabenstellung eines Psychologen in einer Berufsgenossenschaft ist sehr vielfältig. Das Tätigkeitsspektrum begründet sich auf der Vorgabe im Sozialgesetzbuch, „mit allen geeigneten Mitteln" Prävention zu betreiben. Theoretisch ist damit fast alles möglich, von Printmedien über Öffentlichkeitskampagnen bis zu allen Spielarten digitaler Multimedia-Produkte, von Vorträgen, Seminaren, Problemlöseworkshops bis hin zum Coaching, vom Lobbyismus in Gremien bis hin zur Mitarbeit am Vorschriftenwerk. Praktisch gibt es natürlich programmatische Zielsetzungen aus der eigenen Organisation und natürliche Begrenzungen, aber diese Diskrepanz ist nicht Thema dieses Beitrages.

Ich wähle für meinen Beitrag eine Fragestellung aus, die mich mehr oder weniger in meinem gesamten Berufsleben beschäftigt hat: Wie gelingt es erfolgreich, die sicherheits- und gesundheitspsychologische Kompetenz von Fachpsychologen in den Betrieb zu transferieren, um sie vor Ort an den Arbeitsplätzen positiv wirksam werden zu lassen? Kann es gelingen, professionelle psychologische Analyse-, Interventions- und Gestaltungsmethoden in so einfache Formen von Instrumenten oder Handlungsanleitungen zu bringen und/oder diese so gut in der machbaren berufsgenossenschaftlichen Aus-, Fort- und Weiterbildung zu vermitteln, dass nichtpsychologische Führungskräfte oder Sicherheitsfachkräfte eigenständig und erfolgreich damit umgehen können? Oder sind diese bei allem Bemühen zur Verbesserung ihrer Kompetenz sehr schnell überfordert und müssen scheitern?

2 Ein Blick zurück

2.1 Prägende Erfahrungen aus der Zeit vor 1982

Die folgenden Erfahrungen stammen aus meiner beruflichen Zeit vor der Tätigkeit bei der BG Chemie, also vor 1982. Sie haben mich geprägt und sind deshalb für mich bis heute die Basis für meine fachliche Positionierung und mein berufliches Handeln.

Objektiv oder subjektiv?

Im Jahre 1970 arbeitete ich als Chemielaborant in der BASF AG in Ludwigshafen in einem der Produktion angeschlossenen Qualitätslabor. Die vielfältigen Zwischen- und Endprodukte mussten laufend analysiert werden. Wir arbeiteten im Gruppenakkord, maximal 125 % des Grundlohnes waren möglich. Durch viele technische „Abkürzungen" und die Vertrautheit mit den Produktionsprozessen kamen wir Monat für Monat nahe an die 125 %. Das rief dann wohl die REFA-Studien-Abteilung der BASF auf den Plan. Tagelang standen REFA-Fachleute hinter uns und dokumentierten und maßen die Zeit jedes einzelnen Arbeitsvorganges. Wir arbeiteten natürlich jetzt ohne Abkürzungen exakt entlang der Verfahrensvorschriften, machten also „Dienst nach Vorschrift".

Ein Ergebnis hat sich tief in mein Gedächtnis eingeprägt: Mein Kollege erhielt als Ergebnis einen Zeitgrad von 105, ich selbst von 95, obwohl wir die gleichen Analysen machten, die gleiche Qualifikation hatten und exakt nach den gleichen Vorschriften arbeiteten. Ich erhielt einen bleibenden Eindruck vom Subjektiven im Objektiven einer Tätigkeitsanalyse und begann mich intensiver mit Arbeitsanalysen zu befassen. Damals schrieb ich dieses Ergebnis dem REFA-Spezialisten zu, indem ich davon ausging, dass er mich weniger sympathisch fand als meinen Kollegen. Erst später in der systematischen Befassung mit leistungsbezogenen Analyseverfahren wie REFA und planungsbezogenen Verfahren wie MTM (Methods-Time-Measurement) habe ich erfahren, dass diese Zeit- und Leistungsgradschätzungen in der Tat der methodisch umstrittenste Teil dieser Instrumente waren.

Qualität und Stellenwert einer Befragung

Zu meiner Studienzeit gab es an der psychologischen Fakultät der Universität Mannheim eines der besten Lehrangebote in Statistik und Methodenlehre in Deutschland. Abschluss meines Studiums war eine empirische Diplomarbeit, in der ein Fragebogen erarbeitet und die Ergebnisse item- und faktorenanalytisch ausgewertet wurden. Nur sechs der methodisch einwandfreien und aussagefähigen Fragen gingen in die Erarbeitung eines umfassenderen Fragebogens ein, der wiederum item- und faktorenanalytisch getestet wurde, bis er schließlich in einer größeren Felduntersuchung auch wirklich verwendet wurde.

Das war viel Aufwand, aber es ist seit Jahrzehnten bekannt, welch enormer Einfluss durch Gestaltung von Fragebögen und die Auswahl und Formulierung der Fragen auf das Ergebnis genommen wird. Und doch berufen sich Entscheidungsträger heute auf Befragungen, die methodisch so miserabel sind, dass ich damit zu meiner Studienzeit kaum einen Seminarschein erhalten hätte. Ich beziehe mich nicht nur auf methodisch fragwürdiges Abfragen von „Befindlichkeiten", mit denen man psychische Belastung am Arbeitsplatz nachweisen will, sondern auch auf die Befragungen im Rahmen von Evaluationen. So wichtig es ist, dass unser Wirken in der Prävention evaluiert wird, so wenig können jedoch solche methodisch unzureichenden schriftlichen oder mündlichen Befragungen, wie man sie zunehmend findet, etwas dazu beitragen. Sie vergiften nur die Kooperationskultur zwischen den Akteuren im Arbeitsschutz.

Der partizipative Einbezug der Beschäftigten in Arbeitsanalysen und Gefährdungsbeurteilungen ist wichtig und zwingend notwendig. Dazu bekenne ich mich uneingeschränkt. Aber ein vorgetragenes Analyseergebnis zur qualitativen und quantitativen Ausprägung von psychischer Belastung an einzelnen Arbeitsplätzen, das nur auf Befragungen aufbaut, ist unseriös.

Die erfolgreiche Anwendung psychologischer Methoden setzt ein hohes Maß an Kompetenz bezüglich der Technik und Organisation der zu analysierenden Arbeitstätigkeiten voraus

Während meiner Forschungstätigkeit an der Hochschule von 1978 bis 1982 war ich sogenannter Projektgeschäftsführer in einem Forschungsprojekt im Rahmen des Regierungsprogramms zur Humanisierung des Arbeitslebens (HdA). Der Rückgang von körperlicher Arbeit und die Zunahme von mentalen Anforderungen, also psychischer Belastung und Beanspruchung, war schon damals eine vieldiskutierte Problemstellung. Es sollte deshalb ein Verfahren zur Identifizierung und Analyse mentaler Belastung und Beanspruchung entwickelt werden. Im Mittelpunkt standen Dokumentenanalysen und darauf aufbauend sogenannte Beobachtungsinterviews. Es waren aufeinander bezogene Beobachtungsverfahren und Interviewleitfäden. Es galt der Grundsatz, der heute noch für alle Audit-Methoden gilt: Hinterfrage das, was du siehst, und sieh dir das an, was du berichtet bekommst. An mehreren hundert Arbeitsplätzen in einer repräsentativen Zahl von Betrieben der gewerblichen Wirtschaft sollte ein erstes und dann überarbeitetes Analysevorgehen getestet werden.

Es wurden mehr als ein Dutzend studentische Hilfskräfte angeheuert, tagelang eingewiesen und wochenlang begleitend zu den Analysen „on the job" trainiert. Das Ergebnis war, zurückhaltend formuliert, sehr ernüchternd. Die notwendige Beobachterübereinstimmung ist letztlich dadurch zustande gekommen, dass die stark voneinander abweichenden Ergebnisse nach den Analysen im Hotel so lange diskutiert wurden, bis alle einer Meinung waren. Die überwiegend mit der Arbeitswelt nicht vertrauten Studenten ließen sich staunend von den vordergründig sich bewegenden und blinkenden Bestandteilen der Tätigkeit einfangen und hinterfragten sie nicht. Fließbandarbeitsplätze, bei denen jeder Handgriff im Detail vorgeschrieben war, und Leitwartentätigkeiten bei denen ausschließlich überwacht werden musste und kein einziger Eingriff möglich war, wurden als anspruchsvolle Arbeitsaufgaben mit Handlungsspielraum bewertet. Gleichzeitig hatten die meisten Studenten eine politisch akzentuierte Auffassung von dem, was sie als Arbeit betrachteten, und hinterfragten das für sie Beobachtbare in direktiver, tendenzieller Weise.

Ich hatte den Eindruck, als ob junge Menschen ohne Führerschein und ohne bisherige Gelegenheit, lange Strecken Beifahrer in Fahrzeugen zu sein, in verschiedenen LKWs sitzen und anhand der technischen Möglichkeiten beurteilen sollen, welche psychische Belastung und Beanspruchung täglich acht und mehr Stunden Fahr-, Be- und Entladetätigkeit bedeuten und wie man diese Arbeitsbedingungen verbessern könnte, ohne dass der Motor angelassen wird

Die psychologische Analyse von Arbeitstätigkeiten in technischer Arbeitsumwelt und vor allem die anschließende Ableitung von konkreten Maßnahmen fußt auf zwei gleichgewichtigen Eingangsgrößen, zum einen der psychologischen und zum anderen der technischen und organisatorischen Kompetenz und Erfahrung. Ein ausreichend technisch qualifizierter Psychologe kann auch aus technischen und organisatorischen Bedingungen, sogar ohne arbeitende Menschen vor sich zu haben, sehr wichtige Ergebnisse ableiten. Es gibt in jedem Betrieb eine in Bezug auf psychologische Größen sehr aussagefähige Art Pathologie der etablierten Technik und Organisation, also nicht nur eine Körpersprache im Verhalten der Beschäftigten, sondern auch eine psychologische Situationssprache.

Die Analyse und maßgeschneiderte Ableitung von Maßnahmen ist ein äußerst komplexes Geschehen. Ein Psychologe, der sich nicht berufsbegleitend sein Arbeitsleben lang auch technisch und organisationsbezogen qualifiziert, wird in einer technischen Arbeitsumwelt nicht sehr erfolgreich in der Analyse von Defiziten und Umsetzung von Verbesserungsmaßnahmen sein.

Eklektizismus als Methode der Wahl für die praktische Arbeit.

Als ich 1978 nach fünf Jahren Industrietätigkeit und zwei Jahren wissenschaftlicher Hilfstätigkeit in einem anderen Forschungsprojekt aus dem Regierungsprogramm „Humanisierung des Arbeitslebens“ mit frisch erworbenem Psychologie-Diplom im schon beschriebenen Forschungsprojekt zu arbeiten begann, wollte ich leidenschaftlich gerne angewandte Forschung zum Wohle der Arbeitenden leisten. Zu meiner Überraschung fand ich mich in einem für mein Empfinden destruktiven Krieg der arbeitswissenschaftlichen Schulen wieder.

Es gab die Berliner Schule, die „objektive", und die Züricher Schule, die „subjektive“ Arbeitsanalyseverfahren als Mittel der Wahl propagierten und entwickelten. Es gab die Darmstädter, die Dortmunder, die Münchner, die Dresdner und einige weitere Schulen. Ich hatte damals ein Bild vor mir, als ob diese

Schulen jeweils mit einem Fischkutter durchs Meer der vorhandenen Arbeitsplätze fuhren, jede mit unterschiedlichen Schleppnetzen, und nur das abfischten, was zu ihrer Theorie passte, dann im gemeinsamen Hafen (einem Kongress zum Beispiel) landeten und mit viel Geschrei die jeweils gemachte Beute anpriesen. Jeder behauptete, dass seine Fische die einzig Wirksamen und Gesundmachenden seien, während ich die Überzeugung entwickelte, dass alle diese jeweils wertvollen Fische zusammen in Form einer Marseiller Fischsuppe am ehesten das richtige Rezept seien. Diese Sicht der Dinge war einer der wesentlichsten Gründe, warum ich in der sogenannten „Scientific Community" scheiterte und meine Tätigkeit bei der BG Chemie begann.

Damals konnte ich ja nicht wissen, dass es dann in späteren Jahren bei Seminaren für die Praxis ähnlich wie in der Politik zuging, wo sich Politiker verschiedener Parteien im Bundestag öffentlichkeitswirksam heftig streiten und dann gemeinsam als Freunde ein Bier trinken gehen. Das habe ich erst viel später in meiner berufsgenossenschaftlichen Arbeit erfahren, als ich im Rahmen der Beratung eines Mitgliedsbetriebes zusammen mit zwei Betriebsräten an einem mehrtägigen Gewerkschaftsseminar teilnahm, in dem es um die Analyse von psychischer Belastung und Beanspruchung und die Ableitung von Maßnahmen im Rahmen der gesetzlich erforderlichen Gefährdungsbeurteilung ging. Exponierte Vertreter der Berliner Schule, die früher leidenschaftlich und diffamierend die „konservativen" Methoden der arbeitswissenschaftlichen Darmstädter Schule kritisierten und ablehnten, lehrten, natürlich unter dem Dach ihrer eigenen Schule, genau diese früher verschmähten Methoden. Abgesehen davon, dass diese Referenten den überforderten Betriebsräten anstelle von praxisbezogenen Methoden der Gefährdungsbeurteilung Methoden der Konzeptionierung von Forschungsprojekten andienten, war der angebotene Methoden-Mix von miteinander verschränkten Vorgehensweisen zur Verhaltens- und Verhältnisprävention durchaus in Ordnung.

Als Reaktion auf diese Erfahrungen bin ich die mehr als 26 Jahre meiner Tätigkeit bei der BG Chemie, um beim obigen Bild zu bleiben, selbst mit einem Netz ausgefahren, aber dieses Mal durch das Meer der wissenschaftlichen Schulen und Forschungsprojekte, und habe mir das herausgefischt, was mir zur praxisbezogenen Präventionsarbeit brauchbar erschien.

Bereits seit der Antike wurde von den Vertretern der konkurrierenden philosophischen Schulen in abwertender Weise eine solche Vorgehensweise, aus Versatzstücken unterschiedlicher Systeme, Philosophien und Schulen eine neue Einheit zu bilden, als Eklektizismus bezeichnet. Insofern bin ich wie viele meiner Kolleginnen und Kollegen aus der Praxis einerseits sehr an allen Forschungsergebnissen, auch den historischen, die heute wieder entdeckt werden, interessiert, aber andererseits bekennender Eklektiker.

Für mich sind deshalb die Veranstaltungen der Workshop-Reihe „Psychologie der Arbeitssicherheit und Gesundheit“ nicht zuletzt auch deshalb sehr gewinnbringend, weil dort das Spannungsfeld zwischen den Vertretern der reinen Lehre und uns praxisorientierten Eklektikern konstruktiv aufgearbeitet werden kann oder zumindest könnte.

2.2 Die „Altzeit“: Tätigkeit in der BG Chemie von 1982 bis 1988

Ich bewarb mich auf eine Stellenausschreibung der BG Chemie, in der Chemiker, Ingenieure und Psychologen als Dozenten gesucht wurden. Dieses interdisziplinäre Team sollte verantwortlich für die Reform der Aus- und Fortbildung und das Betreiben einer neuen, im Bau befindlichen Ausbildungsstätte sein. Ich wurde zweieinhalb Jahre vor der Fertigstellung der Ausbildungsstätte eingestellt, um die Ausbildung zum Technischen Aufsichtsbeamten zu absolvieren, allerdings ohne formalem Abschluss, weil ich kein technisches Hochschulstudium vorweisen konnte.

Unter anderem begleitete ich wochenlang Technische Aufsichtsbeamte bei ihrer Betriebsbetreuung und brachte meine psychologische Kompetenz in die Beratungen ein. Ab dann hatte ich unter den technischen Kollegen eine kleinere Gruppe, die die Zusammenarbeit künftig mit mir suchte, und eine größere, die die Zusammenarbeit mied. Das hatte wenig damit zu tun, welche Bedeutung der Psychologie im Arbeitsschutz beigemessen wurde. Die Ursachen lagen im wesentlichen im unterschiedlichen Ausmaß von Selbstsicherheit und Interaktions- und Kommunikationskompetenz. Die für den jeweiligen Betrieb zuständigen Technischen Aufsichtsbeamten fühlten sich mehr oder weniger durch mich, den psychologischen Kollegen aus der „Zentrale", im Umgang mit den betrieblichen Entscheidungsträgern unterminiert und verunsichert.

Außer ab und zu in Forschungsprojekten gibt es ja kaum Situationen in der Arbeitswelt, in denen betriebliche Analysen, Beratungen oder Interventionen gemeinsam durch einen Ingenieur und Psychologen stattfinden. Vom Psychologen ist Achtsamkeit in zwei Richtungen gefordert, zum betrieblichen Entscheidungsträger und zum beratenden Technikerkollegen. Natürlich gelten auch hier die pädagogischen Erkenntnisse: Der interdisziplinäre Beratungserfolg ist in hohem Maße abhängig vom gezeigten Modellverhalten.

In Bezug auf psychologische Prävention war die BG Chemie eine Wüste. Wenn überhaupt, dann wurden nur psychologische Vorträge überwiegend von Ingenieuren, Chemikern und Physikern gehalten. Von der intensiven Diskussion über die Ergebnisse der Forschungsprojekte zur Humanisierung des Arbeitslebens war nichts zu spüren, es gab keinerlei Literatur, niemand diskutierte darüber. Auf der anderen Seite hatte ich einen enormen Freiraum für den Aufbau einer angemessenen pädagogischen Organisation einschließlich eines Fachbereiches „Psychologie, Ergonomie und Straßenverkehrssicherheit".

Wie schon beschrieben sammelte ich weiterhin an allen Universitäten Forschungsergebnisse und Methoden, von denen ich glaubte, sie für die Praxis umarbeiten und ggf. neu kombinieren zu können. Ansonsten bekam jeder Psychologe, der glaubte, praxisbezogene Seminare und Trainings anbieten zu können, in der Ausbildungsstätte in Maikammer die entsprechenden, großzügigen Möglichkeiten, dies zu beweisen.

Mit dreien, die das hervorragend konnten, fühle ich mich bis heute, also seit gut 25 Jahren, eng verbunden. Als erstes Friedhelm Nachreiner (Seite 173), in Bezug auf industrielle Prozesstechnik hervorragend bewandert und ideal für die Zielgruppen der Führungskräfte und vor allem auch der Planungs- und Konstruktionsingenieure. Das hatten wir damals tatsächlich schon: dreitägige Seminare „Psychologie für Planungs- und Konstruktionsingenieure". Als nächstes Klaus Schubert, vor seinem Studium im ersten Bildungsweg Handwerker, früher Mitarbeiter von Professor Burkardt und später freiberuflich tätig (Seite 297), bestens geeignet für die Zielgruppen der Führungskräfte, insbesondere aber der Sicherheitsfachkräfte. Und dann war da Gerd Wenninger, der besonders gut mit der mittleren Führungsebene und den Sicherheitsbeauftragten umgehen konnte und ohne dessen Engagement als Verleger dieses Buch nicht zustande gekommen wäre. Er hatte auch 1991 ein sehr anschauliches Büchlein „Arbeitssicherheit und Gesundheit: Psychologisches Grundwissen für betriebliche Sicherheitsexperten und Führungskräfte" geschrieben, das ich bei Interesse an sicherheitspsychologischen Fragen am häufigsten zur Vertiefung der Seminare empfohlen hatte.

Durch den Aufbau eines Netzwerkes mit den Universitäten hatte ich das Glück, einer der zwanzig Referenten des 1. Workshops Psychologie der Arbeitssicherheit 1984 in München sein zu dürfen, und zwar mit dem Thema „Praxisbezogene Umsetzung sicherheitspsychologischer Erkenntnisse am Beispiel der berufsgenossenschaftlichen Aus- und Fortbildung". (Alle Workshopberichte sind im Anhang dieses Bandes zitiert). Als dort Carl Graf Hoyos und Gerd Wenninger in der Einleitung zum Workshop prägnant formulierten: „Im Mittelpunkt des Workshops stand somit die Frage, welche Erkenntnisse der Psychologie auf die Probleme der praktischen Sicherheitsarbeit anwendbar sind. Und: Wo liegen Grenzen und Schwierigkeiten bei der Weitergabe psychologischen Wissens? (Seite 2)" wusste ich natürlich nicht, mit welcher Intensität mich diese Frage weitere 25 Jahre bis heute verfolgen würde.

Von Führungskräften der BG Chemie wurde ich in diesen ersten Jahren immer wieder Dritten gegenüber so oder ähnlich wohlwollend vorgestellt: „Ich darf Ihnen hiermit unseren Psychologen vorstellen. Aber bitte erschrecken Sie nicht, denn er ist über den ersten Bildungsweg als Chemielaborant in der chemischen

Industrie groß geworden". Trotzdem half dieser Stallgeruch auch nicht viel weiter. Ich wurde zwar nicht belächelt, wie manch anderer Psychologe, der von Technik keine Ahnung hatte, musste mich aber trotzdem in einem technikzentrierten Umfeld von Misstrauen und kritischer Distanz bewegen.

Nach fünf Jahren Aufbauarbeit wechselte ich in die Hauptverwaltung der BG Chemie nach Heidelberg. Sabine Schreiber-Costa (Seite 284) und Helmut Nold (Seite 205) berichten in diesem Band, wie es im Ausbildungsbereich der BG Chemie weiterging.

2.3 Die „Zwischenzeit“: Tätigkeit in der BG Chemie von 1988 bis 1996

Nach dem Wechsel von der Ausbildungsstätte in die Hauptverwaltung war ich an sehr vielen verschiedenen Projekten beteiligt, u.a. hatte ich mich auch an der Ausrichtung von zwei Workshops der Reihe „Psychologie der Arbeitssicherheit“ beteiligt (1988 und 1995). Im wesentlichen war ich jedoch in den unterschiedlichsten betrieblichen Beratungsprojekten in Mitgliedsbetrieben engagiert. Im folgenden konzentriere ich mich allein auf ausgewählte Aktivitäten, die im Zentrum meines Beitrages stehen.

Die Früchte dieser engagierten Beratungstätigkeit konnte ich Anfang 1994 ernten. Es wurde eine interdisziplinäre Konzeption von Fachreferaten etabliert und dem Technischen Aufsichtsdienst organisatorisch zur Seite gestellt, darunter auch ein Fachreferat „Arbeitspsychologie". Während der in der Anfangszeit von mir, jetzt von Helmut Nold, geleitete Fachbereich Psychologie sich um die Seminarteilnehmer in unseren Ausbildungsstätten zu kümmern hatte, sollte ich ein psychologisches Dienstleistungsangebot für die Betriebe aufbauen. Ich sollte in die Betriebe gehen und dort psychologisch und gemeinsam mit den anderen Fachreferaten oder den Technischen Aufsichtsbeamten auch interdisziplinär wirken. Es ging also nicht mehr darum, multimedial an Entscheidungsträger und Multiplikatoren zu vermitteln, was zu tun ist, sondern mich mittels Mediations- und Organisationsentwicklungs-Methoden in die betrieblichen Aktivitäten vor Ort einzubringen. Aus Platzgründen gehe ich nicht weiter darauf ein, was ich unter Organisationsentwicklung verstehe. Hier möchte ich auf den Beitrag von Lutz Packebusch in diesem Band verweisen (Seite 214), mit dessen Inhalt ich mich weitgehend identifizieren kann.

Eine Einschränkung besteht bis heute: Es sollte lediglich eine Anschubberatung durchgeführt werden. Nach dem Prinzip „Hilfe zur Selbsthilfe“ sollten die Akteure in den Firmen in die Lage versetzt werden, diese Methoden auch in anderen Bereichen eigenständig, nur durch Supervision begleitet, weiterführen zu können.

Die erfolgreichste Methode, die ich in dieser Zeit entwickelte, war ein spezieller Problemlöse-Workshop, den ich im folgenden in der kürzestmöglichen Form skizziere. Denn es geht mir nicht darum, wie er im Einzelnen abläuft, sondern nur darum, ob Techniker mit zeitgemäßen pädagogischen Methoden in Seminaren dazu qualifiziert werden können, diesen eigenständig durchführen können.

Benötigt werden an Zeit: Eine gute Stunde zum Briefing des leitenden Managements, zwei halbe Tage (nachmittags und am nächsten Tag vormittags), und ein halbes Jahr später einen halben Tag für die identisch zusammengesetzte Gruppe zu einem Follow up. Der Ablauf:

Nachmittag des 1. Tages:

- Ein Mitglied der Geschäftsleitung oder des Vorstandes gibt den Auftrag, die wichtigsten Probleme aus dem Bereich Arbeitssicherheit und Gesundheit zu identifizieren und Lösungsvorschläge zur Abhilfe oder Verbesserung zu machen und verlässt dann den Raum
- Mit der bekannten Metaplan-Technik werden im Plenum Defizite gesammelt und gruppiert. Eine Besonderheit besteht darin, dass für die Kärtchen drei verschiedene Farben verwendet werden müssen, eine für technische, eine für organisatorische und eine für verhaltensbezogene Problemnennungen.
- Die Problemcluster werden durch Punkten nach Wichtigkeit geordnet.
- Besonderheit: Wenn ein Cluster farblich einseitig ist, wird im Plenum nachgearbeitet, indem geprüft wird, ob nicht auch Karten anderer Farbe dabei sein müssten. Wenn also in einem Problemcluster nur rote Karten für Verhaltensprobleme zu finden sind, muss nach gelben für organisatorische und blauen für technische Probleme gesucht werden.
- Danach werden die Tafeln mit jeweils einem der wichtigsten Problemcluster in die Gruppenräume gebracht. In den Gruppen müssen jeweils drei vorgegebene Folien erstellt werden:
    1. Wo sind wir gut? Was hat sich bewährt? Wo sind unsere Stärken?
    2. Wo sind Potentiale zur Verbesserung?
    3. Wenn wir Mitglied der Geschäftsleitung wären: Was ganz konkret würden wir in welcher konkreten Weise konkret wie verändern?

  Sowohl der Technische Aufsichtsbeamte wie auch der Psychologe können jederzeit von den Gruppen zur Problemlösung hinzugezogen werden.
- Am Abend sollte von der Firma in Anwesenheit der Geschäftsleitung ein gemeinsamer Abend organisiert werden.

Vormittag des 2. Tages:

- Nacheinander werden von den Gruppensprechern die Folien der anwesenden Geschäftsleitung vorgestellt und ggf. vom Plenum ergänzt. Das Mitglied der Geschäftsleitung muss dann dazu Stellung nehmen und soweit möglich erste Entscheidungen zur Veränderung treffen.

Die organisatorischen Voraussetzungen, zu denen sich die Betriebsleitung vorher verpflichten muss, sind:

- Der Psychologe leitet den Workshop und praktiziert Mediationstechniken.

- Es ist ihm vorbehalten, geeignete Vorschläge der Teilnehmer in psychologischen Prinzipien zu reformulieren oder kleine generalisierende psychologische Anmerkungen zur Untermauerung der Vorschläge zu machen, allerdings nur verteilt und in kleinsten Dosierungen.
- Die Vorschläge werden möglichst von im Qualitätswesen kompetenten Mitarbeitern in To-Do-Listen terminiert und dokumentiert.
- Nach etwa einem halben Jahr findet sich die gleiche Gruppe erneut zusammen und geht die Folien und To-Do-Listen ein zweites Mal durch, um zu prüfen, ob die Lösungen gegriffen haben, und ggf. modifizierte Maßnahmen vorzuschlagen.
- Es ist zwingend erforderlich, dass der zuständige Technische Aufsichtsbeamte die gesamte Zeit über anwesend ist und sein technisches Problemlösepotential einbringt. Denn wenn ich als Psychologe nicht auf falsche oder unsichere technische Ausführungen reagiere, drohen mir Haftungskonsequenzen.

Diese Methode habe ich in einer Vielzahl von Fällen erfolgreich durchgeführt. Das Aufwand-Nutzen-Verhältnis kann positiv bilanziert werden. Die Technischen Aufsichtsbeamten haben gerne mitgemacht, weil sie in den üblichen Betriebsbesichtigungen kaum so weitreichende Möglichkeiten der Information und Beratung finden können.

Ich bin sicher, dass sich ein solches Vorgehen sehr viel mehr lohnt als vom Schreibtisch aus die 19. Hochglanzbroschüre zum Thema psychische Belastung zu schreiben.

Ich glaube, dass ich nicht weiter begründen muss, dass diese Methode kaum aus dem Stande heraus von einem Techniker allein leistbar ist und auch zwingend eine eingespielte Weise der interdisziplinären Zusammenarbeit von Techniker und Psychologe erfordert. Mit Anschubberatung und Hilfe zur Selbsthilfe kommt man da nicht sehr weit.

2.4 Die „Neuzeit“: Tätigkeit in der BG Chemie von 1996 bis 2004

Im Jahr 1996 veränderten sich die Arbeitsbedingungen der Psychologen gravierend. So wurde das Unfallversicherungs-Einordnungsgesetz (UVEG) verabschiedet. Ein wesentlicher Unterschied zur Rechtslage davor war die Erweiterung des Präventionsauftrages. Es sollten nicht mehr nur mit allen geeigneten Mitteln Arbeitsunfälle und Berufskrankheiten verhütet werden, sondern auch arbeitsbedingte Gesundheitsgefahren. Aber der Entschädigungsauftrag wurde nicht übernommen: Bei arbeitsbedingter Erkrankung bekommt der Versicherte von der Unfallversicherung keine Leistungen, hierfür sind die Krankenkassen zuständig. Dies führte zu intensiven Diskussionen, die die Arbeitgeberverbände befürchten ließen, dass mit Hilfe von Fachpsychologen von den Krankenkassen und Gewerkschaften erreicht werden könnte, dass eine justitiable Kausalität von psychischer Belastung über psychische Fehlbeanspruchung zu negativen Konsequenzen, nämlich arbeitsbedingten Krankheiten hergestellt werden könnte und in Folge die Berufsgenossenschaften diese auch entschädigen müssten. Während bisher die Arbeitgeber pauschal den halben Krankenkassenbeitrag zahlen müssen, würden dann deutliche Beitragsteigerungen der Berufsgenossenschaften zu erwarten sein. Diese Erhöhung wäre weder pauschal noch hälftig, da im Rahmen der Unfallversicherung Arbeitnehmer keinen Versicherungsbeitrag zahlen müssen, sondern alle Kosten von den Arbeitgebern im Umlageverfahren zu erbringen sind. Die Befürworter einer Erweiterung des Entschädigungsverfahrens argumentierten, dass nur so Erfolge in der Prävention zu erwarten wären. Prävention würde von Arbeitgeberseite nur dann nachhaltig verbessert werden, wenn damit finanzielle Konsequenzen bzw. finanzielle Einsparmöglichkeiten verbunden sind.

Vorbehalte und Abwehrhaltung gegenüber Psychologen und psychologischer Fachkunde verschärften sich und vergifteten das Kooperationsklima nachhaltig durch die politischen Diskussionen und Prozesse um das diesbezügliche Mitbestimmungsrecht im Zusammenhang mit der ebenfalls im Jahr 1996 gesetzlich eingeführten Gefährdungsbeurteilung im Rahmen des Arbeitsschutzgesetzes. Von einem Teil der Psychologen, zu denen ich gehöre, wird argumentiert, dass die psychologischen Fragestellungen im Rahmen einer Gefährdungsbeurteilung eine komplexe und schwierige Aufgabe darstellen. Techniker und auch Arbeitsmediziner seien als psychologische Laien überfordert. Deshalb müssten Fachpsychologen in geeigneter Weise einbezogen werden, wobei der gesetzlich vorgegebene weite Gestaltungsspielraum in der methodischen Vorgehensweise dies ohne weiteres ermögliche.

Von Arbeitgeberseite wird in einer Broschüre der Bundesvereinigung der Deutschen Arbeitgeberverbände „Position der Arbeitgeber zur Bedeutung psychischer Belastungen bei der Arbeit" dagegen gesetzt: „Der Arbeitgeber ist Adressat des Arbeitsschutzgesetzes. Er muss also die Gefährdungsbeurteilung auch in den Einzelfällen, in denen psychische Fehlbelastungen im Rahmen der Gefährdungsbeurteilungen zu erfassen sind, eigenständig ohne externe Hilfe durchführen können. Nur die Kenntnisse der Betriebsparteien über die betrieblichen Verhältnisse erlauben eine praxisgerechte Herangehensweise. Eine Forderung nach Durchführung der Gefährdungsbeurteilung in diesem Bereich durch Experten mit psychologischer Expertise ist deshalb weder gerechtfertigt noch Ziel führend".

Tatsache ist allerdings, dass von vielen Arbeitsschutzakteuren die mangelhafte Einbeziehung von psychischer Belastung und Beanspruchung in die Gefährdungsbeurteilung und der sehr niedrige Umsetzungsgrad beklagt werden. Für sie stellt sich nur die Frage, ob dies wegen der Überforderung der psychologischen Laien vor Ort so ist, oder weil die Arbeitgeber sich zwar allerorten über zu viel Stress und „psychische Fehlbelastungen" beklagen, aber im Grunde genommen im Sinne des Bonmots „Wasch mich, aber mach mich bitte nicht nass“ nicht an nachhaltigen Aktivitäten zur Durchführung fachpsychologisch angemessener Gefährdungsbeurteilungen interessiert sind.

Ausführlicher habe ich diese Thematik in dem Beitrag „Tätigkeit von Sicherheits- und Gesundheitspsychologen in der Unfallversicherung“ im Rahmen des 15. Workshops beschrieben.

3 Die Gegenwart: Tätigkeit in der BG Chemie von 2004 bis 2008

Der Zeitraum ab 2004 wurde recht willkürlich gewählt. Mir ist im Jahr 2004 das erste Mal aufgefallen, dass zunehmend mehr professionelle psychologische Methoden publiziert und kommuniziert werden. Für betriebliche nichtpsychologische Akteure und Verantwortliche liegt es nahe, dass sie versuchen, diese Methoden umzusetzen. Es handelt sich meistens um betriebliche Projekte, die in der Literatur unter der Überschrift „Behavioral Based Programs“ oder „Verhaltensbasierte Sicherheitsprogramme“ eingeordnet werden. Damit sind sehr unterschiedliche Umsetzungen von professionellen psychologischen Konzepten zur Risikowahrnehmung, Gewohnheitsbildung und Verhaltensmodifikation gemeint, in deren Mittelpunkt aber immer systematische gegenseitige Verhaltensbeobachtungen von sicherem und unsicherem Verhalten stehen.

Bei den wichtigsten Spannungsfeldern bei der Umsetzung sind deutlich die psychologischen Anforderungen an die verantwortlichen Akteure im Rahmen solcher Projekte zu erkennen. Während Fachpsychologen ein großes Repertoire an sozial-, motivations- und kommunikationspsychologischen und gruppendynamischen Kompetenzen beim unvorhersehbaren Auftauchen von Problemen haben und adäquat mit Moderation oder Mediation reagieren können, sind psychologische Laien sehr schnell überfordert:

- Solche psychologischen Interventionen werden meistens lateral als Projekt geführt und können mit der Linienführung kollidieren. Es stellt sich auch grundsätzlich die Frage, ob es angesichts der langen Latenzzeit, bis sich Interventionen und Investitionen in eine Sicherheitskultur wirklich niederschlagen, sinnvoll ist, dies in der Form von relativ kurzen Projekten zu machen.
- Häufig wird die Teilnahme als freiwillig propagiert, es wird jedoch Druck erlebt, sich zu beteiligen. Auch hier stellt sich grundsätzlich die Frage, ob Freiwilligkeit der Problemstellung angemessen ist.
- Anonymität bei den Beobachtungsprotokollen kann den Lerntransfer auf andere Bereiche des Betriebes mindern. Wieder stellt sich die Frage, ob Anonymität überhaupt angemessen ist. Wie will man Critical Incident Methoden realisieren, wenn Anonymität vereinbart ist?

- Es entsteht eine Diskrepanz zwischen Qualität und Quantität von Beobachtungen. Beschäftigte neigen dazu, eher viele einfache Beobachtungen zu liefern, als in die Tiefe gehende.
- Misstrauensbasierte Absicherung durch Beobachtungen, die nicht „weh tun", weil man in absehbarer Zeit selbst beobachtet wird, anstelle vertrauensbasierter Offenheit können den Erfolg mindern.
- Um sichere oder unsichere Verhaltensweisen zu beobachten, eignen sich einerseits am besten Störungs-, Umrüst- und Instandhaltungszeiten bei der Produktion. Andererseits wird häufig wegen Akzeptanzproblemen bei den Beobachtern, Beobachteten und den direkten Linienvorgesetzten diese Chance nicht genutzt und auf Beobachtungen verzichtet.
- Bei dieser Art von Programmen wird die Verhaltensprävention häufig in den Vordergrund gestellt. Es werden aber in der Regel auch Konsequenzen für die Verhältnisprävention von den Beobachtern vorgeschlagen. Damit können Betriebe manchmal nur schwer umgehen, insbesondere wenn sie gesonderte technisch orientierte Programme parallel praktizieren.

Diese psychologisch basierten Programme sind aufwändig und anspruchsvoll und setzen bestimmte Elemente einer erfolgreichen Sicherheits- und Gesundheitskultur voraus. Sie sind in der Regel ohne interne oder externe fachpsychologische Ressourcen nicht optimal realisierbar, auch wenn dies in der entsprechenden Fachliteratur versichert wird. Ich habe in den letzten vier Jahren eine ganze Reihe solcher Projekte begleitet. In allen Fällen bin ich zu spät zur Beratung gerufen worden, sodass fehlerhaftes Herangehen oder verfahrene Konstellationen nicht mehr kompensiert werden konnten. Bekanntlich gibt es bei Projekten keine Misserfolge, aber mehr als die Hälfte der Projekte endete vorzeitig und/oder suboptimal. Meistens hing es damit zusammen, dass die vorhandene Sicherheitskultur, insbesondere die Vertrauenskultur, keine ausreichende Basis abgab.

Allerdings werde ich, zusammen mit Stephan Rohn, meinem Psychologenkollegen im Referat, in einer Praktikerbroschüre alle gesammelten Erfahrungen einfach und konkret formuliert aufarbeiten (Titel: siehe Angaben in der Kategorie „Projekte" im biografischen Teil). Ausführlicher wird von mir auf diese Problematik im Beitrag „Erfahrungen mit Behavioral Based Programs" im Rahmen des 14. Workshops Psychologie der Arbeitssicherheit und Gesundheit eingegangen.

4 Und was wird im Jahr 2020 sein?

Von den Herausgebern – zu denen ich ja gehöre – war in diesem Buchprojekt darum gebeten worden, nach der Würdigung der bisherigen und der gegenwärtigen Entwicklung zum gewählten Problemfeld auch Zukunftsvisionen oder Zukunftsszenarien für das Jahr 2020 zu entwickeln. Da ich glaube, dass Techniken der Szenarienbildung für ein Datum der Zukunft für die Erarbeitung von Präventionsstrategien sehr hilfreich sein können, habe ich für mein Thema zwei kontrastierende Szenarien entwickelt.

Als erstes skizziere ich ein „Worst-Case-Szenario", bei dessen möglichem Eintreten ich froh sein würde, ab 2014 in Rente gehen zu dürfen. Danach beschreibe ich in Form eines „Best-Case-Szenariums", wie ich gerne im Jahr 2020 arbeiten würde, so gern, dass ich mir vorstellen könnte, auch über den Rentenbeginn hinaus noch auf freiberuflicher Basis mitarbeiten zu wollen.

4.1 Die Ausgangssituation

Am 1. Januar 2010 tritt die Fusion der Berufsgenossenschaften Chemie, Bergbau, Steinbruch, Papier, Leder und Zucker zur neuen Berufsgenossenschaft Rohstoffe und Chemische Industrie (BG RCI) in Kraft. Wie im Fusionsvertrag beschlossen, werden den sechs branchenbezogenen Fachpräventionsabteilungen drei präventionsübergreifende Kompetenzzentren zur Seite gestellt. Dabei handelt es sich um das von der BG Chemie in die Fusion eingebrachte Kompetenzzentrum Wissenschaftliche Fachreferate, darunter das bisherige Referat Arbeitspsychologie, ein neues Kompetenzzentrum Gesundheitsschutz und das von der BG Chemie eingebrachte Kompetenzzentrum Ausbildung, erweitert um die einbrachten Ressourcen der Fusionspartner. Soweit die Realität und damit Ausgangssituation für die Szenarien.

4.2 Worst-Case-Szenario: Rückblick im Jahr 2020

Leider wurden die Pessimisten bestätigt. Die Organisationskulturen der Fusionspartner harmonierten überhaupt nicht, die Organisationsabläufe waren zu unterschiedlich. Die Fusion wurde nicht als Chance, sondern als politisch gewollt und nicht notwendig wahrgenommen. Jahrelange Auseinandersetzungen verunmöglichten positive Weiterentwicklungen des Präventionskonzeptes und der Kompetenzzentren. Bei den Fusionen der anderen Unfallversicherungsträger war es nicht viel anders.

Das Jahr 2008 war nach zwei Jahrzehnten zäher Arbeit das erfolgreichste Jahr für die Fachpsychologen der Unfallversicherungen. So viele in der Öffentlichkeit positiv wahrgenommene Aktivitäten, Kampagnen und Konzepte gab es zuvor noch nie und später nicht wieder. Die Gemeinsame Deutsche Arbeitsschutzstrategie mit ihrem expliziten Bezug auf psychologischen Problemstellungen war im Herbst 2008 gesetzlich verankert worden, sodass eine Art Aufbruchstimmung herrschte. Aber es sollte aus der heutigen Sicht des Jahres 2020 eine Art Hochkultur der Fachpsychologen sein, die Anzeichen des Verfalls waren schon deutlich wahrnehmbar.

Schon ab etwa 2007 begannen die technischen und medizinischen Interessenverbände aufmerksam und mit zunehmenden Misstrauen die wachsende Zahl und den größer werdenden Einfluss und Erfolg der Fachpsychologen der Unfallversicherungsträger zu beobachten. Während früher das Engagement der Fachpsychologen als unproblematische Aktivitäten einer kleinen Minderheit wahrgenommen wurde, fühlten sich zunehmend andere Professionen und Organisationen bedroht. Trotz überwunden geglaubter Probleme in der Zusammenarbeit der Fachpsychologen mit den Tarifpartnern blieben doch sehr viele latente Vorbehalte, die wieder zum Tragen kamen.

Die verschiedenen Disziplinen reklamierten Arbeitsfelder für sich zum Themenbereich Arbeitssicherheit und Gesundheit. Von den arbeitsmedizinischen Verbänden wurden die Tätigkeitsbereiche „Mentale Arbeitsmedizin" und „Mental Health" etabliert. Betriebswirtschaftler bauten das Arbeitsfeld „Betriebspsychologie" aus. Und was jahrelang gefordert wurde und nicht erreichbar schien, geschah: Ingenieure konzipierten zunehmend Studiengänge „Technik-Psychologie" und schufen in Auseinandersetzung mit den Fachpsychologen die entsprechenden Arbeitsfelder, vorrangig im Bereich von Arbeitssicherheit und Gesundheit. Die vielfältigen Möglichkeiten der neu geschaffenen Bachelor- und Masterstudiengänge machten es ihnen leicht.

Die Aktivitäten bekamen durch ein großes Forschungsprojekt starken Rückenwind, das in einem ersten Schritt herausgefunden hatte, dass die im Bereich Arbeitssicherheit und Gesundheit arbeitenden Ingenieure viel zu wenig psychologische Kompetenz und die Psychologen viel zu wenig technische Kompetenz besaßen, um erfolgreich Prävention zu betreiben, was nicht sehr überraschend war. Aber in einem zweiten Teil des Projektes wurde beeindruckend herausgearbeitet, dass es sowohl volkswirtschaftlich kostengünstiger als auch von den Präventionsergebnissen wesentlich erfolgreicher ist, in die ingenieurswissenschaftliche Qualifizierung die notwendigen psychologischen Anteile zu integrieren als in die psychologische Qualifizierung die notwendigen technischen Anteile. Diese Ergebnisse und das darauf basierende Gutachten wurden bisher nicht widerlegt und gelten durch die hochkarätige interdisziplinäre Besetzung, auch Fachpsychologen hatten mitgewirkt, als belastbar.

Mit großzügig zur Verfügung gestellten Forschungsgeldern konnte ein renommierter arbeitspsychologischer Lehrstuhl in Kooperation mit einer Fakultät für Ingenieurswesen diese Ergebnisse mit einem Modellstudiengang belegen. Hand in Hand mit dieser Bewegung zogen sich die psychologischen Fakultäten immer häufiger aus diesen Bereichen in die klinische Psychologie zurück. Professoren der Arbeits- und Organisationspsychologie wurden zunehmend auf für sie maßgeschneiderte Lehrstühle in technischen Fakultäten berufen. Damit wird sich spätestens im Jahr 2030 die mit diesem Beitrag gestellte Frage erübrigen, wie sich Fachpsychologen optimal vor Ort an den Arbeitsplätzen mit ihrer Kompetenz einbringen können.

Angesichts der Wirtschaftskrise, die sich noch dramatischer gestaltete als die Pessimisten es sich vorgestellt hatten und sich über viele Jahre hinzog, blieben die politischen Impulse für die Prävention aus. Die engagiert begonnene Gemeinsame Deutsche Arbeitsschutzstrategie mit dem Versuch, alle Akteure des Arbeitsschutzes in nachhaltige nationale Präventionsstrategien einzubinden, war durch die zermürbenden Macht- und Positionskämpfe der jeweiligen Interessenvertreter inhaltsleer geworden. Die Fachleute hatten sich enttäuscht zurückgezogen, und die Berufsgenossenschaften waren zu abgegrenzten, auf ihre Mitgliedsbetriebe zugeschnittenen Aktivitäten zurückgekehrt.

Angesichts der Krise ist es zu einem in unserer Gesellschaft breit verankertem Bewusstsein gekommen, dass ein weiterer Ausbau der Bereiche von Arbeitssicherheit und Gesundheit nicht mehr gerechtfertigt ist, die bekannten Gesundheitsrisiken der Preis dafür sind, wirtschaftlich in der globalisierten Welt überleben zu können. Durch diese Entwicklung erübrigt sich somit auch die von der Berufsgruppe der Fachpsychologen losgelöste Frage, wie die bei den Technikern inzwischen doch schon in beachtlichem Maße angewachsene fachpsychologische Kompetenz gewinnbringend zu den Beschäftigten vor Ort kommt.

4.3 Best-Case-Szenario: Rückblick im Jahr 2020

Die Fusionspartner hatten 2010 entgegen aller Befürchtungen trotz sehr unterschiedlicher Organisationskultur und Arbeitsorganisation sehr schnell zu einem gemeinsamen, von allen getragenen Konzept gefunden. Beflügelt durch eine engagierte Aufbruchstimmung wurde eine sehr vorbildliche Präventionsstrategie entwickelt, die auch Fragestellungen der Gesundheitsförderung einbezog und unter den Berufsgenossenschaften als vorbildlich anerkannt wurde. Die optimale Kooperation mit den Aufsichtspersonen wurde gemeinsam entwickelt und verbindlich in einem Managementsystem etabliert.

Nach zähem Ringen konnte endlich 2018 ein Präventionsdienstleistungszentrum auch formal etabliert werden, das sich aus dem Technischen, Medizinischen und Psychologischen Dienst zusammensetzt. Dieses Präventionsdienstleistungszentrum gehört, wie vorgeschrieben, einem Qualitätsverbund an, in den auch außerberufsgenossenschaftliche Dienste integriert sind. Es wurde ein nachhaltiges Qualitätsmanagement etabliert, das auch Intervision und Supervision auf interdisziplinärer Basis beinhaltet. Fort- und Weiterbildungsaktivitäten der Berater werden auf Punktebasis zertifiziert, wobei mindestens ein Drittel der Punkte in anderen Disziplinen, als in der eigenen zu erwerben sind, also zum Beispiel für technische oder arbeitsmedizinische Qualifikationen bei Psychologen.

In einer eigenen unabhängigen Evaluations-Einheit des Dienstes arbeiten methodisch und statistisch versierte Psychologen und EDV-Spezialisten, die auch externe statistische Untersuchungen auf die notwendigen Gütekriterien hin untersuchen. Durch ein ausgeklügeltes Projektmanagement und ein interdisziplinär zusammengesetztes Leitungsgremium ist nachhaltige interdisziplinäre Zusammenarbeit gesichert.

Das Projektmanagement beinhaltet einen Sofortservice, einen Betriebsprojektservice und einen Forschungsservice. Die Mitarbeiter arbeiten nicht zentral an einem Ort, sondern sind auf die verschiedenen Zweigniederlassungen verteilt, um den Reiseaufwand niedrig zu halten. Außerdem wurde zwischenzeitlich sehr klar erkannt, dass eine Serie von Kurzinterventionen mit maximal zwei Stunden, unterbrochen durch Phasen der Erprobung und Umsetzung in der Praxis in Eigenregie der Betriebe, sehr viel effektiver ist als mehrtägige komprimierte Interventionen mit Beeinträchtigung der Produktion. Für kleine und mittlere Betriebe scheint eine zeitlich den Bedürfnissen der Betriebe angepasste Serie von Kurzinterventionen die erfolgreichste Form zu sein, psychologische Prävention erfolgreich zu betreiben.

Der Sofortdienst muss spätestens innerhalb einer Woche auf Anfragen seitens der Betriebe oder seitens der Aufsichtspersonen der Berufsgenossenschaften oder Gewerbeaufsichtsämter mit der Beratungsaktivität im Betrieb beginnen. Die Personalstärke ist entsprechend angepasst. Zur Zeit sind hauptamtlich 12 Psychologen angestellt, eine Reihe von Psychologen arbeitet auf freiberuflicher Basis. Vom Prinzip her reagiert der Dienst mit einem interdisziplinär besetzten Team, in der konkreten Umsetzung können auch einzelne Fachdisziplinen im Vordergrund stehen.

Mit den Universitäten wurden Kooperationsnetzwerke institutionalisiert, die unter anderem auch den personellen Austausch vorsehen, Mitarbeiter des Dienstes arbeiten zeitweise in Forschungsprojekten mit, junge Wissenschaftler hospitieren bei den Beratungsaktivitäten der Dienste.

Die personellen und sächlichen Ressourcen werden aus der Umlage der Mitgliedsbetriebe bestritten. Damit wird die nicht Ziel führende wirtschaftliche Konkurrenz in und zwischen den Diensten, die es früher gab und die letztlich zur Minderung der Präventionsleistungen führte, verhindert. Nach zähem Widerstand der früheren außerberufsgenossenschaftlichen technischen und arbeitsmedizinischen Dienste wurde eine alle Seiten zufriedenstellende Form der Zusammenarbeit in regionalen Netzwerken gefunden.

Erst vor kurzem wurden nach langjährigen Beratungen auch diese Dienste auf gesetzlicher Basis in die Aufgabenbeschreibungen der Unfallversicherungen im Sozialgesetzbuch und dem in Beziehung stehenden Regelwerk verankert.

Ebenso wurde die gesetzliche Basis dafür geschaffen, dass der Genehmigung von Neuanlagen und signifikanten betrieblichen Änderungen unter anderem eine interdisziplinäre Stellungnahme eines berufsgenossenschaftlichen oder eines anderen Dienstes, der dem gesetzlich verankerten Qualitätsverbund angehört, zugrunde liegen muss.

Die Betriebe, die mit Hilfe der Dienste ein bestimmtes Qualitätsniveau der Prävention erreicht haben, kommen in den Genuss wichtiger Vorteile, wie zum Beispiel reduzierter Versicherungsprämien oder der Möglichkeit, ihre Produkte und Dienstleistungen mit dem werbewirksamen Gütesiegel „Gute Qualität durch sichere und gesunde Arbeit“ auszeichnen zu dürfen. Die Voraussetzungen dafür müssen mit nachhaltigkeitsorientierten Kennziffern nachgewiesen und alle drei Jahre in einem Audit überprüft werden.

Insgesamt können wir heute feststellen, dass die durchstandene Weltwirtschaftskrise trotz aller Bedrohlichkeit auch, oder gerade deshalb, positive Kräfte mobilisieren konnte. Das Engagement für Arbeitssicherheit, Gesundheitsschutz und Gesundheitsförderung ist breit im Bewusstsein aller Gruppierungen in der Gesellschaft verankert. Dass Wirtschaft und Verwaltung heute den Fachpsychologen ein solches Vertrauen entgegenbringen und ihnen viel Spielraum für Analysen und Interventionen an den Arbeitsplätzen lassen, ist nicht zuletzt auch dem fachlichen und fachpolitischen Engagement von zwei Communities zu verdanken.

Zum einen handelt es sich um den „Laubacher Kreis", der wiederum in einer Community verankert ist, die seit gut 30 Jahren interdisziplinäre Workshops zum interdisziplinären Erfahrungsaustausch organisiert, gerade fand der 20. Jubiläums-Workshop statt. Bei dem Laubacher Kreis handelt es sich um eine alle Akteure und Organisationen übergreifende gesellschaftliche Gruppierung.

Zum anderen handelt es sich um den Arbeitskreis „Psychologie und Gesundheit“ der Unfallversicherungsträger und seine Arbeitsgruppen, der 1984 gegründet wurde. Beide Gruppierungen haben durch ihre engagierte und fachlich fundierte Arbeit sehr viel öffentliche Anerkennung bekommen und werden heute meistens auch bei Neuentwicklungen im Vorschriftenwesen und in der GDA einbezogen.

5 Schlussfolgerungen

Zu allen psychologischen Problemstellungen der Arbeitswelt liegen hinreichend viel wissenschaftliche Erkenntnisse und praxisbezogene Umsetzungsmethoden vor, um die Prävention wesentlich verbessern zu können. Wenn Defizite bezüglich psychischer Fehlbeanspruchung oder anderer psychischer Probleme beklagt werden, handelt es sich in erster Linie um ein Umsetzungsproblem. Es hängt im wesentlichen damit zusammen, dass Fachpsychologen nicht in angemessener Weise und ausreichender Zahl in die notwendigen betrieblichen und überbetrieblichen Aktivitäten eingebunden werden. Wirtschaft und Politik müssen die Rahmenbedingungen schaffen und sichern, die eine nachhaltige interdisziplinäre Zusammenarbeit mit Fachpsychologen fördern, und bestehende Hindernisse ausräumen, damit psychologische Expertise nicht zur Spielwiese von überforderten Laien wird.

Über den Autor

Dipl.-Psych. Boris Ludborzs, geb. 1949
Leiter des Referates Arbeitspsychologie
Bereich Prävention der Berufsgenossenschaft
der chemischen Industrie
Kurfürsten Anlage 62, 69115 Heidelberg
bludborzs@bgchemie.de
www.bgchemie.de

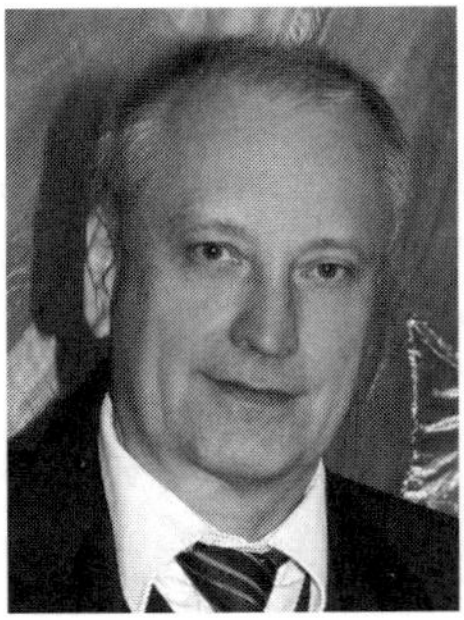

1966 – 1972 Lehre und Beschäftigung in der BASF AG als Chemielaborant

1987 – 1978 Studium der Psychologie mit Nebenfächern Soziologie und Straßenverkehrssicherheit in Mannheim

1978 – 1982 Wissenschaftlicher Mitarbeiter an der TU Berlin

1982 – heute Berufsgenossenschaft der chemischen Industrie

Die drei wichtigsten Publikationen in der Vergangenheit

Schubert, Klaus, Littinski, Rüdiger & Ludborzs, Boris (1997). Sicherheits-Audits – Effiziensssteigerung im Arbeits- und Gesundheitsschutz. Wiesbaden: Universum Verlagsanstalt.

Ludborzs, Boris (2007). Erfahrungen mit „bahavioral based programs". In: Bärenz, Peter, Metz, Anna-Marie & Hein-Jürgen Rothe (Hrsg) Psychologie der Arbeitssicherheit und Gesundheit – Arbeitsschutz, Gesundheit und Wirtschaftlichkeit. Kröning: Asanger Verlag

Ludborzs, Boris (2008). Tätigkeit von Sicherheits- und Gesundheitspsychologen in der Unfallversicherung. In: Christian Schwennen, Elke, Gabriele, Ludborzs, Boris, Nold, Helmut, Rohn, Stephan, Schreiber-Costa, Sabine & Zimolong, Bernhard (Hrsg). Psychologie der Arbeitssicherheit und Gesundheit: Perspektiven – Visionen. Kröning: Asanger Verlag

Die wichtigsten aktuellen Engagements in Organisationen

Arbeitsgruppe „Menschliche Faktoren“ in der Kommission für Anlagensicherheit (KAS) beim Bundesministerium für Umwelt, Naturschutz und Reaktorsicherheit. Wiesbaden: Universum Verlagsanstalt.

Arbeitskreis „Psyche und Gesundheit in der Arbeitswelt“ im DGUV

Die drei zur Zeit wichtigsten Projekte

Buchprojekt: Ludborzs, Boris & Rohn, Stephan (2009). Verhaltensbasierte Sicherheitsprogramme – Psychologisches Wissen für die Einführung und Steuerung

Diverse innovative betriebliche Projekte

„PsyChem“: Zertifikat „Betriebspsychologische Basisqualifikation im Arbeitsschutz“

Die drei wichtigsten Arbeitsschwerpunkte für die nächsten 5 Jahre

Aufbau/Ausbau der Kompetenzzentren „Wissenschaftliche Fachreferate“ (u.a. Fachreferat Arbeitspsychologie) und Gesundheitsschutz in der fusionierten Berufsgenossenschaft Rohstoffe und Chemische Industrie (BG RCI)

Publikationen

Betriebsprojekte in Mitgliedsunternehmen

Anna-Marie Metz
Universität Potsdam,
Kompetenzzentrum Mensch, Arbeit, Gesundheit – komega e. V.

Vier Jahrzehnte als Psychologin im deutschen Arbeits- und Gesundheitsschutz – Kontinuitäten, Brüche und Herausforderungen

1 Zu diesem Beitrag

Die Herausgeber wünschten – wie im Buchtitel angekündigt – die letzten 20 Jahre zu reflektieren. Ich weiche davon ab; für meine berufliche Verankerung im Arbeits- und Gesundheitsschutz hat der Zeitraum von 1968 bis 1990 eine besondere Bedeutung. Zudem nehme ich an, dass die Entwicklung der Psychologie im Kontext des Arbeitsschutzes in der DDR den Lesern weniger bekannt sein dürfte.

Für die Kennzeichnung der gegenwärtigen Situation werde ich mich auf einen Themenschwerpunkt, die Pflegebranche, beschränken und versuchen, aus den heute schon sichtbaren Entwicklungstrends einige Überlegungen zu den künftigen Herausforderungen an die Psychologie abzuleiten.

2 Meine ersten 22 Jahre im Arbeits- und Gesundheitsschutz

Nach Studium und Promotion an der Humboldt-Universität zu Berlin nahm ich 1968 meine erste berufliche Tätigkeit am Wissenschaftlich-Technischen Zentrum des Ministeriums für Bauwesen der DDR auf. Ging es zunächst um fast klassisch zu nennende Arbeitsgestaltung von zentralen Steuerständen in der baumittelherstellenden Industrie, erweiterte sich das Themengebiet mit dem Wechsel zum Zentralinstitut für Arbeitsmedizin (ZAM) in Berlin-Lichtenberg: Psychische Belastung und Beanspruchung, deren Wirkung auf die Gesundheit der Beschäftigten, experimentelle und interdisziplinär angelegte Untersuchungen zur Wirkung von mechanischen Ganzkörperschwingungen auf die Leistungsfähigkeit sowie die Beurteilung psychischer Belastung mit Hilfe bioelektrischer Hirnaktivität bildeten die Schwerpunkte meiner Forschung bis 1990.

Der Bezug zu Anwendungen in der Praxis war unterschiedlich stark ausgeprägt: Zunächst dominierte die Entwicklung von Verfahren zur Analyse und Bewertung psychischer Belastungen, die direkt in betriebspraktischen Untersuchungen einsetzbar waren.

Die über 10 Jahre verfolgten Vibrationsexperimente hatten einen mittelbaren praktischen Bezug; sie dienten der Begründung von Grenzwerten zulässiger Einwirkung (Dauer, Intensität, Frequenzbereiche) von Ganzkörpervibrationen – dies auch im Kontext der Prüfung und Überarbeitung von ISO-Normen.

Schließlich versuchten wir, auch dies wiederum im interdisziplinär geprägten Team, psychophysiologische Forschungsmethoden, insbesondere EEG-Experimente zu evozierten Hirnpotentialen, für die Aufklärung der Wirkungsmechanismen psychischer Belastung und Beanspruchung nutzbar zu machen. Diese Arbeiten waren eher grundlagenwissenschaftlich ausgerichtet.

Die Psychologie im ZAM war wesentlich breiter, immerhin arbeiteten mehr als 15 Psychologen in dieser Einrichtung. Hervorzuheben sind die Arbeiten zur Neurotoxizität von chemischen Gefahrstoffen, Forschungen zur Reduzierung des Krankenstandes sowie die Beteiligung an epidemiologischen Studien (insbesondere arbeitsbedingter Beitrag zur Entstehung von Herz-Kreislauf Erkrankungen).

1990 wurde im Zuge der deutschen Vereinigung das ZAM abgewickelt und als Bundesanstalt für Arbeitsmedizin neu gegründet, später nach der Fusion mit der Bundesanstalt für Arbeitsschutz in Dortmund als Bundesanstalt für Arbeitsschutz und Arbeitsmedizin weitergeführt. Die verbleibenden wenigen Psychologen wurden auf verschiedene Arbeitsbereiche aufgeteilt, z.T. auch fachfremd eingesetzt.

Die für meine berufliche Entwicklung prägenden Jahre am ZAM brachten vielfältige interdisziplinäre Erfahrungen, vor allem erweiterten sie das Wissen um und das Verständnis für die Fachwissenschaften, die sich unter dem Dach der Arbeitsmedizin in Berlin versammelt hatten.

Arbeiten zur psychischen Belastung und Beanspruchung

Die Integration von Analyse und Bewertung psychischer Belastungen in die arbeitsmedizinische Betreuung der Beschäftigten war seit den 70er Jahre des vorigen Jahrhunderts ein angestrebtes Ziel und schließlich auch in der Verordnung zur arbeitsmedizinischen Betreuung verbindlich geregelt. Allerdings fehlten zunächst Voraussetzungen zur Umsetzung, denn praktisch einsetzbare Verfahren galt es erst zu entwickeln. Bis in die 80er Jahre wurde ein Befragungsverfahren entwickelt und erprobt, das anhand von wenigen Items gestattete, psychische Über- und Unterforderung sowie Mischformen beider Beanspruchungsarten zu diagnostizieren. Der Erprobung kam zugute, dass im Arbeits- und Gesundheitsschutz ca. 200 Diplompsychologen hauptberuflich in Betriebspolikliniken und staatlichen Arbeitshygieneinspektionen tätig waren, die in die Verfahrensentwicklung und -erprobung einbezogen wurden und dazu beitrugen, eine Datenbank mit Referenzen zu Tätigkeiten in unterschiedlichsten Branchen zu entwickeln.

Dieser aussichtsreiche Prozess wurde in den 80er Jahren abrupt und unwiderruflich jenseits aller wissenschaftlichen Argumentationen gestoppt: Es war ein Item, nämlich „Ich übe eine berufliche Tätigkeit aus, die man nicht bis zum Rentenalter durchhalten kann", das zu einem letztlich durch das Zentralkomitee der SED verfügten Verbot des Einsatzes dieses Verfahrens führte. Die Begründung war ebenso schlicht wie unsinnig – im Sozialismus könne es keine Tätigkeiten geben, die nicht lebenslang auszuüben sind!

Dies war mein erster hautnah erlebter Bruch in dem bis dahin auch im internationalen Kontext aufmerksam verfolgten und partiell ähnliche Entwicklungen anstoßenden Vorgehen (z.B. im finnischen Arbeitsschutz) und ein Lehrstück dafür, wie tiefgreifend politisch-ideologische Glaubenssätze wissenschaftliches Vorgehen ad absurdum führen.

Nichtsdestotrotz, die Forderung, arbeitsbedingte psychische Belastung in die Beurteilung von Gefährdungen am Arbeitsplatz einzubeziehen, blieb erhalten. Das führte zu einem völlig anderen Ansatz: Jenseits der Befragungen Beschäftigter wurde das Verfahren „Objektives Belastungsscreening" (OBS) entwickelt, das sich zunächst ausschließlich an Merkmalen des Arbeitsinhalts, der Arbeitsorganisation und des Arbeitsplatzes orientierte und auf dieser Basis ein „objektives" Maß für die Belastungen und die zu erwartenden Beanspruchungen definierte. Wiederum unter Beteiligung der Psychologen im Arbeits- und Gesundheitsschutz wurde der Ansatz zur Verfahrensreife geführt und im Erprobungsstadium eingesetzt.

Parallel dazu, wenn auch mit geringerer Intensität und geringerer Öffentlichkeitswirksamkeit, wurde wiederum mit dem „Subjektiven Belastungscreening" (SBS) ein auf das OBS bezogenes Befragungsverfahren entwickelt, das sowohl die Reflektion der Arbeitssituation durch die Beschäftigten wie auch deren dadurch ausgelöste Beanspruchung thematisierte. Die Erprobung des OBS war im Jahre 1989 so weit abgeschlossen, dass es in die betriebliche Praxis eingeführt werden sollte.

Es blieb bei der Absichtserklärung: Das seit der Wiedervereinigung gültige bundesdeutsche Recht sah zum damaligen Zeitpunkt keine zwingende Notwendigkeit, psychische Belastungen regulär in Gefährdungsbeurteilungen zu verankern. Aus heutiger Sicht kann ich das nur als Kuriosum anmerken – schließlich gab es bereits seit Juni 1989 mit der EWG-Rahmenrichtlinie „Über die Durchführung von Maßnahmen zur Verbesserung der Sicherheit und des Gesundheitsschutzes der Arbeitnehmer bei der Arbeit" schon die Empfehlung an die Mitgliedsstaaten, den Faktor „Mensch" bei der Arbeit zu berücksichtigen „... vor allem im Hinblick auf eine Erleichterung bei eintöniger Arbeit und bei maschinenbestimmtem Arbeitsrhythmus sowie auf eine Abschwächung ihrer gesundheitsschädigenden Auswirkungen...".

Übrigens, nach dem Abbruch dieser Entwicklung konnten wir, H. J. Rothe und ich, seit meiner Berufung im Jahr 1995 auf die Professur für Arbeits- und Organisationspsychologie an der Universität Potsdam an das damalige Verfahren anknüpfen, Nachauswertungen vornehmen, Veränderungen und Neustrukturierungen erarbeiten, Validierungsdaten erheben und nun mit dem „Screening psychischer Belastung“ (SPA) ein praxistaugliches und den testtheoretischen Gütekriterien genügendes Instrument zur Analyse und Bewertung von psychischer Belastung im Rahmen von Gefährdungsbeurteilungen vorlegen.

Weitere Arbeitsthemen

Die anderen beiden Schwerpunkte meiner Tätigkeit im Arbeits- und Gesundheitsschutz der DDR – die experimentelle Vibrationsforschung sowie die EEG-Forschung – sind in starkem Maße naturwissenschaftlich verankert und so wenig politisch-ideologisch brisant, dass sie ähnliche politische „Einmischungs-Erfahrungen“ erspart haben. Im Gegenteil, durch die Rezeption im internationalen Schrifttum wurden diese Arbeiten gern als Beleg für die „Weltoffenheit“ der DDR genutzt. Zwar hatten wir immer mit den Defiziten des technischen Equipments zu kämpfen, jedoch bleibt es ein gutes Gefühl, mit den Ergebnissen zur experimentellen Begründung von Grenzwerten bezüglich der Exposition mechanischer Ganzkörpervibrationen auch Eingang in die Diskussionen der ISO gefunden zu haben.

Im Ganzen scheint mir: Die Psychologie war unter den spezifischen Bedingungen der DDR immer dort gut beraten, wo sie sich auf die naturwissenschaftlichen Wurzeln des Fachs bezogen hat. Das betrifft die durch F. Klix an der Humboldt-Universität betriebene grundlagenwissenschaftliche Forschung ebenso wie die von W. Hacker an der TU Dresden geleistete Arbeit zur theoretischen Fundierung der Arbeitspsychologie.

Einen weiteren Aspekt zur Einbindung der Psychologie in den Arbeits- und Gesundheitsschutz der damaligen Zeit will ich nicht unerwähnt lassen: 1986 wurde für Naturwissenschaftler (Biologen, Physiker, Chemiker), für ingenieurtechnische Berufe sowie für Psychologen und Soziologen, die in Einrichtungen des Arbeits- und Gesundheitsschutzes tätig waren, ein 4-jähriger curricularer postgradualer Weiterbildungsgang zum „Fachwissenschaftler der Medizin/Arbeitshygiene“ eingeführt. Das Curriculum verstand sich als eine Analogie zur Facharztweiterbildung.

Die Mitarbeit an der Konzipierung und die Beteiligung an den Weiterbildungslehrgängen waren für mich eine hohe Schule der Interdisziplinarität. Die fachspezifische Weiterbildung haben alle Psychologen dieses Arbeitsgebietes genutzt, die meisten (mehr als 200) auch erfolgreich beendet. Die Weiterbildungen befähigten die praktisch tätigen Kollegen Psychologen, über ihr eigenes Einsatzgebiet hinaus die komplexen Verflechtungen der Psychologie mit den Arbeitswissenschaften, der Arbeitsmedizin,der Natur- und Technikwissenschaften zu erkennen, sich mit den Denkmustern der jeweiligen Fachdisziplinen vertraut zu machen und auf diese Weise als Psychologen offen und flexibel für die Bearbeitung unterschiedlichster Fragestellungen zu werden.

Vor dem Hintergrund dieser Erfahrungen beobachte ich mit hohem Interesse die im Vorfeld des 15. Workshop Psychologie der Arbeitssicherheit und Gesundheit angestoßenen Bemühungen der Bochumer Kollegen B. Zimolong und G. Elke, durch Fort- und Weiterbildungen die Professionalisierung der Psychologen im Bereich des Arbeits- und Gesundheitsschutzes voran zu treiben.

Zwischenfazit

Das vorläufige und sehr subjektiv geprägte Fazit meines Psychologen-Daseins bis 1990 versuche ich in folgenden Thesen zusammenzufassen:

- Arbeitspsychologen waren im betrieblichen Arbeits- und Gesundheitsschutz eine nicht zu vernachlässigende Größe; ihre Einbindung in die v.a. personbezogene Prävention war sichtbar.
- Arbeitspsychologen bevorzugten Tätigkeiten im betrieblichen Arbeits- und Gesundheitsschutz, denn dieses Einsatzfeld erlaubte, auf Schwachstellen hinzuweisen ohne die Verpflichtung, diese durch Arbeitsgestaltung zu beheben.
- Arbeitspsychologen praktizierten durch ihre strukturellen Einbindungen inter- und transdisziplinäres Vorgehen.
- Bestimmte Themenbereiche der Arbeitspsychologie waren tabuisiert, z.B. Führungsforschung, Organisationskulturen, Partizipation waren so stark ideologisch kontaminiert, dass sie „blinde Flecke" blieben.
- Verhaltensmodifizierende Interventionen dominierten gegenüber bedingungsbezogenen Veränderungen.
- Für viele Kollegen war nach 1990 der Umstieg in die klinische Psychologie – erleichtert durch die Zusatzqualifikation „Fachpsychologe der Medizin" – der Weg zu neuen beruflichen Perspektiven.

Alles in Allem – die Psychologie im betrieblichen Arbeits- und Gesundheitsschutz blieb hinter ihren Ansprüchen: Die strukturelle Einbindung, die frühzeitige Fokussierung auf die Bedeutung von psychischen Belastungen und Beanspruchungen, die interdisziplinäre Arbeitsweise sowie die fachspezifische Weiterbildung stehen als Positiva. Hingegen ist der Königsweg zur Reduzierung von Belastungen durch Arbeitsgestaltung und Organisationsentwicklung kaum begangen worden; Tabubereiche (s.o.) wurden vollständig ausgeblendet.

Im folgenden Teil verlasse ich die Ebene persönlicher Reflektionen und begrenze mich auf das Feld der Humandienstleistungen, speziell der Pflege, das seit ca. 10 Jahren ein Schwerpunkt meiner Arbeit geworden ist. Das hängt nicht nur mit diversen Projekten in Einrichtungen des Gesundheits- und Sozialwesens, sondern auch mit der Übernahme der Leitung des Thematischen Initiativkreises Gesund Pflegen im Rahmen der Initiative Neue Qualität der Arbeit (inqa) zusammen. Auf dem 15. Workshop Psychologie der Arbeitssicherheit und Gesundheit war der Arbeit im Gesundheits- und Sozialwesen ein Arbeitskreis gewidmet.

3 Die heutige Situation in der Pflegebranche im Überblick

In Deutschland sind knapp 1.7 Millionen Pflegekräfte in stationären, teilstationären und ambulanten Einrichtungen des Gesundheits- und Sozialwesens beschäftigt. Damit ist dieser Bereich nicht nur ein bedeutsames, sondern auch durch die sich verändernden Rahmenbedingungen ein sehr dynamisches Arbeitsmarktsegment. Pflegearbeit wird in stationären Einrichtungen (Krankenhäuser, Pflegeheimen), in teilstationären und ambulanten Diensten geleistet. Für die unterschiedlichen Pflegebereiche ist die Entwicklung differenziert zu betrachten:

Krankenhäuser

Die Einführung des DRG-Systems (Diagnosis Related Groups) hat zur Verkürzung der Liegezeiten der Patienten und damit zusammenhängend auch zum Abbau von Betten oder Schließung von Krankenhäusern geführt. Folglich sinkt auch die Zahl der Pflegekräfte bei gleichzeitiger Arbeitsverdichtung. Die Kostenerstattung nach Fallpauschalen erfordert zwingend effizientere Arbeitsablauforganisationen. Darüber hinaus findet sich in den meisten Krankenhäusern eine, wie nur noch in wenigen anderen sozialen Systemen bestehende, recht starre hierarchische Organisation. Die daraus entstehenden unterschiedlichen Rationalitäten und „Subkulturen" erschweren unter Umständen die interprofessionelle Zusammenarbeit.

Die Tätigkeit der Pflegekräfte als größter Berufsgruppe ist durch vielfältige physische und psychische Belastungen gekennzeichnet. Schwere körperliche Arbeit, Arbeit in ungünstigen Körperhaltungen, langes Stehen, weite Wege, unzureichende ergonomische Gestaltung der Arbeitsplätze tragen noch immer zu starken physischen Belastungen bei. Psychische Belastungen können insbesondere resultieren aus ineffektiven Prozessabläufen, eingeschränkten Handlungs- und Entscheidungsspielräumen, teilweise einförmigen und geringe geistige Anforderungen stellenden Arbeitsaufgaben (z.B. Pflegedokumentation), hoher Verantwortung für Menschen und auch für materielle Ausrüstungen, nicht immer störungsfreien, mitunter konfliktbehafteten Kommunikations- und Kooperationsprozessen, u.U. problematischen sozialen Beziehungen zu Patienten, Kollegen und/oder Vorgesetzten sowie Erholungsprozesse einschränkenden Arbeitszeitregelungen (Schichtarbeit). Hinzu kommen informatorische Hindernisse sowie Unterbrechungen, die zu unnötigem Zusatzaufwand und unter Umständen zu riskantem Handeln führen.

Altenpflege

Die Anzahl der Pflegekräfte in Altenpflegeheimen und insbesondere in ambulanten Pflegediensten wächst. Diese Tendenz wird sich mit einem erwarteten Anstieg der Quote Pflegebedürftiger infolge der gestiegenen Lebenserwartung fortsetzen. Zugleich ist in kaum einem Berufsfeld die Neigung so hoch, den Arbeitsplatz vor Eintritt des gesetzlichen Rentenalters aufzugeben, mehr noch, die Fluktuationsbereitschaft ist besonders ausgeprägt unter den jüngeren Pflegekräften. Die Attraktivität des Berufsfelds ist vergleichsweise gering, geschuldet den hohen physischen und psychischen Belastungen, den ungünstigen Arbeitszeiten (Schichtdienste), den hohen Anforderungen an die Regulation eigener Emotionen, der problematischen Balance zwischen beruflichen und familiären Anforderungen.

Stationäre Altenpflege

In der stationären Altenpflege werden zunehmend mehr hochaltrige Bewohner mit dementiellen und multimorbiden Erkrankungen sowie immobile Bewohner betreut. Neben den physischen Arbeitsbelastungen sind die Pflegekräfte mit besonderen psychischen Belastungen konfrontiert: Die Interaktion mit verwirrten Bewohnern ist erschwert, verbale Kommunikation häufig nicht mehr möglich. Emotionsarbeit ist in mehrfacher Hinsicht zu leisten. In jeder Pflegeeinrichtung gibt es sozial unangepasste, aggressive Bewohner, dies erfordert die angemessene Regulation der Emotionsäußerung („surface acting") der Pflegekräfte. Das Mitgefühl mit leidenden und sterbenden Menschen verlangt die Regulation der eigenen Emotionen der Pflegekraft („deep acting"). Die engen Zeitvorgaben führen häufig dazu, dass zeitaufwendige soziale Betreuungsleistungen nicht erbracht werden können, obwohl dies auch den Pflegekräften wichtig ist. Hinzu kommen u.U. konfliktbehaftete Auseinandersetzungen mit Angehörigen der Bewohner.

Ambulante Altenpflege

Ein dominanter Belastungsfaktor ist der Zeitdruck. Die Zeitvorgaben sind sehr knapp bemessen, v.a. in ländlichen Regionen sind lange Wege-/Fahrzeiten unumgänglich, in innerstädtischen Regionen sind Verkehrsdichte und Parkplatzsuche die „Zeitfresser". Grund-, und Behandlungspflege sind in der Regel aus Gründen der Leistungsabrechnung strikt getrennt von hauswirtschaftlichen Dienstleistungen, das entspricht nicht den Erwartungen und Bedürfnissen der

Betreuten, so dass Konflikte und Auseinandersetzungen nicht selten sind. Beschäftigte in der ambulanten Pflege sind allein „vor Ort“, sie können keine Unterstützung erwarten. Gegebenenfalls müssen sie Entscheidungen ohne Konsultation mit Kollegen/Vorgesetzten treffen.

Die häusliche Umgebung der Betreuten ist selten auf den Pflegebedarf abgestimmt (beengte Räume, keine Hebehilfen etc.), so dass schwere physische Arbeit in ungünstigen Körperhaltungen zu leisten ist.

4 Die Zukunft der Pflegebranche – einige Überlegungen und Szenarien

Die Zukunft der Pflegebranche im Ganzen darzustellen, geht deutlich über den Rahmen dieses Beitrags hinaus. Deshalb will ich nur einige Entwicklungen benennen, die auf sich abzeichnende notwendige strukturelle, prozessuale und qualifikatorische Veränderungen hinweisen.

- Gesundheitsdienstleistungen werden künftig noch stärker nachgefragt. Auf dem Hintergrund des demographischen Wandels ist es für eine alternde Bevölkerung entscheidend, dass die Menschen im Alter so lange wie möglich gesund bleiben, die Zahl der gesunden Lebensjahre weiter ansteigt. Um dies zu erreichen, müssen vermehrt präventive und die Gesundheit fördernde Dienstleistungen bereit gestellt werden. Gesundheitsförderung in unterschiedlichen Settings über die gesamte Lebensspanne zu verankern wird auch für die Pflege attraktive Arbeitsfelder bieten.
- Der Trend wird sich fortsetzen, dass mehr hochaltrige, chronisch kranke und multimorbide Menschen medizinisch, psychologisch und sozial zu betreuen sind. Dies wirkt sich zuvörderst in den Bereichen der Altenpflege aus, betrifft aber auch die Patientenzusammensetzung in Krankenhäusern. Daraus ergeben sich für Pflegekräfte fachspezifische wie übergreifende Qualifizierungsbedarfe, um die erforderlichen Kompetenzen zu entwickeln. Beispielhaft seien genannt gerontopsychiatrische, aktivierende und palliative Pflege zur Erweiterung der Fachkompetenz, Schulung des kommunikativen Verhaltens, der Beratungs- und Anleitungsaktivitäten zur Erweiterung der sozialen Kompetenz.
- Vom demographischen Wandel sind gleichermaßen die Pflegekräfte betroffen. Im Beruf alternde Pflegekräfte bedürfen der Unterstützung, um ihre Arbeits- und Leistungsfähigkeit zu fördern oder mindestens zu erhalten. Es ist absehbar, dass es schon in naher Zukunft schwierig wird, die altersbedingt ausscheidenden Pflegekräfte durch genügend junge Menschen zu ersetzen. Tätigkeiten in der Pflege, insbesondere in der Altenpflege, müssen attraktiver werden. Das kann nicht nur durch die Verbesserung der Rahmenbedingungen sowie der spezifischen Arbeitsbedingungen gelingen. Pflegekräfte haben

gegenwärtig nur eingeschränkte Möglichkeiten der Berufswegeplanung und Karriereentwicklung. Selbst ein (horizontaler) Wechsel zwischen der Kranken- und Altenpflege ist wegen der unterschiedlichen Ausbildungsgänge kaum möglich. Die kürzlich abgeschlossenen Modellvorhaben zur integrierten Ausbildung von Kranken- und Altenpflegern sind ermutigende Zukunftszeichen. Innovative Konzepte zur Berufswegeplanung können beitragen, Pflegeberufe auch für junge Menschen attraktiver zu machen.

- Zunehmend mehr Menschen mit Migrationshintergrund leben in Deutschland. Damit gewinnt sowohl in der Alten- wie Krankenpflege die sog. „kultursensible Pflege" an Bedeutung. Es wird künftig notwendig werden, bereits in der Ausbildung dementsprechendes Wissen zu vermitteln und dessen praktische Umsetzung zu trainieren. Jenseits der grundständigen Ausbildung besteht aus meiner Sicht Fortbildungsbedarf. Ob es wünschenswert ist, auch eigenständige kulturspezifische Pflege- und Betreuungseinrichtungen vorzusehen, vermag ich nicht zu entscheiden, bergen sie doch die Gefahr der „Ghettoisierung".
- In der Altenbetreuung finden sich schon heute neue und innovative Wohnkonzepte wie Mehrgenerationenhäuser, betreutes und Service-Wohnen, Haus- und Wohngemeinschaften. Sie sind entweder generationsübergreifend oder beziehen sich auf bestimmte Erkrankungsbilder (z.B. Demenz-Wohngemeinschaften). Die Intention ist, auch im hohen Lebensalter und mit deutlichen Leistungseinschränkungen in einer häuslichen, familienähnlichen Struktur zu leben. Dies entspricht in hohem Maße den Bedürfnissen der Bewohner und deren Angehörigen. Ich bin überzeugt, diese Wohn- und Betreuungsformen werden deutlich ausgeweitet. Das Anforderungsprofil der Pflegekräfte ist in Umrissen sichtbar: die Trennung zwischen hauswirtschaftlichen und pflegerischen Tätigkeiten wird obsolet, „case management", „disease management" bis zur Optimierung von Behandlungspfaden in der integrierten Versorgung wird in die Verantwortung der Pflegekräfte gegeben. Im Übrigen scheinen mir derartige Arbeitsplätze auch für ältere oder leistungsgeminderte Pflegekräfte sehr geeignet, die ansonsten ihren Beruf aufgeben würden.
- Wenn das Szenario richtig ist, dass künftig Pflegekräfte fehlen werden, so sind Änderungen in der Personalstruktur von Pflegeeinrichtungen unumgänglich. In der Altenpflege werden akademisch Ausgebildete und Pflegefachkräfte mit ungelernten Arbeitskräften, ehrenamtlich Tätigen und Angehörigen zusammenarbeiten; Arbeits- und Verantwortungsteilung werden zu regeln sein. In der stationären Krankenpflege erwarte ich, wenn auch nicht in allzu naher Zukunft, ebenfalls Veränderungen in der Aufgabenteilung zwischen ärztlichem und pflegerischem Personal. Wenn sich die Abwanderung der Ärzte aus den Krankenhäusern fortsetzt und mehr akademisch ausgebildete Pflegekräf-

te zur Verfügung stehen, werden ärztliche Tätigkeiten auf die Pflegekräfte verlagert ohne die ärztliche Verantwortung aufzuheben. Unterstützt wird dieser Prozess durch die Festlegung von Behandlungspfaden, Leitlinien und Standards. Ich erwarte, dass sich in diesem Zusammenhang auch neue Berufe mit klarem Kompetenzprofil entwickeln werden.

- Neue Technologien werden die Arbeit der Pflegekräfte künftig stärker bestimmen als heute. Schlagworte wie elektronische Pflegedokumentation, elektronische Visite, assistive Umgebungstechnologien und Telecare mögen das demonstrieren. Sie werden alten und kranken Menschen helfen, sicher und so lange wie möglich in ihrer häuslichen Umgebung zu bleiben. Pflegekräfte können Gesundheitsdienstleistungen, die heute noch zur ärztlichen Kompetenz gehören, dezentral erbringen und jederzeit den Arzt konsultieren. Dieses „Gemeindeschwester"-Prinzip ist in einem Modellprojekt erfolgreich realisiert worden, bietet sich besonders für bevölkerungsarme Regionen mit unzureichender Hausarztversorgung an.

Schon anhand dieser wenigen Beispiele wird deutlich, dass sich Pflegetätigkeiten im Wandel befinden. Die Auslöser sind durch die Rahmenbedingungen gesetzt; die Gestaltung des Prozesses lässt viel Spielraum und lässt die Chancen für attraktive und herausfordernde Berufe im Pflegebereich erahnen. Dass die Veränderungen den Patienten, zu Betreuenden, eine hohe Qualität der Gesundheitsdienstleistungen garantieren und zugleich die Wirtschaftlichkeit der Einrichtungen gewährleisten, sollte das Ziel sein.

Literatur kann von der Verfasserin erfragt werden

Über die Autorin

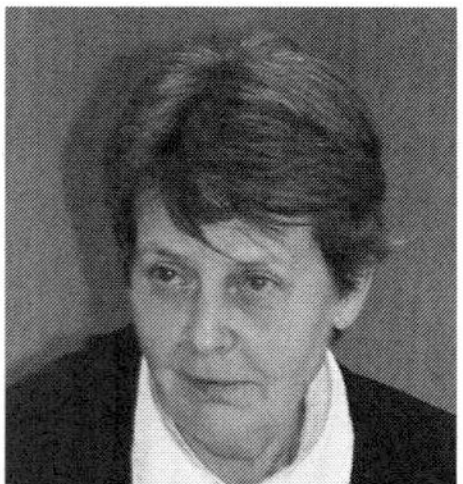

Prof. i.R. Dr. habil. Anna-Marie Metz, geb. 1940

Kompetenzzentrum Mensch, Arbeit, Gesundheit (komega e.V.), Universität Potsdam, 14408 Potsdam, Postfach 60 08 01

1958-1963 Studium der Psychologie an der Humboldt-Universität zu Berlin

1963-1968 Aspirantur an der Humboldt-Universität

1968 Promotion

1968-1969 Mitarbeiter Wissenschaftlich-Technisches Zentrum für Arbeitsschutz beim Ministerium für Bauwesen

1970-1990 Arbeitsgruppenleiter Zentralinstitut für Arbeitsmedizin

1983 Habilitation an der Technischen Universität Dresden

1990-1992 Mitarbeiter Zentrum für Arbeits- und Umweltmedizin e.V.

1993 Mitarbeiter Technische Universität Berlin, Institut für Psychologie

1993-1994 Mitarbeiter Technische Universität Dresden, Institut für Psychologie

1994 Lehrstuhlvertretung Universität Potsdam

1995-2007 Professur für Arbeits- und Organisationspsychologie, Universität Potsdam

Drei wichtige Publikationen

Meister, A., Metz, A.-M. et al. (1984). Evaluation of responses to broad-band whole-body vibration. Ergonomics, 27 (9), 959-980

Kusak, G., Grune, K., Hagendorf, H. & Metz, A.-M. (2000). Updating of working memory in a running memory task: an event-related potential study. Intern. J. Psychophysiology, 39, 51-65

Bamberg, E., Ducki, A. & Metz, A.-M. (Hrsg.) (1998). Handbuch betriebliche Gesundheitsförderung. Göttingen: Hogrefe

Engagement in Organisationen (aktuell)

BDP: Findungskommission Münsterberg Medaille

komega e.V. : Dozent in der Trainer- und Beraterausbildung

WiB e.V.: Dozent Aufbaustudiengang Lehrer für Psychologie

Gegenwärtige Projekte

BAuA: Demographischer Wandel in der Pflege – Machbarkeitsstudie

Land Brandenburg: Bildung mit BISS

Überarbeitete Neuauflage Handbuch Betriebliche Gesundheitsförderung

Vorhaben für die nächsten 5 Jahre

Ruhestand!

Hans-Peter Musahl
Rhein-Ruhr-Institut für Sozialforschung und Politikberatung e. V. (RISP) an der Universität Duisburg-Essen

Prävention – eine wissenschaftliche Aufgabenstellung

1 Thematische Eingrenzung

„Prävention" ist das Ziel aller Bemühungen zur Vermeidung von Störungen in Mensch-Maschine-Systemen (MMS). „Verhütung von Unfällen" lautet der gesetzliche Auftrag; der Weg ist jedoch historisch von unzureichenden Vorstellungen über die Gründe für Unfälle belastet: Beruhen sie auf „menschlichem Versagen", auf Konstruktionsfehlern nach Art des „Unfällers", auf unzureichender Motivation oder auf komplexen Wechselwirkungen, die wir bisher nur noch nicht hinreichend verstanden haben? Und woher beziehen wir die Überzeugung von der Wirksamkeit unserer Interventionen? Ist die „evidenzbasierte" Evaluation, eine Forderung des 15. Workshops, ein belastbares Schlüsselkonzept?

Der vorliegende Beitrag soll hierzu einige Überlegungen beitragen, die auf den Jahren der aktiven Mitwirkung in dieser Gemeinde, auf den Erfahrungen in vielen Industrieprojekten und auf den engagierten Diskussionen mit Kollegen und außeruniversitären Partnern beruhen. Vielleicht ist er für die Erfüllung unserer gemeinsamen Aufgabe nützlich.

2 Prävention – Ziel aller Sicherheitsarbeit

Aufgabe aller Sicherheitsarbeit ist es, Bedingungen zu schaffen, die mögliche Bedrohung von Sicherheit und Gesundheit verhindern, vermeiden oder, wenn sie bisher unvermeidlich erscheinen, deren Folgen in einem akzeptablen Umfang beherrschen. Denn „Prävention", abgeleitet vom französischen Wort „préventif", eine Übernahme des lateinischen „praevenire", soll dem Eintreten des unerwünschten Zustands „zuvorkommen", ihn durch Änderung der Bedingungen (= Verhältnisprävention) und des Verhaltens (= Verhaltensprävention) gänzlich verhindern oder aber in seinen möglichen Folgen kontrollieren.

Aber: Wie gelingt „Prävention" ohne seherische Fähigkeiten? Denn die Schwierigkeit besteht doch darin, durch wirksame Maßnahmen einem Ereignis zuvorzukommen, dass dann deshalb (?) gar nicht eintritt – oder: Ähnelt das nicht dem Kinderspiel mit dem Zauberer, der den Zuhörern zunächst einredet: „Im Kühlschrank ist ein Elephant!" Aber er habe ihn gerade verschwinden lassen – wir könnten ja nachsehen!

2.1 „Unfall“-Prävention – mehr als Prophetie

Die Schwierigkeit der Prävention beginnt bereits mit ihrer Aufgabenstellung: Im Sozialgesetzbuch VII heißt es im ersten Kapitel (SGB VII, § 1): *„Aufgabe der Unfallversicherung ist es, nach Maßgabe der Vorschriften dieses Buches 1. mit allen geeigneten Mitteln Arbeitsunfälle und Berufskrankheiten sowie arbeitsbedingte Gesundheitsgefahren zu verhüten.“*

Die gesetzliche Kernaufgabe der Verhütung von Arbeitsunfällen findet breite Zustimmung. Doch der so formulierte gesetzliche Auftrag ist eher juristisches oder politisches Wunschdenken als dass er bereits den Weg dazu zeigte. Das deutet die einschränkende Formulierung „mit allen geeigneten Mitteln“ an; denn Unfälle sind – unbeschadet ihrer Definition in §8 (1) Satz 2 – unvorhergesehene, statistisch „seltene Ereignisse“. Die Verhütung des Unvorhersehbaren fordert aber weniger Fachkompetenz, als vielmehr „prophetische Gabe“. Denn wären Unfälle vorhersehbar oder statistisch häufig, folgten einer einfachen „immer wenn, dann“ – Regel, dann könnten sie unter definierten Bedingungen erwartet, folglich auch vorhergesagt und vermieden werden. Doch nehmen wir an: Der Sinn des gesetzlichen Auftrags ist den Beteiligten klar, Unsicherheit kann bestenfalls über den Weg, also die „geeigneten Mittel“ bestehen.

Die Konzentration auf den Unfall könnte aber eine Quelle dafür sein, dass seine Erfüllung in der Realität so außerordentlich schwierig ist. Über Unfälle sprechen wir in der Regel erst, wenn im Verlauf eines Störungsereignisses die Handelnden die Kontrolle verloren haben, es zum Systemversagen kommt und „berichtenswerte“ Folgen entstehen. Unfallberichte stellen häufig Ereignis-Folgen (!) dar, nicht aber zugleich die Bedingungen, die zu Ereigniskonstellationen führen, die dann „selten“ Unfälle verursachen. Medien und Öffentlichkeit suchen dann den Schuldigen – und machen ihn namhaft.

Im Zweifelsfall gilt immer menschliches Versagen, im Betrieb lautet die beliebteste „Erklärung“: verhaltensbedingt oder intellektuell noch bescheidener: mangelnde Aufmerksamkeit. Diese Tendenz, jemanden zu beschuldigen statt nach den Ursachen zu forschen, international als „blaming culture“ bezeichnet, habe ich seit meiner ersten Teilnahme (5. Workshop, 1989) auch in unserer Gemeinde beobachtet – „Unfäller“ und „Sicherheitsmotivation“ waren die Konzepte.

2.2 Zur Vermischung von Ursache und Folge

Die Orientierung am „Unfall“ folgt forschungsmethodologisch einem „historiographischen“, geisteswissenschaftlich orientierten Ansatz: Nach dem Ereignis – beispielsweise dem Absturz der Raumfähre „Columbia“ – wird anhand aller verfügbaren Daten, Quellen, Aufzeichnungen und Wrackteile das Geschehen rekonstruiert. Eine in sich technologisch stringente Entstehungshypothese führt dann zu einer vermuteten Ereignisfolge, an deren Ende der Unfall steht. Aber: Erst der in einer kontrollierten experimentellen Simulation herbeigeführte Beschuss der Tragflächenstruktur eines space shuttle mit einem Kunststoffstück führte bei einem genau definierten Aufschlagswinkel zum Nachweis einer so schwerwiegenden Beschädigung der Tragfläche, dass damit die wahrscheinliche(!) Ursache für das Verglühen der „Columbia" beim Wiedereintritt in die Atmosphäre gefunden war. Die theoretische Reanalyse bedurfte des experimentellen Forschungszugangs, mit dem eine empirische Kausalanalyse möglich wurde.

Im Alltag – und nicht nur in den Medien – werden Folgen häufig mit den Ursachen verwechselt: Die Geschwindigkeit eines Fahrzeugs, die Aufmerksamkeit des Handelnden oder auch sein „Stolpern" oder „Ausrutschen" beim Gehen sind Folgen unzureichender, bei „fertigkeitsbasierten" Routinetätigkeiten gänzlich fehlender Beurteilungen der Gefährlichkeit einer Situation oder Handlung (Hacker, 1999; Rasmussen, 1986). Daher sind auch „Sicherheitsaktionen", die an den Folgen ansetzen, so relativ ineffektiv: Die Unfallbelastung von „Gehen" ist nach den BGlichen Aktionen zu „Stolpern, Ausrutschen, Stürzen" in den von uns untersuchten Unternehmen bei den Mitarbeitern nicht angekommen – im günstigen Fall hatten Vorgesetzte verstanden, dass Stolpern die Folge einer Störung bei der Tätigkeit „Gehen" ist, Mitarbeiter unterschätzen diese Tätigkeit weiterhin!

Nicht der plötzlich fallende Schnee oder die dann unangemessene Geschwindigkeit waren nach Ostern 2008 Ursache von Massenkarambolagen auf Autobahnen. Die gelernte massive Fehleinschätzung der tatsächlich gegebenen Gefahr („Bisher ist alles gut gegangen!"), also der Kontrollmöglichkeit des Fahrzeugs unter der mehrfachen Wechselwirkung von äußeren Bedingungen, fahrphysikalischen Gesetzmäßigkeiten, erworbener und technisch begünstigter Kontroll-Illusion (Langer, 1975; s. hierzu auch Harré, Foster & O'Neill, 2005) und aktueller Kontrollkompetenz veranlasste die Fahrer, die Gaspedalstellung nicht zu verändern. Ursache war also nicht die resultierende „Geschwindigkeit", sondern das falsche Gefährlichkeitsurteil, das keine erhöhte Aufmerksamkeit einschaltet – auch sie ist also eine Folge.

Ursachenforschung an Folgen festzumachen ist nur dann gerechtfertigt, wenn – wie beim epidemiologischen Forschungszugang in der Medizin oder bei der ex-post-facto-Studie in den Sozialwissenschaften – die Frage nach den verursachenden Bedingungen aufgrund der Neuheit oder Unbekanntheit des Phänomens nicht hinreichend präzis formuliert werden kann oder sich ein Experiment aus ethischen Gründen verbietet. Forschungsstrategisch fragt man dann: Welche Zustände oder Bedingungen hängen mit dem Auftreten von Krankheiten oder gesellschaftlichen Erscheinungen zusammen? Dass die Umkehrung des scholastischen Prinzips „post hoc, ergo propter hoc“ (danach, also deswegen) zu unzulässigen Kausalschlüssen führt, betonte bereits Albertus Magnus (1193-1280).

2.3 Erkenntnistheoretische und methodologische Probleme der Kausalanalyse

Zur stringenten Kausalanalyse bedarf es nach naturwissenschaftlichem Rationale der experimentellen Versuchanordnung, in der unter kontrollierten Bedingungen potentielle Einflussgrößen systematisch variiert und deren Effekte sorgfältig gemessen werden (Popper, 1994; Sarris, 1990). Das methodologische Argument, nach dem zuerst die Bedingungen variiert werden müssen und dann deren Effekt zu registrieren ist, war einer der Gründe für die Ablösung der Unfallpsychologie durch die „Sicherheitspsychologie“ (Hoyos, 1980). Aus der retrospektiven Frage: „Wie und warum kam es zum Unfall?“ wurde die allgemeine und prognostisch gültige Frage: „Wann und warum halten Menschen eine Situation für gefährlich oder unfallträchtig und wann nicht?“ Damit handelt es sich bei der Ursachenanalyse von Unfällen um ein erkenntnistheoretisches und methodologisches Problem.

Der Schluss von wenigen Daten auf eine allgemeine Regel kennzeichnet den erkenntnistheoretisch zulässigen, aber stets unvollständigen induktiven Schluss in den empirischen Wissenschaften (D. Hume, 1711-1776). Dies gilt für die Verallgemeinerung des empirischen Einzelbefunds, bei dem die experimentell kontrollierte Bedingung (X) als Ursache des beobachteten Datums (Y) gilt. Im Fall der retrospektiven Unfallanalyse wird diese Logik jedoch zeitlich umgekehrt: Aus dem Ergebniszustand (Y) wird auf dessen mögliche Ursache (X) geschlossen – jede ex-post-facto-Studie sucht angesichts des kritischen Ereignisses (Unfall, Vogelgrippe, BSE, ...) nach den Ursachen. Dabei unterliegt man jedoch zum einen der Gefahr der „Hypothesen-Konservierung“, der Bestätigung des eigenen Vorwissens im Sinne des Rosenthal-Effekts (Rosenthal & Rosnow, 1969). Zum anderen entsteht die Gefahr einer plausiblen Scheinlösung darin, dass die Schlussfolgerung nicht zwingend sein kann (s. oben: Induktion). Daher ist sie vor ihrer Annahme als allgemeingültige Regel stets empirisch zu prüfen.

Doch wie kann es uns gelingen, Fehlschlüsse zu vermeiden, mit denen wir gelegentlich zwar den vermeintlich Schuldigen finden, nicht aber das verursachende Bedingungsgeflecht, auf das wir präventiv einwirken könnten. Eine post-hoc-Analyse der Folgen, die intuitiv nahe liegt, reicht dazu nicht aus. Notwendig ist vielmehr eine Modellierung des Zusammenwirkens aller Komponenten in Mensch-Maschine-Systemen (MMS), aus deren Wechselwirkungen sicherheitskritische Zustände entstehen können.

3 Prävention bedarf eines „systemischen" Ansatzes

Die Forderung nach einer systemischen, „ganzheitlichen" Sicht war das zentrale Postulat der europäischen Rahmenrichtlinien zum Arbeits- und Gesundheitsschutz aus den neunziger Jahren (Kothe, 1998, 1999). Sie stellte insofern einen Neuanfang dar, als sie (a) die Anpassung der Arbeit an den Menschen forderte („adapting work to man") und (b) die Regeln zum Schutz des Arbeitenden über das bisherige Primat der Arbeitssicherheit hinaus auch ausdrücklich auf die physische und psychische Gesundheit erweiterte. Damit stellten sich dem traditionell eher technisch ausgerichteten Arbeitsschutz deutlich erweiterte Aufgaben: Sie fordern den Brückenschlag zu Disziplinen, hinsichtlich derer es noch heute Gräben und Klüfte gibt, wie gerade gegenüber der Psychologie: Gegründet von Naturwissenschaftlern, gewachsen mit ihrer experimentellen Methodologie, geriet sie als „Seelenkunde" in der Nazizeit wissenschaftlich unter die Räder und ist bis heute mit Vorbehalten und Vorurteilen, leider auch umfänglichem, medial häufig willkommenem Scheinwissen konfrontiert und belastet; dies erschwert die dringend erforderliche interdisziplinäre Arbeit.

Sicherheit und Gefahr in Mensch-Maschine-Systemen (MMS) entstehen demnach aus der Interaktion von Menschen mit Maschinen unter den definierten Bedingungen einer Organisation.

3.1 Zur Modellierung von Mensch-Maschine-Systemen

MMS werden üblicherweise mit Hilfe der Systemkomponenten: Technik – Organisation – Mensch (kurz: TOM) modelliert. Kommt es in solchen Systemen zu Störungen oder Schadensfällen, dann wird die „Ursache" in der Regel einer dieser Komponenten, also der technischen, organisatorischen oder personbedingten Systemvariabilität zugewiesen. Dabei überwiegt die Tendenz, im Zweifelsfall bei den so genannten „verhaltensbedingten" Ursachen fündig zu werden. Diese „Erklärung" beruht aber auf mehreren analytischen Fehlern. Sie beziehen sich zum einen auf unzutreffende Modellannahmen hinsichtlich des MMS, zum anderen auf vorwissenschaftliche Annahmen über die angeblich so unzuverlässige Systemkomponente Mensch:

Fehlerhafte MMS-Modellierung

Die Modellierung des „Verhaltens" von MMS anhand der drei Systemkomponenten Technik, Organisation und Person ist zwar überaus plausibel, sie ist aber zugleich zu simpel: Für keine der drei Komponenten darf angenommen werden, dass aus dem bestimmungsgemäßen Funktionieren zum Zeitpunkt t1 eine sichere, bestenfalls zufälligen Schwankungen um einen Sollwert unterworfene Annahme über ihr Funktionieren zum Zeitpunkt t2 abgeleitet werden kann. Es muss zusätzlich mit systematischen Veränderungen in der Zeit bei allen Komponenten gerechnet werden: Für die Komponente „Technik“ betrifft dies beispielsweise den Verschleiß (daher gibt es die organisatorische Untereinheit „Instandhaltung“), die „Organisation“ ist Veränderungen unterworfen, die mit Begriffen wie „Organisations-Entwicklung“ oder „organisationales Lernen“ umschrieben werden. Systematische Veränderungen der Komponente „Mensch“ bezeichnen wir beispielsweise als „Lernen“ – eine zentrale Fähigkeit des Menschen, die seine relative situative Anpassungsfähigkeit erklärt. Damit wird deutlich: Die 3-dimensionale Modellierung des Verhaltens von MMS ist unzureichend: Sie muss um eine vierte Dimension ergänzt werden, welche die systematischen Veränderungen in der Zeit modelliert (s. hierzu Musahl, 1997, S. 375).

Vernachlässigung systemischer Wechselwirkungen

Darüber hinaus wird zumeist übersehen: Das spezifische Systemverhalten ist als eine Wechselwirkung dritter Ordnung (Maschine x Organisation x Person x Situation) zu verstehen – schon allein daraus ergibt sich die Abwegigkeit einer einseitigen Kausalattribuierung im Sinne der Pseudoerklärung „verhaltensbedingt“ oder „menschliches Versagen“. Denn diese „Ursachen-Erklärungen“ für Systemstörungen sind eben genau nicht systemisch im Sinne der Beachtung von Wechselwirkungen, dem eigentlichen Kennzeichen eines Systems (Bertalanffy, 1973). Die einfachen Erklärungen reflektieren vielmehr die von Dörner beklagte Unfähigkeit des Menschen zu systemischem Denken (Dörner, 1992; s. hierzu auch Kahneman, 2003).

Menschen verhalten sich nicht „unberechenbar"

Im Zusammenhang mit Störungen in MMS erweist sich die vermeintliche „Unberechenbarkeit“ des Menschen, gelegentlich auch als „human error probability (HEP)“ berechnet, als eine besonders bei Sicherheitstechnikern und Führungskräften wohlfeile Erklärung. Sie kann allerdings ebenso zur Erklärung technisch bedingter Störungen („Concorde"-Absturz in Paris) oder organisatorischer Fehlentscheidungen („Transrapid“, September 2006) dienen. Die so genannten personalen Attribuierungen, Erklärungen von Störungen oder Unfällen mit Fehlern der Handelnden folgen dem menschlichen Bedürfnis nach einer schnellen Antwort (Jones & Nisbett, 1972). Sie beruhen auf dem fundamentalen Attribuierungsfehler, Element einer kognitiven Ergonomie, deren gelegentliche Fehlschlüsse wir heute aufgrund der Forschungsergebnisse der Kognitionspsychologie besser verstehen und korrigieren(!) können.

Eine „systemische“ Sicht fordert demnach ein komplexeres, respektvolles Verständnis menschlichen Verhaltens statt vereinfachender Schuldzuweisung, wenn wir Verhalten in gefährlichen Situationen verstehen wollen. Erst dann haben wir eine realistische Möglichkeit, mit gezielten Maßnahmen dazu beizutragen, dass MMS „sicherer“ arbeiten.

3.2 Lernen und Handeln beruhen auf kognitiven Urteilsprozessen

Der in der Modellierung eines MMS als vierter Faktor zu berücksichtigende Veränderungsprozess, der zu komplexen Interaktionen führt, gilt insbesondere für die Systemkomponente „Person“: Subjektiv „erfolgreiche“ Verhaltensweisen treten künftig mit erhöhter Wahrscheinlichkeit auf – der einem Verhalten folgende angenehme Zustand wird als „Verhaltens-Konsequenz“ interpretiert und dem Verhalten kontingent zugeordnet – lernpsychologisch gilt dies als „positive Verstärkung“ (s. hierzu allgemein Skinner, 1978).

Das für die Bereiche von Arbeits- und Gesundheitsschutz sehr viel bedeutsamere Lernparadigma – vermutlich aus evolutionspsychologischen Gründen die stärkste Lernform überhaupt – wird in der wissenschaftlichen Literatur und von Praktikern zumeist fehlinterpretiert oder gar übersehen – und wir hatten es bis zu den Arbeiten von Müller-Gethmann (1992; s. auch Musahl & Müller-Gethmann, 1994; Müller-Gethmann & Musahl, 1995) auch nicht verstanden (!): Eine „negative Verstärkung“ liegt dann vor, wenn eine als unangenehm angekündigte Verhaltenskonsequenz nicht eintritt oder erfolgreich vermieden wird (Musahl, 1999): Wir stolpern, fallen aber nicht, überschreiten die Höchstgeschwindigkeit, werden aber nicht geblitzt, rauchen – und leben noch!

Negative Verstärkung tritt also immer dann ein, wenn entgegen der Ankündigung die unangenehme Konsequenz nicht eintritt. Dies ist die Crux der klassischen Sicherheitspädagogik: Sie warnt vor dem Unglück, das glücklicherweise fast nie eintritt. Und: Je dramatischer die geschilderten Ereignisfolgen, desto größer ist die Freude, wenn sie nicht eintreten – die Hoffnung auf Abschreckung entlarvt sich als lernpsychologisch naiv. Wenn also Führungskräfte oder Politiker strengere Regeln oder schärfere Gesetze fordern, nicht aber deren Kontrolle sicherstellen, dann schaffen sie Möglichkeiten zur negativen Verstärkung des unerwünschten Verhaltens – oder: Sie produzieren, was sie gerade verboten haben. Genau dies nicht verstanden zu haben, ist der gewichtigste Nachteil des DuPont'schen Sicherheitssystems. Und genau dies trifft vermutlich auch auf das jüngst proklamierte Programm gegen den Alkoholmissbrauch junger Leute zu: Genau diese Aktion, übrigens mit identischem Motto (!) ist von Harré, Foster und O'Neill (2005) systematisch evaluiert worden – mit dem Ergebnis: Das Programm wirkt kontraproduktiv!

Heurismen als Prinzipien kognitiver Urteilsbildung

Die Zuordnung einer Folgesituation als „Konsequenz“ eigenen Handelns erfolgt sehr schnell, ohne komplizierten rationalen Vorgang. Bereits die Verarbeitung wahrgenommener Signale und die Verhaltensauswahl erfolgen auf der Basis gespeicherten Wissens, sind also nicht unabhängig vom Gedächtnisbesitz und den kontextuellen Bedingungen des kognitiven Systems. Unser Verhalten wird sowohl vom bewussten Gebrauch unseres Verstandes als auch von „Meta-Kognitionen“ geleitet – wir handeln häufig also nicht „klug“, sondern einfach nur „schlau“.

Und das heißt: Menschen verfügen neben dem in der Menschheitsgeschichte erst mit der Entwicklung der Sprache entstandenen, auf rationaler Analyse beruhenden kognitiven System über ein älteres System, das nach den Regeln einer intuitiven Logik funktioniert. Die fehleranfälligen Regeln des älteren Systems – seine Evidenz-Anfälligkeit – wurden erstmals von Francis Bacon (1561-1626), einem der Väter des englischen Empirismus, in seiner „Idolenlehre“ (Bacon, 1620) beschrieben. Ihre systematische Analyse war 2002 Grund für den Nobelpreis an Daniel Kahneman für seine Arbeiten zur „bounded rationality“, der begrenzten Rationalität der intuitiven Schlüsse.

Erst die Entwicklung der Sprache hat den Prozess ermöglicht, den Immanuel Kant in seiner Definition von „Aufklärung“ als die „selbstverschuldete Unmündigkeit“ bezeichnet. Die subjektive Plausibilität der intuitiven Logik ist so verführerisch, dass wir häufig eben nicht den Schritt zu Kants „aude sapere!“ gehen: „Wage es, Dich Deines Verstands zu bedienen!

Die Ergebnisse der von Kahneman und Tversky (Tversky & Kahneman, 1971; Kahneman, Slovic & Tversky, 1982) angestoßenen Forschungsarbeiten haben zu drei besonders wichtigen Gruppen von intuitiven Wenn-Dann-Regeln geführt, den Heurismen oder „heuristischen Prinzipien“, die schon in Bacons Idolenlehre enthalten waren und wie folgt skizziert werden können

Mit Hilfe des „Repräsentativitäts- und Ähnlichkeitsheurismus“ gelingt uns die schnelle Identifikation eines Ereignisses. Dabei wird die Ereignisklassifikation nach Ähnlichkeiten vorgenommen. Zur Klasse dieser Heurismen gehören verzerrte Wahrscheinlichkeitsurteile und Missverständnisse des Zufallskonzepts, Überschätzungen von Vorhersagemöglichkeiten, Missverständnisse des Regressionskonzepts und die Gültigkeitsillusion, nach der wir als Ergebnis häufig das vorhersagen, was mit der Eingangsinformation übereinstimmt. In unserem Zusammenhang begünstigt er die oben kritisierte Vermischung von Folge und Ursache oder auch die Tendenz, das Opfer zum Täter zu machen.

Nach der Ereignis-Identifikation suchen wir Informationen in unserem Langzeitspeicher. Diese Suche bestimmt der „Verfügbarkeitsheurismus“ („availability“), auch bezeichnet als „Zugänglichkeit“ („accessibility“) einer Information (Kahneman, 2003, p. 699-702): Die Leichtigkeit, mit der wir uns einen Sachverhalt vorstellen oder rekonstruieren können sowie die Aktualität einer Meldung bestimmen wesentlich mit, welche Informationen wir tatsächlich nutzen. Dabei tritt häufig die Korrelationstäuschung auf: Was in naher räumlicher oder zeitlicher Folge erscheint, erweckt den Eindruck einer Wenn-Dann-Beziehung.

Die dritte Gruppe intuitiver Ordnungsprinzipien ist als „Anpassungs- und Verankerungsheurismen“ beschrieben. Ihre psychologische Funktion besteht in der Antwort auf die Frage, ob wir mit dem Ereignis bereits Lernerfahrungen haben und damit umgehen können. Der Heurismus verdeutlicht: Unsere Urteile sind „kontextuell und adaptiv“, Menschen sind gute Relativ-, aber ziemlich miserable Absolut-Urteiler. Und er erklärt die Tendenz, bei der schnellen Suche nach den Gründen für einen Unfall beim Opfer fündig zu werden: Im Nachhinein erkennen wir, dass die Geschwindigkeit zu hoch war – nur die Frage nach dem Grund für diese Geschwindigkeit hätten wir vorher stellen müssen; die Antwort hätte vermutlich dem obigen „bisher ist alles gut gegangen“ ziemlich ähnlich geklungen.

Das schnelle Urteil, die intuitive Verknüpfung von Ereignissen (A) und deren vermeintlichen oder tatsächlichen Folgen (B) zu einfachen „wenn A, dann B-Regeln, die Befähigung zum schlauen, intuitiven Verstehen war und ist für das Überleben wichtig – nicht nur in Witzen, auch in unseren spontanen Schlüssen erleben wir, dass die intuitive Logik nach wie vor bedeutsam ist.

Menschen handeln „wissenskonsistent"

Menschen handeln demnach „wissenskonsistent“, selbst wenn sie „wider besseres Wissen“ handeln. Sie sind also nicht „unberechenbare Sicherheitsrisiken“, die als überwiegende Ursache von Unfällen und Bedrohungen der Sicherheit anzusehen sind. Das ältere intuitive System (I) bestimmt unser Handlungswissen, das rationale System (II) orientiert sich am lexikalischen Wissen. Natürlich steht in unserem „Lexikon“, dass wir innerhalb einer Ortschaft nicht schneller als 50 km/h fahren dürfen. Aber entsprechend unserem Handlungswissen werden wir auch bei höherer Geschwindigkeit zumeist nicht geblitzt – genau das ist der kognitive Effekt von negativer Verstärkung – und mit diesem Wissen ist unsere Handlung konsistent.

Die Verhaltensorientierung am Handlungswissen gilt am Arbeitsplatz und in der Freizeit, im Arbeits- und im Gesundheitsschutz besonders dann, wenn es sich um alltägliche, häufige und um beruflich routiniert ausgeführte, „fertigkeitbasierte“ Tätigkeiten handelt (Hacker, 1997, 1999; Rasmussen, 1986). Aber es gibt Interventionsmöglichkeiten: Das rationale System kann intuitive Prozesse korrigieren. Darin liegt die Chance einer sicherheitspsychologisch ausgerichteten Prävention.

4 Prävention als wissenschaftliche Aufgabe

Prävention, das Bemühen um die Verhütung des glücklicherweise seltenen, aber bedrohlichen Ereignisses, bedarf also zunächst systematischer Ursachenforschung, bei der die zu erwartenden Trugschlüsse intuitiver Logik vermieden werden müssen. Dass dies notwendig und möglich ist, hat die philosophische Erkenntnistheorie in der methodologischen Grundlegung der Naturwissenschaften gezeigt. Dass diagnostische Trugschlüsse intuitiver Logik mit ihrer Vermischung von Folgen und Ursachen entstehen, belegen die täglichen Scheinerklärungen der Unfälle im Straßenverkehr wie der häufige Verweis auf „menschliches Versagen“ und „mangelnde Aufmerksamkeit“ im Alltag: „Pass doch besser auf!“ ruft der Vater seinem Sohn zu – am Arbeitsplatz war das die lichtvolle Mahnung seines Meisters an ihn: Eines ist so nutzlos wie das andere.

Im Folgenden soll uns zunächst die „interne Logik" beschäftigen, nach der wir entscheiden, dass wir jetzt aber „aufpassen" müssen. Wir folgen also der Frage, woran homo sapiens in der gebotenen Schnelligkeit intuitiv erkennt, dass eine Situation, z.B. das Auftauchen eines Raubtiers, für ihn „Gefahr" bedeutet. Wissen wir dies, dann können wir vermutlich auch besser verstehen, unter welchen Bedingungen sich Menschen „sicher", jedenfalls aber nicht bedroht fühlen.

4.1 Wann ist etwas intuitiv „gefährlich"?

Genau an dieser Frage beginnt die eigentliche Forschungsarbeit des Sicherheitspsychologen. Ihre Antwort schafft die Voraussetzung dafür, dass präventiv ausgerichtete Maßnahmen entwickelt und systematisch experimentell geprüft werden können.

Aus der Arbeitsgruppe von Paul Slovic stammt eine klassische Studie, die systematische Verzerrungen des subjektiven Gefährlichkeitsurteils demonstriert (Lichtenstein, Slovic, Fischhoff, Layman & Combs, 1978): Sie ließen ihre Probanden die Häufigkeit von 41 Todesursachen beurteilen. Es ergab sich eine systematische Urteilsverschränkung gegenüber der Realität: Der subjektive Urteilstrend stimmt bei den mittleren Häufigkeiten der Todesursachen recht gut mit der tatsächlichen Anzahl der Todesfälle überein; er weicht aber bei den häufigen und den seltenen Ereignissen systematisch davon ab: Seltene Ereignisse werden massiv überschätzt, häufige hingegen unterschätzt.

Eine anschließende faktoranalytische Studie (Slovic, Fischhoff & Lichtenstein, 1980) galt der Frage, wie die systematischen Verzerrungen theoretisch erklärt werden können. Die Autoren ließen 90 Gefahren von ihren Probanden mit Hilfe von 18 bipolaren Skalen beurteilen und faktoranalysierten anschließend die resultierende Matrix der 18x18 mittleren Urteile über alle Gefahren (s. hierzu Musahl, 1997, S. 202ff). Es ergaben sich drei Faktoren, die im Sinne von Superskalen interpretiert werden können: die „Kontrollierbarkeit", die „Bekanntheit" und der „Umfang des Personenschadens".

In einer Reihe von Replikations- und Extensionsexperimenten wurde (a) die Gültigkeit der 3-faktoriellen Struktur für deutsche Probanden (b) 20 Jahre später untersucht und zusätzlich (c) mit ausgewählten, bekannten Gefahren die „Gefährlichkeits"-Urteile von Probanden unterschiedlichen Alters von Kindern im Kindergarten bis zu jungen Erwachsenen erhoben (Musahl & Hackenfort, 2004). Der Hauptbefund replizierte die von Slovic et al. (1980) beschriebene Struktur und kann wie folgt zusammengefasst werden: Der erste und varianzstärkste Faktor war die angenommene „Kontrollierbarkeit", der zweite die „relative Bekanntheit" und der dritte Faktor lud Skalen mit Aussagen über die „Art und Schwere des Schadens".

Die drei Superskalen entsprechen den von Kahneman et al. (1982) beschriebenen Heurismen: Mit der Kontrollierbarkeit als Variante des Anpassungsheurismus wird die Frage beantwortet: „Kann ich damit umgehen?" – Identifizierbarkeit beantwortet im Sinne des Repräsentativitätsheurismus die Frage: „Was ist das?" Art und Schwere des Schadens fragen schließlich nach der Verfügbarkeit von Informationen, also: „Was weiß ich darüber?"

Menschen haben demnach intuitive Gefährlichkeitsurteile, mit denen sie Situationen und Tätigkeiten spontan als „gefährlich" einordnen, an denen aber auch Lernprozesse beteiligt sind, in denen sie ihre Kontroll-Kompetenz entwickeln. Diese „Gefahrenkognition" beruht auf grundlegenden Urteilsprozessen, die Teil unserer „kognitiven Ergonomie" sind: Das Gefährlichkeitsurteil entsteht aus der beständigen Interaktion zwischen den beiden Funktionsebenen unseres Wissens. Dabei beruht das Handlungswissen auf den Erträgen beider Wissensdomänen – darauf beruht also unser „wissenskonsistentes" Handeln. Das lexikalische Wissen wird nur im Falle von Handlungsunsicherheit bemüht, wird also nicht genutzt bei Routinetätigkeiten. Handlungsunsicherheit zu beseitigen ist aber eine wesentliche Funktion der evolutionär älteren, nicht bewusstseinspflichtigen heuristischen Prinzipien: Sie machen uns entscheidungsfähig durch Problemverkürzung.

4.2 Gefahr droht bei intuitiver Sicherheit

Das kognitionspsychologische Modell intuitiver Gefährlichkeit erklärt, warum die meisten Unfälle, auch expositionsbereinigt, mit Situationen, Techniken und Tätigkeiten verknüpft sind, die wir kennen, kontrollieren können und über die wir viel wissen – wie zum Beispiel Autofahren, Gehen oder berufliche Routinetätigkeiten.

Unfallbelastete berufliche Tätigkeiten erscheinen subjektiv ungefährlich

In zahlreichen Studien zum Unfallgeschehen in unterschiedlichen Industrien konnte gezeigt werden, dass nur etwa 10 bis 15% aller Tätigkeiten in definierten Arbeitsbereichen in ihrer Gefährlichkeit „unterschätzt" werden (Musahl, 1997, 2005; Musahl, Hinrichs & Schwennen, 2003a, 2003b). Die übrigen etwa 85% der Tätigkeiten werden zutreffend beurteilt oder gar in ihrer Unfallbelastung „überschätzt", und das heißt: Sie werden mit der erforderlichen Aufmerksamkeit ausgeführt. Auf die wenigen, von Mitarbeitern und Führungskräften in fast gleichem Ausmaß (!) „unterschätzten" Tätigkeiten entfällt etwa die Hälfte bis zu zwei Dritteln des gesamten Unfallgeschehens: Sie werden mit zunehmender subjektiver Sicherheit ausgeführt – und daher, also als Folge (!) auch mit reduzierter Aufmerksamkeit. Das hohe objektive Unfallgeschehen wird nachweisbar subjektiv gar nicht registriert. Will man dennoch eine volle Aufmerksamkeit erreichen, dann bedarf es gesonderter Interventionsstrategien, die kognitiv zuverlässig intuitive Gefährlichkeit signalisieren oder eine bewusste rationale Kontrolle erreichen.

Kontra-intuitive Effekte im Straßenverkehr

Der Einschätzung der eigenen Kontroll-Kompetenz kommt für das Gefährlichkeitsurteil eine überragende Rolle zu; dies kann im Straßenverkehr gut beobachtet werden: Junge Autofahrer erleben sich selbst auf Grund ihrer aktuellen Unfallfreiheit als besonders kompetent – die Unfallbelastung ihrer Altersgenossen stützt die eigene „Kontroll-Illusion" (s. hierzu besonders Harré et al., 2005). Zugleich konnte gezeigt werden, dass „Novizen" bestimmte objektiv riskante Verkehrssituationen nicht als gefährlich zu erkennen in der Lage sind, weil ihr Blikkbewegungsverhalten sich deutlich von demjenigen erfahrener Fahrer unterscheidet (Deery, 1999).

Die Gefährlichkeit illusionärer Sicherheit wurde auch in einer Studie zum Wegeunfallgeschehen bei einer Unfallkasse deutlich: Eine repräsentative Gruppe von Versicherten wurde nach der Länge ihres täglichen Arbeitswegs und nach der Häufigkeit gefragt, mit der dieser Weg sie „beansprucht". Die Antworten konnten dann zum tatsächlichen Unfallaufkommen in Beziehung gesetzt werden: Während die Beanspruchung mit der Entfernung ansteigt – „je weiter die Strekke, desto häufiger beansprucht sie mich" – zeigen die Unfalldaten das entgegengesetzte Bild: Der Unfallanteil der kurzen Arbeitswege ist gegenüber den langen disproportional erhöht – gerade kurze Wege sind demnach besonders gefährlich. Dass der Effekt, nach dem schon bei Grundschulkindern ein spontanes Gefährlichkeitsurteil „sicher" zu fatalen Folgen beigetragen haben könnte, wurde jüngst in einer Studie mit Kindern einer Essener Grundschule gezeigt (Hackenfort & Musahl, 2008): Die tatsächlich unfallbelasteten Straßen in unmittelbarer Schulnähe wurden für „sicher", die unfallfreien hingegen für „gefährlich" gehalten – Frage: Wie ist es gelungen, das tatsächlich vorhandene intuitive Urteil der Kinder so in die Irre zu führen?

4.3 Elemente einer „wissenschaftsbasierten" Prävention

Prävention setzt eine kausalanalytisch stringente Ursachenforschung und die systematische Evaluation der daraus abgeleiteten Interventionsschritte voraus. Sie geht davon aus, dass Menschen keineswegs überwiegend fehleranfällige Störungsproduzenten in MMS sind, sondern dass unsere „kognitive Ergonomie" evolutionär bewährten Regeln folgt. Nimmt man dies respektvoll zur Kenntnis, dann versteht man besser, warum sie „es tun, obwohl sie es doch besser wissen".

Und das heißt dann zugleich: Ziel muss es sein, dem Handelnden seine Würde als „wissend Handelndem" zurückzugeben und ihn zu befähigen, sich seines eigenen Denkens bewusst zu werden, es besser zu verstehen und es zu nutzen. Oder: Für eine „wissenschaftsbasierte" Prävention benötigen wir wissenschaftlich gut begründete theoretische Erklärungsansätze. Nur so kann sicherheitspsychologische Arbeit „gleichzeitig gut und praxisrelevant" (Heckhausen, 1988, S. 671) sein – und auf der Grundlage theoretisch stringenter Konzepte für den Anwender, also unsere Mitmenschen an ihren Arbeitsplätzen, präventiv Förderliches leisten.

Dabei ist die Tatsache des Handelns auf der Grundlage unterschiedlicher Wissensebenen am Arbeitsplatz der betrieblichen Führungskraft und ihrem Mitarbeiter durchaus vermittelbar. Auf der Grundlage einer „Metakognition" über sein eigenes Denken und Handeln und der Reflexion über beständig ablaufende Lernprozesse kann der Handelnde deren Agenten, wie beispielsweise Beinahe-Unfälle, registrieren und ihre Wirkung präventiv nutzen.

Beinahe-Unfälle als präventiver Zugang

Die in international renommierten Sicherheitsverfahren geforderte Registrierung und Auswertung von Beinahe-Unfällen (BU) geht von der Annahme aus, dass ein erkannter Beinahe-Unfall (BU) uns im Sinne eines betrieblichen Vorwarn-Systems die wichtige Chance eröffnet, seine Entstehung zu analysieren und künftig dafür Sorge zu tragen, dass entsprechende Bedingungen vermieden werden können (s. hierzu Hale, 2003; Koornneef, 2000).

Lernpsychologisch sehr viel bedeutsamer, weil kontraproduktiv, ist der Effekt nicht erkannter BU: Der Handelnde erkennt nicht, dass er gerade einen BU gehabt hat – dies könnte bestenfalls sein Kollege, der die Arbeitssituation kennt und ihn beobachtet hat. Denn für den Handelnden war es erfolgreiches Verhalten. Er wird es künftig daher auch wiederholen. Genau dies ist die Erklärung dafür, dass sich beim „erfahrenen Praktiker" sicherheitswidrige Verhaltensweisen einspielen – er hat Falsches gelernt!

Die Bedeutung dieses Lerneffekts wird von den traditionellen Management-Systemen übersehen oder vernachlässigt. Sie konnte in sorgfältig kontrollierten Studien jedoch als wirksam und als nachhaltig nachgewiesen werden. Dass die mit dem Anregen und Fördern metakognitiver Prozesse erreichten Erfolge mehr sind als das Streben nach dem Konservieren der eigenen Hypothesen, belegt auch der wichtige Hinweis Kahnemans auf die korrigierende Wirkung des rationalen Systems („system II"): „An intuitive judgment will be modified or overridden if system II identifies it as biased" (Kahneman, 2003, p. 711; s. hierzu auch LeBoeuf & Shafir, 2003).

Systematische Evaluation der Interventionen

„Ceterum censeo interventionem esse evaluendam“ könnte die zentrale Forderung an jede Intervention im Arbeits- und Gesundheitsschutz lauten – doch diese Forderung ist ja nicht neu. Sie hat sich durch alle Workshops, an denen ich teilgenommen habe, wie ein roter Faden hindurchgezogen. Allerdings: Evaluation bedarf strenger Befolgung der wissenschaftlichen Regeln einer angewandten Psychologie. Und: Ausreden sind eigentlich nicht mehr erlaubt: Wie eine seriöse, wissenschaftlich ernst zu nehmende systematische Evaluation vorzunehmen ist, kann man in vielen klugen Arbeiten studieren – hier sei nur auf Nachreiner, Müller & Ernst (1987) verwiesen, dessen Überarbeitung – wie Friedhelm Nachreiner auf dem Workshop bemerkte – unmittelbar bevorsteht. Prävention soll den Menschen dienen – ich denke, wir sollten sie ernst nehmen.

5 Was könnte 2020 sein?

Das positive Szenario: Wenn uns die Besinnung auf solides, methodologisch strenges Arbeiten gelingt, dann werden sich die Fachgrenzen auch für Psychologen unseres Feldes auflösen und wir werden in Kooperation mit den Partnern aus anderen Disziplinen die Beiträge leisten können, mit denen wir Arbeits- und Lebensbedingungen verbessern können.

Dazu gehört aber auch – darauf habe ich 1999 anläßlich des 10. Workshops schon hingewiesen – dass wir uns an bestimmten Stellen aktiv in die politische Diskussion einmischen; uns ist das im Zusammenhang mit der Diskussion um die Wegeunfälle gelungen. Wer, wenn nicht einer von uns, kann der Drogenbeauftragten des Deutschen Bundestags sagen, dass ihr Pogramm für Jugendliche gegen Alkohol im Verkehr mit dem Motto „Don't drink, keep gold“ in Neuseeland systematisch evaluiert wurde und sich als dramatisch kontraproduktiv erwiesen hat! Frage: Gibt es 2020 vielleicht Psychologen mit politischer Courage? Und das negative Szenario: In dem Ausmaß, in dem wir anderen hinterher laufen, werden wir von denen geschluckt – diese Erfahrung musste Hugo Münsterberg machen und sie wird sich wiederholen. Wenn wir – wie ich befürchte – weiterhin darauf warten, dass uns die gebratenen Tauben in den Mund fliegen, dann werden wir uns verschlucken oder verhungern (vielleicht auch beides).

Literatur

Bacon, F. (1620)/1990). Neues Organon: lateinisch-deutsch. Herausgegeben und mit einer Einleitung von W. Krohn.(2 Teilbände). Hamburg: Felix Meiner Verlag.

Bertalanffy, L. von (1973). General System Theory. Foundations – Development – Applications. Harmondsworth: Penguin University Books..

Deery, H.A. (1999): Hazard and risk perception among young novice drivers. Journal of Safety Research, 30. 225-236.

Dörner, D. (1992). Die Logik des Mißlingens. Strategisches Denken in komplexen Situationen. Reinbek bei Hamburg: Rowohlt.

Hackenfort, M. & Musahl, H.-P. (2008). Kontraintuitive Effekte – wenn „ungefährlich" gefährlich ist. In C. Schwennen, G. Elke., B. Ludborzs, H. Nold, S. Rohn, S. Schreiber-Costa & B. Zimolong (Hrsg.), Psychologie der Arbeitssicherheit und Gesundheit. 15. Workshop 2008 (S. 337-340). Kröning: Asanger.

Hacker, W. (1997). Allgemeine Arbeitspsychologie. Psychische Regulation von Arbeitstätigkeiten. Bern: Huber.

Hacker, W. (1999). Regulation und Struktur von Arbeitstätigkeiten. In Hoyos, C. Graf & Frey, D. (Hrsg.), Arbeits- und Organisationspsychologie – Ein Lehrbuch. Weinheim: Psychologie Verlags Union. 385-397.

Hale, A.R. (2003). Safety management in production. Human Factors and Ergonomics in Manufacturing, 13, 185-201.

Harré, N., Foster, S. & O'Neill (2005). Self-enhancement, crash-risk optimism and the impact of safety advertisements on young drivers. British Journal of Psychology, 96, 215-230.

Heckhausen, H. (1988). Kleine Fibel für eine Angewandte Disziplin. In D. Frey, C. Graf Hoyos & D. Stahlberg (Hrsg.), Angewandte Psychologie: Ein Lehrbuch (S. 670-671). München: Psychologie Verlags Union.

Hoyos, C. Graf (1980). Psychologische Unfall- und Sicherheitsforschung. Stuttgart: Kohlhammer.

Jones, E.E. & Nisbett, R.E. (1972). The actor and the observer: Divergent perceptions of the causes of behavior. In E.E. Jones, D.E. Kanouse, H.H. Kelley, R.E. Nisbett, S. Valins & B. Weiner (Eds.), Attribution: Perceiving the Causes of Behavior (pp. 75-85). Morristown, N.J.: General Learning Press.

Kahneman, D. (2003). A perspective on judgment and choice – Mapping bounded rationality. American Psychologist, 58, 697 – 720.

Kahneman, D., Slovic, P., & Tversky, A. (1982). Judgment Under Uncertainty: Heuristics and Biases. Cambridge: Cambridge University Press.

Koornneef, F. (2000). Learning from small-scale incidents. Ph.D. thesis, Safety Science Group, University of Technology, Delft.

Kothe, W. (1998). Ganzheitlicher Gesundheitsschutz nach dem neuen Arbeitsschutzgesetz. In H. v. Benda & D. Bratge (Hrsg.), Psychologie der Arbeitssicherheit. 9. Workshop 1997 (S. 32-39). Heidelberg: Asanger.

Kothe, W. (1999). Die Umsetzung der Richtlinie 89/391 in den Mitgliedstaaten der EU. Zeitschrift für Ausländisches und Internationales Arbeits- und Sozialrecht, 85ff.

Langer, E.J. (1975). The illusion of control. Journal of Personality and Social Psychology,

32, 311-328 (auch abgedruckt in Kahneman, Slovic & Tversky, 1982).

LeBoeuf, R.A., & Shafir, E. (2003). Deep thoughts and shallow frames: On the susceptibility to framing effects. Journal of Behavioral Decision Making, 16, 77-92.

Lichtenstein, S., Slovic, P., Fischhoff, B., Layman, M. & Combs, B. (1978). Judged frequency of lethal events. Journal of Experimental Psychology: Human Learning and Memory, 4 (6), 551-578.

Müller-Gethmann, H. (1992). Regelbeachtung in Abhängigkeit von Sanktionswahrscheinlichkeit und –stärke in einem Simulationsexperiment. Duisburg: Unveröff. Hausarbeit im Rahmen der 1. Staatsprüfung für das Lehramt Sek. II/I.

Müller-Gethmann, H. & Musahl, H.-P. (1996). Lernparadigmen oder Sicherheitsmotive? In B. Luborzs, H. Nold & B. Rüttinger (Hrsg), Psychologie der Arbeitssicherheit. 8. Workshop 1995 (S. 757-771). Heidelberg: Asanger.

Musahl, H.-P. (1997). Gefahrenkognition. Theoretische Annäherungen, empirische Befunde und Anwendungsbezüge zur subjektiven Gefahrenkenntnis. Heidelberg: Asanger.

Musahl, H.-P. (1999). Lernen. In C. Graf Hoyos & D. Frey (Hrsg.), Arbeits- und Organisationspsychologie – Ein Lehrbuch (S. 328-343). Weinheim: Psychologie Verlags Union.

Musahl, H.-P. (2005). Zur Psychologie der Gefahrenperzeption. Österreichisches Forum Arbeitsmedizin, 02/05, 4-12.

Musahl, H.-P. & Hackenfort, M. (2004). Developmental changes of subjective danger: A challenge for prevention. Poster presented at Safety 2004, Wien (A). CD: Safety2004book/abstract.

Musahl, H.-P., Hinrichs, S. & Schwennen, C. (2003a). Zur Kognition von Sicherheit, Gesundheit und Qualität – Eine anwendungsorientierte Perspektive. Wirtschaftspsychologie, 5, 137-140.

Musahl, H.-P., Hinrichs, S. & Schwennen, C. (2003b). Management of work safety is management of work on safety. In H. Strasser, K. Kluth, H. Rausch, & H. Bubb (Eds.), Quality of Work and Products of the Future. Procedings of the GfA (pp. 789-792). Stuttgart: Ergonomia Verlag.

Musahl, H.-P. & Müller-Gethmann, H. (1984). Beinahe-Unfälle: Ein für die Theoriebildung und für die sicherheitspsychologische Anwendung „notwendiges“ Konstrukt. In F. Burkardt & C. Winklmeier (Hrsg.), Psychologie der Arbeitssicherheit. 7. Workshop 1993 (S. 431-446). Heidelberg: Asanger.

Popper, K. (1994). Logik der Forschung (10. verbesserte und vermehrte Aufl.). Tübingen: Mohr.

Rasmussen, J. (1986). Information Processing and Human-Machine Interaction. An Approach to Cognitive Engineering. New York: North-Holland.

Rosenthal, R. & Rosnow, R.L. (Eds.). (1969). Artifact in Behavioral Research. New York: Academic Press.

Sarris, V. (1990). Methodologische Grundlagen der Experimentalpsychologie (2 Bände). München, Basel: Ernst Reinhard.

Skinner, B.F. (1978). Was ist Behaviorismus? Reinbek bei Hamburg: Rowohlt.

Slovic, P., Fischhoff, B. & Lichtenstein, S. (1980). Facts and fears: Understanding perceived risk. In R.C. Schwing & W.A. Albers, Jr. (Eds.), Societal Risk Assessment. How safe is safe enough? (pp.181-216). New York: Plenum Press.

Sozialgesetzbuch, Siebtes Buch (SGB VII): Gesetzliche Unfallversicherung, Textausgabe, Stand: 1. Januar 1997. Sankt Augustin: Asgard-Verlag. (s. auch: Fassung vom 01.01.2005, letzte Änderung vom 21.12.2004, in BGBl. I 2004, S. 3592).

Tversky, A. & Kahneman, D. (1971): Belief in the law of small numbers. In: Psychological Bulletin, 76, 105-110.

Über den Autor

Prof. Dr. rer.nat. Hans-Peter Musahl, geb. 1940

Rhein-Ruhr-Institut für Sozialforschung und Politikberatung e.V. (RISP) an der Universität Duisburg-Essen,
Heinrich-Lersch-Straße 15, 47057 Duisburg,
Tel: 0203 280 99-0, Fax: 0203 280 99-22
e-mail: risp@uni-due.de, e-mail: hp.musahl@uni-due.de

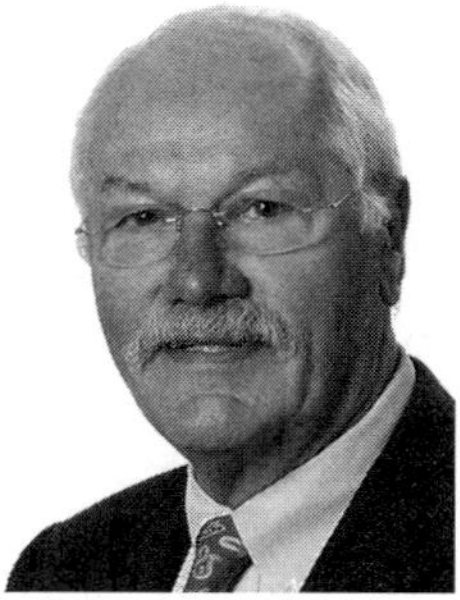

Bis 28. Februar 2006: außerplanmäßiger Professor (Akademischer Oberrat) für Psychologie,

Leiter der Fachgebiete Methodologie, Arbeitspsychologie (seit 1997) und Wirtschaftspsychologie

Seit dem 1. März 2006: Professor im Ruhestand (pensioniert)

Durchführung von Forschungs- und Entwicklungsvorhaben als Mitglied des „Rhein-Ruhr-Institut für Sozialforschung und Politikberatung (RISP)", eines universitären An-Instituts an der Universität Duisburg-Essen

Freiberufliche Arbeit in Industrieprojekten

1963 bis 1970 Studium der Psychologie am Psychologischen Institut der Universität Hamburg, insbesondere bei den Professoren P.R. Hofstätter, R. Tausch, G.A. Lienert und K. Pawlik

1975 Promotion zum Dr. rer. nat. an der mathematisch-naturwissenschaftlichen Fakultät der Universität Düsseldorf (Prof. Dr. V. Sarris, Prof. Dr. W. Janke)

1970 Wissenschaftlicher Assistent (m.d.V.b.) an der Pädagogischen Hochschule Ruhr, Abteilung Duisburg bis zur Pensionierung Akademischer Oberrat im Fach Psychologie des Fachbereichs 2 der Gerhard-Mercator-Universität -GH- Duisburg

1980 bis 1984 Beurlaubung durch den MWF-NW zur Mitarbeit an einem von der DFG finanzierten Forschungsprojekt am Institut für Psychologie der J.W. Goethe Universität Frankfurt a.M. (Prof. Dr. V. Sarris) als stellvertretender Projektleiter der „Forschungsstelle Wahrnehmungsprozesse"

1996 Habilitation, Verleihung der Lehrbefähigung für das Fach Psychologie

seit 1997 Beauftragung zur Leitung des Fachgebiets „Methodologie und Arbeitspsychologie“ durch Beschluss der Fachkonferenz Psychologie

2001 Ernennung zum außerplanmäßigen Professor

seit März 2003 Beauftragung zur zusätzlichen Leitung des Fachgebiets „Wirtschaftspsychologie“ durch den Vorstand des InKK

2004 bis 2006 Geschäftsführender Direktor des InKK

seit 2005 ordentliche Mitgliedschaft im „Rhein-Ruhr Institut für Sozialforschung und Politikberatung (RISP)“ an der Universität Duisburg-Essen

Die drei wichtigsten Publikationen

Musahl, H.-P. (1997). Gefahrenkognition. Theoretische Annäherungen, empirische Befunde und Anwendungsbezüge zur subjektiven Gefahrenkenntnis. Heidelberg: Asanger

Musahl, H.-P. (1999). Lernen. In C. Graf Hoyos & D. Frey (Hrsg.), Arbeits- und Organisationspsychologie – Ein Lehrbuch (S. 328-343). Weinheim: Psychologie Verlags Union.

Musahl, H.-P. & Eisenhauer, T. (Hrsg.). (2000). Psychologie der Arbeitssicherheit – Beiträge zur Förderung von Sicherheit und Gesundheit in Arbeitssystemen. 10. Workshop 1999. Heidelberg und Kröning: Asanger.

Die wichtigsten aktuellen Engagements in Organisationen, Gremien, Beiräten

Zur Zeit noch Präsident der Gesellschaft für Sicherheitswissenschaft (GfS); diese Position werde ich jedoch zu Beginn 2009 aufgeben.

Aus allen anderen Verpflichtungen habe ich mich zurückgezogen.

Die drei zur Zeit und in den nächsten 5 Jahren wichtigsten Projekte

Meine Familie

Unterstützung und Förderung von Mitarbeitern und Studenten

Fortsetzung unserer aktuellen arbeitssicherheitlichen, auf Partizipation gestützten Vorhaben sowie die Ausweitung und systematische Evaluation unseres wissenschaftlichen Ansatzes auf Bereiche des Gesundheits- und des Qualitätsmanagements in F&E-Vorhaben gemeinsam mit der Industrie

Friedhelm Nachreiner
GAWO, Gesellschaft für Arbeits-, Wirtschafts- und Organisationspsychologische Forschung e.V., Oldenburg

Psychische Belastung und Beanspruchung in Systemen mit komplexer Technikumgebung

1 Entwicklung der Fragestellung

1.1 Organisationale Verankerung des Themas

Dass man sich im Kontext des Wandels der Arbeitsbedingungen von körperlich zu psychisch belastenden Arbeitstätigkeiten – von Rubner als Kulturentwicklung bezeichnet – dringend um Fragen der psychischen Belastung, Beanspruchung und ihrer Folgen für den arbeitenden Menschen kümmern müsse, kann man bereits der Denkschrift Max Rubners aus dem Jahre 1912 zur Gründung eines Kaiser-Wilhelm-Instituts für Arbeitsphysiologie, des späteren Max-Planck-Instituts für Arbeitsphysiologie in Dortmund, entnehmen. Rubner begründet das mit der Zunahme von Arbeitsformen, bei denen die Überwachung von Maschinen, die Aufmerksamkeit, Geschicklichkeit und die Dauer der Leistung die entscheidenden Merkmale seien. Dabei liege der Schwerpunkt auf dem nervösen Gebiet und den Leistungen des Gehirns, d.h. auf dem richtigen Funktionieren der Sinnestätigkeit, der Wahrnehmungsfähigkeit und der Willensschulung. Rubner beschreibt damit bereits 1912 den Trend zu einer zunehmenden Bedeutung der psychischen Belastung als Folge der technischen Entwicklung und fordert, dass diese zur Erreichung praktischer wie wissenschaftlicher Ziele in dem zu gründenden Kaiser-Wilhelm Institut untersucht werden sollen.

Ähnlich argumentiert Rutenfranz 1969 in seiner Denkschrift zur Errichtung des späteren Instituts für Arbeitsphysiologie an der Universität Dortmund (IfA-Do), nachdem das Max-Planck-Institut (MPI) für Arbeitsphysiologie im Trend der Hinwendung zur reinen und einer Abkehr von anwendungsorientierter Forschung in das MPI für Systemphysiologie umgewandelt wurde und ein Institut, das sich den von Rubner aufgeworfenen und in der Zwischenzeit differenzierteren Fragen widmete, nicht mehr existierte. Rutenfranz verwies damals darauf, dass „im Zuge der Automation ... diese Entwicklung gerade in den letzten Jahren eine besondere Bedeutung erfahren" habe. Als konkret zu bearbeitende Aufgabenstellungen der Arbeitspsychologie benannte er in seiner Denkschrift, neben den Fragen der Grundlagen geistiger Arbeit, ihrer Leistungsvoraussetzungen und Folgen, Fragen der Vigilanz, der Konzentrationsfähigkeit, der Monotonie und des Anlernens, sowie der auf Grund der fortschreitenden Automation sich ausweitenden Nacht- und Schichtarbeit.

Beide Sichtweisen und Argumentationsmuster, insbesondere in ihrer Kombination, erscheinen heute, also nahezu 100 bzw. 40 Jahre später, beim Austausch einiger Begriffe aktueller denn je, und so beschreiben sie auch heute noch in groben Zügen aktuelle Probleme der Arbeitspsychologie, mit einem deutlichen Fokus auf Fragen der psychischen Belastung und Beanspruchung als Folge des Wandels der Arbeitsbedingungen zu technologisch immer komplexeren Arbeitswelten. Rutenfranz wies in seinem Memorandum auf den bis dahin nur geringen Anteil der bearbeiteten an den dringend zu lösenden Problemstellungen hin – und zwar insbesondere unter der Perspektive der als Folge des sich immer stärker beschleunigenden Prozesses der Automatisierung und der damit verbundenen Verlagerung von Funktionen zwischen Menschen und Maschinen, oder zwischen menschlichen und technischen Subsystemen, in immer komplexer werdenden Mensch-Maschine-Systemen. Unter dieser Perspektive erscheinen Fragen der psychischen Belastung und Beanspruchung und der damit verbundenen Folgen von immenser Bedeutung, die es – vorlaufend, und nicht als Nachlaufforschung – dringend zu lösen gilt, wenn derartige Systeme effektiv, effizient, reliabel, nachhaltig und sicher funktionieren sollen, und zwar im Sinne der System- wie der Arbeitssicherheit.

Schaut man sich die derzeitige organisationale Verankerung dieser Fragestellungen im deutschsprachigen Raum an, könnte es einen reizen, die Argumente von Rubner und Rutenfranz erneut aufzugreifen und für die Errichtung eines Institutes zu plädieren, das sich solchen Fragestellungen intensiv annimmt. Zurzeit ist eine solche organisationale Verankerung, trotz Hinweisen an die interessierten Kreise, im deutschsprachigen Raum nicht mehr zu erkennen. Offensichtlich hat das Thema in der öffentlichen Diskussion an Bedeutung verloren – warum auch immer – und/oder es hat sich ein Bedeutungswandel ergeben: schließlich ist das Thema psychische Belastung, oder „psychische Belastungen“ (im Sinne von Störeffekten mit aversiven affektiven Befindlichkeiten) in aller Munde. Aber das ist offensichtlich nur ein Teilproblem, wie man an der Entwicklung der ursprünglichen inhaltlichen Fragestellungen erkennen kann.

1.2 Inhaltliche Entwicklungen

Inhaltlich beschäftigte man sich in der psychologischen Abteilung des KWI und späteren MPI für Arbeitsphysiologie (im wesentlichen Graf, und in der Nachfolge Schmidtke und Rutenfranz und Mitarbeiter, u.a. Hoyos und Ulich) mit Fragen der „nervösen“ Belastung, wie dies damals genannt wurde. Dabei war eine der wesentlichen Fragen die der zeitlichen Dimension psychischer Belastung, u.a.

experimentell modelliert über Kopfrechenaufgaben, und hier insbesondere der Pausen (vgl. dazu die Arbeiten von Graf).

Schmidtke wie auch Rutenfranz griffen in der Nachfolge Fragen der psychischen Belastung von und bei Überwachungs-, Kontroll- und Steuerungstätigkeiten – als Prototypen moderner Arbeitstätigkeiten – auf (z.B. Schmidtke 1966, Singer et al. 1970). Dabei erstreckten sich die Untersuchungen sowohl auf die Art der psychischen Belastung wie auf deren zeitliche Verteilung, wobei zunächst fraglich war, ob und wie diese sinnvoll erfasst werden könnte, da die klassischen Methoden des Arbeitsstudiums nicht mehr anwendbar erschienen.

In diesem Kontext habe ich meine ersten Erfahrungen mit diesem Thema machen dürfen. In meiner Vordiplomarbeit (wir schrieben damals in Köln noch Vordiplomarbeiten) bin ich am Dortmunder Institut Fragen der Anwendbarkeit und des Nutzens von Arbeitsablauf- oder Zeitstudien bei solchen Tätigkeiten nachgegangen (Nachreiner 1968). Dabei zeigte sich, dass Überwachungs-, Kontroll- und Steuerungstätigkeiten sich am zeitlichen Umfang wie an der zeitlichen Zusammensetzung verschiedener Aktivitäten der Informationsverarbeitung unterscheiden ließen. Abbildung 1 zeigt diese frühen (handgezeichneten!) Ergebnisse. Während Steuerungstätigkeiten (im Walzwerk) durch hohe Anteile von Informationsabgabe an das System charakterisierbar sind, dominiert bei Kontrolltätigkeiten die Informationsaufnahme, bei geringer Informationsabgabe an das System, während bei Überwachungstätigkeiten insgesamt eine geringere Aktivität zu verzeichnen war, verbunden mit einem hohen Anteil an Informationsaustausch mit systemfremden Stellen (Kommunikationsaufgaben) (vgl. auch Singer et al. 1970).

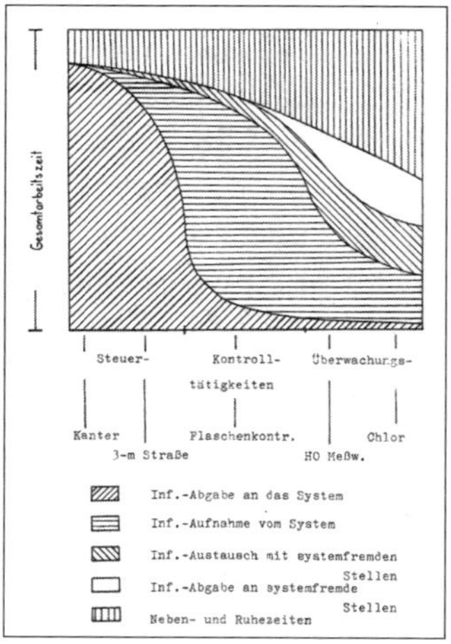

Abb. 1: Zeitliche Verteilung der Belastung durch Informationsverarbeitungstätigkeiten bei Überwachungs-, Kontroll- und Steuerungstätigkeiten

Auch wenn solche Untersuchungen aus heutiger Sicht ziemlich bescheiden aussehen, erlauben sie doch eine Beurteilung der zeitlichen Struktur, und bei Auflösung auf den Arbeitsablauf, der zeitlichen Dynamik der Belastung bei solchen Tätigkeiten, um bei gegebener – oder zu gestaltender – Art und Intensität der Belastung abschätzen zu können, mit welchen Beanspruchungen und Beanspruchungsfolgen ggf. zu rechnen wäre. Auch wenn diese Untersuchungen primitiv erscheinen mögen (und nach 40 Jahren Erfahrung in dem Gebiet schaut man kritisch auf solche – eigenen – Ansätze zurück) so machen sie zweierlei deutlich: (1) Belastungsanalysen, auch im Bereich der psychischen Belastung, können durch Beobachtungsstudien (im Feld) nur gewinnen. Sie sind bei bestimmten Fragestellungen unverzichtbar, weil die Betroffenen darüber keine detaillierte Auskunft geben können. (2) Sie stellen die notwendige Überprüfung/Absicherung von Ergebnissen/Hypothesen im Feld dar.

Dies war ein im MPI gehegter Grundsatz: verlass dich nie alleine auf das Labor oder das Feld, validiere die Ergebnisse gegenseitig. Diese methodische Zweigleisigkeit zur gegenseitigen Kontrolle bekam man als junger Student/Mitarbeiter eingeimpft – und so etwas hat bleibende Wirkung und hält an! Da man nur Abstraktionen, abstrahiert von der Komplexität des Feldes, im Labor untersuchen kann – und manche so im Labor untersuchen muss, weil dies aus ethischen Gründen im Felde gar nicht geht –, ist die Überprüfung im Felde unverzichtbar, bevor es an großartige Interventionen geht – insbesondere auch im Bereich der psychischen Belastung. Und bevor man Fragen ins Labor holt, sollte man sich ansehen, wie die Realität aussieht (oder aussehen könnte), um valide Modellansätze für das Labor entwickeln zu können.

Felderfahrungen mit den konkreten Arbeitsbedingungen sind dabei durch nichts, aber auch gar nichts, zu ersetzen. Es mutet daher gelegentlich etwas verwunderlich an, wenn Kollegen experimentelle Befunde und darauf basierende Interventionen in die Welt posaunen, die nicht die geringste Validität oder Relevanz für das Feld haben. Auch das kann in der Realität der psychischen Belastung und ihrer Folgen zu ungewollten und ethisch problematischen Konsequenzen führen.

Experimentell hatten das MPI und das spätere IfADo im Bereich der psychischen Belastung einen Schwerpunkt in der Vigilanzforschung, also der Analyse der Daueraufmerksamkeitsbelastung, einer prototypischen Belastung bei Überwachungs-, Kontroll- und Steuerungstätigkeiten, als prototypische Tätigkeiten in komplexen technischen Umgebungen wie etwa der Fahrzeugführung (Steuerung), der Oberflächenkontrolle von Stahl, oder der Überwachungstätigkeit eines Leitwartes in der Prozessführung und -überwachung.

Vigilanzprobleme hatten damals Konjunktur. Heute offensichtlich nicht mehr; und wenn man sich anschaut, was darunter heute gehandelt wird, scheint es, als seien die Ergebnisse Jahre intensiver Forschung schlicht und einfach in der

Versenkung verschwunden. Tatsächlich lässt sich leicht zeigen, dass Vigilanzprobleme immer noch von äußerster Bedeutung sind – aber in abgewandelter Form. Während früher eher einfache, isolierte (Signal-Entdeckungs-) Aufgaben mit Daueraufmerksamkeitsbelastung im Vordergrund standen, haben sich die Bedingungen durch zunehmende Automatisierung grundlegend geändert. Hier helfen einfache Experimente nicht mehr weiter, wahrscheinlich lassen sich die hier relevanten Fragestellungen nur noch mit Hilfe von Simulatoren angehen. Aber das sind bereits Perspektiven.

Neben Vigilanzproblemen standen in den psychologischen Abteilungen von MPI und IfADo immer auch Fragen der psychischen Ermüdung im Vordergrund. Die scheint es heute ebenfalls nicht mehr zu geben, zumindest nicht in der Forschung und zumindest nicht im deutschsprachigen Raum. Im internationalen Bereich sieht das allerdings ganz anders aus, da trommelt beispielsweise in den USA ein großer Versicherungskonzern Experten aus aller Welt (mit einem [!] deutschen Vertreter) zusammen, um über Zusammenhänge zwischen Ermüdung, Müdigkeit und Unfällen und Forschungsnotwendigkeiten in diesen Bereich zu diskutieren. Das Thema ist bei uns dagegen offensichtlich „out". Das mag damit zusammenhängen, dass es nicht so ganz einfach zu bearbeiten ist und einige besondere methodische Fallstricke aufweist. Aus diesem Grunde gehörten neben Theorien insbesondere auch Methoden zur Erfassung der Ermüdung traditionell mit zum Themenschwerpunkt der klassischen Belastungs- und Beanspruchungsforschung.

Wenn man wissenschaftlich in solchen Einheiten sozialisiert und mit solchen Fragestellungen konfrontiert wurde, dann bleibt davon einiges in den Kleidern hängen. Bei mir haben daher Fragen der psychischen Belastung, Beanspruchung und ihrer Folgen – ausgehend von meiner vorübergehenden studentischen Mitarbeit im MPI für meine Arbeiten zur Vordiplomarbeit im Jahre 1967 und meiner damaligen Tätigkeit als wissenschaftlicher Mitarbeiter in der Abteilung Arbeitspsychologie des IfADo in den Jahren 1973 bis 1978 unter Rutenfranz – immer im Zentrum meiner Interessen und eigenen wissenschaftlichen Arbeit gestanden. Es mag daher verständlich erscheinen, dass ich dieses Thema nach wie vor für überaus wichtig halte, auch wenn andere das anders sehen.

Für mich haben diese Themen immer schon und immer noch etwas mit Arbeits- und mit Systemsicherheit zu tun, wie man meinen Beiträgen zu den Workshops Psychologie der Arbeitssicherheit – und später dann auch der Gesundheit, für die ich diese Themen ebenfalls für relevant halte – entnehmen kann.

1.3 Verankerung des Themas auf den bisherigen Workshops

Schaut man sich die Bedeutung des Themas der psychischen Belastung und Beanspruchung, insbesondere im Kontext komplexer Technologien, auf den bisherigen Workshops zur Psychologie der Arbeitssicherheit und Gesundheit an, so muss man leider feststellen, dass dieses Thema dort insgesamt keine allzu große Bedeutung hatte. Dies wird auch aus den Überblicksreferaten von Hoyos (1996) und Musahl (2000) deutlich. Das mag u.a. daran liegen, dass ingenieurpsychologische Themen insgesamt auf den Workshops eher unterrepräsentiert waren, und psychische Belastung, Beanspruchung und deren Folgen anfangs klar diesem Kontext zugerechnet wurden – auch das mag heute anders sein.

Unter Umständen hat sich aber auch mit der Zunahme von gesundheitsorientierten Fragestellungen und dem Anteil originär klinisch ausgebildeter Kollegen auf den Workshops eine deutliche Verschiebung von den ursprünglich zentralen Inhalten und der ursprünglich wertneutralen Bedeutung und Verwendung des Konzeptes ergeben, und zwar in Richtung auf so etwas wie die negativ bewerteten Folgen der Belastung, also Stress (häufig sehr undifferenziert) oder Belästigung: psychische Belastung als etwas, was einen stört, (emotional) „belastet", „nervt" oder „stresst", verbunden mit der Konsequenz „negativer affektiver Befindlichkeit"; oder um es mit den Worten eines bekannten Cartoonisten (Gaymann) auszudrücken, in Richtung „Psychokacke". Das ist aber offensichtlich ein anderes Thema.

Psychomentale Belastung als Gebiet, dem man sich zukünftig stärker zuwenden müsse, wird lediglich von Hoyos im Bericht über Berichte der Programm-Förderer, hier der damaligen BAU, auf dem 3. Workshop (1988) erwähnt, ob das Thema auf früheren Workshops behandelt wurde, entzieht sich meiner Kenntnis, da ich mich erst ab dem 4. Workshop beteiligt habe.

Auf dem 4. Workshop (WS) habe ich dann einen Beitrag zu diesem Thema geleistet (Nachreiner 1989) und insbesondere auch über Möglichkeiten der Erhöhung der Zuverlässigkeit automatisierter Systeme unter Belastungsaspekten und über Ergebnisse unserer damaligen Vigilanzuntersuchungen zur Frage der Interaktion von Effekten der Tageszeit, verschiedener Aufgabenparameter und deren Interaktionen berichtet, Ergebnisse, die den komplexen Zusammenhang von Belastung, Beanspruchung und der sicheren Ausführung von Arbeitsaufgaben im Kontext von Überwachungstätigkeiten erkennen lassen sollten.

In der Folge finden sich dann jeweils nur wenige, vereinzelte Beiträge zu diesem Thema, insbesondere wenn man auf die Belastung in komplexen technischen Systemen abhebt; so etwa auf dem 7. WS (1993), auf dem ich auch über Entwicklungen im Bereich der Normung berichtet habe. Auf dem 9. WS (1997) findet man dann sogar einen eigenen Arbeitskreis, der sich im Wesentlichen mit Analyseverfahren, hier insbesondere SIGMA, beschäftigt. Auch auf dem 10. WS (1999) ist das Thema wieder mit einigen Beiträgen vertreten (u.a. auch wieder einmal mit der Normung), wobei hier nun schon die Verlagerung in den Bereich psychosozialer Belastung(en!) sehr deutlich wird.

Auf dem 11. WS (2001) habe ich über Verbindungen der zeitlichen Aspekte der Belastungseinwirkung mit dem Unfallrisiko berichtet, und auf demselben WS findet sich dann ein Beitrag von Manzey (2002) zur psychischen Belastung und Beanspruchung in einer technisch hoch komplexen Umgebung, der Raumfahrt,. Hier wird noch einmal deutlich, dass Fragen der psychischen Belastung von entscheidender Bedeutung für die Effektivität und Effizienz solcher Systeme sind.

Auf dem 12. WS (2003) findet sich dann eine ganze Reihe von Beiträgen, auch in mehreren eigenen Arbeitskreisen, zum Thema psychische Belastung; wobei hier allerdings fast ausschließlich und mit wenigen Ausnahmen über psychosoziale Komponenten der Belastung diskutiert wird. Psychische Belastung im Kontext komplexer technischer Systeme kommt dagegen nur in 2 Beiträgen vor.

Dieser Trend setzt sich auch auf dem 13. WS (2005) fort, in dem wieder in einer Reihe von Beiträgen über psychosoziale Aspekte berichtet wird, und auch auf dem 14. WS (2007) findet sich innerhalb von 2 Sessions über psychische Belastung nichts über Belastung in „high-tec" Umgebungen. Aus gegebenem Anlass habe ich mich veranlasst gesehen, auf diesem WS noch einmal auf die Bedeutung, die Konzepte und Begrifflichkeiten von psychischer Belastung im arbeitswissenschaftlichen Kontext, auf normative Festlegungen und deren sozialpolitischen Kontext einzugehen. Es mag mir hier gestattet sein, meinen Eindruck wiederzugeben, dass einige der laufenden Diskussionen über dieses Thema von unklaren bis zu idiosynkratischen (theoretischen wie methodischen) Vorstellungen gekennzeichnet sind, die den Stand der Diskussion in der Arbeitswissenschaft und der sozialpolitischen Auseinandersetzung offensichtlich nicht zur Kenntnis genommen haben.

Auf dem 15., dem letzten WS (2008) hat es dann, wohl auf Anregung von Ludborzs, der mit den Problemen in seinem eigenen Arbeitsfeld (vgl. dazu etwa BG Chemie 2003) durch alltägliche Konfrontation – manchmal wahrscheinlich mehr als ihm lieb sein dürfte – vertraut ist, einen separaten Arbeitskreis (AK) „Psychische Belastung in komplexer Technikumgebung" mit 5 Fachbeiträgen (Wachsmuth, Meyer, Nickel, Röttger et al., Sträter) und einer Einführung von mir gegeben, der aus meiner Sicht erstaunlich gut besucht war; erstaunlich für mich, weil die bisherige Repräsentanz des Themas auf den bisherigen Workshops, wie oben nachgezeichnet, alles andere als ermutigend für einen solchen AK war. Interessant für mich war, dass die Diskussion im AK sehr breit gefächert war, von basalen Grundannahmen bis zu elaborierten Konzepten und Problemen adaptiver Automatisierung. Das mag auch an der in Bezug auf die Erfahrung mit diesem Thema sehr unterschiedliche Zusammensetzung des AK gelegen haben, auf dem manche u.U. zum ersten Mal etwas von diesen Facetten von psychischer Belastung erfahren haben. Insgesamt scheint mir, war der AK darin und damit erfolgreich, auch wenn manche der Vortragenden sich eine fachlich einschlägigere Diskussion gewünscht hätten.

2 Zum Stand der Dinge

Es soll nun hier nicht der von vornherein aussichtslose Versuch unternommen werden, den Stand der Dinge zum Thema psychische Belastung in komplexen Technikumgebungen darzustellen. Vielmehr will ich einige mir wichtig erscheinende Punkte herausarbeiten und auf Defizite hinweisen.

Der AK auf dem letzten WS hat meines Erachtens einige prototypische aktuelle Fragen aus diesem Themenkreis behandelt. Wachsmuth (2008) hat noch einmal über Möglichkeiten der Erfassung psychischer Belastungskomponenten im Kontext der Gefährdungsbeurteilung berichtet, deutlich unter einer Perspektive der Aktionsforschung, mit dem Ziel suboptimale Gestaltungszustände zu ändern. Auch dabei spielt die DIN EN ISO 10075 wieder eine Rolle. Offenbar hat sich diese Normreihe in der Praxis nun tatsächlich als handlungsleitend etabliert, auch wenn die Umsetzung nicht immer konzeptadäquat erfolgt.

Meyer (2008) hat über Untersuchungen zur Schnittstellengestaltung berichtet, bei der sie unterschiedliche Gestaltungslösungen einer konventionellen Mensch-Maschine-Interaktions-Schnittstelle eines Prozessleitsystems einer (simulierten) Destillationsanlage verglichen hat (Meyer 2005), und zwar in Bezug auf die Belastung, die Leistung und die Beanspruchung der Operateure. Zweierlei erscheint mir dabei wichtig:

1. Die Dinge sind komplizierter, als man gemeinhin auf der Basis der vorliegenden Literatur annimmt. Die schlichte Übertragung etablierter Prinzipien auf die Gestaltung einer Interaktions-Schnittstelle kann zu unerwarteten, kontextabhängig differenzierten (hier etwa Unterschiede zwischen bestimmungsgemäßem und nicht-bestimmungsgemäßem Betrieb) Ergebnissen führen. Die direkte Extrapolation der Beanspruchung aus der Belastung war nicht machbar, sondern erwies sich ebenfalls als kontextspezifisch; und subjektive und psychophysiologische Beanspruchungsindikatoren stimmten wieder einmal nur bedingt überein. Offensichtlich bleiben damit auch bei einer Problemstellung wie der Gestaltung einer konventionellen rechnerbasierten Interaktions-Schnittstelle noch eine Menge offener Frage zu beantworten.
2. Die Bearbeitung solcher (sehr realitätsnaher) Fragestellungen mit Hilfe klassischer Experimente ist nahezu chancenlos, da die Komplexität der Abläufe und die Beeinflussung der Abläufe durch Operateureingriffe sich der experimentellen Kontrolle entziehen, wohl aber Merkmale der Realsituation sind, wie sich bei einem Besuch in einer Prozessleitwarte schnell erkennen lässt. Es hängt eben davon ab, wie der Operateur den Prozess fährt, wie der Prozess reagiert und welche Überwachungs- und Steuerungsaufgaben sich daraus ergeben, für die unterschiedliche Gestaltungsvarianten unterschiedlich günstig sein mögen. Offensichtlich ist die Realität komplexer als man gemeinhin anzunehmen bereit ist. Wahrscheinlich ist daher die daraus entstandene Idee von Meyer (2005, 2008), neben adaptiven Aufgaben-Schnittstellen auch über adaptive Interaktions-Schnittstellen nachzudenken gar nicht so abwegig. Einen Versuch wäre es allemal wert. Aber das sind schon wieder Perspektiven.

Aus den oben genannten Gründen erscheinen mir zukünftig viel stärker simulatorbasierte Untersuchungsansätze erforderlich, mit denen sich derartige komplexe Zusammenhänge, wie sie Frau Meyer gezeigt hat, effektiver untersuchen lassen dürften. Das wirft zwei Probleme auf:

1. sind derartige Forschungsansätze etwas teurer als klassische experimentelle Ansätze oder Papier- und Bleistift-Forschung. Vernünftige Simulatoren und deren Betrieb und Pflege sind ziemlich teuer und personalintensiv, aber immer noch spottbillig im Vergleich zu den Kosten realer Anlagen und denen eines unfreiwilligen „shutdowns", der sich mit Hilfe einer am Simulator erprobten Gestaltung der Interaktions-, aber auch der Aufgaben-Schnittstelle hätte vermeiden lassen.
2. ergeben sich ungelöste Fragen bezüglich der Auswertemethodik, da die klassische Bedingungskontrolle des Experimentes nur noch bedingt gegeben ist. Dies ist aber häufig eine der Voraussetzungen für den (logischen wie statistischen) Nachweis der Wirksamkeit einer Bedingung, hier z.B. der Manipulation der Belastung.

Nicht im Arbeitskreis und in der Diskussion vertreten waren neuere Ansätze der Interfacegestaltung, wie etwa „ecological interface design“ (vgl. z.B. Burns 2006, Jamieson et al. 2007), die zwar nicht explizit über Belastung/Beanspruchung argumentieren, durch eine „ökologische“ Strukturierung der Anzeigen und Stellteile aber versuchen, die Belastung der Operateure zu reduzieren und darüber deren Leistung in der Prozessführung zu optimieren; ob das gelingt ist allerdings offen. Eine Diskussion dieses Ansatzes, etwa im Vergleich mit eher klassischen Ansätzen (vgl. Nachreiner et al. 2006) wäre mir deswegen höchst interessant erschienen, weil nun seit langer Zeit theoretischen Lobpreisungen endlich einmal ein wenn auch nicht gerade überzeugender Versuch einer Überprüfung im Felde vorliegt (Jamieson 2007). Dabei wurde ein neu entwickeltes ökologisches Interface mit einem ziemlich problematischen alten, konventionellen Interface verglichen. Ein überzeugender Beleg der Vorteilhaftigkeit dieser Gestaltungsphilosophie steht damit immer noch aus. Aber es wäre wichtig, mehr darüber zu wissen, u.a. auch über die Beanspruchungswirksamkeit, um diesen Ansatz in der Praxis verstärkt und verantwortlich einsetzen zu können.

Nickel sowie Röttger et al. (beide Beiträgen werden an anderer Stelle erscheinen bzw. sind z.T. anderweitig erschienen, z.B. Mahfouf et al. 2007, Nickel 2009, Röttger et al. 2007, sowie im Druck, Ting et al. 2008) thematisieren die Belastung der Operateure bei unterschiedlichen Formen bzw. bei adaptiver Automation. Während sich Röttger et al. für den Einfluss von Assistenzsystemen auf die Leistung und die Beanspruchung der Operateure bei einer simulierten Prozesssteuerungsaufgabe interessieren (mit der Beanspruchung als abhängiger Variable) und dabei ebenfalls wieder konsistente wie inkonsistente Ergebnisse finden, beschäftigt sich Nickel mit der Beanspruchung als Steuerungsgröße (Beanspruchung als unabhängige und rückwirkend als abhängige Variable) für den Grad oder die Stufe der Automation in einem System zur Prozessführung (beide benutzen übrigens im Prinzip sehr ähnliche Simulationssysteme). Grundfragestellung ist bei Nickel, ob und in wieweit es gelingen kann, über verschiedene Leistungs- und Beanspruchungsparameter den Automatisierungsgrad (und damit die Aufgabenschnittstelle) adaptiv zu regeln und so über eine adaptive Steuerung der Belastung zu einer Optimierung der Leistung und der Beanspruchung der Operateure zu kommen (vgl. dazu Nickel 2009, in diesem Band).

Beide Beiträge sind damit prototypisch für den Stand der Diskussion in diesem Bereich, mit einer klaren Perspektive: wie können wir durch die Gestaltung der Belastungsbedingungen die Belastung und Beanspruchung der Operateure optimieren, verbunden mit dem Ziel der Optimierung einer dadurch beeinflussten Systemleistung. Man mag dabei ein gewisses Bauchkribbeln nicht unterdrücken können: sollen hier die Fehler früherer Ansätze der Automatisierung wiederholt werden, nur noch raffinierter, indem der Rechner den Operateuren bildlich gesprochen ins Gehirn schaut und dann entscheidet? Wenn ja, würde man hier deutliche Reservierungen vorbringen müssen. Das hat wohl auch die Teilnehmer im AK bewegt, wie man der Diskussion entnehmen konnte. Andererseits ist mit solchen Ansätzen nicht zwingend verbunden, dass der Rechner die Entscheidung trifft. Per Rückmeldung seines „functional state" (wenn es denn gelingt diesen zuverlässig, valide, sensitiv und diagnostisch aussagefähig zu diagnostizieren, vgl. DIN EN ISO 10075-3) könnte man dem Operateur ja auch Entscheidungshilfen anbieten, um sich selber die Aufgaben- und vielleicht auch die Interaktions-Schnittstelle in geeigneter Weise adaptiv anzupassen – und das könnte durchaus eine willkommene Hilfe sein. Aber das sind wieder Perspektiven (oder Visionen?) für die Zukunft. Nur sollte man jetzt vermehrt daran arbeiten. Für weitere Überlegungen dazu sei hier auf Nickel (2009, in diesem Band) verwiesen. Auch hier ist allerdings wieder zu bemerken, dass solche Untersuchungen am Simulator erfolgen, oder sinnvoller Weise nur dort erfolgen können, wobei die Realitätstreue der Simulation (und deren Effekte) eine weitere interessante Fragestellung in diesem Themengebiet darstellen.

Sträter (2008) geht in seinem Beitrag auf einer etwas abstrakteren Ebene der Frage nach, ob unsere – theoretischen wie methodischen – Modelle für die Gestaltung technisch hochkomplexer Systeme problemadäquat sind und ob wir uns nicht durch falsche Modellkonstruktionen den Weg zu beanspruchungsoptimierten und sicheren Arbeitsbedingungen – für die Operateure wie für das System und die Umgebung – verbauen. Er plädiert damit für stärker modellbezogene Ansätze und erläutert dies am Beispiel aufgaben- und nutzenorientierter Informationsverarbeitung durch die Operateure. Sträter betont damit die motivationale Komponente der Informationsverarbeitung in komplexen technischen Systemen und die Notwendigkeit stärker hypothesen- bzw. modellgeleiteten Denkens in der Analyse und Gestaltung der Belastungsbedingungen und zeigt damit, in einem traditionell eher theoriearmen Bereich, Perspektiven für die weitere Arbeit auf.

Interessanterweise lassen sich alle Beiträge in diesem AK im Prinzip auf Ideen und Forderungen Rubners rückprojizieren – vielleicht macht das den obigen weiten historischen Rückgriff verständlich –, sie zeigen aber auch deutlich auf, mit welchen Problemen wir uns heute als Folge der von ihm so genannten „Kulturentwicklung“ herumschlagen müssen – und einige von uns wohl auch wollen.

Auch die Diskussion im AK hat das noch einmal deutlich gemacht. Themen waren – wie immer – Fragen der Validität von Experimenten in diesem Bereich, etwa unter Berücksichtigung der tatsächlichen Komplexität der Realität und des unterschiedlichen Erfahrungshorizontes von Versuchspersonen und Operateuren. Ein in der Tat nicht prinzipiell, aber mit Hilfe von Simulatoren doch wohl graduell zu lösendes Problem – aber das bringt einen schon wieder zu den Perspektiven. Diskutiert wurde auch, wie man solche Erkenntnisse in die Umsetzung kriegen kann, und was man überhaupt dafür tun kann, das Problem der psychischen Belastung, insbesondere auch in diesem Feld, stärker in das öffentliche Bewusstsein und die Diskussion mit Ingenieuren zu bekommen. Lösungen gab's keine, vielleicht Perspektiven.

Was die Diskussion aber auch deutlich gemacht hat, auch wenn das Thema Arbeitssicherheit nur randständig thematisiert wurde, ist, dass das Thema des Arbeitskreises – Psychische Belastung in komplexer Technikumgebung – zukünftig stärker berücksichtigt werden sollte, auch wenn das Thema in der nationalen Diskussion nicht stark entwickelt ist. Dass das so ist, lässt sich relativ leicht an den beiden thematisch einschlägigen Bänden der Enzyklopädie zeigen: weder im Band Ingenieurpsychologie (Zimolong & Konradt 2006) noch in der in Kürze erscheinenden zweiten Auflage des Bandes Arbeitspsychologie (Kleinbeck & Schmidt, i.V.) findet man ein dem Thema der psychischen Belastung und Beanspruchung gewidmetes Kapitel. Dass sich das im internationalen Sprachraum etwas anders darstellt, zeigt der Blick in entsprechende Fachzeitschriften (z.B. Human Factors, Ergonomics), Lehrbücher (z.B. Wickens et al. 2004) und Kursprogramme. Ich will hier nicht so tun, als hätte das Thema bei uns keinerlei Relevanz, auch bei uns gibt es einschlägige Lehrbücher zu dem Thema (z.B. Richter & Hacker 1998) oder fachlich fundierte Diskussionen in Zeitschriften; ich verweise hier z.B. auf das von Schütte und mir herausgegebene Sonderheft der Zeitschrift für Arbeitswissenschaft aus dem Jahre 2002.

Dass psychische Belastung sozialpolitisch ein bedeutsames Thema ist, zeigt sich in der aktuellen Diskussion, insbesondere auch im Kontext der Gefährdungsbeurteilung und der durch das Betriebsverfassungsgesetz und nachgeordnete Gesetze gebotenen Anwendung gesicherter arbeitswissenschaftlicher Erkenntnisse. Die Brisanz des Themas zeigte sich dabei an solchen Aktivitäten wie denen der Normung. Nachdem der Arbeitsausschuss 5 des Normenausschusses Ergonomie nahezu 17 Jahre gebraucht hat, um die DIN 33405 als Begriffsnorm zu verabschieden – und das lag nicht nur an den unterschiedlichen Konzepten der beteiligten Wissenschaftler, sondern an den als von den Tarifvertragsparteien, insbesondere den Arbeitgebern, als potenziell brisant und tarifpolitisch wirksam eingeschätzten möglichen Festlegungen in solchen Normen. Daher war national nicht mehr als eine Verständigungsnorm zur Terminologie machbar; eigentlich gedacht zur Verständigung innerhalb von und mit anderen Fachdisziplinen, betrieblichen Fachkräften und Vertretern der Tarifpartner – inzwischen aber wohl auch hilfreich zur Verständigung unter Psychologen verschiedenster Provenienz.

Insofern glaube ich sagen zu dürfen, dass diese Norm, und in der Folge auch deren internationale Version als DIN EN ISO 10075-1, einiges dazu beigetragen hat, den Begriffsdschungel und -wirrwarr, unter dem wir noch angetreten sind, etwas zu ordnen; auch wenn da noch einiges zu tun ist. Interessant und symptomatisch sind auch die Aktivitäten bei der nationalen Abstimmung zum Teil 2 der Norm (der Teil mit den Gestaltungsempfehlungen) bei der Übernahme in das europäische, und damit auch verpflichtend in das deutsche Normwerk. Während es bei der Abstimmung zur internationalen Norm (wegen deren nationaler Unverbindlichkeit) keine Probleme gab, hat die Arbeitgeberseite heftigst gegen die Übernahme der Norm in das europäische Normenwerk votiert, weil sie befürchtete, dass daraus konkrete Gestaltungsanforderungen resultieren könnten. Bei positivem Votum der Gewerkschaften musste sich Deutschland daher bei der europäischen Abstimmung enthalten. Der Norm hat das nicht viel gemacht, sie gilt heute als DIN EN ISO 10075-2 auch in Deutschland.

Anders sah die Situation mit Teil 3 aus. Nachdem die Idee der Normung von Verfahren auf der internationalen Ebene schnell aufgegeben werden musste (es macht z.B. keinen Sinn, kultur- oder sprachgebundene Verfahren international zu normen) und man sich auf Anforderungen an Verfahren beschränkt hat, kam diesmal Widerspruch von Seiten der Fachkollegen, wohl nicht zuletzt weil einige befürchteten, dass ihre eigenen Verfahren die (z.T. sicherlich strammen) normativen Vorgaben an die Messgüte nicht erfüllen würden. Jedenfalls wurde trotz der deutschen und interessanterweise nahezu identischen österreichischen Einsprüche, die allerdings noch so etwas wie eine berufsständische Komponente hineinbringen wollten, was aber nicht zulässig ist, die Norm als DIN EN ISO 10075-3 verabschiedet.

Aus der konkreten Anwendung scheint sich abzuzeichnen, dass insbesondere Schwierigkeiten mit den Konzepten der bedingungsbezogenen Messung und den dafür zwingend erforderlichen bedingungsbezogenen Güteprüfungen bestehen, insbesondere für Fragebogenverfahren und Checklisten. Wenn etwa die Absicht besteht, die Belastung durch unterschiedliche Gestaltungszustände zu differenzieren, dann muss durch eine entsprechende Untersuchungsanlage nachgewiesen werden, dass das möglich ist und die Gütekriterien sich auf genau diese Unterscheidung beziehen (vgl. DIN EN ISO 10075-3). Eine Prüfung der Konsistenzreliabilität der Items ist da wenig zielführend und nicht ausreichend.

Gewehrt haben sich die Normungsgremien auch gegen die – im Wesentlichen berufsgenossenschaftliche/arbeitsschützerische – Forderung der prognostischen Validität, die als Kann- aber nicht als Soll-Forderung eingegangen ist. Die Gründe dafür sind beiderseits sehr einfach. Während den Arbeitsschützern daran gelegen war, (insbesondere langfristige, die aber normativ nicht abgedeckt sind) Beeinträchtigungen zu prognostizieren um daraus Präventionsmaßnahmen für die Gestaltung ableiten zu können, bedarf es dafür der dreifachen Validität: (1) der der Messung der Belastung (Validität des Verfahrens zur Erfassung des Messgegenstandes, und der ist zu spezifizieren), (2) der der Messung der Kriterien (z.B. Beeinträchtigungen) und (3) der Validität des unterstellten Zusammenhangs; nach Ansicht der Normenausschüsse sind das zu viele und unangemessen hohe Anforderungen für die Beurteilung, inwieweit ein Verfahrens tatsächlich den Messgegenstand erfasst, den es zu erfassen vorgibt; denn das ist das primäre Ziel der Norm.

Offensichtlich hat das Thema also ordentlich Zündstoff, und das merkt man besonders dann, wenn man sich die betriebliche Praxis begibt, wo solche Diskussionen praktische Konsequenzen für eine Reihe von Leuten haben können. Man denke nur daran, wenn es darum geht, durch die Auslegung einer Störfallanlage die sog. Bediensicherheit sicher zu stellen.

3 Perspektiven (?)

Um es vorweg zu nehmen: Ich denke, das Thema hat Perspektiven, und zwar aus verschiedenen Gründen – auch wenn die Begeisterung für das Thema, und ich würde es jetzt gerne auf den Kontext psychische Belastung und Technik eingrenzen, bei vielen Psychos nicht besonders ausgeprägt ist. [Vielleicht fehlt es ja, bedingt durch die jeweilige berufliche Sozialisation, bei einigen auch ein bisschen an einer gewissen technischen Affinität; da mögen das Kümmern um Individuen und personenorientierte Ansätze näher liegen als die Auseinandersetzung mit Ingenieuren und anderen Fachvertretern um technische und organisationale Gestaltungslösungen.] Ich glaube, dass Fragestellungen aus dem Bereich der psychischen Belastung und Beanspruchung im Kontext komplexer technischer Arbeitssysteme an Bedeutung zunehmen werden und einer – auch unter psychologischen Gesichtspunkten – angemessenen Lösung bedürfen, insbesondere mit zunehmender Komplexität der technischen Umgebung oder Arbeitsmittel. Da kann ich mich der Argumentation von Rutenfranz wieder anschließen: Die Entwicklung der Komplexität der technischen Umgebung in der Arbeitswelt geht irgendwie immer schneller. Und wenn Arbeitspsychologen sich nicht um dieses ureigene Aufgabenfeld bemühen, werden das andere, z.B. Techniker, im Alleingang übernehmen – und das wäre ein deutlicher Verlust an Perspektiven.

In diesem Zusammenhang hat die, für einen Psychologen meiner Sozialisation eher defizitäre Usability-Diskussion aber auch etwas Gutes: Man beginnt sich auch in Konstruktions- und Herstellerkreisen langsam, ich betone langsam, und auch nicht immer erfolgreich, Gedanken darüber zu machen, dass Werk- oder Spielzeuge den Merkmalen der Benutzer anzupassen sind, und nicht umgekehrt. Nicht umsonst kann Zühlke (2005) in seinem „Intelligenten Versager" so viele Beispiele moderner Technik vorstellen, bei denen die Benutzer überfordert sind – wobei mich seine Lösungsvorschläge (Zühlke 2004) nicht überzeugen, und das nicht nur, weil Belastung und Beanspruchung keine große Rolle spielen. Aber: Besserung ist erkennbar. In einigen Automobilkonzernen arbeiten arbeitspsychologisch ausgebildete Psychologen an der Gestaltung von Mensch-Maschine-Schnittstellen mit, und offensichtlich mit Erfolg.

Offensichtlich braucht die Praxis also Mitarbeiter, die sich in solchen Themen auskennen – eine Herausforderung und Perspektive für unser Fach, wie ich meine. Hier bleibt einiges zu tun in der Lehre. Die Neugestaltung der Studiengänge bietet hier vielleicht Ansatzpunkte und Perspektiven. Um eine solche Ausbildung fundiert anbieten zu können, bedarf es meiner Erfahrung nach auch entsprechender Forschungsaktivitäten. Ich bin nicht sicher, dass das Einpauken von vorgegebenen Modulen zielführend für eine fundierte Anwendung sein wird. Themen gibt es offensichtlich in Hülle und Fülle in diesem Bereich der Mensch-Technik-Interaktion, der dadurch ausgelösten Belastung und Beanspruchung und der Möglichkeiten einer belastungs- und beanspruchungsorientierten Technikmitgestaltung. Ich will einem Missverständnis, das sich auch im AK auf dem letzten Workshop gezeigt hat, vorbeugen: Wir Arbeitspsychologen sind nicht die besseren Ingenieure oder Programmierer, aber in der Interaktion mit Ingenieuren, Programmierern, Managern und Sicherheitsfachkräften sollten wir im Sinne primärer Prävention einiges zu Stande bringen können, das klinisch-psychologische Bemühungen zur „Reparatur" von Beeinträchtigungen (oder zum Aufbau von „Stressresistenz", damit man noch ein bisschen mehr draufpacken kann [im Sinne sekundärer und tertiärer Prävention]) weitestgehend überflüssig macht.

Ich will hier nicht in die Details von Forschungsfragestellungen gehen, davon gibt es eine ganze Menge, neue, aber leider auch noch alte, die immer noch nicht gelöst sind; um mich wieder auf Rubner und Rutenfranz zu beziehen. Wichtig erschiene mir, dass wir endlich aus dieser Reparaturforschung herauskämen, nach dem berühmten Kartoffeltheorem: Da haben wir die Kartoffeln, nun werden sie auch gegessen, oder auf unseren Bereich gemünzt: Da haben wir neue technische Möglichkeiten, nun werden sie auch genutzt, wofür auch immer – und ob das dem Operateur das Leben leichter oder schwerer macht, spielt keine Rolle.

Was wir für die Zukunft in diesem Themenbereich wirklich brauchen ist eine stärkere Hinwendung zur Vorlaufforschung. Das heißt, wir müssen als Arbeitspsychologen benennen, woran es hakt oder haken könnte, wo wir technische Unterstützung bei der Bewältigung von komplexen Arbeitsaufgaben in komplexen technischen Umgebungen brauchen und einsetzen können, z.B. in der Prozessführung dynamisch hochkomplexer Prozesse, z.B. durch die Implementation von Prognosekomponenten in die Systemsteuerung – denn Rechner können immer noch und werden auch immer schneller als Operateure Gleichungen mit mehreren Integrationsgliedern rechnen und darüber Prozessdynamiken optimieren können. Aber wann sind solche Prognosekomponenten angebracht, wie müssten sie unter einer ergonomischen oder ingenieurpsychologischen Perspektive aussehen, wie können sie technisch realisiert und implementiert werden, und zwar nicht als technische Spielerei sondern als effektive Unterstützung der Operateure bei komplexer werdenden Anforderungen?

Da wir Psychologen das nicht alleine können – wie sollten wir auch –, kommt daher zum Schluss doch noch eine Vision: Ich träume manchmal davon, solche Probleme in Zusammenarbeit mit Ingenieuren lösen zu können. Dass das geht, weiß ich; es kommt aber stark auf die jeweiligen Ingenieure und Psychologen an. Aber vielleicht ist ja auch die Sache mit der Vorlaufforschung nur eine Vision – obwohl: vorstellen könnte ich mir das.

Literatur

BG-Chemie (2003). Mensch-Sicherheit-Technik, Gestern-Heute-Morgen, Gestaltung der Mensch-Maschine-Schnittstelle: Sicherheit und Gesundheitsschutz am Beispiel von Leitwarten und Befahren von Behältern. Heidelberg: BG Chemie.

Burns, C. (2006). Towards proactive monitoring in the petrochemical industry. Safety Science, 44, 27-36.

DIN EN ISO 10075-1: 2000: Ergonomische Grundlagen bezüglich psychischer Arbeitsbelastung. Teil 1: Allgemeines und Begriffe. Berlin: Beuth, 2000.

DIN EN ISO 10075-2: 2000: Ergonomische Grundlagen bezüglich psychischer Arbeitsbelastung. Teil 2: Gestaltungsgrundsätze. Berlin: Beuth, 2000.

DIN EN ISO 10075-3: 2004: Ergonomische Grundlagen bezüglich psychischer Arbeitsbelastung. Teil 3: Grundsätze und Anforderungen an Verfahren zur Messung und Erfassung psychischer Arbeitsbelastung. Berlin: Beuth, 2004.

Hoyos, C. Graf (1996). Zehn Jahre Workshops „Psychologie der Arbeitssicherheit". In B. Ludborzs, H. Nold & B. Rüttinger (Hrsg.), Psychologie der Arbeitssicherheit. 8.

Workshop 1995 (17-22). Heidelberg: Asanger.

Jamieson, G. (2007) Ecological Interface Design for Petrochemical Process Control: An Empirical Assessment. IEEE Transactions on systems, man, and cybernetics – Part A: systems and humans, 37, 906-920.

Jamieson, G., Miller, C.A., Ho, W.H., & Vicente, K.J. (2007) Integrating Task- and Work Domain-Based WorkAnalyses in Ecological Interface Design: A Process Control Case Study. IEEE Transactions on systems, man, and cybernetics – Part A: systems and humans, 37, 887-905.

Kleinbeck, U. & Schmidt, K.H. (in Vorber.,(2)) Arbeitspsychologie. Enzyklopädie der Psychologie. Wirtschafts-, Organisations- und Arbeitspsychologie. Band 1. Göttingen: Hogrefe.

Mahfouf, M., Zhang, J., Linkens, D.A., Nassef, A., Nickel, P., Hockey, G.R.J. & Roberts, A.C. (2007). Adaptive fuzzy approaches to modelling operator functional states in a human-machine process control system. In 'FUZZ-IEEE 2007' Proceedings, London, 234-239.

Manzey, D. (2002). Neue Welten: Belastungen und Beanspruchungen bei bemannten Raumfahrtmissionen. In R. Trimpop, B. Zimolong & A. Kalveram (Hrsg.) Psychologie der Arbeitssicherheit und Gesundheit. Neue Welten – Alte Welten. 11. Workshop 2001 (60-65). Heidelberg: Asanger.

Meyer, I. (2005). Effektivität der Prozessführung bei unterschiedlichen Oberflächen eines Prozessleitsystems. (Schriftenreihe BAuA, Fb 1084). Bremerhaven: Wirtschaftsverlag.

Meyer, I. (2008). Informationsgestaltung in komplexen Arbeitssystemen. In C. Schwennen, G. Elke, B. Ludborzs, H. Nold, S. Rohn, S. Schreiber-Costa & B. Zimolong (Hrsg.), Psychologie der Arbeitssicherheit und Gesundheit „Perspektiven – Visionen", 15. Workshop (65-68). Kröning: Asanger.

Musahl, P. (2000). 15 Jahre „Psychologie der Arbeitssicherheit": Bilanz – Veränderungen – Perspektiven. In P. Musahl & T. Eisenhauer (Hrsg.), Psychologie dier Arbeitssicherheit. Beiträge zur Förderung von Sicherheit und Gesundheit in Arbeitssystemen (571-581). Heidelberg/Kröning: Asanger.

Nachreiner, F. (1968). Arbeitspsychologische Untersuchung zur Methodik der Zeitstudie bei Überwachungs-, Kontroll- und Steuertätigkeiten. Unveröffentlichte Vordiplomarbeit. Köln: Universität zu Köln.

Nachreiner, F. (1989). Ingenieurpsychologische Ansätze zur Erhöhung der Zuverlässigkeit in automatisierten Produktionssystemen. In B. Ludborzs (Hrsg.), Psychologie der Arbeitssicherheit. 4. Workshop 1988 (59-69). Heidelberg: Asanger.

Nachreiner, F. (2008). Psychische Belastung in komplexer Technikumgebung. In C. Schwennen, G. Elke, B. Ludborzs, H. Nold, S. Rohn, S. Schreiber-Costa & B. Zimolong (Hrsg.), Psychologie der Arbeitssicherheit und Gesundheit „Perspektiven – Visionen", 15. Workshop (61-64). Kröning: Asanger.

Nachreiner, F., Nickel, P. & Meyer, I. (2003). Zuverlässigkeit und Bediensicherheit in Prozessleitsystemen - Ergebnisse einer ergonomischen Analyse. In H.-G. Giesa, K.-P. Timpe & U. Winterfeld (Hrsg.), Psychologie der Arbeitssicherheit und Gesundheit, 12. Workshop 2003 (189-192). Heidelberg: Asanger.

Nachreiner, F., Nickel, P. & Meyer, I. (2006). Human factors in process control systems: The design of human-machine interfaces. Safety Science, 44(1), 5-26.

Nickel, P. (2008). Auswirkungen unterschiedlicher Formen der Funktionsallokation in Mensch-Automatisierungs-Szenarien der simulierten komplexen Prozesssteuerung. Vortrag zum Workshop Psychologie der Arbeitssicherheit und Gesundheit „Perspektiven – Visionen", 19.-21.11.2008, Laubach.

Nickel, P. (2009). Mensch-Maschine Schnittstellengestaltung in der Prozessführung. In B Ludborzs & H. Nold (Hrsg.), Psychologie der Sicherheit und Gesundheit. Entwicklungen und Visionen 1980 – 2008 – 2020. Kröning: Asanger.

Richter, P. & Hacker, W. (1998). Belastung und Beanspruchung. Heidelberg: Asanger

Röttger, S., Bali, K., Manzey, D. (2008). Fehlermanagement in der Prozesskontrolle: Beanspruchung, Leistung und Verhalten der Operateure mit und ohne Unterstützung durch ein Assistenzsystem. Vortrag zum Workshop Psychologie der Arbeitssicherheit und Gesundheit „Perspektiven – Visionen", 19.-21.11.2008, Laubach.

Röttger, S., Bali, K. & Manzey, D. (2007). Do cognitive assistance systems reduce operator workload? In D. de Waard, G.R.J. Hockey, P. Nickel, and K.A. Brookhuis (Eds.), Human factors in complex system performance (351-360). Maastricht: Shaker Publishing.

Röttger, S., Bali, K. & Manzey, D. (im Druck). Impact of automated decision aids on performance, operator behaviour, and workload in a simulated supervisory control task. Ergonomics.

Schmidtke, H. (1966). Überwachungs-, Kontroll- und Steuerungstätigkeiten (RKW Reihe Arbeitsphysiologie, -psychologie, Hinweise für die Praxis). Berlin: Beuth.

Sheridan, T. & Parasuraman, R. (2005). Human-automation interaction. Reviews of Human Factors and Ergonomics, 1, 89-129.

Singer, R., Rutenfranz, J., Nachreiner, F. (1970). Zur Beanspruchung des Menschen bei Überwachungs-, Kontroll- und Steuerungstätigkeiten in der Industrie. Arbeitsmedizin, Sozialmedizin, Arbeitshygiene, 5, 314-319.

Sträter, O. (2008) Berücksichtigung menschlicher Verhaltensmechanismen in der Systembewertung und –gestaltung. In C. Schwennen, G. Elke, B. Ludborzs, H. Nold, S. Rohn, S. Schreiber-Costa & B. Zimolong (Hrsg.), Psychologie der Arbeitssicherheit und Gesundheit „Perspektiven – Visionen", 15. Workshop (69-72). Kröning: Asanger.

Ting, C.H., Mahfouf, M., Linkens, D.A., Nassef, A., Nickel, P., Roberts, A.C., Roberts, M.H. & Hockey, G.R.J. (2008). Real-time adaptive automation for performance enhancement of operators in a human-machine system. In IEEE-MED Proceedings, Ajaccio, 552-557.

Wachsmuth, R. (2008) Beurteilung psychischer Belastungen durch die Führungskräfte im Sondermaschinenbau. In C. Schwennen, G. Elke, B. Ludborzs, H. Nold, S. Rohn, S. Schreiber-Costa & B. Zimolong (Hrsg.), Psychologie der Arbeitssicherheit und Gesundheit „Perspektiven – Visionen", 15. Workshop (73-76). Kröning: Asanger.

Wickens, C.D., Lee, J.D., Liu, Y. & Gordon Becker, S.E. (2004). An introduction to human factors engineering. Upper Saddle River: Pearson.

Zimolong, B & Konradt, U. (Hrsg.) (2006). Ingenieurpsychologie. Enzyklopädie der Psychologie. Wirtschafts-, Organisations- und Arbeitspsychologie. Band 2. Göttingen: Hogrefe.

Zühlke, D. (2004). Useware-Engineering für technische Systeme. Berlin: Springer.

Zühlke, D. (2005). Der intelligente Versager. Das Mensch-Technik-Dilemma. Darmstadt: Primus.

Über den Autor

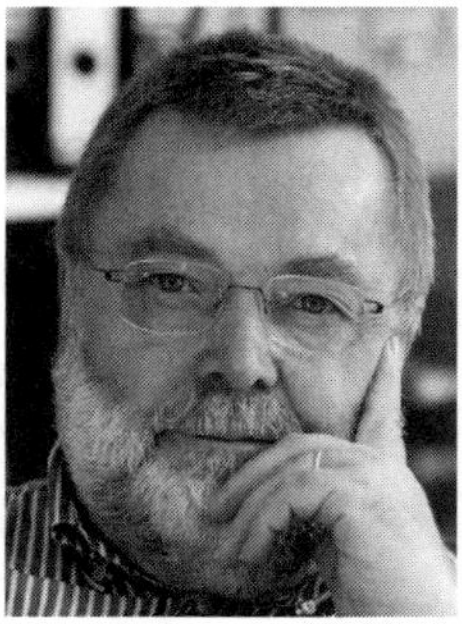

Fotograf: Andreas Burmann

Dr. rer. nat. Friedhelm Nachreiner, geb 1944
Gesellschaft für Arbeits-, Wirtschafts- und
Organisationspsychologische Forschung e.V.
Achterdiek 50, 26131 Oldenburg
nachreiner@gawo-ev.de
friedhelm.nachreiner@uni-oldenburg.de

Professor für angewandte Psychologie mit dem Schwerpunkt Arbeitspsychologie, Institut für Psychologie, Abt. Arbeits- und Organisationspsychologie, Carl von Ossietzky Universität Oldenburg; Arbeitspsychologie, Forschung, Lehre, Umsetzung

Studium der Psychologie an der Universität zu Köln (1965-1969)

Wiss. MA, Institut für Sozialpsychologie der Universität zu Köln (1969-1973)

Promotion zum Dr..rer.nat an der Universität zu Köln

Wiss. MA, Institut für Arbeitsphysiologie an der Universität Dortmund (1973-1978)

Prof. für angewandte Psychologie, Schwerpunkt Arbeitspsychologie, Uni Oldenburg, (seit 1978)

Wichtigste Publikationen und Arbeitsergebnisse in der Vergangenheit

Vgl. Liste unter http://www.psychologie.uni-oldenburg.de/aundo/unicms/25330.html

Mitautor der Normenreihe DIN EN ISO 10075, Psychische Belastung

Die drei wichtigsten aktuellen Engagements in Organisationen

Mitglied in verschiedenen Normenausschüssen im Bereich der Ergonomie, auf nationaler wie auf internationaler Ebene

Mitglied im AK Menschliche Faktoren der Kommission für Anlagensicherheit beim BMU

Die drei zur Zeit wichtigsten Projekte

Gefährdungsbeurteilung für den Bereich Arbeitszeit, Entwicklung und Validierung von Verfahren und Modellen (u.a. INQA Projekt Arbeitszeitgestaltung)

Arbeitszeitgestaltung

Gestaltung von Mensch-Maschine-Systemen – Gestaltung und Überprüfung von Alarmsystemen für Prozessleitsysteme

Die drei wichtigsten Vorhaben, Arbeitsschwerpunkte für die nächsten 5 Jahre

Pensionierung

Forschung im Bereich Arbeitszeit, Arbeitszeitgestaltung, Entwicklung von Tools zur Analyse und Gestaltung, Mitwirkung bei der Umsetzung

Forschung und Entwicklung im Bereich mentale Belastung im Kontext komplexer Technologien

Peter Nickel
Universität Freiburg, Departement für Psychologie, Schweiz

Mensch-Maschine-Schnittstellengestaltung in der Prozessführung

1 Einleitung

Anforderungen an den Operateur bei Überwachungs- und Steuerungstätigkeiten in komplexen, dynamischen Mensch-Maschine Systemen haben sich in den vergangenen Jahrzehnten nicht zuletzt wegen technologischen Entwicklungen stark verändert (BG-Chemie 2003, Schmidtke 1966, Nachreiner et al. 2006). Die Gestaltung solcher Systeme in der Prozessindustrie begegnet dabei zusätzlich einer sich ändernden Zuweisung von körperlicher und psychischer Belastung, von räumlicher und zeitlicher Entfernung zwischen Handlungssteuerung und -ausführung, von Funktionen der menschlichen, technischen und umgebenden Subsysteme und ihrer Dynamiken und von Bedeutung neuer korrektiver und präventiver Ansätze zur Verhaltens- und Verhältnisgestaltung. Anforderungen schwanken in Abhängigkeit von Dynamiken aus Umgebungsbedingungen, Produktionsablauf, -prozessen und Betriebszuständen. Als Ergebnis ist mit Veränderungen der Leistung und der Beanspruchung des Operateurs sowohl nach Art, Intensität und ihrer zeitlichen Dynamik zu rechnen. Die Gestaltung von (dynamischen) Schnittstellen nach ergonomischen Prinzipien als Bedingungsgestaltung kann Anforderungsschwankungen beeinflussen und auf Arbeits- und Gesundheitsschutz sowie Bedien-, Anlagen- und Systemsicherheit positiv einwirken.

Bei der Gestaltung der Mensch-Maschine-Schnittstelle lassen sich zwei Schnittstellen unterscheiden deren Gestaltung jedoch nicht unabhängig voneinander ist (Nachreiner et al. 2006). Bei der Gestaltung der Aufgabenschnittstelle sollen für die Operateure Aufgaben entstehen, die Kriterien gut gestalteter Arbeitsaufgaben erfüllen (z.B. DIN EN 614-2:2008). In Interaktion damit bildet eine auf die Bearbeitung solcher Arbeitsaufgaben ausgerichtete Gestaltung der Interaktionsschnittstelle, und damit der Anzeigen und Steuerungselemente in einem Prozessleitsystem (PLS), einen wichtigen Ansatzpunkt zur ergonomischen Optimierung der Systemgestaltung.

Gestaltungsbedarf und -möglichkeiten werden zunächst aus ergonomischen Analysen in Leitwarten zur Aufgabenrepräsentation und Oberflächengestaltung in der Prozessführung (z.B. Nachreiner et al. 2003) aufgezeigt. Anschließend geht es um die Gestaltung von Arbeitsunterlagen für Operateure als wichtiges

Bindeglied in der Schnittstelle zwischen Operateur und technischem Prozess (Nickel & Nachreiner 2005a). Schließlich geben Ansätze zur dynamischen Funktionsallokation ein Ausblick auf Konzepte der Integration des Menschen in die Mensch-Automatisierung Interaktion (Nickel 2008).

2 Schnittstellengestaltung im Anwendungskontext

2.1 Aufgabenrepräsentation und Oberflächengestaltung in der Prozessführung

In der Prozessindustrie beeindruckten bis vor wenigen Jahren Wandpanel in großen Leitwarten für einzelne Anlagen und Warten, in denen sich Operateure Übersicht und Detaileinsicht verschafften und auch im Normalbetrieb viele Justierungen an Stellteilen vornahmen. Heute beeindruckt der Kontrast. Wandpanel sind seltener; große Warten, wenn es die alten sind, stehen bis auf ein paar Monitore fast leer, und wenn es die neuen sind, stehen voller Monitore und vielleicht sogar mit Grossbilddarstellung. Nun sind dort mehr Anlagen auf jeweils einzelne Übersichtsbilder konzentrierbar oder auf vielen Ebenen in Detailansichten konkretisierbar; meist ist es sehr ruhig in den Warten und Systemeingriffe sind seltener, eher abhängig vom Betriebszustand (z.B. Reinigung, Wartung).

Aufgabenrepräsentation bezieht sich darauf, wie die Aufgaben und der Bearbeitungsprozess des Menschen in der Mensch-Maschine Interaktion technisch repräsentiert sind und Oberflächengestaltung umfasst die Gestaltung der Interaktionsoberfläche nach menschengerechten oder ergonomischen Erkenntnissen und Empfehlungen. Mit den durchgeführten Analysen (z.B. Beobachtung, Befragung, Dokumentenanalysen, ganzschichtige Arbeitsablaufstudien) in Leitwarten zwischen damals und heute konnten positive Gestaltungslösungen als auch solche mit Mängeln der ergonomischen Gestaltung identifiziert werden (z.B. Nachreiner et al. 2003). Je praktikablere oder konkretere Lösungswege vorgeschlagen wurden oder aus der Diskussion mit Anwendern und Nutzern entstanden, desto größere Chancen bestanden für eine zeitnahe Umsetzung.

Als problematisch für eine Umsetzung erwies sich einerseits, dass einige Mängel auf die Auslegung der Anlage und der Überwachungs- und Steuerungsstationen zurückzuführen waren (z.B. inkonsistente, nicht aufgabenangemessene Lage von Leitstand zu Aggregaten, die eine Rückmeldung für den Operateur über seine eigenen Handlungen oder die Reaktionen und Konsequenzen des Systems auf seine Handlungen erschwerte). Auch wenn Ursachen solcher Mängel meist erst bei Neu- oder Umbauten berücksichtigt werden, so kann zumindest eine umsetzbare Übergangslösung durch eine an Symptomen ansetzende Gestaltung erreicht werden (z.B. Farbkodierung zur Unterstützung der Zuordnung von

Aggregaten in der Anlage zu Steuerungseinheit am Bildschirm). Andererseits zeigten sich Mängel, die bereits bei der Entwicklung der Oberflächen für das PLS hätten verhindert werden müssen und sich nun durch Korrekturen kaum mehr verbessern ließen (z.B. Aufgabenrepräsentation der Batchprogrammierung, negative Polarität). Schließlich waren andere Mängel durch weniger aufwändige Modifikationen umsetzbar (z.B. konsistente Alarmkodierung und -priorisierung, Zeichengrößen, Monitortausch wegen schnellerem Qualitätsverlust im 24 Std. Betrieb). Die Gestaltung der Interaktionsschnittstelle von PLS ist jedoch wegen der Komplexität der abgebildeten Prozesse und Wechselwirkungen mit weiteren Faktoren nicht immer für die Bearbeitung aller Aufgaben mit einfachen Lösungen optimal umsetzbar. Das ist teilweise auch auf unterschiedliche Wechselwirkungen von Gestaltungsvarianten zurückzuführen (z.B. Meyer 2005).

Die Effektivität, Effizienz und Sicherheit des Systems zur Prozessführung kann durch die mangelnde und nicht rechtzeitige Berücksichtigung von ergonomischen Erkenntnissen gemindert oder zumindest beeinträchtigt werden. Daher besteht Handlungsbedarf, bereits vorhandene ergonomische Erkenntnisse in den Gestaltungsprozess einzubeziehen. Anwendungsbedarf zumindest solcher Erkenntnisse ist offensichtlich, die z.B. in Normen, Richtlinien, arbeitswissenschaftlichen Erkenntnissen, Handlungsanleitungen meist als Mindestanforderungen dokumentiert sind (z.B. BG-Chemie, 2003). Es wird auch empfohlen, die Grundsätze der Dialoggestaltung (DIN EN ISO 9241-110:2006) bei der Gestaltung von PLS zu berücksichtigen und das ist immerhin eingeschränkt bzw. in auf den spezifischen Kontext adaptierter Form möglich. Während sich die Dialoggrundsätze nur auf statische Anzeigen und vorrangig sequentielle Aufgabenabarbeitung beziehen, sind die zu überwachenden und steuernden Prozesse in der Prozessführung dynamisch und damit verbundene Aufgaben sind nicht selten parallel zu bearbeiten (z.B. überwachen mehrerer Aggregate, gleichzeitiges überwachen und steuern).

Das zeigt, dass die Dialoggrundsätze für diesen Aufgabenbereich nicht ausreichend sind und sich z.B. die Forderung nach einer „undo“-Funktion bei in Echtzeit operierenden PLS mit irreversiblen Prozessen so nicht umsetzbar ist (BG-Chemie 2003, Nickel et al. 2004). Konkretisierungsbedarf für den spezifischen Kontext besteht auch bei multifunktionalen oder multivariaten Übersichtsdisplays in Abhängigkeit von unterschiedlichen Dynamiken, für den Handlungshilfen schnell Widersprüche aufwerfen. Dennoch bietet sich ein breites Spektrum von Handlungshilfen, die zur verbesserten ergonomischen Gestaltung der aktuellen Aufgabenrepräsentation und Oberflächengestaltung in PLS konkret anwendbar sind. Wünschenswert wäre zukünftig ein einsetzbarer Werkzeugkoffer der Handlungshilfen mit -anleitung. Überprüfungsbedarf leitet sich einerseits ab, da mit aktuell eingesetzten als auch neu zu entwickelnden PLS ein Potential zur verbesserten Umsetzung vorhandener Erkenntnisse und damit auch zur Verbesserung der Betriebssicherheit vorliegt. Andererseits sollten Interventionen oder Gestaltungsveränderungen auch evaluiert werden, um die erreichten bzw. erreichbaren Effekte aufzeigen zu können. Schließlich besteht Forschungsbedarf zur Ermittlung inwieweit bestehende Erkenntnisse auch beim Einsatz neuer Technologien umsetzbar sind sowie zur Generierung spezifischer Erkenntnisse, um mit Hilfe der Möglichkeiten, die neue Technologien eröffnen, den Operateur und die Bearbeitung von Aufgaben unter Ausführungsbedingungen optimal zu unterstützen.

2.2 Arbeitsunterlagen in der Prozessführung

Arbeitsmittel bzw. -unterlagen (z.B. Arbeitsanweisungen, Betriebshandbücher) für Operateure in Leitwarten mit PLS zur Steuerung komplexer verfahrenstechnischer Anlagen fungieren nicht nur als Werkzeuge zur Unterstützung oder Vermittlung in der Mensch-Maschine-Interaktion (Woodson & Conover 1966, Wickens et al. 2004). Sie bilden auch selbst eine Aufgaben- und Interaktionsschnittstelle – gleich ob sie nun in Papierform oder als elektronische Dokumentation vorgehalten werden –, die die Aufgabenbearbeitung der Operateure maßgeblich beeinflussen kann. Konnten vor einiger Zeit noch die Unterlagen in Metern gemessen werden, mit denen sich z.T. auch Operateure in Leitwarten beschäftigen mussten, so ist der Papierumfang in der heutigen Zeit etwas geringer geworden. Allerdings sind es nun mehr Unterlagen, auf die über Zusatzrechner in der Warte elektronisch zugegriffen werden kann, womit sich auch gleichzeitig der Umfang der individuell und persönlich, meist inoffiziell zusammengestellten Notizbücher der Operateure erweiterte. Mit dem Ziel Anforderungen an die ergonomische Gestaltung dieser o.g. Schnittstelle basierend auf Feld-, Labor- und Literaturstudien und auch bezogen auf die Prozessführung in Leitwarten der chemischen Industrie zu entwickeln (Nickel & Nachreiner 2005a), sollte zu korrektiver wie präventiver Verbesserung der Bedien-, Anlagen- und Systemsicherheit sowie gleichzeitig des Arbeits-, Umwelt- und Gesundheitsschutz beigetragen werden.

Aus den Feldstudien wurde schnell deutlich, dass es wegen der vielfältigen Vermittlungs- und Unterstützungsfunktionen von Arbeitsunterlagen in unterschiedlichen Nutzungskontexten nicht eine einzige richtige Art oder Form von Arbeitsunterlagen gibt. Für den jeweiligen Einsatz- und Nutzungsbereich sind vielmehr jeweils situationsangemessen verschiedene Arten und Formen erforderlich (Nickel & Nachreiner 2005b). Auch Beobachtungs-, Befragungs- und Dokumentenanalysen förderten verschiedene relevante Funktionen von Arbeitsunterlagen zu Tage. Unterlagen sollen sich demnach an zu erledigenden Arbeitsaufgaben und konkreten Arbeits- und Produktionsprozessen orientieren und dazu Zusammenhänge und Details aufzeigen, Qualifikation und Leistungsvoraussetzungen der Operateure berücksichtigen, für den Gebrauch in unterschiedlichen Betriebszuständen tauglich sein und schließlich immer den Grundsätzen ergonomischer Gestaltung genügen, um den Zugriff auf die Informationen kontextabhängig immer zu gewährleisten. Als nicht geeignet und ihre primäre Stellung und Funktion verkennend erweisen sich Arbeitsunterlagen zur Kompensation von defizitären Gestaltungslösungen, sowohl der Anlagenplanung und -auslegung, der dadurch beeinflussten Gestaltung der Aufgaben der Operateure sowie ihrer dazu erforderlichen Qualifikation. Arbeitsunterlagen sollen dagegen vielmehr dazu dienen, hinreichend qualifizierte Operateure bei der Führung des verfahrenstechnischen Prozesses mit Hilfe einer adäquaten Systemauslegung, die neben technischen auch ergonomische Erkenntnisse hinreichend berücksichtigt, zu unterstützen.

Durch das breite Funktionsspektrum erschien es geboten für Anforderungen an Arbeitsunterlagen eine Struktur zu hinterlegen. Ausgehend von der Gestaltung des Arbeitssystems und der Schnittstellen, für die übergeordnete generelle Anforderungen identifiziert wurden, dienten ergonomische Gestaltungsstrategien (z.B. Aufgabenorientierung) und -prinzipien (z.B. Kompatibilität, Konsistenz, Transparenz) (Kantowitz & Sorkin 1983) der Anforderungszusammenstellung für einzelne Funktionsbereiche (z.B. Qualifikation, Aufgabe, Dokumentation, Nutzung). Schließlich erwies sich eine weitere Auffächerung nach Prinzipien der Dialoggestaltung und Informationsdarstellung zur Systematisierung von spezifischeren Anforderungen an Arbeitsunterlagen in gedruckter oder elektronischer Form als umsetzbar. Eine Handlungshilfe zur Erstellung von Arbeitsunterlagen für die Prozessführung (Lafrenz et al. 2009) ist derzeit in Vorbereitung und bezieht viele der auf der Basis der Feld- und Literaturstudien zusammengestellten Anforderungen ein, die zur Erhöhung der Gebrauchstauglichkeit und damit auch der Anlagensicherheit beitragen (Nickel & Nachreiner 2005b).

Aus Vergleichen von in gedruckter oder elektronischer Form meist parallel verfügbaren und inhaltlich identischen Arbeitsunterlagen ergaben sich keine eindeutigen oder generellen Präferenzen. Die Ergebnisse aus Beobachtungs- und Befragungsstudien in Leitwarten der chemischen Industrie sowie aus einer experimentellen Simulator-Studie mit einem industriellen PLS machten allerdings zweierlei deutlich. Einerseits zeigen sich aufgaben- und betriebszustandsabhängig differentielle Vor- bzw. Nachteile, insbesondere in solchen Situationen, denen zur Sicherstellung der Bedien- und Anlagensicherheit besondere Bedeutung zukommt (z.B. Wartung, Störung). Andererseits erwiesen sich für einige der spezifischen Effekte differenzieller Gebrauchstauglichkeit die den Medien immanente funktionell unterschiedliche Gestaltung (z.B. elektronische Suchfunktion vs. Suche über Inhaltsverzeichnis und Lesen ganzer Textabschnitte) oder unterschiedliche Handhabbarkeit (z.B. Textausschnitt-Ansicht in fixierter Monitorposition vs. Parallel-Ansicht mehrerer Papierseiten am Ort der Handlung) als relevant. Diese Einschätzungen stützen auch andere Studien zu Arbeitsunterlagen (z.B. Dillon 2004).

Nach den derzeit vorliegenden Ergebnissen erscheint in vielen Fällen das gleichzeitige Vorhalten von ergonomisch gut gestalteten Arbeitsunterlagen in unterschiedlichen Darbietungsformen durchaus als aufgabenangemessen und zielführend im Sinne der Gewährleistung der Bedien- und Systemsicherheit. Allerdings sind weitere Analysen von Praxislösungen, auch unterstützt durch experimentelle Untersuchungsansätze, jetzt und wohl auch zukünftig erforderlich. Hinweise von Operateuren unterschiedlicher Berufserfahrung sind dabei ebenso relevant und aufschlussreich wie die von Operateuren meist inoffiziell zusammengestellten persönlichen Arbeitsunterlagen. Es sollte aber z.B. auch um die Untersuchung von Möglichkeiten einer kontextangepassten Dynamisierung von Arbeitsunterlagen oder einer direkten Einbindung von Arbeitsunterlagen in die Software zur Prozesssteuerung i.S.v. kontextsensitiven Unterstützungssystemen gehen, wie sie in Ansätzen bereits auffindbar ist.

Parallelen zu den Ergebnissen der Vergleiche von Arbeitsunterlagen in gedruckter oder elektronischer Form zeigen sich auch in anderen Bereichen der Prozessführung, die ebenso einem technologischen Wandel unterliegen. Die Umsetzung von Inhalten in andere Medien mit immanenten Funktionalitäten erschwert ebenso die noch laufende Umstellung der Prozessführung von Wandpanels auf Einzelbildschirmdarstellungen (z.B. mit dem Risiko sequentieller Abarbeitung parallel zu bearbeitender Aufgaben) und zeigt sich auch am Alarm-Manager auf Bildschirmen, der nach wie vor noch Ähnlichkeiten zu Alarmdruckern mit Endlospapier erkennen lässt (Nachreiner 2008). In allen Fällen gilt es den neuen Nutzungskontext mit geänderten Funktionalitäten bei der ergonomischen Gestaltung von Arbeitsmitteln zu berücksichtigen.

2.3 Dynamische Funktionsallokation in der Prozessführung

Auf der ACHEMA konnte die BG-Chemie (2003) live demonstrieren, dass es abhängig vom Betriebszustand eines chemischen Produktionsprozesses und von der Gestaltung der Aufgaben- und Interaktionsschnittstelle zu variierenden Beeinträchtigungen der Operateure während der Aufgabenbearbeitung kommen kann. In der Prozessindustrie genutzte Ansätze adaptiver Automatisierung zielen auf das Einfangen von Dynamiken in den Zuständen technischer Subsysteme durch adaptive Regelung ab. Abhängig von weiteren oder noch verbleibenden

Quellen von Dynamiken resultieren Veränderungen der Anforderungen an den Operateur in PLS und damit seiner Leistung und Beanspruchung während der Aufgabenbearbeitung. Aus ergonomischer Perspektive setzt eine Dynamisierung der Funktionsallokation an der Aufgabenschnittstelle an und zielt auf eine dynamische Anpassung der Funktionsallokation zwischen Mensch und Maschine (PLS) mit dem Ziel einer dauerhaft optimalen Beanspruchung/Performanz des Operateurs bei hoher Systemleistung und Systemsicherheit (Kantowitz & Sorkin 1987, Inagaki 2003). Aus den verschiedenen Ansätzen im Mensch-Maschine System zur Umsetzung adaptiver Steuerung des Automatisierungsgrades (Sheridan & Parasuraman 2005) wird auf eine implizite und explizite Form eingegangen, die in Forschungsprojekten an den Universitäten Sheffield (USD; Hockey et al. 2009) und Fribourg (UFR; Nickel & Sauer 2008) untersucht wurden. Das Projekt AUPLS wurde von der BAuA (PI F Nachreiner), USD vom EPSRC, UK (PI GRJ Hockey) und UFR vom SNF, CH (PI J Sauer) gefördert.

In beiden Projekten wurden kontinuierlich verschiedene Überwachungs- und Steuerungstätigkeiten an einem dynamischen System zur simulierten Produktion und Reinigung von Luft für geschlossene Systeme (AutoCAMS; Lorenz et al. 2002, Manzey et al. 2008) bearbeitet. Es wurden zunächst Auswirkungen unterschiedlicher statisch dargebotener Automatisierungsgrade auf die Beanspruchung/Performanz der Operateure untersucht und anschließend einem Vergleich mit einer dynamischen Anpassung des Grades in Abhängigkeit von der Beanspruchung/Performanz nachgegangen. Während in der USD-Studie der Umfang der manuell (bzw. automatisch) gesteuerten technischen Subsysteme der Luftproduktion variierte (Hockey et al. 2009), wurde in der UFR-Studie der Umfang der Assistenz für Störungsdiagnose und -management manipuliert (Nickel & Sauer 2008). Damit ergab sich für beide Studien eine mehrstufige Variation des Automatisierungsgrades, die nach ihrer jeweiligen Auswirkung auf die Beanspruchung/Performanz zu bewerten war.

In der USD-Studie wurden auf der Basis von Voruntersuchungen Parameter der manuellen/automatischen Steuerungsleistung des Systems und dem EKG sowie EEG als Indikatoren der Beanspruchung identifiziert (Hockey et al. 2009) und darauf aufbauend ein Steuerungssystem zur adaptiven Automatisierung entwickelt (Ting et al. 2008). Dieses System ermöglichte es die Parameter on-line und in Echtzeit zu erheben und einer fuzzy-logischen Modellierung (Mahfouf et al. 2007) zur Integration dieser Parameter zuzuführen, damit so eine Bewertung der Beanspruchung und eine darauf basierende dynamische Anpassung des Automatisierungsgrades erfolgen konnte. Ein Vergleich statischer zu adaptierenden Automatisierungsgraden weist für die Überwachungs- und Steuerungstätigkeiten auf eine Steigerung der Systemleistung und eine insgesamt weniger stark ausgeprägte Beeinträchtigung der Operateure hin (Ting et al. 2008). In der UFR-Studie wurden Auswirkungen der Aufgabenbearbeitung auf die Performanz verglichen zwischen vorab statisch festgelegten und sich dynamisch verändernden Automatisierungsgraden. Wurde der Automatisierungsgrad im Verlauf der Aufgabenbearbeitung explizit vom Operateur an seine selbst eingeschätzte Performanz dynamisch angepasst, wurde ein geringerer Automatisierungsgrad bevorzugt und es zeigten sich eine verbesserte Störungsdiagnose und ein geringeres Anstrengungsempfinden.

Die Ergebnisse beider Studien machen deutlich, dass die Auswirkungen der Bearbeitung von Aufgaben der Prozessführung auf die Beanspruchung/Performanz nicht nur die Produktionsprozessdynamiken abbilden, sondern auch von Automatisierungsgrad und Automatisierungsform (z.B. statische oder dynamische Funktionsallokation) abhängig sind. Das ermöglicht es grundsätzlich Automatisierung zum Ausgleich von Anforderungen aus der Aufgabenbearbeitung zu nutzen und abhängig von aktuellen Anforderungen Veränderungen des Automatisierungsgrades zur Vermeidung von z.B. Fertigkeitsverlusts oder Beeinträchtigungen von Operateuren zu nutzen. Auch wenn mit beiden Studien positive Effekte adaptiver im Vergleich zu statischer Automatisierung bestätigt werden konnten (Inagaki 2003), so können aus dynamischer oder adaptiver Automatisierung zusätzliche Anforderungen erwachsen (Sheridan & Parasuraman 2005), die es zu bewerten und in abschließende Beurteilungen einzubeziehen gilt. Für eine angemessene Gestaltung und Evaluation solcher adaptiver Systeme sind zumindest sensitive und diagnostische Masse erforderlich, um Unterschiede zwischen Automatisierungsgraden und -formen besser differenzieren und Auswirkungen auf die Aufgabenbearbeitung und Beanspruchung valider beurteilen zu können.

Auch wenn aus ergonomischer Perspektive keine uneingeschränkte Überlegenheit dynamischer gegenüber statischer Automatisierung konstatiert werden kann, so verbreiten sich unterschiedliche Formen dynamischer oder adaptiver Automatisierung in unterschiedlichen Arbeits- und Lebensbereichen (z.B. Verkehr, Militär, Gebäude). Parallelen aus organisationaler Perspektive zeigen sich unter Berücksichtigung von supervisory control, einem Konzept, bei dem Prozesssteuerung von einem Supervisor (z.B. Vorgesetzter, Projektleiter, Maschine) übernommen wird und dazu Aufgaben oder Funktionen den im System beteiligten Agenten immer wieder neu so zugewiesen werden (oder von ihnen implizit so übernommen werden), dass übergeordnete Systemziele (z.B. Sicherheit, Arbeitsschutz) zielorientiert, möglichst gleichmäßig und nachhaltig bedient werden. Realität sind solche Ansätze dynamischer Funktionsallokation in Leitwarten bereits seit langem. War früher Arbeitsteilung in Leitwarten stärker hierarchisch organisiert, wird sie nun verstärkt unter Operateuren in der Leitwarte organisiert. Geht ein Operateur Auffälligkeiten in einem Anlagenteil nach, übernimmt der Kollege zusätzlich und für einen externen Beobachter kaum erkennbar die Überwachungs- und Steuerungstätigkeiten der verbleibenden Anlagenteile. Da heutzutage häufig mehrere Anlagen in einer Leitwarte integriert sind, entstehen vielfältigere Möglichkeiten der Aufgabenneuzuweisung in allen Betriebszuständen. Alternativ zu veränderten Zuweisungen von Aufgaben zwischen Operateuren verlässt sich der Operateur länger oder umfangreicher als normalerweise üblich auf Übersichtsdarstellungen oder die automatische Alarmierung für die verbleibenden Anlagenteile. Damit sollen nicht nur Ähnlichkeiten zwischen Konzepten aus verschiedenen Perspektiven aufgezeigt werden (Sheridan & Parasuraman 2005), sondern auch auf die Relevanz dynamischer Einwirkungs- und Auswirkungsgrößen und erweiterte Möglichkeiten der Verhaltens- und insbesondere Verhältnisprävention hingewiesen werden, die auch im Bereich Arbeitssicherheit und Gesundheit an Bedeutung gewinnen.

3 Ausblick

Bezogen auf die Aufgabenrepräsentation und Oberflächendarstellung in der Prozessführung wurden bereits Hinweise für zukünftige Bedarfe vorgestellt. Ein Trend zur weiteren Zentralisierung von Leitwarten, in denen mehr gleichartige oder prozessverbundene oder auch mehr unterschiedliche Anlagen integriert sind, wird sich fortsetzen. Zukünftig werden daher auch noch „buntere" Leitwarten entstehen, i.S.v. einerseits Mischung unterschiedlicher Anlagen/Systeme in einer Leitwarte und andererseits noch mehr Farbe und Animation auf Interaktionsoberflächen. Darüber hinaus wird erwartet, dass die Prozessführung mobiler und miniaturisierter wird – indem Prozessführung nicht nur von unterschiedlichen, sondern auch portablen Arbeitsplätzen oder Interaktionsoberflächen (Laptop, Handheld, Mobilephone, E-book) möglich ist und sein wird und die Aufgabenbearbeitung der Operateure auch an Orten stattfinden kann, die eine Mischung aus Leitwarte und Anlage darstellen. Miniaturisierung wird noch weiter gefördert werden durch ein Mehr in Leitwarten und durch Mobilität von Interaktionsoberflächen. Weder die Psychologie noch die Ergonomie scheinen aktuell dafür schlüssige Gestaltungskonzepte vorstellen zu können.

Zukünftig werden nicht nur mehr Arbeitsunterlagen in elektronischer Form vorgehalten, sie werden durch den Einsatz portabler Interaktionsoberflächen (s.o.) auch wieder mobiler. Funktionalitäten, die neue Technologien eröffnen, sollten – sofern angemessen – besser genutzt werden oder besser, erforderliche Funktionalitäten in Technikgestaltung umgesetzt werden. Die kontextangepasste Dynamisierung statischer Arbeitsunterlagen in dynamischen Systemen oder auch die direkte Einbindung von Arbeitsunterlagen in die Software zur Prozesssteuerung i.S.v. kontextsensitiven Unterstützungssystemen, wie bereits vereinzelt realisiert, werden sich zukünftig weiter verbreiten. Die Psychologie sollte dabei nicht nur neue Systeme evaluieren, sondern sich aktiv an ihrer Entwicklung beteiligen.

Prozesse der dynamischen Funktionsallokation aus organisationaler Perspektive werden nicht zuletzt wegen der oben angedeuteten Entwicklungen hin zu mehr Integration und Zentralisierung an Bedeutung gewinnen. Entwicklungen hin zu weitergehender Kontrolle unterschiedlicher Dynamiken aus verschiedenen Quellen (z.B. Produktionsprozess, menschliches Verhalten) sind zu erwarten. Die Dynamisierung der Allokation dürfte stärker als bisher die Interaktions- und/oder die Aufgabenschnittstelle einbeziehen, in Abhängigkeiten von Prozess- oder Verhaltensdynamiken. Eine adaptive Steuerung bezogen auf wenige Verhaltensparameter im geschlossenen Regelkreis wird sich auch auf die Prozessindustrie ausweiten. Inwieweit der Operateur in Allokationsentscheidungen direkt einbezogen wird, hängt nicht zuletzt auch von der Beteiligung der Psychologie und Ergonomie in diesem Gestaltungsbereich ab.

Eine zukünftige Herausforderung der Arbeitssicherheit und Gesundheit ist die dynamische Allokation von Aufgaben- und Interaktionsschnittstellen in Abhängigkeit von Dynamiken menschlicher und technischer Subsysteme als Intervention (mit anschließender Evaluation) im Gestaltungsprozess von Mensch-Maschine Systemen in der Prozessführung.

Literatur

BG-Chemie (2003). Mensch-Sicherheit-Technik, Gestern-Heute-Morgen, Gestaltung der Mensch-Maschine-Schnittstelle: Sicherheit und Gesundheitsschutz am Beispiel von Leitwarten und Befahren von Behältern. Heidelberg: BG Chemie.

Dillon, A. (2004). Designing usable electronic text. Boca Raton: CRC Press.

Hockey, G.R.J., Nickel, P., Roberts, A.C. & Roberts, M.H. (2009). Sensitivity of candidate markers of psychophysiological strain to cyclical changes in manual control load during simulated process control. Applied Ergonomics. (in press)

Inagaki, T. (2003). Adaptive automation: Sharing and trading of control. In E. Hollnagel (Ed.), Handbook of cognitive task design (147-169). Mahwah: LEA.

Kantowitz, B.H. & Sorkin, R.D. (1983). Human factors: Understanding people-system relationship. New York: Wiley.

Kantowitz, B.H. & Sorkin, R.D. (1987). Allocation of functions. In G. Salvendy (Ed.), Handbook of Human Factors (335-369). New York: Wiley

Lafrenz, B., Nickel, P. & Nachreiner, F. (2009). Handlungshilfe zur Erstellung von Arbeitsunterlagen für die Prozessführung (Arbeitswissenschaftliche Erkenntnisse, Forschungsergebnisse für die Praxis). Dortmund: BAuA. (eingereicht)

Lorenz, B., Di Nocera, F., Röttger, S. & Parasuraman, R. (2002). Automated fault-management in a simulated spaceflight micro-world. Aviation, Space, and Environmental Medicine, 73, 886-897.

Mahfouf, M., Zhang, J., Linkens, D.A., Nassef, A., Nickel, P., Hockey, G.R.J. & Roberts, A.C. (2007). Adaptive fuzzy approaches to modelling operator functional states in a human-machine process control system. In „FUZZ-IEEE 2007“ Proceedings, London, 1-6.

Manzey, D., Bleil, M., Bahner-Heyne, J.E., Klostermann, A., Onnasch, L., Reichenbach, J. & Röttger, S. (2008). AutoCAMS 2.0. Manual. Berichte aus dem Fachgebiet Arbeits-, Ingenieur- und Organisationspsychologie der TU Berlin.

Meyer, I. (2005). Effektivität der Prozessführung bei unterschiedlichen Oberflächen eines Prozessleitsystems. (Schriftenreihe BAuA, Fb 1084). Bremerhaven: Wirtschaftsverlag.

Nachreiner, F. (2008). Psychische Belastung in komplexer Technikumgebung. In C. Schwennen, G. Elke, B. Ludborzs, H. Nold, S. Rohn, S. Schreiber-Costa & B. Zimolong (Hrsg.), Psychologie der Arbeitssicherheit und Gesundheit „Perspektiven – Visionen“, 15. Workshop (61-64). Kröning: Asanger.

Nachreiner, F., Nickel, P. & Meyer, I. (2003). Zuverlässigkeit und Bediensicherheit in Prozessleitsystemen – Ergebnisse einer ergonomischen Analyse. In H.-G. Giesa, K.-P. Timpe & U. Winterfeld (Hrsg.), Psychologie der Arbeitssicherheit und Gesundheit, 12. Workshop 2003 (189-192). Heidelberg: Asanger.

Nachreiner, F., Nickel, P. & Meyer, I. (2006). Human factors in process control systems: The design of human-machine interfaces. Safety Science, 44(1), 5-26.

Nickel, P. (2008). Auswirkungen unterschiedlicher Formen der Funktionsallokation in Mensch-Automatisierungs-Szenarien der simulierten komplexen Prozesssteuerung. Vortrag zum Workshop Psychologie der Arbeitssicherheit und Gesundheit „Perspektiven – Visionen“, 19.-21.11.2008, Laubach, Germany.

Nickel, P. & Sauer, J. (2008). Types of function allocation in complex process control scenarios. International Journal of Psychology, 43(3/4).

Nickel, P., Nachreiner, F. & Meyer, I. (2004). Möglichkeiten und Grenzen der Übertragbarkeit von (software-)ergonomischen Grundsätzen der Dialoggestaltung von Büro- auf Prozessleitsysteme. In GfA (Hrsg.), Arbeit + Gesundheit in effizienten Arbeitssystemen (463-466). Dortmund: GfA-Press.

Nickel, P. & Nachreiner, F. (2005a). Ergonomisches Instruktionsdesign zur Verbesse-rung der Sicherheit der Prozessführung in verfahrenstechnischen Anlagen. In L. Packebusch, B. Weber & S. Laumen (Hrsg.), Psychologie der Arbeitssicherheit und Gesundheit. Prävention und Nachhaltigkeit (383-386). Kröning: Asanger.

Nickel, P. & Nachreiner, F. (2005b). Anforderungen an Arbeitsunterlagen für die Prozessführung (Schriftenreihe BAuA Fb1053). Bremerhaven: Wirtschaftsverlag.

Schmidtke, H. (1966). Überwachungs-, Kontroll- und Steuerungstätigkeiten (RKW Reihe Arbeitsphysiologie, -psychologie, Hinweise für die Praxis). Berlin: Beuth.

Sheridan, T. & Parasuraman, R. (2005). Human-automation interaction. Reviews of Human Factors and Ergonomics, 1, 89-129.

Ting, C.H., Mahfouf, M., Linkens, D.A., Nassef, A., Nickel, P., Roberts, A.C., Roberts,

M.H. & Hockey, G.R.J. (2008). Real-time adaptive automation for performance enhancement of operators in a human-machine system. In IEEE-MED Proceedings, Ajaccio, 552-557.

Wickens, C.D., Lee, J.D., Liu, Y. & Gordon Becker, S.E. (2004). An introduction to human factors engineering. Upper Saddle River: Pearson.

Woodson, W.E. & Conover, D.W. (1966). Human engineering guide for equipment designers. Berkeley: University of California Press.

Über den Autor

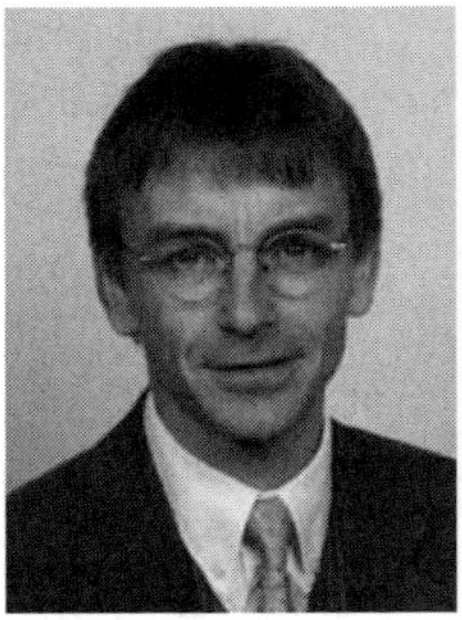

Dr. Peter Nickel, Fribourg (Schweiz)

Université de Fribourg, Département de Psychologie,
Rue de P.-A. Faucigny 2, CH-1700 Fribourg,
peter.nickel@unifr.ch

1989 Dipl.-Betriebswirt (BA), VWA Stuttgart/SEL Alcatel

1996 Dipl.-Psych., Universität Oldenburg

Wissenschaftlicher Mitarbeiter an den Universitäten Halle und Oldenburg; Bearbeitung verschiedener Projekte

2001 Promotion, Universität Oldenburg

2005-2008 Research Associate in einem EPSRC-Project, The University of Sheffield, UK

seit 2008 Wissenschaftlicher Mitarbeiter in einem SNF-Projekt, Université de Fribourg, Schweiz

Die drei wichtigsten Publikationen

Nickel, P. (2004). Es ist Arbeitszeit in psychischer Belastung, Beanspruchung und Beanspruchungsfolgen?! In P. Nickel; K. Hänecke; M. Schütte & H. Grzech-Šukalo (Hrsg.), Aspekte der Arbeitspsychologie aus Wissenschaft und Praxis (35-62). Lengerich: Pabst Science Publishers.

Nickel, P. & Nachreiner, F. (2005). Anforderungen an Arbeitsunterlagen für die Prozessführung. Bremerhaven: Wirtschaftsverlag NW, Verlag für neue Wissenschaft GmbH.

Nickel, P. & Nachreiner, F. (2008). Evaluation of presentation of information for process control operations. Cognition, Technology & Work, 10, 23-30.

Wichtigstes Vorhaben für die nächsten 5 Jahre

Beitrag zur Erweiterung und Umsetzung von Erkenntnissen im Bereich des Arbeits- und Gesundheitsschutzes und der Betriebssicherheit

Helmut Nold
Berufsgenossenschaft der chemischen Industrie, Laubach

Aus- und Weiterbildung: Von der „Psychologie der Arbeitssicherheit" zum „ganzheitlichen Bildungsmanagement"

1 Erste eigene Erfahrungen

1985 trat ich als Psychologiestudent mit siebenjähriger Berufserfahrung als Chemielaborant in der Kunststoffindustrie, meinen freiberuflichen Dienst in der Ausbildung bei der BG Chemie an. Die Forschung auf dem Gebiet der „Psychologie der Arbeitssicherheit" steckte damals noch in den Kinderschuhen. Die psychologischen Seminarthemen waren der Motivations-, Ingenieur- und Kommunikationspsychologie entlehnt und auf den Bereich Arbeitssicherheit übertragen worden.

In der berufsgenossenschaftlichen Aus- und Weiterbildung war die BG Chemie seinerzeit mit einem Festangestellten und zwei freiberuflich tätigen Psychologen richtungweisend. Mir wurde ab1988 der Aufbau des Fachbereich Psychologie und Gesundheitsschutz innerhalb der Ausbildung der BG Chemie übertragen. In den psychologischen Seminaren und Seminarabschnitten ging es vornehmlich um die Frage, wie der gesetzliche Anspruch bezüglich der Verantwortung zur Arbeitssicherheit in konkretes Verhalten umgesetzt werden kann.

In den Seminarabschnitten, die meist über vier Zeitstunden gingen, wurden diese Forderungen aus der Praxis unter der Überschrift „Motivation zur Arbeitssicherheit" psychologisch übersetzt. Hierbei leistete das „Burkardt-Schema" vortreffliche Dienste. Es machte deutlich, dass nach lernpsychologischen Gesichtspunkten die Prioritätensetzung in der Praxis die Mitarbeiter fortwährend in Richtung „sicherheitswidriges, aber effektives Verhalten" lenkt. Bei vielen Führungskräften führte das Aha-Erlebnis, ihre Prioritätensetzung in einem Vierfelderschema aufgezeigt zu bekommen, tatsächlich zu einer Neubewertung ihres Verhaltens. Zahlreiche Studien belegen die Wirksamkeit dieser Vorgehensweise.

Interessanterweise wurde in diesen Pionierzeiten die Aufmerksamkeit auch auf die Gefahrenwahrnehmung gelenkt. Wir sollten später hierbei Unterstützung erhalten, indem der klassische Arbeitsschutz, der vornehmlich an der Einhaltung von Gesetzesvorgaben orientiert war, durch die Forderung nach einer Gefährdungsermittlung einen Perspektivwechsel erhielt. Dieser Perspektivwechsel in Folge der Reduzierung der Unfallverhütungsvorschriften zu Gunsten einer vorgeschriebenen betrieblichen Gefährdungsermittlung und -beurteilung stellt auch in der Aus- und Weiterbildung eine methodische Wende dar. Die „Unfallverhütungsvorschriften" forderten die Einhaltung von Grenzwerten und regelten die Arbeitssicherheit in den Bereichen Technik, Organisation und Person. Darüber hinaus wurde eine hierarchische Vorgehensweise bevorzugt: von der Technik zur Organisation zur Person.

Die Seminarinhalte waren dieser hierarchischen Vorgehensweise angelehnt. Vornehmlich waren es Seminarbausteine, deren roter Faden vom Seminarteilnehmer selbst erschlossen werden musste. Nachhaltigkeit bei der Umsetzung der Erkenntnisse im Betrieb wurde ebenfalls selten im Seminarablauf bedacht. In der Regel stand im Vordergrund, was der Teilnehmer wissen muss.

Eine Gefährdungsermittlung und -beurteilung sowie eine Hilfestellung bei der Ermittlung von Belastungen erfordert eine methodische Neubestimmung der Seminare. Daraus folgt die Schaffung von nicht hierarchischen, sondern vernetzten, disziplinübergreifenden Seminarangeboten. Im Bereich der Risikobeurteilung und der psychischen Belastungen sind darüber hinaus inhaltliche Felder zu bestellen.

2 Was hat sich geändert und wie lässt sich die momentane Bildungssituation beschreiben? Was muss systematisch im Bildungsmanagement verbessert werden?

Psychologische Sicherheitsarbeit begleitet den pädagogischen Prozess, liefert Inhalte, wie z.B. Motivation, Kommunikation, Konfliktmanagement und Prävention psychischer Belastungsfolgen und liefert Hinweise zur Nachbetreuung z.B. in Form von Evaluationsprojekten. Im Mittelpunkt der Bildungsmaßnahmen stehen die Teilnehmer mit ihren unterschiedlichen Erfahrungsschätzen aus den Betrieben. Ziel von berufsgenossenschaftlichen Bildungsmaßnahmen ist es, die Methoden und Inhalte der Veranstaltungen auf die Voraussetzungen und Bedürfnisse sowohl der Seminarteilnehmer als auch der Betriebe anzupassen.

Es geht also nicht in erster Linie um die Vermittlung allgemeiner Erkenntnisse, sondern von direkt handlungsbezogenem Wissen zum Bewältigen von Aufgaben, die als besonders relevant für die betriebliche Praxis gelten. Im Besonderen sind vor allem Fach-, Handlungs- und soziale Kompetenz zu vermitteln. Die Vermittlung von Fachkenntnis allein ist keine ausreichende Grundlage für praxisrelevantes Handeln. Es genügt allerdings auch nicht, nur die soziale Kompetenz der Teilnehmer zu fördern. Die erworbenen sozialen Fähigkeiten sind vielmehr flexibel auf der Grundlage des theoretischen Wissens einzusetzen, und es sind daraus Aktionen abzuleiten. Es soll aber auch ein Aktionsplan nicht bis ins kleinste Detail strukturiert, als vielmehr die wichtigsten Teilschritte formuliert werden. Beim aktiven Üben lernen die Teilnehmer ein grob fixiertes Handlungsprogramm unerwarteten Bedingungen anzupassen und die einzelnen Teilschritte inhaltlich auszugestalten.

Bestimmte Methoden, wie z.B. Präsentation, Lehrgespräch, Moderation oder Diskussion werden von den Referenten als Modell selbst praktiziert und von den Teilnehmern eingeübt. Die Teilnehmer sollen trainieren, Informationen so zu vermitteln, dass kognitive, affektive und aktionale Lernziele durch die Seminare erreicht werden können. Erlebnispädagogische Ansätze bewirken, dass theoretische und oft langweilige Inhalte z.B. aus gesetzlichen Bestimmungen mit Leben erfüllt werden.

Diese Forderungen stellen hohe Anforderungen sowohl an die Kompetenzen der Referenten, als auch an die Bildungsträger. Die Bildungsträger sind gefordert Lernziele zu formulieren und an die betriebliche Situation anzupassen. Darüber hinaus müssen den Referenten Weiterbildungsangebote unterbreitet werden, um sie für die Herausforderungen gezielt zu qualifizieren. Zimolong fordert diesbezüglich eine Professionalisierung der Psychologie im Arbeitsschutz (Zimolong & Elke, 2008, S. 22). In seiner Befragung, vorgestellt anlässlich des 15. Workshops 2008, wurde deutlich, dass die Ausbildung auf Hochschulseite Defizite aufweist. Demgegenüber steht die hohe Weiterbildungsbereitschaft der Psychologen. Dem Wunsch nach Zertifizierung entspricht die Forderung nach Professionalisierung in diesem Bereich.

3 Transfer und Nachhaltigkeit

Die berufsgenossenschaftlichen Bildungsveranstaltungen haben zum Ziel, in den Betrieben die Bedingungen so zu verändern, dass Unfälle und Berufskrankheiten nicht mehr auftreten. Gelingt es, mit den eingesetzten Methoden und Inhalten dieses Ziel zu erreichen? Der Leiter des Bereiches Prävention der BG Chemie, Dr. Jürgen Kutscher, zeigte in Gesprächen gerne die Kurve der zurückgehenden Arbeitsunfälle und der zurückgehenden Berufskrankheiten. Diese Kurven hatten bei der BG Chemie auffällige Stagnationen, die 1985 und 1993 überwunden wurden. Tatsächlich wurden in diesen Jahren die Ausbildungszentren der BG Chemie „Haus Maikammer" 1985 und „Haus Laubach" 1993 eröffnet. Gerne würden wir Kolleginnen und Kollegen vom Referat Ausbildung der BG Chemie dieser Sichtweise mit stolzgeschwellter Brust folgen.

Aber was wurde tatsächlich in der berufsgenossenschaftlichen Aus- und Weiterbildung zum Transfer und zur Nachhaltigkeit des Gelernten getan? Seit der Erweiterung des Präventionsauftrages 1998 ist der Zweck von Bildungsmaßnahmen im Bereich Arbeitsschutz nicht nur die nachhaltige Verbesserung von Arbeitsbedingungen in den Betrieben zu Gunsten der Arbeitssicherheit, sondern auch zugunsten des Gesundheitsschutzes der Beschäftigten. Der Bereich des betrieblichen Gesundheitsschutzes und der betrieblichen Gesundheitsförderung ist wesentlich stärker von der Verhaltensprävention geprägt, als die klassische Unfallverhütung.

Insofern ist es unerlässlich, schon vor den Veranstaltungen die Transferbedingungen im Betrieb und die individuelle Gesundheitsproblematik der Seminarteilnehmer abzufragen. Zum Ende des Seminars sind Maßnahmen zu ergreifen, die das Gelernte nachhaltig im Betrieb verankern: Die wichtigste Phase eines Seminars ist die Phase nach dem Seminar bei der Umsetzung des Gelernten in die Praxis.

Hilfreich für die Nachhaltigkeit der Veranstaltung ist es, wenn im Betrieb Lernnetzwerke aufgebaut werden. Da hierdurch die klassische Form der Information in Form von Unterweisung überwunden wird, spricht man auch von einem Wissensmanagement. Eine Sicherheitskultur würde der Kommunikation aller Mitarbeiter untereinander dadurch Rechnung tragen.

Die Realität sieht meiner Meinung nach anders aus. Welcher Anbieter von Seminaren, nicht nur im berufsgenossenschaftlichen Schulungsbereich, fragt tatsächlich diese für den Transfer unerlässliche Aspekte bei den Teilnehmern ab? Wo werden Seminarteilnehmer vor dem Seminar zu ihren betrieblichen Bedingungen und zu ihrer persönlichen Gesundheit abgefragt?

Lernplattformen bieten diese Möglichkeit. Die betriebliche Nähe der Berufsgenossenschaften ermöglicht eine solch enge Verzahnung zur Vorbereitung der Teilnehmer auf die Seminare. Die Nutzung steckt leider noch in den Anfängen.

Ähnlich sieht es aus, wenn man die Transferbemühungen vom Seminarende her betrachtet. Selten werden Teilnehmer mit konkreten Transferaufgaben in die Betriebe geschickt. In den Betrieben angekommen, werden sie mit den gleichen Bedingungen konfrontiert, die vorher schon oft zum Misserfolg der betrieblichen Änderungsbemühungen geführt haben.

Die Forderung nach Einbeziehung der betrieblichen Entscheidungsträger in die Zielformulierung von Seminaren zielt in diese Richtung, selten wird dies jedoch auch tatsächlich durchgeführt. Bei betrieblichen Veranstaltungen bin ich oft überrascht, wie wenig die Betriebe darüber Bescheid wissen, welche Mitarbeiter welche Seminare der Berufsgenossenschaft bereits besucht haben. Der Betrieb weiß also gar nicht, welche Ressourcen er zur Problemlösung zur Verfügung hat.

Ich stelle fest: Defizite in der Vorbereitung und der Nachbetreuung von Seminaren führen oft zu Defiziten im Transfer und in der Nachhaltigkeit des Gelernten in die Praxis. Die Seminarziele sollten mindestens so formuliert sein, dass sie auch über das Seminar hinaus für die Umsetzung in die Praxis gelten. Das Seminar sollte dabei so gestaltet sein, dass es den vorher formulierten Zielforderungen gerecht wird. Diese Qualitätsstandards des Seminars sind von der Seminarorganisation innerhalb des Qualitätsmanagements zu steuern.

4 Qualitätsstandards

Ein Qualitätsmanagement steuert die entscheidenden Fragestellungen für den Ausbildungsträger. Die systematische Einführung hat zur Folge, dass der „Bildungsträger" seine Beziehung zu seinen „Kunden" klärt. Dazu gehören Regelungen zu folgenden Fragen:

- Wer sind die Kunden und welchen Anspruch haben sie an den Bildungsträger?
- Was kann angeboten werden?
- Was sind die Ziele (Lernziele)?
- Was sind die Methoden, mit denen die Ziele erreicht werden können?
- Wie kann gewährleistet werden, dass die Ziele nachhaltig erreicht werden?
- Welche Ressourcen sind notwendig?

Zertifizierte Bildungsträger klären den Prozess und optimieren diesen kontinuierlich. Ein wichtiges Qualitätsziel ist dabei die Erarbeitung und Formulierung von Lernzielen. Hier ist der folgenden Taxonomie zu folgen:

- Ist das Ziel, eine kognitive Veränderung zu erreichen, so ist die Methode zu wählen, die kognitive Prozesse fördert.
- Ist das Ziel, eine Verhaltensänderung zu erreichen, so ist die Methode zu wählen, die Verhalten übt und modelliert.
- Ist das Ziel, eine affektive Veränderung zu erreichen, so ist die Methode zu wählen, die Affekte auslöst.

Nach wie vor stehen die meisten Berufsgenossenschaften der Einführung eines Qualitätsmanagements sehr skeptisch gegenüber. Dies hat zur Folge, dass Lernziele in der Regel schwammig formuliert werden und die Methode selten der Taxonomie angepasst werden. Das Qualitätsmanagement der BG Chemie wird im Jahre 2009 zum dritten Mal rezertifiziert. Um dies zu erreichen, wurden beträchtliche Mittel an Personal, Zeit und Geld bereitgestellt.

Es hat sich meiner Meinung nach gelohnt. Sowohl die inhaltliche Ausrichtung wurde in dieser Zeit systematisch verbessert, als auch die methodische Verknüpfung der Inhalte mit den Zielen führten zu Qualitätssprüngen, die ohne die Systematik eines Qualitätsmanagements nicht erreichbar gewesen wäre. Im Rückblick ist meinerseits festzustellen, dass ein, von den Kunden erwarteter Qualitätsstandard ohne Qualitätsmanagement und externe Zertifizierung nicht erreichbar ist.

5 Erfolgskontrolle, Evaluation

Meine ersten Evaluationsstudien führte ich von 1998 bis zum Jahr 2000 durch. Ich sollte die Seminare „Unternehmer im Unternehmermodell" einer Erfolgskontrolle unterziehen. Diese Evaluationsstudie, veröffentlicht 2001, war seinerzeit die erste, die an dieser Zielgruppe durchgeführt wurde. Vorher begnügte man sich mit einer Abfrage, ob es den Teilnehmern bei uns mehr oder weniger gut gefallen hat. Die Ergebnisse dieser Abfragen waren meist überwältigend positiv und beließen uns in dem Glauben, unsere Seminare seien gut bis sehr gut. Wissenschaftlich fundierte Evaluationsstudien waren weder gefragt noch wurden sie durchgeführt.

In der Folgezeit jedoch erhöhten sich die Nachfragen nach fundierten Erfolgskontrollen. Bei den Seminaren, die vom Gesetzgeber gefordert werden, den Aktivitäten im Zuge der Kampagne „Stolpern, Rutschen, Stürzen" oder der „Hautkampagne", wurden von einigen Berufsgenossenschaften mehr oder weniger wissenschaftlich fundierte Studien durchgeführt. Der Grund hierzu lag auch in dem stärkeren Interesse der Berufsgenossenschaften im Zuge der „Fusionsdiskussionen" nach einem wissenschaftlichen Beleg ihres Erfolges. Teilweise werden vom Gesetzgeber zunehmend Erfolgsnachweise für gesetzlich vorgeschriebene Weiterbildungsveranstaltungen gefordert, z.B. in der alternativen Betreuung nach dem Arbeitsschutzgesetz von Unternehmer mit weniger als 50 Mitarbeitern.

Was ist bei der Durchführung von Evaluationsmaßnahmen an Mindestforderungen zu beachten? Der Erfolg von Bildungsmaßnahmen lässt sich auf mehreren Ebenen feststellen:

- Der unmittelbare Lernerfolg: mit Hilfe von Fragebögen vor und nach dem Seminar, um den Wissenszuwachs und oder die Veränderung der Einstellung zu messen; Prüfung der subjektiven Zufriedenheit der Teilnehmer durch Abfragen.
- Transferevaluation und Nachfolgetreffen: Überprüfung von ersten Erfolgen oder Misserfolgen durch Befragung der Teilnehmer.
- Verhaltensänderung: durch Beobachtung der Teilnehmer am Arbeitsplatz; Überprüfung von Verhaltensunterschieden zwischen Seminarteilnehmern und Anderen.
- Veränderung der Leistung: durch Hinzuziehen von anderen Kriterien, z.B. der Unfallentwicklung oder der Verbesserung des „Kontinuierlichen Verbesserungsprozesses".

Für den Wirksamkeitsnachweis von Bildungsmaßnahmen lassen sich folgende allgemeine Anforderungen aufstellen:

- Bestimmung der Wirkkriterien/Erfolgskriterien: Eindeutig, messbar, trainingsbezogen und mit dem Auftraggeber vereinbart;
- Bestimmung der Effektgrößen: Eindeutig, realistisch und abgesprochen;
- Bestimmung der Wirksamkeitsüberprüfung: Wissenschaftlich und vereinbart.

Die Auseinandersetzung mit diesen Mindestforderungen an die Messung des Seminarerfolgs führt zu einem konstruktiven Prozess, der Auswirkungen auf die

Planung und Durchführung eines Seminars hat. Eine Überprüfung des Seminarerfolgs ist daher unerlässlich für den Planungs- und Durchführungsprozess von Seminaren. Ohne sich diesen Prozessen auszusetzen, greift eine sinnvolle Seminarplanung zu kurz. Wissenschaftliche Kriterien sind an die zukünftig erfolgenden Evaluationen verstärkt einzufordern. Die bisher durchgeführten Erfolgsnachweise genügen diesen Kriterien in der Regel nicht.

6 Schlussfolgerung

Die Aus- und Weiterbildungsaktivitäten können nicht allein von den dafür vorgesehenen Mitarbeiterinnen und Mitarbeiter der Berufsgenossenschaften durchgeführt werden. Um eine hohe Qualität zu gewährleisten, müssen die freiberuflich tätigen Dozenten der berufsgenossenschaftlichen Bildungsträger sorgfältig ausgewählt werden. Weiterhin müssen sie in einem entsprechenden Weiterbildungscurriculum ausgebildet und entsprechend zertifiziert werden. Der Dozent gilt hierbei als Lernberater und muss die entsprechenden Fähigkeiten und Fertigkeiten vermittelt bekommen. Für die festangestellten Dozenten gilt dies natürlich ebenfalls, diese müssen allerdings verstärkt Bildungsmanagement leisten und das Qualitätsmanagement organisieren.

Der Qualitätsstandard ist festzulegen und durch ein Qualitätsmanagement zu gewährleisten. Für das Qualitätsmanagement müssen die entsprechenden Ressourcen und Mittel bereitgestellt werden. Die Seminare müssen nach den Prinzipien des Transfers in die betriebliche Praxis und Nachhaltigkeit in der Umsetzung konzipiert werden. Hierbei ist das betriebliche Umfeld mit einzubeziehen. Die Teilnehmer sind vorher zu befragen, um eine Verhältnisprävention, aber auch eine Verhaltensprävention zu gewährleisten.

Am Ende eines Seminars sind die Transferbedingungen anzusprechen und der Teilnehmer ist mit einer Transferaufgabe zu versehen. Die Nachhaltigkeit des Gelernten ist zu kontrollieren.

Wissenschaftlich fundierte Befragungen zu dem Stand der Zielerreichung sind in die Seminarplanung zu integrieren. Die Fragen richten sich nach den vorher formulierten Lernzielen.

Teilweise sind in einzelnen Berufsgenossenschaften hierzu vorbereitende Aktivitäten durchgeführt worden, jedoch eine ganzheitliche Vorgehensweise, welche die genannten Aspekte berücksichtigt, ist lediglich in einigen wenigen Berufsgenossenschaften zu beobachten.

Literatur

Arnold, R. (2008). Vom Lehren zur Lernberatung – Anmerkungen zum nachhaltigen Lehre und Lernen im Arbeitsschutz. In: Schwennen, Elke, Ludborzs, Nold, Rohn, Schreiber-Costa, Zimolong (Hrsg.) Psychologie der Arbeitssicherheit und Gesundheit. Perspektiven – Visionen. 15. Workshop 2008. Heidelberg, Kröning: Asanger

Burkardt, F. (1981). Information und Motivation zur Arbeitssicherheit. Wiesbaden: Universum Verlagsanstalt.

Höfling, W. (2003) Von der Unterweisung zum Wissensmanagement in der Arbeitssicherheit. In: Giesa, Timpe, Winterfeld (Hrsg.). Psychologie der Arbeitssicherheit. 12. Workshop 2003 (S.49-54). Heidelberg, Kröning: Asanger

Nold, H. (1990) Schlüsselsituationen in Lehrgesprächen zum Thema „Sicheres Verhalten". In C. Graf Hoyos (Hrsg.), Psychologie der Arbeitssicherheit. 5. Workshop 1989 (S.269-274). Heidelberg: Asanger

Nold, H. (1993) Psychologie der Arbeitssicherheit. Determinanten des Sicherheitsverhaltens und Motivation der Arbeitssicherheit. Riedstadt: Lywis.

Schreiber-Costa, S., (2003) Vermitteln verhaltenswirksamer Informationen – wesentlicher Bestandteil betrieblichen Arbeitsschutzes. In: Giesa, Timpe, Winterfeld (Hrsg.). Psychologie der Arbeitssicherheit. 12. Workshop 2003 (S.33-36). Heidelberg, Kröning: Asanger

Wenninger, G. & Nold, H. (1992). Psychologie für Arbeitssicherheit für Meister und Vorarbeiter. Ein Ausbildungskonzept. In B. Zimolong und R. Trimpop (Hrsg.) Psychologie der Arbeitssicherheit. 6. Workshop 1991 (S.287-296). Heidelberg: Asanger

Zimolong, B., & Elke, G., (2008). Plädoyer für eine Professionalisierung der Psychologie im Arbeits- und Gesundheitsschutz. In: Schwennen, Elke, Ludborzs, Nold, Rohn, Schreiber-Costa, Zimolong (Hrsg.) Psychologie der Arbeitssicherheit und Gesundheit. Perspektiven – Visionen. 15. Workshop 2008. Heidelberg, Kröning: Asanger

Weitere Literaturangaben und Informationen zum Thema sind beim Autor erhältlich

Über den Autor

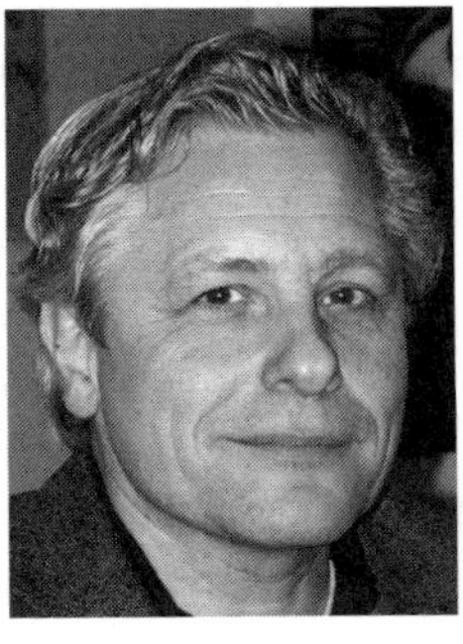

Dr. Helmut Nold, geb. 1956

BG Chemie, Dörrenbergweg 38, 35321 Laubach;
Tel.: 06405 920 794
mailto: hnold@bgchemie.de

Diplom 1988 in Darmstadt (TU)

Promotion 1993 in Darmstadt bei Prof. Rüttinger; Thema: Psychologie der Arbeitssicherheit – Determinanten des Sicherheitsverhaltens und Motivation der Arbeitssicherheit

Seit 1988 tätig bei der Berufsgenossenschaft der chemischen Industrie; Funktion: Fachbereichsleiter „Psychologie und Gesundheitsschutz“

Schwerpunktthemen

Psychologie: Motivation zu sicherem Verhalten, Arbeitsschutzmanagement, Arbeitsschutzmanagement in Kleinen und Mittleren Unternehmen (KMU), Notfallpsychologie, Kommunikation, Gesprächsführung im Arbeitsschutz, Konfliktmanagement, Sicherheit im Straßenverkehr, Sicherheit im Außendienst, Sicherheitsbeauftragte

Gesundheitsschutz: Gesundheitsförderung und Gesundheitsmanagement, Psychische Belastungen, Ergonomie, Bildschirmarbeitsplätze, Aktives Stressmanagement, Augenentspannung, Tragen und Heben von Lasten, Moderne Rückenschule, Schichtarbeit, Demografischer Wandel

Die drei wichtigsten aktuellen Engagements in Organisationen

Global Partner des „Robert W. Campbell Awards"; internationaler Arbeitsschutzpreis des National Safety Councils, USA“.

„Navigating Uncharted Territory“ (Seminar für global tätige Unternehmen)

Vorstandsmitglied der Sektion „Wirtschaftspsychologie“ im Berufsverband Deutscher Psychologinnen und Psychologen

Veröffentlichungen

Schwennen, Elke, Ludborzs, Nold, Zimolong, Rohn, Schreiber-Costa, Zimolong (Hg.) (2008) Psychologie der Arbeitssicherheit und Gesundheit. Perspektiven – Visionen. 15. Workshop 2008. Kröning: Asanger

Trimpop, Eigenstetter, Nold, Wenninger (in Vorbereitung) Psychologie im Arbeits- und Gesundheitsschutz. Ein Handlungsleitfaden für den Praktiker. Kröning: Asanger.

Lutz Packebusch
Hochschule Niederrhein,
Fachbereich Wirtschaftsingenieurwesen und Gesundheitswesen

Gesunde, sichere und effiziente Kleinunternehmen – Organisationsentwicklung in KMU

1 Einleitung

Grundlage für diesen Artikel sind Erfahrungen des Autors mit Organisationsentwicklungsprojekten in großen und kleinen Unternehmen der letzten 25 Jahre. Vereinbart mit den Herausgebern war eine Konzentration auf Kleinunternehmen.

Kleinunternehmen weisen im Gegensatz zu Großunternehmen einige Besonderheiten im Bereich des Arbeits- und Gesundheitsschutzes auf. Es gibt keine speziellen Arbeitssicherheitsabteilungen, meist nicht einmal gesonderte Personalverantwortliche, keine oder nicht ausreichend qualifizierte Betriebsräte, keine internen Sicherheitsfachkräfte und darüber hinaus wurden und werden sie kaum von den traditionellen Arbeitsschutzakteuren (Berufsgenossenschaften, Krankenversicherungen, Gewerbeaufsicht) erreicht. Umso notwendiger ist es, diese Betriebe durch gekoppeltes Prozessmanagement zu erreichen. Wenn es gelingt Gesundheit und Sicherheit in effiziente Betriebsprozesse einzubetten, kann Arbeits- und Gesundheitsschutz in Kleinbetrieben nachhaltig verankert werden. Einen Beitrag hierzu kann eine Orientierung an den Konzepten der Organisationsentwicklung leisten.

In diesem Text wird nicht auf die Projekte im Einzelnen eingegangen, die Grundlage der folgenden Überlegungen sind. Veröffentlichungen zu diesen Projekten finden sich auf der homepage der beiden Hochschulinstitute der HS Niederrhein (www.auge-institut.de und www.iap-institut.de).

2 Von der Qualifizierung zur Organisationsentwicklung

Meine ersten Erfahrungen zum Arbeits- und Gesundheitsschutz in Kleinbetrieben habe ich Ende der 70er Jahre an der Technischen Universität Braunschweig als wissenschaftliche Hilfskraft in einem Projekt über Absturzunfälle im Hochbau gemacht. Während der fotografischen Dokumentation von Gerüsten und Sicherheitsmaßnahmen gewann ich in Gesprächen mit Maurern, Gerüstbauern und Dachdeckern den Eindruck, dass eine Mischung aus qualifikatorischen (zum Beispiel Unkenntnis über Statik), technischen (ungeeignete technische

Hilfsmittel) und organisatorischen Faktoren (Ausschreibungsbedingungen für öffentliche Baustellen) eine Verbesserung der Situation erschwert, wenn nicht gar unmöglich macht. Damals erschien uns der Weg über bessere Information für Betriebe und individuelle Qualifikation von Inhabern und Mitarbeitern als aussichtsreich. So entstanden erste Qualifizierungskonzepte, die wir dann später im Auftrag der Bundesanstalt für Arbeitsschutz und Arbeitsmedizin ausgearbeitet, durchgeführt und publiziert haben (z.B. Erke u.a. 1985). Interessanterweise haben diese und ähnliche Konzepte, die aus den Erfahrungen von Kleinbetrieben für Kleinbetriebe entstanden sind, in der Folgezeit (auch über den Umweg der berufsgenossenschaftlichen Bildungsarbeit) eher Großbetriebe erreicht.

Eine erste Ausnahme bildete hier der „Sicherheitsdialog" (Packebusch 1989). Die im Auftrag der Bundesanstalt für Arbeitsschutz und Arbeitsmedizin entwikkelten Qualifizierungsmaßnahmen zum Sicherheitsdialog für Meister und Führungskräfte sind zwar ebenfalls überwiegend in Großbetrieben, aber zunehmend auch in kleineren Unternehmen durchgeführt worden. Der Sicherheitsdialog wird heute noch als Seminar durch die Bundesanstalt für Arbeitsschutz und Arbeitsmedizin und der Gesellschaft für humane Technologieentwicklung angeboten. Zentrale Gründe für die anhaltende Nachfrage nach dieser Maßnahme sind meiner Auffassung nach:

- die Integration von Arbeitssicherheit und Gesundheitsschutz in die Verbesserung der Betriebsprozesse,
- die Beteiligung der betroffenen Arbeitnehmer bei der Verbesserung der Betriebsprozesse,
- die Befähigung aller Betroffenen zur kontinuierlichen Prozessverbesserung als Folge der Einführung.

Gemeinsam mit den Innungskrankenkassen (Bundesverband der Innungskrankenkassen, IKK Landesverbände Nordrhein, Brandenburg, Schleswig-Holstein, IKK Düsseldorf, Neuss, Mönchengladbach) sind dann Seminarkonzeptionen in der Arbeitsgruppe KMU und den Hochschulinstituten IAP und A.U.G.E. Institut an der Hochschule Niederrhein entstanden, die sich ausschließlich an Kleinbetriebe wenden. Adressaten für diese Maßnahmen waren entweder betriebliche Führungskräfte (zum Beispiel Vorarbeiter im Dachdeckerbereich) oder Inhaber von Kleinbetrieben. Das Seminarkonzept „Handwerkzeug der Führung" (IKK Bundesverband, IKK Nordrhein) läuft ebenfalls bereits über 10 Jahre. Ausgangspunkt für diese Seminarkonzeption war die – durch Ergebnisse aus einem Projekt zum demographischen Wandel des Bundesministerium für Bildung und Forschung gestützten – Überlegung, dass gestresste Inhaber über Mängel in der Arbeitsorganisation und schlechtere Auftragsakquisition, Auftragsvorbereitung und Auftragsnachbereitung die Hauptstressfaktoren für ihre Mitarbeiter darstellen. Als Erfolgsfaktoren haben sich ebenfalls die Integration von Arbeitssicherheit und Gesundheitsschutz in die Verbesserung der Betriebsprozesse und darüber hinaus die Anbindung an das konkrete Arbeitshandeln der Inhaber sowie deren Coaching bei der Umsetzung herausgestellt.

Fasst man diese Erfolgsfaktoren zusammen, so liegt eine Orientierung am Prinzip der Organisationsentwicklung bereits ziemlich nahe. Wir haben dies dann in verschiedenen Projekten mit Unterstützung des Bundesarbeitsministeriums, des Landesarbeitsministeriums NRW, der Bundesanstalt für Arbeitsschutz und Arbeitsmedizin und des Bundesministerium für Bildung und Forschung in entsprechende Modellprojekte umgesetzt (z.B. Packebusch & Weber 1998, 2002, 2003; Packebusch 2003, 2004, 2006, 2008 ; Weber, Rülicke & Packebusch 2005, Laumen, u.a. 2008).

Die Evaluationsergebnisse sind positiv. Sowohl die messbaren Effekte als auch die Zufriedenheit der Betriebe mit den durchgeführten Maßnahmen zeigen, dass dies der richtige Weg zur Erhöhung der Effektivität (Effektivität als Maß der Zielerreichung) des Arbeitsschutzes und der Gesundheitsförderung in Kleinbetrieben ist. Das Problem der Effizienz (Aufwand zur Erreichung der Ziele) und damit das Flächenproblem (Anzahl des Betriebsbestandes, Anzahl der Neugründungen und Löschungen) bleibt als Zukunftsaufgabe offen. Aber auch hier bin ich zuversichtlich. Wir haben Mitte der 80er Jahre für die Volkswagen AG in einem Modellprojekt zur Verbesserung der Effizienz der Sicherheitsunterweisung zunächst die Verbesserung der Effektivität in den Vordergrund gestellt und dann in einen zweiten Schritt erfolgreich an der Effizienz einer flächendeckenden Umsetzung der Maßnahme gearbeitet. Maßnahmen, die direkt das Flächenproblem lösen wollen, ohne an der Effektivität der Maßnahmen zu arbeiten, werden scheitern. Hier gibt es leider eine ganze Reihe von (geförderten) Ansätzen in die Sackgasse.

3 Aktuelle Anforderungen an die Organisationsentwicklung in Kleinbetrieben

Der größte Teil der Betriebe in Deutschland sind Kleinbetriebe. Die durchschnittliche Betriebsgröße sinkt. Vor dem Hintergrund des demographischen Wandels kommt der Verbesserung und Erhaltung der Arbeitsfähigkeit in Kleinbetrieben in der BRD eine zentrale Bedeutung zu. Es stellt sich nun die Frage, wann Gesundheitsförderung in diesem Segment erfolgreich ist?

Zum Gelingen von Veränderungsprozessen tragen vor allem zwei strategische Überlegungen bei, die zu den bewährten und erprobten Grundregeln der Psychologie von Veränderungsprozessen in Organisationen gehören:

1. Die Prinzipien zur Veränderung von Organisationen als sozialem und technischem System sowie
2. die Prinzipien des individuellen menschlichen Lernens.

Die strategischen Überlegungen auf diesen beiden Ebenen entscheiden darüber, ob und welche langfristigen Transfererfolge durch betriebliche Gesundheitsförderung erreicht werden können. Außerdem können aus ihnen Kriterien abgeleitet werden, die Betriebsprojekte erfüllen sollten, um aus der Sicht von Inhabern und Belegschaften positiv eingeschätzt zu werden.

Prinzipien der Organisationsentwicklung (OE)

Die Prinzipien der OE als etwas anders gestricktem Vorläufer des modernen „change managements" entstanden in den 50er Jahren in den USA und kamen dann mühsam nach Deutschland. Die Kernidee der OE, auf der Basis eines humanistischen Menschenbildes effizient Organisationen zu gestalten, kann auch heute noch über vielen Projekten der betrieblichen Gesundheitsförderung (mit oder ohne Berechtigung) stehen. Ein weiterer Ansatz aus der OE ist heute ohne weiteres auf die Gesundheitsförderung übertragbar. „Das Verhalten der Menschen und die Verhältnisse, unter denen sie arbeiten, dürfen nicht getrennt voneinander, sie müssen im Zusammenhang gesehen werden." (Becker & Langosch 2002, S. 21). Programmatisch wird dies auch vielfältig aufgegriffen, wobei die in der Bundesrepublik anzutreffende Trennung Verhaltensprävention und Verhältnisprävention (Berufsgenossenschaften – Krankenversicherungen) eine frühe Gleichzeitigkeit im Denken eher behinderte.

Aus vielen Jahrzehnten der OE lassen sich nun sieben Kernprinzipien ableiten, die Voraussetzungen für gelingende Veränderungsprozesse auf organisationaler und individueller Ebene sein können (s. Becker & Langosch 2002):

- Gemeinsames Problembewusstsein,
- Mitwirkung eines Beraters,
- Beteiligung der Betroffenen,
- Klärung von Sach- und Beziehungsproblemen,
- Erfahrungsorientiertes Lernen,
- Prozessorientiertes Vorgehen,
- Systemumfassendes Denken.

Für jedes dieser Kernelemente lassen sich Kriterien ableiten, um aus Gesundheitsförderungsprojekten Projekte zur Förderung einer stabilen Gesundheitskultur im Unternehmen herauszufiltern. Ich will dies an dem Punkt „Beteiligung der Betroffenen" verdeutlichen: Unter Beteiligung im Sinne eines OE-Prozesses ist nicht etwa Information an Betroffene, sondern Beteiligung am Problemlöseprozess (eines gemeinsam formulierten Problems) zu verstehen. Leitfrage ist hier: Wie können direkt betroffene Mitarbeiter einer Organisation an der Lösung von Problemen verantwortlich mitarbeiten, so dass sie sich und die Organisation produktiv weiterentwickeln. Probleme sollen nicht stellvertretend für andere, sondern durch die „Problemträger" gelöst werden.

Verbal bekennen sich Unternehmensvertreter, Berater, Wissenschaftler, Krankenversicherungen, Berufsgenossenschaften, Gesundheitspolitiker und Gewerkschafter gern zu dieser Vorgehensweise – entspricht sie doch unserem gängigen Demokratieverständnis und unserem gegenseitig geäußertem Vertrauen in den „mündigen Bürger". Wechselt man jedoch von den Worten zu den wahrnehmbaren Projekthandlungen kann an Hand eines Kriterienkataloges sehr schnell deutlich werden, dass eine Reihe von Projekten diese Anforderungen nicht oder nur ungenügend erfüllen. Praktisch bedeutet die Beteiligungsforderung

- Mitbestimmung bei Projektzielen
- Gemeinsame Definition des Problems
- Arbeit in kleinen Gruppen
- Direkte Mitwirkungs- und Kommunikationsmöglichkeiten mit den Projekttreibern
- Direkte Kommunikation in und zwischen Projektgruppen
- Mitbestimmung über die Auswahl der Untersuchungseinheiten, Instrumente, Planungsschritte, Methoden, Rückmeldungen, Umgang mit Ergebnissen
- Bereitstellung von planbaren Ressourcen (Zeit, Geld, Personal, Strukturen).

Hier stehen Belegschaften und Unternehmensleitung auch sehr schnell auf unterschiedlichen Seiten des Stranges, an dem beide gemeinsam ziehen. Verschiedene Projekte unterscheiden sich stark in ihrer Effektivität und Effizienz von anderen. Dies steht u.a. im Zusammenhang mit den fehlenden Partizipations- und Lernmöglichkeiten in entsprechenden Projekten.

Als erster Schritt wird z.B. die Zahl der belastungs- und gefährdungsbezogenen Tätigkeitsanalysen in einem Modellprojekt eingeschränkt. Alle Arbeitssysteme sollen durch typische Tätigkeiten ausreichend repräsentiert werden. Es ist nur noch ein Teil der Arbeitnehmer an den Tätigkeitsanalysen direkt oder bei Gesundheitsberichten gar nicht beteiligt. Workshops zur Gefährdungs- und Belastungsbeurteilung werden aus Kostengründen auf „repräsentative" und besonders exponierte Arbeitnehmer eingeschränkt.

Für die Ausbildung z.B. von Vorarbeitern (Konzept der tätigkeitsbezogenen, dialogorientierten Verbesserung von Arbeitssystemen) wird ebenfalls aus Kostengründen die Teilnahme beschränkt. Teilnehmer sollen das erworbene Wissen nebenbei an Kollegen weitergeben. Für die Übertragung auf parallele Arbeitsgruppen soll komplett auf Tätigkeitsanalysen durch die Betroffenen verzichtet werden. Schließlich verfügt man ja bereits über das Wissen auf Grund der ähnlichen Tätigkeitsstrukturen und einer fast identischen Entwicklung der Unfall- und Ausfallzahlen.

An diesem Vorgehen wird deutlich, wie Schritt für Schritt Partizipation bei oft guter finanzieller und ideeller Ausgangslage der Betriebe ständig von Einschränkung bedroht ist. Partizipation ist jedoch ein entscheidendes Element, um OE – Prozesse im Sinne echten Aufbaus von organisationalem Wissen gelingen zu lassen. Eine zweite Bedrohung stellt die Einschränkung individueller Lernmöglichkeiten dar. Nur weil ein Arbeitnehmer oder eine Arbeitsgruppe mit gleichen Arbeitsbedingungen eine Vorgehensweise erworben hat, hat eine andere Arbeitsgruppe dies noch lange nicht gelernt. Stellvertretendes individuelles Lernen ist nicht möglich.

Ein weiteres Prinzip individuellen Lernens, das oft verletzt wird, ist das Prinzip der verschiedenen Lernebenen. Lernen findet immer auf unterschiedlichen Ebenen mit unterschiedlichen Methoden unterschiedlich effizient statt. Man unterscheidet drei Lernbereiche: den kognitiven (z.B. Kenntnisse), den affektiven (z.B. Motive) und den aktionalen (z.B. Fähigkeiten, Handlungen).

Es ist ein weit verbreiteter Irrglaube, dass Kenntnisse zwingend Handlungen nach sich ziehen. Wir wissen alle, dass Sport (in Maßen) gesund ist, das bestimmte Handlungen gefährlich sind und zuviel Nahrungsmittel zu einer ungewünschten Verdickung unseres Körpers an den falschen Stellen führen kann. In weitaus stärkerem Maße (als von Kenntnissen) scheint gesundheitsbewusstes Handeln von der Verfügbarkeit entsprechender Handlungsalternativen und deren individueller Motivierung abzuhängen. Während kognitives Wissen und dessen Erwerb durchaus durch Publikationen oder den Aufbau entsprechender Datenbanken befördert werden kann, lässt sich affektives Lernen und Handlungslernen nicht ohne die Beteiligung (Partizipation) des jeweiligen individuellen Menschen erreichen. Außerdem braucht affektives und aktionales Lernen Zeit und Unterstützung.

Wer individuelles Handeln und individuelle Motive und Einstellungen ändern will, muss sich mit dem Einzelnen auseinandersetzen. Leitkriterien zur Beurteilung können hier z.B. sein:

- Anzahl der eingebundenen Arbeitnehmer
- Art der vorgesehenen Aktivitäten
- Vorgesehene Zeit für Interventionen
- Beteiligungsmöglichkeit der Mitarbeiter.

Hochglanzprospekte und Faltblätter, CD und Internet werden hier (beim Aufbau von Handlungsalternativen und deren Motivierung) keine oder nur sehr eingeschränkte Wirkung entfalten. Sie werden aber immer wieder unverdrossen in immer höheren Dosen eingesetzt.

4 Szenarien

Es gibt zurzeit relativ unverbunden nebeneinander Ansätze für positive und negative Szenarien. Beginnen wir mit dem negativen Szenario – in Anknüpfung an die ausgeführte Bedeutung von Beteiligung für den Erfolg von organisationalen Veränderungen.

Die Arbeitsschutzakteure werden den Bezug zu den Betrieben durch zunehmende Konzentrationsprozesse und Zentralisation (Aufgabe der lokalen Betriebsbezüge) weit gehend verlieren. Dieser Prozess läuft zurzeit beispielsweise zeitgleich bei Krankenversicherungen, Berufsgenossenschaften und Handwerksinstitutionen (Kreishandwerkerschaften). Er impliziert eine Rückkehr zur zentralen Qualifikation und Information durch Seminartätigkeit. Es wird nach möglichst effizienten Lösungen ohne Sicherung der Effektivität gesucht. Also ein Rückfall um mehrere Jahrzehnte.

Der konkrete Bezug zu den betrieblichen Prozessen, die Einbindung der Betroffenen sowie die Befähigung zu betriebsbezogenen Problemlösungen geht zurück. Ohne Partizipation und Befähigung lässt sich Arbeitsschutz und Gesundheitsförderung und damit die Verbesserung der Arbeitsfähigkeit in Kleinbetrieben kaum dauerhaft beeinflussen.

Einen Ansatz für eine positive Entwicklung, die zurzeit bereits sichtbar ist, bietet die zunehmende Wahrnehmung der Bedeutung des Arbeitsvermögens durch die Betriebe. Der größte Teil der Kleinbetriebe kann seinen Betriebserfolg nur über gesunde und motivierte Mitarbeiter sichern. Anders als etwa in der PKW-Produktion erscheint der Mitarbeiter unmittelbar beim Kunden. Er prägt das (positive oder negative) Unternehmensbild beim Kunden, und sammelt Informationen über mögliche neue Aufträge (oder aber nicht). Er ist Facharbeiter und sein Ausfall ist teuer. In vielen Branchen fehlt bereits heute der Nachwuchs.

Der externe Anreiz steigt, so dass sich Inhaber um ihre Belegschaften kümmern. Wenn es gelingt, dies durch eine entsprechende qualifikatorische Unterstützung der aktuellen und zukünftigen Inhaber zu unterstützen, können gesunde, sichere und effiziente Prozesse als gemeinsames Ziel von Inhabern und Belegschaften leichter stabilisiert werden. Dazu können erste entstehende lokale Kooperationen (möglicherweise auch unter Einbeziehung der alten Akteure) einen unterstützenden Beitrag leisten.

5 Fazit

Wie immer ist die Zukunft nicht voraussagbar. Darüber hinaus ist der Ausgang durch Eingriffe veränderbar. Klar scheint mir, dass der „Rückzug der alten Akteure" trotz der Bildung lokaler operativer Partnerschaften zu einer größeren

Streuung der Arbeitsqualität in den Kleinbetrieben führen wird. Der Druck auf den Arbeits- und Gesundheitsschutz einen Unternehmensbeitrag als Wettbewerbsfaktor zu leisten wird zunehmen. Hier liegt die Chance für geplante Organisationsentwicklung, die Betriebsprozesse technisch, organisational und personell unter Human- und Effizienzkriterien optimiert.

Literatur

Becker, H. & Langosch, I. (2002). Produktivität und Menschlichkeit. Organisationsentwicklung und ihre Anwendungen in der Praxis. Stuttgart: Lucius & Lucius.

Erke, H., Packebusch, L., Wessel, W. & Zimolong, B. (1985). Verhinderung von Absturzunfällen. Teil B. Entwicklung arbeitspsychologischer Schulungsprogramme. Dortmund: Verlag für neue Wissenschaft.

Laumen, S., Rülicke, S. & Gerards, L. (2008). Gesünder arbeiten in KMU – mit ganzheitlichen Ansätzen den Warentransport und die Produktionsprozesse optimieren. In C. Schwennen, G. Elke, B. Ludborzs, H. Nold, S. Rohn, S. Schreiber-Costa & B. Zimolong (Hrsg.), Psychologie der Arbeitssicherheit und Gesundheit. Perspektiven – Visionen. 15. Workshop 2008 (S. 199-202). Kröning: Asanger Verlag.

Packebusch, L., Weber, B. & Rülicke, S. (2008). Gesundheitsprävention in Kleinbetrieben durch Coaching. In GfA (Hrsg.), Produkt- und Produktions-Ergonomie – Aufgabe für Entwickler und Planer (S. 505-508). Dortmund: GfA Press.

Packebusch, L. (1989). Der Sicherheitsdialog – Beratungsgespräche zur Arbeitssicherheit (Seminarkonzeption). BAU (Hrsg.). Dortmund: Bundesanstalt für Arbeitsschutz.

Packebusch, L. (2003). Demographic Change, Organizational Development, Job Design and Health in Small Enterprises. In H. Luczak & K.J. Zink (Eds.), Human Factors in Organizational Design and Management-VII (pp. 733-737). Santa Monica, CA, USA: IEA Press.

Packebusch, L. (2004). Organizational development and participative job design as contribution to health in small enterprises. In C. Johansson, A. Frevel, B. Geißler-Gruber & G. Strina (Eds.), Applied Participation and Empowerment at Work – Methods, Tools, and Case Studies. Lund: Studentliterature.

Packebusch, L. (2006). Demografische Entwicklung – Konsequenzen für Arbeitsgestaltung und Organisation. Wirtschaftspsychologie aktuell, 4/2006, 27-31.

Packebusch, L. (2008). Prävention – human und effizient. Gute Arbeit, 20., 2/2008, 25-27.

Packebusch, L. & Weber, B. (1998). Altern im Handwerk – Anforderungen an die Personalentwicklung am Beispiel Dachdecker, Kfz- und SHK-Handwerk. In H.-U. Klose & Ch. Ax (Hrsg.), Zukunft des Handwerks in einer alternden Gesellschaft. Forum Demographie und Politik, H. 11. Bonn (S. 101-113).

Packebusch, L. & Weber, B. (2002). Laufbahngestaltung in Kleinbetrieben. In Projektverbund Öffentlichkeitsarbeit und Marketingstrategie demographischer Wandel

(Hrsg.), Handlungsanleitungen für eine alternsgerechte Arbeits- und Personalpolitik – Ergebnisse aus dem Transferprojekt. Broschürenreihe: Demographie und Erwerbsarbeit (S. 41-43). Stuttgart.

Packebusch, L. & Weber, B. (2003). Betriebliche Strategien einer alternsgerechten Arbeits- und Personalpolitik. Schwerpunkte, Lösungsansätze, Ergebnisse. In Zentralverband Sanitär Heizung Klima (Hrsg.), Demographie-Initiative. Betriebliche Strategien einer alternsgerechten Arbeits- und Personalpolitik. Schwerpunkte, Lösungsansätze, Ergebnisse. Broschürenreihe: Demographie und Erwerbsarbeit. Stuttgart.

Packebusch, L., Weber, B. & Rülicke, S. (2005). Handwerker – arbeiten, um zu leben, oder leben, um zu arbeiten? Wirtschaftspsychologie aktuell, 4/2005, 37-40.

Weitere Informationen zu Projekten und entstandenen Handlungshilfen können unter http://www.auge-institut.de eingesehen werden.

Über den Autor

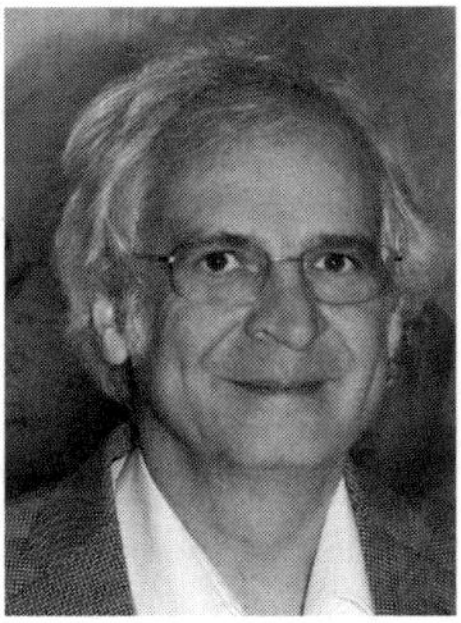

Prof. Dr. Lutz Packebusch
Hochschule Niederrhein, Fb Wirtschaftsingenieurwesen
und Gesundheitswesen
Reinarzstr. 49, 47805 Krefeld
Tel.: 02151/822-6625
lutz.packebusch@hs-niederrhein.de

Wissenschaftliche Leitung Institut für Arbeitssystemgestaltung und Personalmanagement an der Hochschule Niederrhein (IAP) www.iap-institut.de und Arbeitsgruppe Kleine und Mittlere Unternehmen (KMU) www.ag-kmu.de

Direktor Institut für Arbeitssicherheit, Umweltschutz, Gesundheitsförderung und Effizienz der Hochschule Niederrhein (AUGE) www.auge-institut.de

Studium in BS, Promotion 1987

1992 Professur für Personalwirtschaft,Arbeits- und Organisationspsychologie HS-Niederrhein MG

seit 97 Professur für Personalentwicklung, Organisationspsychologie und Arbeitswissenschaft Fachbereich Wirtschaftsingenieurwesen HS-Niederrhein KR

Die drei wichtigsten Publikationen

Die Promotion, weil ich bis heute auf die Kenntnisse der Evaluation aufbauen kann

Ein Aufsatz in der Zeitschrift „Die Krankenversicherung" zum Erfolg in Kleinbetrieben wegen der unglaublichen praktischen und der nahezu fehlenden wissenschaftlichen Resonanz ein Aufsatz in der Enzyklopädie der Psychologie wegen der Rückmeldung bei Fachwissenschaftlern und der fehlenden praktischen Resonanz

Die drei wichtigsten aktuellen Engagements

Direktor Institut für Arbeitssicherheit, Umweltschutz, Gesundheitsförderung und Effizienz der Hochschule Niederrhein (AUGE)

Gutachter AiF und FFG

Präsident Gesellschaft für Wirtschaftspsychologie GWPs

Die drei momentan wichtigsten Projekte

Gesundheit im eigenen Institut (und in der Forschung)

Innovative business culture implementation in small and medium enterprises (EU)

Fit für 2025 – MGFFI-NRW

Die drei wichtigsten Arbeitsschwerpunkte für die nächsten 5 Jahre

Individuell und im Team gesund bleiben,

Schreiben

Innovationsforschung und OE in KMU

Hiltraut Paridon
BGAG – Institut Arbeit und Gesundheit
der Deutschen Gesetzlichen Unfallversicherung, Dresden

Im Spannungsfeld von Grundlagen- und Anwendungsforschung: Was haben Psychophysiologie und Allgemeine Psychologie mit Arbeitsschutz zu tun?

There is nothing as practical as a good theory.
Kurt Lewin (1951)

1 Eingrenzung des gewählten Tätigkeitsbereichs

Vermutlich beschäftigen sich die meisten Psychologen, die bei einer Unfallversicherung arbeiten mit vielen psychologischen Themen. So gehören auch zu meinem Aufgabensprektrum ganz unterschiedliche Themen von der Validierung von Verfahren zur Erfassung psychischer Belastungen und Beanspruchungen über die Frage der Erkennbarkeit von Sicherheitskennzeichen bis hin zu Fragen des Arbeitsschutzes bei mobil tätigen Beschäftigten. Der Vorteil besteht darin, dass die Tätigkeit sehr abwechslungsreich ist; der Nachteil besteht darin, dass man sich nur selten intensiv mit einem Thema beschäftigen kann. Ein Gegenstand, der mir aber schon lange am Herzen liegt, ist die Verbindung von psychologischem Grundlagenwissen und angewandten Fragestellungen.

Hierbei liegt mein Interesse vor allem bei der Allgemeinen Psychologie I, d.h. Informationsverarbeitung, Wahrnehmung, Aufmerksamkeit, Gedächtnis sowie bei der Psychophysiologie, die sich mit den Beziehungen zwischen psychischen Vorgängen und den zugrundeliegenden körperlichen Funktionen befasst. Da diese beiden Gebiete meiner Erfahrung nach weniger Beachtung im Arbeitsschutz finden, ergreife ich gerne die Gelegenheit, mich in diesem Kapitel mit ihnen auseinander zu setzen und Visionen für die Zukunft zu entwerfen.

2 Der historische Bezug

Der erste Workshop, an dem ich teilnahm, fand 1991 in Haan bei Wuppertal statt. Gastgeber war die BAU-Berufsgenossenschaft. Ich war damals studentische Hilfskraft bei Hans-Peter Musahl in Duisburg. Der Workshop war der erste Kongress, an dem ich teilnahm. Die Teilnahme und die Möglichkeit, einen Vortrag zu halten, waren ein aufregendes Ereignis.

Etwas fiel mir auf, auf diesem Workshop: Dasjenige, das ich bisher zum Thema „wissenschaftliches Arbeiten“, „Versuchsplanung“ und „theoriegeleitete Forschung“ gelernt hatte, wurde bei weitem nicht von allen angewandt. Theorie des Forschens und Praxis des Forschens wiesen mitunter nur geringe Schnittmengen auf. Zu diesem Eindruck gesellte sich ein zweiter hinzu: Grundlagendisziplinen der Psychologie und Arbeits- und Organisationspsychologie schienen bisweilen weitgehend unabhängig voneinander zu existieren. Fehlende theoretische Überlegungen wurden erklärt mit dem Hinweis „Ich bin Praktiker“ oder „Ich komme aus der Praxis.“ Dieser Eindruck hat sich im Laufe der Jahre eher verstärkt, was ich bedaure. In meinen Visionen werde ich entsprechend ein anderes Bild entwerfen.

1995 beendete ich zunächst meine Tätigkeiten im Bereich der Arbeitssicherheit und wandte mich der Grundlagenforschung im Bereich der Allgemeinen Psychologie zu. Ich beschäftigte mich mit EEG- und EMG-Messungen und dem Bereitschaftspotential, das durch die Diskussion über die Freiheit des menschlichen Willens bekannt geworden ist (Libet, 1985). Bei dieser Arbeit konnte ich feststellen, dass nicht nur die Vertreter der angewandten Disziplinen kaum Interesse an den Grundlagen haben, sondern auch umgekehrt die Grundlagenforscher kein Interesse an angewandten Fragestellungen.

Im Jahr 2000 kehrte ich zum Arbeitsschutz zurück und nahm meine Tätigkeit beim Berufsgenossenschaftlichen Institut Arbeit und Gesundheit des Hauptverbandes der gewerblichen Berufsgenossenschaften in Dresden auf. Hier oblagen mir u.a. die Themengebiete „Psychophysiologie“ sowie „Allgemeine Psychologie“ im Arbeitsschutz. Die Entwicklungen in diesen Bereichen lassen sich lediglich begrenzt beschreiben, da es nur wenige Entwicklungen zu geben scheint. Trotzdem möchte ich einige Aspekte skizzieren.

Psychophysiologie

Mit psychophysiologischer Anwendungsforschung im Gesundheitsschutz beschäftigen sich in Deutschland nur wenige Universitäten und die Bundesanstalt für Arbeitsschutz und Arbeitsmedizin in ausgewählten Projekten. Fahrenberg & Myrtek (2005) haben Möglichkeiten aufgezeigt, wie sich psychophysiologische Daten im Feld erheben lassen. Die Freiburger Forschungsgruppe betreibt psychophysiologische Forschung mit den Schwerpunkten kardiovaskuläre Psychophysiologie, multivariate Aktivierungsforschung, Rehabilitationsforschung bei Herz-Kreislauf-Patienten und psychophysiologisches Monitoring im Alltag. Rau (Rau & Richter, 1995, Triemer & Rau, 2001) führte ebenfalls bereits in den 90er Jahren psychophysiologische Untersuchungen zum Einfluss der kognitiv-emotionalen Bewertung der Arbeitssituation auf Wohlbefinden und Gesundheit durch.

Allerdings weisen Fahrenberg, Leonhart und Foerster (2002) darauf hin, dass das ambulante Monitoring z.B. des Blutdrucks oder die 24-Stunden-Aufzeichnung des Elektrokardiogramms heute Routinemethoden in der Medizin sind, während in der Psychologie solche computer-unterstützten Methoden noch mit Zurückhaltung betrachtet werden.

Noch seltener scheinen entsprechende Arbeiten Eingang in den (psychologischen) Arbeitsschutz zu finden. So wurden sie beispielsweise nicht auf den Workshops „Psychologie der Arbeitssicherheit (und Gesundheit)“ referiert. Lediglich auf dem 7. Workshop 1993 findet sich ein Beitrag von Röder und Rösler (1994) mit dem Titel. „Kann die Kognitive Psychophysiologie einen Beitrag zur Arbeitssicherheit leisten?“

Die Planungen für das BGAG sahen vor, psychophysiologische Messungen psychischer Beanspruchung für Forschungs- und Beratungszwecke durchzuführen. Bereits bei ersten Besprechungen und Demonstrationen wurde auch hier deutlich, dass von Seiten der Besucher des BGAG, d.h. Vertreter der Berufsgenossenschaften und der Sozialpartner zwar ein großes Interesse an entsprechenden Untersuchungen und Messungen vorhanden war, aber nur eine geringe Bereitschaft, für Untersuchungen hinreichende (Personal-) Ressourcen zur Verfügung zu stellen bzw. Forschungsaufträge zu vergeben.

Allgemeine Psychologie

Mit der Übertragung psychologischen Wissens aus der Allgemeinen Psychologie auf den Arbeitsschutz beschäftigen sich ebenfalls nur wenige Personen. Ausnahmen gibt es im Bereich der Gestaltung von Mensch-Maschine-Schnittstellen bei Leitwarten und im Bereich der Verkehrssicherheit. In der Verkehrssicherheit wird z.B. seit einiger Zeit die Wirkung von Doppelaufgaben untersucht (Lehmann, Gall & Wiswede, 2002, Theofanou, 2002).

Aber auch diese Forschung findet keinen Eingang in die Workshops „Psychologie der Arbeitssicherheit und Gesundheit“. Eine Übersicht über für den Arbeitsschutz relevante Grundlagenbefunde bietet das Buch von Gerd Wenninger (1991) „Arbeitssicherheit und Gesundheit“. Er erläutert Befunde aus der Allgemeinen Psychologie und der Sozialpsychologie und ihre Bedeutung für die Arbeitssicherheit.

Wie auch hinsichtlich der Messung psychophysiologischer Daten konnten wir im BGAG schnell feststellen, dass allgemeinpsychologische Befunde und die Prüfung ihrer Übertragbarkeit auf den Arbeitsschutz zwar auf großes Interesse stießen, aber Ressourcen hierfür nur sehr begrenzt bereit gestellt wurden.

3 Die heutige Situation

Forschungsaktivitäten an den Universitäten zu den genannten Themenbereichen scheinen eher noch zurückzugehen. Wie mir Kollegen berichteten, ist das Interesse gering an Forschung, die die Verbindung von Grundlagen- und angewandten Fragestellungen versucht. Etwas verkürzt lässt sich vielleicht sagen: Die Grundlagenforscher werfen den Anwendern die mangelnde interne Validität vor und die angewandten Forscher werfen den Grundlagenvertretern die mangelnde externe Validität vor. Dies reicht aus, um gegenseitig keine Notiz voneinander zu nehmen. Kollegen, die den Spagat zwischen den Bereichen versuchen, haben es an deutschen Universitäten schwer.

Möglicherweise ist es bei anderen Fragestellungen auch einfacher, Forschungsgelder einzuwerben. Psychophysiologische Untersuchungen sind aufwendig und damit teuer und ihr Ergebnis ist ungewiss. Entsprechendes gilt für die Erforschung der Übertragbarkeit von Grundlagenerkenntnissen auf den Arbeitsschutz. Eine Ausnahme stellt die Verkehrssicherheit dar. Hier gibt es eine ganze Reihe von Forschungsaktivitäten. Möglicherweise sind Fragen der Verkehrssicherheit von breiterem gesellschaftlichem Interesse, so dass eher Forschungsgelder zur Verfügung gestellt werden. Ähnliches scheint im Moment übrigens auch für demographische Fragestellungen zu gelten. So ist vor kurzem ein Forschungsprojekt von er BAuA ausgeschrieben worden zum Thema „Arbeitsunterbrechungen und „Multitasking" in informationsintensiven Berufen – Auswirkungen auf Leistungs-/Arbeitsfähigkeit und Gesundheit unter besonderer Berücksichtigung älterer Arbeitnehmer".

Forschungsaktivitäten zu den genannten Themenbereichen bei den Unfallversicherungen sind ebenfalls selten. Mein Eindruck ist, dass in der weithin technisch dominierten Welt des Arbeitsschutzes das Verständnis für psychologische Forschung gering ist – hier geht es sowohl um versuchsplanerische Fragen als auch beispielsweise um Schwierigkeiten beim Umgang mit Wahrscheinlichkeiten. Darüber hinaus bestehen Ängste, dass die „psychische Funktionstüchtigkeit" der Menschen mit Hilfe entsprechender Geräte genau erfasst werden könnte, obwohl auf der anderen Seite regelmäßig „objektive" Maße gefordert werden.

In dem Moment, in dem deutlich wird, dass für experimentelle Forschung bestimmte Rahmenbedingungen zu schaffen sind und viele Personenstunden benötigt werden, wird dann doch schnell ein Fragebogen befürwortet – den können die Mitarbeiter „so zwischendurch mal ausfüllen". Das kostet nicht so viel Zeit. Im Nachhinein werden die Daten dann gerne unter dem Hinweis auf ihre „Weichheit" angezweifelt. Darüber hinaus erlebe ich es regelmäßig, dass Kollegen darauf verweisen „aus der Praxis" zu stammen. Ich habe den Verdacht, dass hiermit vielfach begründet wird, sich in einem theoriefreien Raum zu bewegen und doch lieber die eigenen subjektiven Überzeugungen zur Grundlage des Handelns zu machen.

Um die aktuelle Situation bezüglich psychophysiologischer und allgemeinpsychologischer Fragestellungen im Arbeitsschutz weiter zu illustrieren, möchte ich einige Aktivitäten des BGAG darstellen. Um psychophysiologische Meßmethoden einem breiterem Publikum zugänglich zu machen, setzt das BGAG die sog. „Stresskammer" ein (Abbildung 1).

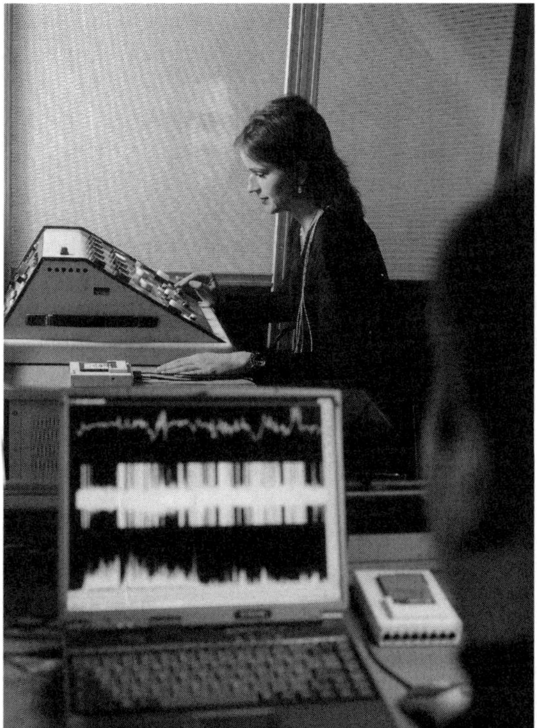

Abbildung 1: Die „Stresskammer" im BGAG

Die Stresskammer dient dazu, unterschiedliche Folgen psychischer Fehlbelastungen zu veranschaulichen. Hierzu gehören Veränderungen der Leistungsfähigkeit, des subjektiven Befindens und körperlicher Reaktionen. In der Stresskammer führt eine Person eine Aufgabe einmal ohne und einmal mit Belastungen aus. Es werden unterschiedliche Belastungen simuliert: Lärm, Blendung, Ablenkung, Zeitdruck, Platzmangel. Während der Aufgabendurchführung werden die Fehler gemessen und die subjektive Beanspruchung wird abgefragt. Außerdem werden physiologische Maße, wie z.B. die Herzrate, die Muskelaktivität und die Hautleitreaktionen gemessen. Die Stresskammer dient nicht Forschungszwecken. Die oben genannten Ängste werden jedoch bei den Teilnehmern deutlich. So wird uns regelmäßig die Frage gestellt, ob es durch weitere Forschung in diesem Bereich irgendwann möglich sein würde, diejenigen Personen zu identifizieren, die besonders stark oder eben besonders wenig belastbar gegenüber arbeitsbedingtem Stress sind.

Ein psychophysiologisches Maß, das derzeit recht intensiv in seinen Anwendungsmöglichkeiten im Gesundheitsschutz erforscht wird und auch in der Stresskammer erfasst wird, ist die Herzratenvariabilität (HRV). Sie wird im Zusammenhang mit dem Gesundheitsstatus einer Person gesehen, aber auch als Indikator psychischer Beanspruchung. Allerdings gibt es hinsichtlich der Validität der HRV unterschiedliche Positionen (s. hierzu Nickel & Nachreiner, 2003).

Um die Relevanz allgemeinpsychologischer Phänomene zu demonstrieren und erlebbar zu machen, haben wir im BGAG das sog. Praxisfeld „Allgemeinpsychologische Experimente“ entwickelt. In diesem Raum gibt es mehrere Stationen, an denen allgemeinpsychologische Versuche durchgeführt werden können. Hierzu gehört beispielsweise die Größen-Gewichtstäuschung. Die Teilnehmer erleben, dass das kleinere Gewicht in der Regel als schwerer empfunden wird, weil Menschen aus der geringeren Größe die Erwartung ableiten, dass es leichter sei und dadurch weniger Kraft einsetzen. Dieser Befund wird dann in der Diskussion auf den Arbeitsschutz bezogen. Ein anderes Beispiel ist das Erleben der Farbe-Wort-Interferenz (Stroop, 1935), womit sich gut die Effekte automatisierter Tätigkeiten veranschaulichen lassen.

Auch im BGAG sind die anfänglichen Forschungsaktivitäten zurückgegangen und die beschriebenen Themengebiete finden aktuell eher in der Qualifizierung Eingang. Regelmäßig erlebe ich, dass bei den Teilnehmern großes Interesse an vielen Fragestellungen besteht und sie sich Forschung hierzu wünschen – Ressourcen möchte jedoch niemand zur Verfügung stellen. Diesem Problem steht vermutlich auch die universitäre Forschung gegenüber, so dass entsprechende Forschungsaktivitäten fehlen.

4 Szenarien und Visionen

Natürlich sind viele Sachverhalte aus dem Labor nicht einfach auf „das Leben im Feld“ übertragbar. Das Verhalten im Labor hat keine lebenswichtigen Konsequenzen, das Verhalten im Feld mitunter durchaus. Manche Fragestellungen der Grundlagenforschung sind für die Anwendung auf nicht relevant.

Welche Sachverhalte übertragbar sind und welche nicht und welche Fragestellungen aus der Grundlagenforschung für den Arbeitsschutz relevant sind oder nicht, wird jedoch anscheinend nicht geprüft. Meines Erachtens ist eine grundlagenorientierte Anwendungsforschung durchaus möglich. Mit Hilfe von Computersimulationen lassen sich bestimmte Fragestellungen auch im Labor realistisch untersuchen und andere Befunde, die im Labor gewonnen wurden, sind im Feld auf ihre externe Validität hin zu prüfen.

Hierbei lassen sich durchaus experimentelle Designs realisieren. Hans-Peter Musahl hat in Laubach in einem der Workshops entsprechend darauf hingewiesen, dass wir mehr Experimente benötigen, nicht weniger. Wir benötigen auch mehr Theoriebildung: Wenn eine Theorie die Realität abbildet, so lässt sich dies auch in der Praxis zeigen. Die Theoriebildung sollte m.E. eher den universitär tätigen Psychologen obliegen, während die Kollegen in den Unfallversicherungen für ihre Überprüfung in der Praxis zuständig sind. Um zu illustrieren, welcher Art Fragestellungen sein könnten, möchte ich ein paar Beispiele aufführen.

Lassen sich geometrisch-optische Täuschungen bei der Sicherheitsarbeit einsetzen? Im BGAG haben wir hierzu einen kleinen Versuch durchgeführt. Wir haben eine Maschine mit unterschiedlichen Verkleidungen versehen, bei denen die Müller-Lyer-Täuschung realisiert wurde. Die Versuchspersonen wurden aufgefordert, in einem bestimmten, von ihnen geschätzten Sicherheitsabstand an der Maschine vorbeizugehen. Die Ergebnisse lieferten erste Hinweise, dass sich das Verhalten durch die Täuschung beeinflussen lässt. Leider konnte die Untersuchung aufgrund fehlender Ressourcen nicht fortgeführt werden.

Spielt die Größen-Gewichts-Täuschung bei Arbeitstätigkeiten eine Rolle? Einen Hinweis hierauf gab ein Seminarteilnehmer, der berichtete, dass es auf dem Bau Bohlen aus unterschiedlichem Material verwendet werden, wobei (größere) Bohlen aus Aluminium leichter sind als (kleinere) Bohlen aus anderen Materialien. Die Bohlen sind nach einer gewissen Benutzungsdauer optisch nicht mehr zu unterscheiden. Beim Anheben der Bohlen kann es z.B. zu Muskelzerrungen kommen.

Zu welcher psychischen Beanspruchung führen Doppelaufgaben bei unterschiedlichen Tätigkeiten? Die meisten von uns kennen die Situation, mehrere Aufgaben gleichzeitig durchzuführen. Wie stark die psychische und physiologische Beanspruchung im Vergleich zu Einzeltätigkeiten ist, ist jedoch ungewiss. Auch die tatsächliche Leistungsveränderung ist nicht geklärt. Das o.g. Forschungsprojekt der BAuA widmet sich diesem Thema im Bereich der informationsintensiven Berufe.

Mir ist natürlich klar, dass sich nicht alle für den Arbeitsschutz, d.h. Arbeitssicherheit und Gesundheitsschutz, relevanten Fragestellungen experimentell überprüfen lassen – ob nun im Labor oder im Feld. In bestimmten Bereichen ist es auch notwendig, explorativ Daten zu erheben, um sich zunächst einen Überblick über das Thema zu verschaffen, bevor Zusammenhänge modelliert werden können. Bestimmte Verhältnisse lassen sich allein aus ethischen Gründen nicht realisieren. Für eine Reihe von Fragestellungen würde es sich jedoch lohnen,

- eine hinreichende Theoriebildung zu betreiben,
- Grundlagenerkenntnisse auf ihre Relevanz für unser Arbeitsgebiet hin zu überprüfen sowie
- Erkenntnisse, die im Labor gewonnen wurden im Feld zu überprüfen.

Regelmäßig wird uns Psychologen vorgeworfen, dass es sich bei unserer Disziplin immer um „weiche" Daten handelt, die wir erheben. Wir können durchaus belastbare „harte" Daten liefern – dafür müssen aber bestimmte Randbedingungen realisiert werden – und sei es „nur" die Bereitstellung einer Kontrollgruppe. Ich glaube, hierzu sollten wir den anderen Disziplinen gegenüber die Grundgedanken psychologischer Forschungsdesigns stärker verdeutlichen sowie die Zusammenhänge zwischen Design und Aussagekraft. Ich wünsche mir, dass die Grundlagen- und die Anwendungsforscher voneinander Notiz nehmen und sich in ihren Arbeitsgebieten gegenseitig befruchten. Der Verweis auf mangelnde interne oder externe Validität (der ja häufig berechtigt ist), sollte dazu führen das Problem forschungsmethodisch zu überwinden und nicht, sich zu separieren.

Literatur

Fahrenberg, J., Leonhart, R. & Foerster, F. (2002). Alltagsnahe Psychologie. Bern: Hans Huber.

Lehmann, W., Gall, M. & Wiswede, D. (2002). Einfluss eines Telefongesprächs auf visuelle Leistungen in einem Verkehrsauffassungstest. In M. Baumann, A. Keinath & J. Krems (Hrsg.). Experimentelle Psychologie. Abstracts der 44. Tagung experimentell arbeitender Psychologen. Technische Universität Chemnitz.

Lewin, K. (1951). Field theory in social science: Selected theoretical papers. New York: Harper & Row.

Libet, Benjamin (1985). Unconscious Cerebral Initiative and the Role of Conscious Will in Voluntary Action. The Behavioral and Brain Sciences VIII, 529-539.

Fahrenberg, J. & Myrtek, M. (2005). Psychophysiologie in Labor, Klinik und Alltag. Frankfurt /Main: P. Lang.

Nickel, P. & Nachreiner, F. (2003). Sensitivity and Diagnosticity of the 0.1 Hz component of Heart Rate Variability as an Indicator of Mental Workload. Human Factors, 45, 575-590.

Rau, R. & Richter, P. (1995). 24-Stunden-Monitoring zur Prüfung der Reaktivität psychophysiologischer Parameter in Belastungs- und Erholungsphasen: Speichelparameter und kardiovaskuläre Parameter in Feld- und Experimentaluntersuchungen. Schriftenreihe der Bundesanstalt für Arbeitsschutz und Arbeitsmedizin (FB 12.001), Bremerhaven: Wirtschaftsverlag NW.

Röder, B. & Rösler, F. (1994). Kann die Kognitive Psychophysiologie einen Beitrag zur Arbeitssicherheit leisten? In F. Burkardt & C. Winklmeier (Hrsg.), Psychologie der Arbeitssicherheit, 7. Workshop 1993, 449-458. Heidelberg: Asanger.

Stroop, J. R. (1935). Studies of inference in serial verbal reactions. Journal of Experimental Psychlogy, 10, 643 – 662.

Theofanou, D. (2002). Maße zur Erfassung von visueller Ablenkung bei verschieden komplexen Streckenabschnitten. Inaugural-Dissertation der Philosophischen Fakultät II der Universität Regensburg.

Triemer, A. & Rau, R. (2001). Positives Arbeitserleben: Psychophysiologische Untersuchungen zum Einfluß kognitiv-emotionaler Bewertung der Arbeitssituation auf Wohlbefinden und Gesundheit. Schriftenreihe der Bundesanstalt für Arbeitsschutz und Arbeitsmedizin (FB 907), Bremerhaven: Wirtschaftsverlag NW.

Wenninger, G. (1991). Arbeitssicherheit und Gesundheit – Psychologisches Grundwissen für betriebliche Sicherheitsexperten und Führungskräfte. Heidelberg: Asanger.

Über die Autorin

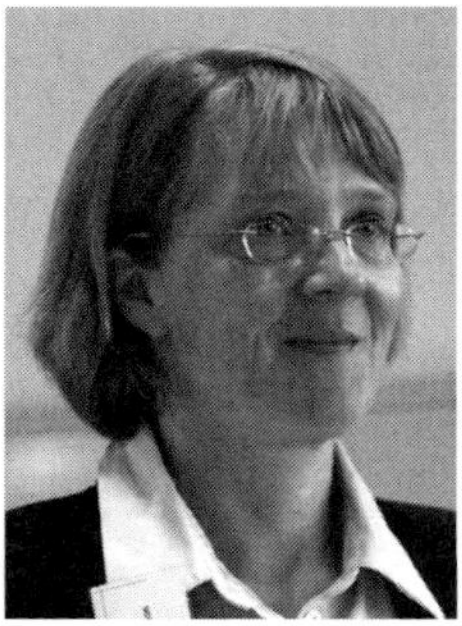

Dr. Hiltraut Paridon, geb. 1968

Institut Arbeit und Gesundheit der Deutschen Gesetzlichen Unfallversicherung,
Königsbrücker Landstraße 2, 01109 Dresden
hiltraut.paridon@dguv.de

Studium für das Lehramt Englisch und Psychologie an der Universität Duisburg,

erstes Staatsexamen Studium der Psychologie an der Universität Wuppertal,

Weiterbildung in Diplom-Pädagogik und Computer-Linguistik

Ab 1989 wissenschaftliche Mitarbeiterin im Projekt „Arbeitssicherheit im Steinkohlenbergbau“ an der Universität Duisburg;

ab 1997 wissenschaftliche Angestellte im Bereich Allgemeine Psychologie der Universität Wuppertal ab 1999 an der Universität Tübingen

seit 2000 im BGAG – Institut Arbeit und Gesundheit in Dresden, Bereichsleiterin „Gefährdungsbeurteilung bei psychischen Belastungen am Arbeitsplatz“ in der Abteilung Forschung und Beratung BGAG

Ansprechpartnerin zu den Themen, psychische Belastungen und Beanspruchungen, Evaluation von Informationsmaterialien, Gefahrenwahrnehmung und sicherheitsgerechtes Verhalten

Wichtige Publikationen

Müller-Gethmann, H., Ulrich, R. & Rinkenauer, G. (2003). Locus of the effect of temporal preparation: Evidence from lateralized readiness potential. Psychophysiology, 40, 597-611.

Paridon, H. M., Paridon, C.M., Bindzius, F. A. (2007). The German Berufsgenossenschaften (institutions for statutory accident insurance and prevention): Organisation, mandate and activities in the area of mental health. International Journal of Law and Psychiatry, 30, 400-415.

Paridon, H., Bindzius, F., Windemuth, D., Hanflen-Pannhausen, R., Boege, K., Schmidt, N. & Bochmann, F. (2004). Ausmaß, Stellenwert und betriebliche Relevanz psychischer Belastungen bei der Arbeit. Ergebnisse einer Befragung von Arbeitsschutzexperten. IGA-Report 5. HVBG & BKK Bundesverband.

Roland Portuné
Unfallkasse Nordrhein-Westfalen, Düsseldorf

Zwischen Kür und Knochenarbeit – psychosoziale Aspekte und Gesundheit im Arbeitsleben

1 Ein weites Feld...

Spätestens seit Descartes die Philosophie- und Wissenschaftsgeschichte mit seinem markanten „Cogito, ergo sum" bereichert hatte, war bekannt, dass psychische Prozesse untrennbar eng mit dem menschlichen Dasein an sich verknüpft sind. So kann es auch nicht wundern, dass psychische sowie natürlich auch psychosoziale Faktoren in allen Lebensbereichen und damit natürlich auch im Berufsleben von entscheidender Bedeutung sind. Vor diesem Hintergrund ist es jedoch erstaunlich, dass im Arbeits- und Gesundheitsschutz eine systematische Beschäftigung mit diesen dort oft sogenannten „weichen" Faktoren erst relativ spät einsetzte und bis heute in der Praxis vielerorts noch in den Kinderschuhen steckt.

Interessanterweise steht dem ein in der öffentlichen Diskussion wachsendes Bewusstsein gegenüber, dass psychische Belastungen krank machen können. Solche intuitiven Einschätzungen sind dabei den wissenschaftlichen Erkenntnissen oft „weit voraus", da die tatsächlich gefundenen Zusammenhänge auf ein hoch komplexes Zusammenwirken der verschiedenen Faktoren hinweisen bzw. zum Teil auch durchaus widersprüchliche Ergebnisse vorliegen. Damit gilt sowohl für die betrieblichen Praktiker als auch für die wissenschaftliche Seite, dass es noch eine Weile dauern wird, bis das weite Feld zwischen Bedingungen, Anforderungen, Belastungs-Beanspruchungssequenzen und positiv oder negativ bewerteten kurz-, mittel- und langfristigen Folgen in Verbindung mit Gesundheit und Krankheit, Arbeitszufriedenheit, Leistungsfähigkeit und Leistungsmotivation „geklärt" sind. Trotzdem kann nicht gewartet werden bis zum Jahr 2020, 2050 oder noch später – wir müssen heute tätig werden, um die mit dem Thema verknüpften Herausforderungen bewältigen zu können. Im übrigen ist der Begriff der „weichen" Faktoren ziemlich schnell ad absurdum zu führen, wenn man die zum Teil sehr harten Konsequenzen in Form von körperlichen und psychischen Störungen bzw. Erkrankungen betrachtet.

All dies zeigt: Das Thema psychische Belastungen bzw. psychosoziale Faktoren im Arbeits- und Gesundheitsschutz ist ein weites Feld – und je nachdem, von welcher „Seite" bzw. mit welcher „Brille" man darauf schaut, bieten sich jeweils andere Facetten dar, die von einer zum Teil verwirrenden Komplexität zeugen.

Durch die Herausgeber gebeten, mit dem vorliegenden Artikel die persönliche Sicht aus der professionellen Beschäftigung mit dem Thema zu beschreiben, kann ich festhalten: Auch nach langen Jahren entsprechender Berufserfahrungen bin ich immer wieder erstaunt über die Vielschichtigkeit des Themas sowie auch über die zum Teil sehr unterschiedlichen Assoziationen, die dadurch bei den verschiedensten Menschen hervorgerufen werden. Während durch „die Arbeitgeberbrille" zumeist das Thema der Leistungsfähigkeit des einzelnen und damit auch die Leistungsfähigkeit der Gesamtorganisation bzw. dessen Überschattung durch die Fehlzeitenproblematik gesehen wird, fokussiert die Mitarbeitervertretung oft auf Phänomene wie Arbeitszufriedenheit, Betriebsklima, Entlohnung und gutes Miteinander am Arbeitsplatz. Die Akteure des Arbeits- und Gesundheitsschutzes haben die Verhütung arbeitsbedingter Gesundheitsgefährdungen durch ihre „pathogenetische" oder die Förderung der Gesundheit bzw. entsprechender Ressourcen als Zielvorstellung durch die „salutogenetische" Brille als Bild vor Augen.

Die wissenschaftliche Seite forscht mithilfe systematischer Studien, berechnet statistische Signifikanzen, entwickelt Maßnahmen, normiert und evaluiert, während mancher der betrieblichen Praktiker das Adjektiv „wissenschaftlich" eher abwertend im Sinne von „theoretisch", „kompliziert", oder „in der Praxis nicht zu gebrauchen" verwendet. Stattdessen werden dann vielleicht eher Unternehmensberater ins Haus geholt, die sich nicht verdächtig machen, zu „wissenschaftlich" vorzugehen, ohne jedoch dadurch in der Praxis bessere Ergebnisse zu erzielen. Darüber hinaus herrscht schließlich noch ein großes Wirrwarr hinsichtlich vorhandener Ansätze und Vorgehensweisen in den Köpfen der großen Anzahl der potentiellen „Zielgruppe", nämlich der vielen Millionen berufstätiger Menschen, die oftmals – aus welchen Gründen auch immer – bei der bloßen Nennung der Vorsilben „psychi" oder gar „psycho-" bereits nichts mehr mit dem Thema zu tun haben wollen.

Bei dieser Vielfalt der Sichtweisen kommt mir manchmal die Metapher aus einer orientalischen Geschichte in den Sinn: Ein König bekam ein bis dahin in seinem Reich unbekanntes Tier geschenkt, einen Elefanten. Er ließ daraufhin seinen Beratern die Augen verbinden, damit diese durch Tasten herausfinden sollten, wie dieses Tier wohl beschaffen sei. „Ein Elefant ist wie eine große stattliche Säule" sagten diejenigen, die an den Beinen tasteten. „Nein" meinten die am Rüssel, es sei doch wohl eindeutig, dass ein Elefant wie ein langer biegsamer Schlauch sei. „Unsinn" ließen sich darauf die an den Stoßzähnen tastenden Berater vernehmen, eine starke, gebogene Lanze sei es – mit einer gefährlichen Spitze am vorderen Ende. „Völlig falsch!" riefen die an den Ohren, wer wäre denn so dumm, diesen teppichartigen großen Lappen mit einer Lanze zu verwechseln....

Wir schmunzeln über diese Geschichte – vielleicht kann sie aber nicht nur als Metapher für ein vielschichtiges Themengebiet dienen, sondern insgesamt auch zu mehr Toleranz und gegenseitiger Wertschätzung im Umgang mit einem schwierigen Thema inspirieren. Wünschenswert auch im Sinne der Angelegenheit wäre es zumindest. Da niemand ernstlich beanspruchen kann, den „Königsweg“ oder das „Patentrezept“ zu kennen, ist der Erfahrungsaustausch und das Voneinander- und Miteinanderlernen von entscheidender Bedeutung. Gelegenheiten dazu gibt es viele – eine besonders gute ist z.B. der Workshop Psychologie der Arbeitssicherheit und Gesundheit.

2 „Damals“ (1980 - 2000)

Gebeten die Jahre seit 1980 Revue passieren zu lassen kann ich – Geburtsjahr 1967 – feststellen, dass ich zwar erst zu Beginn der 90er Jahre ins Berufsleben einstieg, mit der gesetzlichen Unfallversicherung jedoch bereits in den frühen 1970er Jahren in Berührung gekommen war: Gehörte ich doch zu den ersten Jahrgängen der Kindergarten- und Grundschulkinder, die seit damals erstmals auch in den Genuss des weit reichenden Schutzes der gesetzlichen Unfallversicherung gekommen waren – ganz wie die erwachsene arbeitende Bevölkerung bereits seit Bismarcks Tagen. Ohne es damals bewusst bemerkt zu haben, wurde ich dadurch offenbar bereits entscheidend vorgeprägt im Hinblick auf die Wahl meines späteren Arbeitgebers Unfallkasse.

2.1 Die „Kür“ zum Einstieg in das Berufsleben – Gesundheitsförderung Anfang bis Mitte der 90er Jahre

Zunächst jedoch war das Feld der Gesundheitsförderung in einem zunehmend salutogenetischen Sinne in den 1990er Jahren eine Domäne der Krankenkassen. Da meine Studienschwerpunkte zu großen Teilen in entsprechenden Bereichen lagen, war es deswegen auch kein Wunder, dass meine damaligen ersten Berufserfahrungen – finanziert fast durchweg durch Träger der gesetzlichen Krankenversicherung – im Bereich der Gesundheitsförderung inklusive Stressbewältigung, interdisziplinär ausgerichtete ganzheitliche Rückenschule und andere Gesundheitsförderungsprogramme stattfanden. Rückblickend muss dazu festgestellt werden, dass hier stark individuenzentrierte Angebote durchgeführt wurden.

Dies resultierte in Seminarprogrammen, bei denen es Spaß machte, Trainer zu sein: Traf man doch auf interessierte und dankbare Menschen, die motiviert waren, (noch) mehr für ihre Gesundheit zu tun. Sei es, Stress besser zu bewältigen, gezielt Entspannungstechniken wie Autogenes Training oder Progressive Muskelentspannung oder gerne auch östliche Methoden wie Yoga, Tai Chi oder

Chi Gong kennen zu lernen oder sei es, generell Verhaltensweisen vermittelt zu bekommen, die dazu geeignet schienen, die Gesundheit zu erhalten oder zu fördern. Überrascht es dabei, dass diese Kurse fast durchweg in sehr angenehmer Atmosphäre stattfanden? Dass Seminarteilnehmende wie Seminarleiter gleichermaßen Freude daran hatten, derlei gute, schöne und nützliche Dinge zu tun und noch weiter zu optimieren?

In der Tat eher Kür als Pflicht, eher begeisternder Einstieg ins Berufsleben, als „Maloche" und „Knochenarbeit". Aus heutiger Sicht muss ich feststellen, dass sehr häufig durch entsprechende Selektionseffekte bei der Teilnahme an diesen Kursen regelmäßig fast immer genau diejenigen teilnahmen, die ihre Gesundheit betreffend eigentlich bereits recht gut „aufgestellt" waren. Ein Phänomen, das einen Kollegen später einmal zu der nicht ganz ernst gemeinten, aber dennoch kreativen Bemerkung verleitete, man müsse bei der betrieblichen Gesundheitsförderung zwar zunächst freiwillig zur Wahl stellen, wer an Rückenschule, Stressbewältigung usw. teilnehmen wolle, um danach jedoch alle übrigen zwangsweise zur Teilnahme zu verpflichten.

Wie es sich in meinem Lebenslauf widerspiegelt, war es zu dieser Zeit durchaus weit verbreitet, unter Gesundheitsförderung in erster Linie das Anbieten von Seminaren, Trainings, und Bildungs- bzw. Informationsangeboten zu verstehen. Entsprechend zumeist verhaltenspräventiv ausgerichtete Seminarkonzeptionen beinhalteten zwar zum Teil durchaus auch verhältnispräventive Anteile wie das Aufsuchen, Analysieren und Optimieren des individuellen Arbeitsplatzes. Betriebliche Aufbau- und Ablauforganisation, systematische Führungskräfte-Entwicklung und gesundheitsmanagementbezogene ganzheitliche Ansätze waren jedoch oft überhaupt nicht vorhanden oder eher die rühmliche Ausnahme. Stattdessen war es en vogue, etwas Attraktives anzubieten, ein moderner Betrieb oder eine moderne Krankenkasse zu sein, – mit schicken Angeboten wie Rückenschule, Stressbewältigung, Bewegungs-, Ernährungs- und andere Kurse.

Auftraggeber waren zumeist Krankenkassen, die das Feld der Gesundheitsförderung intensiv beackerten und sich dabei ein Rennen lieferten, zum Teil auch tatsächlich attraktive Angebote an den Mann – zumeist jedoch vorherrschend an die Frau – zu bringen. So gelebte Gesundheitsförderung im Sinne der Verhaltensprävention begann denn dann auch, weithin sichtbare Blüten zu treiben, bis hin zu Koch-, Näh- oder Bauchtanzkursen. Dadurch, sowie vor allem jedoch unter dem Druck der Kostenexplosion im Gesundheitswesen, wurde schließlich auch die Politik aufmerksam auf das Geschehen. Die Gesundheitsreform-Wellen rollten an und spülten gleichermaßen Wildwuchs wie auch konstruktive und zielführende Ansätze hinweg von der Bildfläche. Krankenkassen, genauso wie auch im Bereich der Gesundheitsförderung engagierte Institute, freiberufliche Trainer und Unternehmensberater hatten nun ganz plötzlich ein Problem: Der Auftrag, arbeitsbedingte Gesundheitsgefahren zu verhüten, wurde in diesem Zusammenhang 1996 via SGB VII den Unfallversicherungsträgern zugeteilt. So sollten fortan nun Unfallkassen und Berufsgenossenschaften das erledigen, was die Krankenkassen bis dato mehr oder weniger erfolgreich versucht hatten.

Diese weit reichenden Veränderungen in den politisch vorgegebenen Rahmenbedingungen hatten ebenso weit reichende Auswirkungen und entsprechenden Veränderungsbedarf sowohl seitens der Kranken- als auch der Unfallversicherung zur Folge: Dabei mussten Ziele, Strategien und Maßnahmen tief greifend verändert und angepasst werden. In der gesetzlichen Krankenversicherung mussten Bereiche und Strukturen, in denen durchaus viel Engagement, Kompetenz und Expertise zusammengetragen worden waren, um- bzw. abgebaut werden. Demgegenüber sahen sich nun Unfallkassen und Berufsgenossenschaften plötzlich veranlasst, teils engagiert, teils zögerlich, den „neuen" Bereich der Gesundheitsförderung im Sinne der Verhütung arbeitsbedingter Gesundheitsgefahren für sich zu entdecken bzw. ihr dortiges Tätigwerden überhaupt erst möglich zu machen. Diese Veränderungen hatten selbstverständlich auch Auswirkungen bis auf die Ebene des individuellen einzelnen Lebenslaufs – auch für mich ging damit eine berufliche Umorientierung bzw. Weiterentwicklung einher.

2.2 Die Horizonterweiterung und der Geschmack der Arbeit – Weiterbildung, Training, Personal- und Organisationsentwicklung bis Ende der 90er

Durch einen beruflichen Wechsel in eine intensiv Verwaltungsreform betreibende Kreisverwaltung bekam ich nun die große Chance, die Tätigkeitsfelder der Personal- und Organisationsentwicklung hautnah erleben und mit gestalten zu können – obwohl ich damals zunächst durchaus eher nicht begeistert war, zu erleben, wie schnell die hohe Politik die individuelle Entwicklung beeinflussen und lenken kann. Durch meine Tätigkeiten in PE und OE wurde mir immer mehr bewusst, dass der Themenkreis ganzheitliche Gesundheit inklusive psychosozialer Aspekte bei der Arbeit auch noch aus ganz anderen Perspektiven betrachtet und bearbeitet werden kann, sogar ohne dass entsprechende Begrifflichkeiten wie „Gesundheit" oder „psychische Belastungen" überhaupt benannt werden. In PE und OE wurden und werden Felder beackert und Instrumente und Methoden eingesetzt, die für einen modern ausgerichteten Arbeits- und Gesundheitsschutz von entscheidender Bedeutung sein können. Allerdings geschah und geschieht das Ganze im PE-/OE-Bereich zumeist eher komplett eigenständig, ohne dass die Experten der beiden Lager miteinander vernetzt sind oder zusammenarbeiten.

Bereits zu Beginn der 90er Jahre hatten sich einige überaus reformfreudige Kreisverwaltungen zum „Deutschen Innovationsring" zusammengeschlossen, der es sich zum Ziel gesetzt hatte, die Verwaltungsreform in Deutschland – vor allem aber eben auch in der jeweiligen Region – konstruktiv weiter voranzutreiben. Wenn man so vermuten will, scheinbar also wieder eine positive Vorselektion, die Gelegenheit zu weiteren Kür-Darbietungen verschaffen sollte?

Zutreffend ist dieser Gedanke sicher insofern, als hier besonders engagierte Häuser besonders ehrgeizige Visionen, Konzeptionen und Maßnahmen auf den Weg zu bringen versuchten. Dabei war es durchaus beeindruckend, festzustellen und mit zu erleben, wie weit Mitte bis Ende der 90er Jahre die meisten der im Deutschen Innovationsring zusammengeschlossenen Kreisverwaltungen bereits gekommen waren, sowie diesen ehrgeizigen Weg weiter mit zu gehen und aus psychologischer Sicht mit zu gestalten. Oft in kreativen Prozessen – auch unter Beteiligung der Beschäftigten – erarbeitete Leitbilder bzw. Aussagen zur Unternehmenspolitik bildeten zumeist das „Fundament", auf dem weiter aufgebaut werden konnte, bzw. den Kompass, die Orientierungshilfe, um weitere ins Gesamtkonzept passende Maßnahmen abzuleiten und auf den Weg zu bringen. Und es gab wenig, was es da nicht gab:

Qualitätsmanagement und Qualitätszirkel, systematische und bedarfsorientierte PE-Konzeptionen inklusive Anforderungsprofile, Auswahlinstrumentarien und Weiterqualifizierungskonzepte, flächendeckende Einführung von Mitarbeitergesprächen inklusive entsprechende Informationsveranstaltungen und Schulungen für Führungskräfte und für Beschäftigte, systematische Führungskräfte-Entwicklung inklusive Anforderungsprofilen, Führungsgrundsätzen und gestützt durch effektive Instrumentarien wie einem „Führungsbarometer" als Feedbackinstrument, durch das z.B. auch systematische Selbstbild-Fremdbild-Abgleiche bezüglich des Führungsverhaltens möglich wurden, sowie einem Förder-Assessment-Center für Führungskräfte und weiterer Vorgehensweisen, die man bis dato eher in einem international agierenden Großkonzern als in einer deutschen Kreisverwaltung vermutet hätte. Hier waren sie also, systematische und bedarfsorientierte Ansätze, die im zunehmend sich entwickelnden Jargon eines ganzheitlich ausgerichteten Arbeits- und Gesundheitsschutzes der Verhältnis- oder der kulturellen Prävention zuzurechnen sind, ohne dass die durchführenden PE- und OE-Akteure im Traum daran gedacht hätten, ihre Konzepte und Methoden entsprechend einzuordnen.

Was dabei allerdings auch erkennbar wurde: Das hohe Engagement der jeweiligen Kreisverwaltung wurde zwar durch viele, längst jedoch nicht durch sämtliche Beschäftigten mitgetragen, so dass die vorhin angedeutete positive Selektion – falls insgesamt zutreffend – so doch zumindest mit einer großen Streubreite versehen war. Führungskräfte-Entwicklung mit Personen, die nicht wirklich mit „im Boot" waren, PE und OE-Workshops mit Personen, die durchaus andere Interessen hatten, als das Haus insgesamt voranzubringen – das konnte dann durchaus gewisse Anforderungen an die Moderations- und Sozialkompetenz, sowie auch an „Konfliktfähigkeit“ und „Stressfestigkeit“ der PE- und OE-Akteure stellen. Anders als bei der nahezu reinen Kür der Anfangsjahre in der Gesundheitsförderung entstand dabei nicht selten der Eindruck, dass hier nun durchaus auch echte „Knochenarbeit“ zu verrichten war. Hilfreich dabei: Verständnis für andere Positionen und Interessen entwickeln. In PE und OE ist mir sehr anschaulich klar geworden, dass die Beschäftigten eine hohe Sensibilität aufweisen dafür, was z.B. in Unternehmensleitbildern geschrieben steht bzw. inwiefern dieses tatsächlich als ernst gemeinte Aussagen oder eher als „Märchenstunde“, „Hochglanzpropaganda“ oder ähnlich wahrgenommen wird. Der schöne Satz „Betroffene zu Beteiligten machen.“ wird dabei im Flurgespräch ziemlich schnell satirisch fortentwickelt: Man habe sich wohl in der Formulierung getäuscht, es müsse doch eigentlich „Beteiligte betroffen zu machen“ gemeint gewesen sein.

Auf der Basis zunehmender wissenschaftlicher Erkenntnisse z.B. auch zu weit ausstrahlenden Effekten des individuellen Führungsverhaltens bezüglich entsprechend beeinflusster Dimensionen wie der Gesundheit, aber natürlich auch der Arbeitszufriedenheit sowie der Motivation der „Geführten“ lässt sich mit Fug und Recht festhalten: Entsprechend professionalisierte und systematische Organisations-, Personal- und Führungskräfte-Entwicklung ist als überaus geeignete Maßnahme des Arbeits- und Gesundheitsschutzes anzusehen. Folgerichtig ist auch die menschengerechte Gestaltung der Arbeit durch das Arbeitsschutzgesetz explizit als Maßnahme des Arbeitsschutzes definiert worden. Zu hoffen ist, dass auch im Lager der Arbeits- und Gesundheitsschutzexperten die Einsicht weiter reift, dass durch systematische PE- und OE weit reichende und effektive Maßnahmen entwickelt wurden, die die Problematik der psychischen Belastungen bzw. der psychosozialen Faktoren insgesamt durchaus positiv beeinflussen können.

Mehr und mehr habe ich deswegen die Überzeugung gewonnen, dass es gut und richtig ist, Ansätze und Akteure aus PE und OE sowie des Arbeits- und Gesundheitsschutzes zusammen zu bringen und dadurch die von beiden Seiten zu leistende anspruchsvolle und schwierige Arbeit zu erleichtern, bzw. die Erfolgsaussichten beider „Lager“ entscheidend zu verbessern. Dies ist mir ein wichtiges Anliegen bis heute, und ich bin überzeugt, dass im abgestimmten Zusammenwirken ein hoch wirksamer Schlüssel für den zukünftigen Erfolg zu sehen ist.

3 „Bis heute“ (2000 - 2008)

Die bislang längste Zeit meines Berufslebens habe ich im Bereich der gesetzlichen Unfallversicherung verbracht. Die Unfallkasse Nordrhein-Westfalen als moderner gesetzlicher Unfallversicherungsträger ist dem gesetzlichen Auftrag aus dem siebten Buch Sozialgesetzbuch verpflichtet. Der mit dessen Novellierung 1996 erweiterte Präventionsauftrag verlangt, nicht nur Arbeitsunfälle und Berufskrankheiten, sondern auch arbeitsbedingte Gesundheitsgefahren mit geeigneten Maßnahmen zu verhüten. Aufgrund dieses erweiterten Auftrags und damit einhergehender Implikationen ist die Problematik der psychischen Belastungen bzw. der psychosozialen Faktoren insgesamt ein Thema für die gesetzliche Unfallversicherung. Hierzu gibt es – durchaus passend zum vorhandenen „weiten Feld“ – auch eine Vielzahl von Strategien, Maßnahmen, Projekten, Seminaren und weit gehenden Beratungsleistungen.

Sicherheit und Gesundheit sind zentrale Werte und Zielvorstellungen, die ohne die angemessene Berücksichtigung psychosozialer Faktoren nicht erreicht werden können. Um entsprechend ganzheitlich ausgerichtete Ansätze des Arbeits- und Gesundheitsschutzes zu unterstützen, fördert die Unfallkasse NRW z.B. systematische Ansätze des Arbeitsschutz- bzw. des Gesundheitsmanagements, stellt im Rahmen ihres Prämiensystems attraktive finanzielle Anreize zur Förderung vorbildlicher Organisation und Durchführung des Arbeits- und Gesundheitsschutzes zur Verfügung und bietet durch Beratungen, Projektarbeiten und Seminarangebote eine große Palette zur Unterstützung der versicherten Personen und Einrichtungen an. In einem so verstandenen modern und ganzheitlich ausgerichteten Arbeits- und Gesundheitsschutz ist die Thematik der psychischen Belastungen stets von entscheidender Bedeutung. Sicherheit und Gesundheit als zentrale Werte und Zielgrößen sind nie unabhängig von psychischen Faktoren zu sehen bzw. zu gewährleisten.

3.1 Gelebte Multi-Disziplinarität – gemeinsam mit Ingenieuren und anderen Fachleuten

Um gemeinsam mit den Kolleginnen und Kollegen vornehmlich ingenieurwissenschaftlicher Profession soweit kommen zu können, war für mich jedoch zunächst eine erneute Horizonterweiterung erforderlich – diesmal in Richtung vor allem technischer, juristischer und arbeitsmedizinischer Zusatzqualifikationen. Die Ausbildung zur Fachkraft für Arbeitssicherheit half dabei genauso wie eine weitere sehr umfangreiche Zusatzausbildung: Ermöglicht durch das multidisziplinär angelegte Präventionskonzept der damaligen Landesunfallkasse NRW ging ich in Ausbildung und Prüfung zur Aufsichtsperson nach SGB VII. Und nach bestandener Prüfung war ich also nun sozusagen auch „TAB“ geworden – ein Begriff, den es mit der Novellierung des Sozialgesetzbuchs seit 1996 eigentlich nicht mehr gibt, der sich aber im Lager vor allem der Berufsgenossenschaften dennoch teilweise noch recht hartnäckig behauptet. Und als sozusagen „TAB“ war ich dann auch in der Lage, Aussagen wie die folgende besser verstehen und einzuordnen zu können: „Der klassische Arbeitsschutz ist das Pflichtprogramm – wenn hier alles gemacht ist, kann man sich dann um die psychischen Faktoren kümmern."

Soweit die Ansicht manch eines erfahrenen Kollegen, die eine unverkennbar klare Aussage zu Prioritäten im Arbeits- und Gesundheitsschutz beinhaltet. Die psychischen Aspekte quasi als „Kür", sozusagen als Belohnung, wenn die versicherten Einrichtungen ihre „Hausaufgaben" richtig gemacht haben? Diese Denkweise entbehrt natürlich nicht ihrer immanenten Logik, die – zwar polarisierend, aber schwer zu widerlegen – durch folgende weitere Aussage untermauert wird: Es könne ja wohl nicht das Ziel sein, dass die Versicherten glücklich und zufrieden vom Gerüst stürzen...

Viel mit Ingenieurinnen und Ingenieuren zusammen zu arbeiten war sehr förderlich – und es ist sicher nicht falsch, festzustellen, dass beide Seiten viel voneinander gelernt haben. Auch bei sehr vielen Ingenieuren hat sich immer mehr die Einsicht verbreitet hat, dass Sicherheit und Gesundheit zusammengehören, dass Arbeits- und Gesundheitsschutz ganzheitlich sein muss und dass die angemessene Berücksichtigung psychischer Belastungen dazu gehört. Und trotzdem: Es gibt noch sehr viel zu tun. Seitens der versicherten Einrichtungen ist eine flächendeckende Berücksichtigung psychischer Belastungen z.B. im Rahmen der Gefährdungsbeurteilung nach Arbeitsschutzgesetz, auch heute noch weitgehend Zukunftsmusik. Nein, als diesbezüglicher Berater ist hier teilweise in der Tat wahre Knochenarbeit zu verrichten. Es sind oft die ganz dicken Bretter, die hier noch gebohrt werden müssen. Es sind die schwierigen Diskussionen, die geführt werden müssen. Insofern ist die eingangs zitierte Kür-Metapher bezüglich dieser Problematik klar irreführend, zumindest wenn man dabei an eine Eiskunstläuferin denkt, die in scheinbar schwereloser Eleganz spielend leicht über die Eisfläche dahinschwebt ...

3.2 Ist bereits alles gut? Oder warum tun sich so viele so schwer mit den psychischen Belastungen?

Denke ich vielleicht zu negativ? Ist es nicht tatsächlich so, dass die meisten Unternehmen eben durchaus schon viel tun, was dem Thema psychische Belastungen zugute kommt? – beispielsweise die vorhin gelobten systematischen Ansätze aus Personal- und Organisationsentwicklung (de facto leider eher selten anzutreffen). Ein Bezug auf die Gefährdungsbeurteilung wird dabei aber in der Tat zumeist nicht hergestellt. Auf der Maßnahmenebene ist darüber hinaus das weitaus meiste Engagement durchaus eher in individuellen, verhaltenspräventiven Vorgehensweisen zu finden. Personalentwicklung in Form von Fortbildungen, Gesundheitsförderung in Form von Kursangeboten ist auch heute noch eher die Regel als die systematischen, verhältnispräventiven Ansätze. Dabei macht dann z.B. ein Geschäftsführer einer größeren Organisation geltend, er berücksichtige doch die psychischen Belastungen und lasse deswegen zweimal wöchentlich einen Masseur kommen, der die Beschäftigten wieder locker mache.

Im Laufe der Zeit habe ich mich deswegen immer mehr dafür interessiert, warum die Beschäftigung mit diesem Thema im Berufsleben bisher eher stiefmütterlich angegangen worden ist und dies, obwohl es

- eine klare rechtliche Verpflichtung dazu gibt (z.B. durch Arbeitsschutzgesetz und Bildschirmarbeitsverordnung);
- weit reichende Erkenntnisse und zunehmend mehr Bewusstsein darüber gibt, wie vielfältig die Zusammenhänge sind mit menschlich sowie betriebs- und volkswirtschaftlich hochrelevanten Dimensionen (Krankheit, Fehlzeiten, Gesundheit, Leistungsfähigkeit, Arbeitszufriedenheit usw.).

Sehr vielfältig ist sie, die Reihe der Gründe, warum man sich im betrieblichen Kontext der Sache der psychischen Belastungen noch nicht so gewidmet hat, wie es angesichts der Relevanz des Themas eigentlich erforderlich wäre. So lohnt es sich denn auch, bei Gelegenheiten wie Beratungsgesprächen oder Seminaren die Frage zu stellen, aus welchen Gründen psychosoziale Faktoren in der Gefährdungsbeurteilung bislang kaum Berücksichtigung fanden, während die Faktoren des „klassischen" Arbeitsschutzes wie z.B. mechanische, elektrische, chemische oder thermische Gefährdungen durchaus berücksichtigt werden. Auf der Basis bisheriger Erfahrungs- und Befragungswerte zeichnen sich dabei im wesentlichen folgende (sicherlich zum Teil auch zusammenhängende) Muster ab:

- „Tabuthema": zu heikel, niemand will sich outen, wer ist schon gern ein „Fall für den Psychiater"; besser nicht thematisieren.
- „Zeitmangel": Man sei durch die zunehmende Arbeitsverdichtung bereits so überlastet, dass man keine Zeit mehr übrig habe (hier fällt mir das Beispiel vom Arbeiter mit der stumpfen Säge ein, der keine Zeit hat, die Säge zu schärfen…).
- „Nebulös": schwer zu greifen, „kein Pack-Ende", wie erfassen? Oder gar messen?
- „Privatsache"/„Individualisierung": Einflüsse aus der „Freizeit", Belastungen aus Familie/privatem sozialem Umfeld u.a, seien stärker als aus dem Berufsleben; oder auch: psychische Befindlichkeiten lägen in individueller Verantwortung (hier habe man „von außen" keine Einflussmöglichkeiten). Bei denjenigen, die aus welchen Gründen auch immer „psychische Auffälligkeiten" entwickeln, müsse man dann schon etwas tun – aber dann eben auch individuell und nicht in der Gefährdungsbeurteilung generell

- „Wissensdefizit“: Es ist oft nicht bekannt, dass das Thema im Arbeits- und Gesundheitsschutz zu berücksichtigen ist; es ist auch nicht bekannt, was in den Arbeitswissenschaften unter „psychischen Belastungen“ verstanden wird.
- „Gefühlter Kontrollverlust“: Man könne an den verursachenden Faktoren sowieso nichts ändern, man wolle deswegen keine Hoffnungen wecken, die dann umso bitterer enttäuscht werden würden.
- „gefühlte Bürokratie“: Man mache doch schon so viel, halte aber die Aufnahme in die Gefährdungsbeurteilung inklusive entsprechender Dokumentationen, für unerträglich bürokratische Forderungen.
- „Personal- und Sachmittelmangel“: Man habe nicht das Personal, das das Thema bearbeiten könne, es sei auch kein Geld für Weiterqualifizierung, vorhanden und zum Einkauf externer Kompetenz schon gar nicht.
- „Missverständnis“: Viele betriebliche Praktiker verstehen unter „psychischen Belastungen“ eher etwas, was bereits in die Richtung Burnout, psychische Störung oder Erkrankung geht; dadurch wird das Thema zwar als wichtig angesehen, betriebliche Einflussmöglichkeiten allerdings als sehr gering eingeschätzt.

Zusammengefasst bedeutet dies, dass die Gründe für die bisherige Zurückhaltung in einem bunten Sammelsurium verschiedenster Wissensstände, Einstellungen und Erwartungen bzw. Nicht-Erwartungen zu sehen sind, wahrscheinlich annähernd ebenso komplex wie das zugrundeliegende Thema als solches. In jeder Organisation bzw. natürlich auch von Mensch zu Mensch dürfte dieses Sammelsurium sein eigenes spezifisches Muster aufweisen, interessanterweise im Endeffekt jedoch erschreckend häufig zu einem lapidaren „Tue nichts“ führen (vgl. entsprechende kognitive motivationspsychologische Modelle, z.B. nach Heckhausen und Rheinberg). So weit, so diffizil. Was ist zu tun? Informieren, Sensibilisieren, Befähigen und vor allem: am Ball bleiben! Es folgen einige Beispiele dafür aus den letzten Jahren.

3.3 A & A 2003 – psychische Belastungen als Schwerpunktthema

Um weit ausstrahlend informieren und sensibilisieren zu können, nutzten die Unfallversicherungsträger der öffentlichen Hand in NRW und Rheinland Pfalz gemeinsam mit dem damaligen Bundesverband der Unfallkassen die große Arbeitsschutzmesse A&A in Düsseldorf. „Stress, Mobbing und Co.“ war der plakative Titel, der sich den Bekanntheitsgrad dieser durchaus zum Teil inflationär verwendeten Schlagworte zunutze machen wollte und „anbei“ einiges an wissenswerten Fakten und betrieblich konstruktiv nutzbaren Hintergrundinformationen transportieren sollte. Dazu dann ein kreatives Standkonzept sowie eine für betriebliche Praktiker gut lesbare Publikation (Walgenbach, Rottländer, Portuné

2003) zum Thema, umfassende Beratung inklusive Tipps zu Handlungshilfen – das sollte doch etwas Bewegung in die Sache bringen! Und – hat es? Standbesucher waren angetan, „Stress, Mobbing und Co."-Leser lobten die kompakte, gut lesbare Zusammenfassung einer komplexen und schwierigen Thematik. Wahrscheinlich wäre es falsch zu sagen, es hätte sich nichts bewegt. Das (Arbeits-)Leben ging aber völlig „normal" weiter danach. Ein „Meilenstein" war die A & A 2003 in meiner Wahrnehmung aber dennoch zumindest für die Unfallkassen, bei denen das Thema damit nun endgültig zum Dauerbrenner avancierte.

3.4 Psychische Belastungen im Straßenbetriebsdienst – Was tut man, wenn ein 40-Tonner LKW ungebremst auf einen zu fährt?

Ich muss zugeben, dass ich mich früher auch manchmal ärgerte, wenn an Autobahnbaustellen aufgrund der Tempobeschränkung auf 80 oder gar 60 kmh der Stau entstand, dessen Teil ich dann auch war. Welchen Gefährdungen und Belastungen allerdings die Straßenwärter ausgesetzt sind, die Gehölzpflege- oder Mäharbeiten durchführen, die die Straße ausbessern und generell für eine sichere Befahrbarkeit von Straßen und Autobahnen sorgen, habe ich erst wirklich verstanden, als ich als Aufsichtsperson Tagesbaustellen besichtigte, an denen Menschen arbeiten, während der Verkehr sehr nah an ihnen vorbeibraust. Mehrere tödliche Unfälle von Straßenwärtern, verursacht durch „Dritte", die – aus welchen Gründen auch immer – trotz großer Absperrtafeln in die Baustelle hineinfahren, waren die Auslöser, sich auch mit psychischen Belastungen von Straßenwärtern systematisch zu befassen und die vorhandenen Gefährdungsbeurteilungen entsprechend zu erweitern. Vorgehensweisen und Ergebnisse dieses Projekts wurden durch den Bundesverband Deutscher Straßenwärter publiziert (Portuné 2004).

Hierbei habe ich unter anderem gelernt: Auch wenn es aufgrund harter Arbeitsbedingungen zunächst nicht so scheint – es finden sich doch Möglichkeiten für Verbesserungen, wenn man sich systematisch mit einer Problematik auseinandersetzt. Die Beschäftigung mit psychischen Belastungen ist kein Selbstzweck, sondern stellt eine entscheidende Grundlage im Hinblick auf Optimierungen betrieblicher Abläufe bzw. des Arbeits- und Gesundheitsschutzes dar.

3.5 Das Grundproblem der Prävention angehen – Muss das Kind wirklich immer erst in den Brunnen fallen?

Richtig wachgerüttelt wird man zumeist leider erst dann, wenn das „Kind in den Brunnen gefallen" ist, wenn ein Schadensfall eingetreten ist und auf einmal alle fragen, wie es denn bloß dazu kommen konnte und warum es nicht verhindert worden ist. Dies ist ein Problem durchaus auch des „klassischen" Arbeitsschutzes: Auch Unfallprävention ist so lange etwas Abstraktes, „Verkopftes", wie eben noch nichts vorgefallen ist. „Da ist seit 20 Jahren nie was passiert, und jetzt kommen Sie und wollen hier die Pferde scheu machen!"

Vielleicht passiert auch die nächsten 20 Jahre nichts. Aber dann brennt z.B ein großer Flughafen – und schon funktioniert es danach auf einmal schon besser mit dem „vorbeugenden" Brandschutz. Durch einen Schadensfall, den schmerzlich gefühlten Bedarf, nun zumindest korrektiv tätig werden zu müssen, wird die Angelegenheit auf einmal anschaulich, konkret und oft auch mit starken Emotionen besetzt. Menschen, die einen Unfall erleiden, einen Herzinfarkt bekommen oder eine psychische Krankheit entwickeln – auf einmal bekommt das abstrakte Thema ein Gesicht, und auch die emotionale Beteiligung des jeweiligen Umkreises wird spürbar.

Dieses generelle Problem der Prävention spielt natürlich auch beim Thema psychische Belastungen eine Rolle. So lange „nichts passiert" ist, wird kein Handlungsbedarf gesehen. Im Einklang mit dieser Denkweise stand auch eine Publikation aus dem „Arbeitgeberlager", in der eine flächendeckende Beurteilung psychischer Belastungen abgelehnt wurde, es sei denn, es seien entsprechende Anzeichen psychischer Fehlbelastungen erkennbar. Das Kind sollte also zumindest schon ein wenig am Brunnenrand ausgerutscht sein ... Dass darüber hinaus in derselben Publikation der gesetzlichen Unfallversicherung unterstellt wurde, keine Fachkompetenz zum Thema zu besitzen, komplettiert eine Anschauungsweise, die im Sinne der Sache schleunigst überwunden werden sollte. Glücklicherweise gibt es Anzeichen dafür, dass dies auch tatsächlich geschieht.

3.6 Das „magische Quadrat" des Arbeits- und Gesundheitsschutzes – eine bewährte Hilfe für den betrieblichen Praktiker

Als hilfreiche und für den betrieblichen Praktiker zumeist auch intuitiv sofort nachvollziehbare Strukturierung entsteht das „magische Quadrat" des Arbeits- und Gesundheitsschutzes aus den Dimensionen „präventiv – korrektiv" sowie „personenbezogen – organisationsbezogen" (s. Abbildung 1).

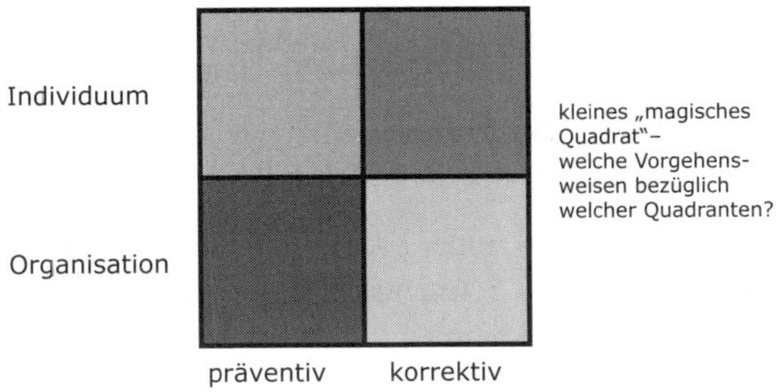

Abbildung 1: Das magische Quadrat

Nachdem es sich in den Jahren seit 2004 in zahlreichen Seminaren und Beratungsgesprächen als hilfreiche Strukturierung erwiesen hatte, wurde es im Dezember 2007 als „Thema des Monats“ auf den Seiten der damaligen Landesunfallkasse erstmals im Internet publiziert (Portuné 2007). Viele positive Reaktionen bestätigten das Quadrat als einfache und hilfreiche Möglichkeit der Visualisierung eines komplexen Gesamtzusammenhangs.

Wie funktioniert es? Im Rahmen einer Selbsteinschätzung wird durch die betrieblichen Akteure eine schnelle strategische Standortbestimmung möglich, die eine Einschätzung der Aktivitäten des eigenen Hauses ermöglicht. Dabei wird schnell deutlich, in welchen Quadranten die Akzente des eigenen Tätigwerdens liegen – und in welche Richtung Organisationsentwicklungsbedarf zu sehen ist. Handlungsschwerpunkte liegen oft verstärkt im Quadranten „korrektiv-personbezogen“, sowie bisweilen auch – bei entsprechender Kultur des Hauses – durchaus auch „präventiv-personbezogen“, oft durch verhaltenspräventive Angebote der Gesundheitsförderung.

Ein ganz typisches Ergebnis einer solchen Selbsteinschätzung ist das Beispiel in Abbildung 2: Bei dieser Selbsteinschätzung wird seitens der betrieblichen Akteure erkannt, dass zwar präventives Denken und Handeln vorhanden ist, dieses sich aber in verhaltenspräventiven Angeboten weitgehend erschöpft. Auf individuelle Schadensfälle wird reagiert, allerdings zum Teil aktionistisch bzw. wenig systematisch. Das Betriebliche Eingliederungsmanagement nach SGB IX (BEM) soll weiter entwickelt werden. Erkenntnisse daraus sollen in die Gefährdungsbeurteilung einfließen. Vor allem besteht jedoch Handlungsbedarf bezüglich des Quadranten präventiv-organisationsbezogen mit den dort genannten Inhalten. Hier sollen die betrieblichen Akteure mit den externen Kräften (Betriebsarzt und Fachkraft für Arbeitssicherheit) verstärkt zusammenwirken.

"Magisches Quadrat" von XY	**präventiv**	**korrektiv**
personenbezogen	Rückenschule, Nordic Walking, Ernährung, Stressbewältigung, Gesundheitstag, Seminar zum Konfliktmanagement	Reaktion auf Schadensfälle (Arbeitsunfall, psychische Erkrankung), dadurch zwar Sensibilisierung, aber viel Aktionismus, BEM (SGB IX) soll weiter entwickelt werden
organisationsbezogen	Organisations-entwicklungsbedarf: Implementierung von Strukturen; Gefährdungsbeurteilung (Arbeitsschutzgesetz); Änderungen in der Arbeitsgestaltung	Reorganisation, Unternehmensberatung

Abbildung 2: Selbsteinschätzung anhand des Magischen Quadrats

So wirkt das Quadrat über die für den betrieblichen Praktiker zumeist sehr plausible Strukturierung als Hilfsmittel, um zu erkennen, welche Ausprägung der jeweils vorhandene Arbeits- und Gesundheitsschutz im Hause hat und in welche Richtung er sich weiter entwickeln soll. Erstaunt es dabei, dass Handlungsbedarf fast immer in Richtung „präventiv-organisationsbezogen" zu sehen ist? Eigentlich nicht, ist doch das magische Quadrat in der Diskussion und Auseinandersetzung mit betrieblichen Praktikern entstanden, nachdem immer und immer wieder aufgefallen war, dass vom Geschäftsführer bis zum Betriebsarzt die „individualisierende Brille" fast immer vorhanden war, eine organisationsbezogene, ganzheitlich-präventive Sichtweise allerdings zumeist hohes Optimierungspotential aufweist.

3.7 Gesunde Lehrkräfte für die gute, gesunde Schule – oder krankheitsbedingtes frühzeitiges Ausscheiden?

Während früher Lehrkräfte hinsichtlich ihrer Arbeitsbelastungen durch den Rest der berufstätigen Gesellschaft zum Teil eher belächelt wurden, hat sich inzwischen weitgehend herumgesprochen, dass die an heutigen Schulen herrschenden Bedingungen nicht immer beneidenswert sind. Psychische Belastungen sind ein Thema – werden aber immer noch zu wenig thematisiert. Seit vielen Jahren engagieren sich deswegen viele Unfallversicherungsträger der öffentlichen Hand im Schulbereich bzw. insbesondere auch bezüglich der Lehrergesundheit.

Möglichkeiten und empfehlenswerte Vorgehensweisen zur konstruktiven Integration in Gefährdungsbeurteilung und Schulalltag sind an verschiedenen Stellen zusammengefasst (z.B. Portuné 2006). Die Unfallkasse NRW führt neben vielen anderen Maßnahmen auch ein großes Projekt mit dem Ziel der weitergehenden Integration psychischer Belastungen in Gefährdungsbeurteilung und Maßnahmenableitung durch. In diesem Zusammenhang stellt die Lehrergesundheit eine entscheidende Variable dar auch im Hinblick auf die Schul- und Bildungsqualität insgesamt sowie auf die Gesundheit der Schülerinnen und Schüler.

3.8 „Trumpfkarte" Betriebsbesichtigung – Schwerpunktaktionen als standardisiertes Produkt des Unfallversicherungsträgers

In den Jahren seit 2004 bis heute konnten gute Erfahrungen gesammelt werden im Rahmen von systematischen Besichtigungs-Schwerpunktaktionen. Dabei wurden in interdisziplinären Teams des Unfallversicherungsträgers (Psychologe und Ingenieure) für bestimmte landesweit vertretene Einrichtungsarten Strategien inklusive standardisierter Beurteilungsbögen erarbeitet. Mithilfe dieser konnte dann die Organisation von Sicherheit und Gesundheitsschutz vor Ort systematisch überprüft werden. Dabei wurde auch die „Gretchenfrage“ nach einigen Hintergründen bezüglich psychischer Belastungen gestellt. Die so erzielten Ergebnisse konnten nach Abschluss der Schwerpunktaktion dann ausgewertet, statistische Kennzahlen bezüglich einer großen Gruppe von Einrichtungen gebildet, mit hohem Aussagewert an die ministerielle Ebene zurückgemeldet sowie entsprechender Handlungsbedarf demzufolge sehr überzeugend angezeigt werden.

Da im Rahmen der Aktion vor Ort üblicherweise auch ausführliche Beratungsgespräche geführt werden, konnte so eine große Streubreite auf verschiedenen Ebenen erreicht werden. Dennoch zeigte sich dabei auch, dass auch derart informierte und sensibilisierte Einrichtungen sich immer noch schwer tun, die psychosozialen Faktoren in den Arbeits- und Gesundheitsschutz zu integrieren. Deswegen sind weitere Unterstützungsleistungen der Unfallkasse NRW in Form von projektbezogenen, nachhaltig wirksamen Vorgehensweisen abgeleitet worden.

3.9 „Trumpfkarte“ Prämiensystem – Förderung vorbildlicher Bemühungen um Sicherheit und Gesundheit

Im Rahmen des Prämiensystems der Unfallkasse NRW stehen attraktive finanzielle Ressourcen zur Verfügung, um vorbildliche Bemühungen um Sicherheit und Gesundheit anerkennen und fördern zu können. Dabei werden nach einer betrieblichen Selbsteinschätzung umfassende Überprüfungen vor Ort durchgeführt, bei denen Organisation und Durchführung eines umfassenden und ganzheitlichen Arbeits- und Gesundheitsschutzes auf dem Prüfstand stehen und bei Erfüllung entsprechender Kriterien auch prämiert werden können.

3.10 Psychosoziale Faktoren im Arbeits- und Gesundheitsschutz – ein Dauerbrenner in Projekten und Seminaren

Die Erfahrungen insgesamt zeigen, dass ein langer Atem vonnöten ist. Am Ball bleiben heißt die Devise. Mit den Praktikern diskutieren, auch von deren Sichtweisen lernen. Verschiedene Projekte liefen und laufen zum Thema. Beispielsweise wird in einem aktuell laufenden Projekt in Folge einer der genannten Schwerpunktaktionen die Effektivität verschiedener Präventionsstrategien zur Integration psychosozialer Faktoren in den Arbeits- und Gesundheitsschutz miteinander verglichen. Auf diese Weise hilft die Unfallkasse NRW auch nach den Besichtigungen den bei ihr versicherten Einrichtungen und erzielt darüber hinaus im Rahmen ihres gesetzlichen Forschungsauftrags Erkenntnisse, die den anderen versicherten Einrichtungen auch zugute kommen können.

Auch im Seminarwesen geht es stetig voran. Erprobte Seminarbausteine zur Berücksichtigung psychosozialer Faktoren im Arbeits- und Gesundheitsschutz (z.B. „Stress, Mobbing und Co.") werden unterschiedlich aufbereitet und weiter entwickelt für die Zielgruppen Führungskräfte, Mitarbeitervertretung, Fachkräfte für Arbeitssicherheit, Betriebsärzte und Sicherheitsbeauftragte. Die Durchführung entsprechender Fortbildungen wird auch in den nächsten Jahren eine wichtige Rolle spielen. Wenngleich Fortbildungen allein sicher nicht ausreichend sind, um den Transfer der hier relevanten Themen nachhaltig zu sichern, bleibt festzuhalten, dass sie sehr gut geeignet sind, Grundlagen zu vermitteln, ins Gespräch zu kommen, zu sensibilisieren und natürlich in der Diskussion mit den betrieblichen Praktikern auch selbst immer weiter dazu zu lernen.

4 Zukünftig – wie geht es weiter bis 2020?

Wir sind auf einem guten Weg und müssen einfach beherzt weiter gehen. Diese Wertung ist insgesamt betrachtet angemessen, wenngleich dieser Weg – wie bei einer zünftigen Bergtour üblich – durchaus auf und abgeht, und dabei Erfolgs- und Frustrationserlebnisse in nie ganz voraus zu ahnendem Wechsel erleben lässt. Förderlich wird sein, dass mehr und mehr betriebliche Praktiker hinzukommen, die zunehmend aus eigenem Antrieb das Thema im eigenen Haus weiter voranbringen wollen. So entstehen Oasen in der Wüste, das „weite Feld" weist zunehmend mehr fruchtbare Abschnitte auf. Gemeinsam wird man noch mehr bewegen können. Weitere Vernetzung scheint mir essentiell. Die Gemeinschaft, z.B. auch im Rahmen des ASIG-Workshops, wird weiterhin hilfreich bleiben.

Allerdings werden auch die Herausforderungen nicht kleiner werden. Der zunehmend spürbare demographische Wandel, das noch komplexer werdende Mit- und Gegeneinander in einer globalisierten, vernetzten Welt, weitergehende Rationalisierung bei gleichzeitiger Arbeitsverdichtung machen die Kondratieff'sche Sichtweise im Hinblick auf die weiter steigende Bedeutung der Gesundheit plausibel. Der in den letzten Jahren zu beobachtende Trend einer Zunahme psychischer Erkrankungen wird eher nicht rückläufig werden. Dies alles weist darauf hin, dass die psychosozialen Aspekte im zukünftigen Arbeitsleben in ihrer Bedeutung noch weiter zunehmen werden. Eine systematische Berücksichtigung in einem ganzheitlich ausgerichteten Arbeits- und Gesundheitsschutz wird nicht mehr „nur" gesetzlich gefordert sein, sondern mehr und mehr Ausdruck unternehmerischer Vernunft auch im Sinne des Wettbewerbsvorteils werden. Manche betriebliche Verantwortliche haben dies heute schon verstanden. Viele weitere werden es verstehen und entsprechend handeln.

Qualität, Leistungsfähigkeit, Sicherheit und Gesundheit, Arbeitszufriedenheit und Motivation müssen gemeinsam betrachtet werden. Denken und Handeln der betrieblichen Akteure müssen sich weiter in diese Richtung entwickeln. Erfolgsfaktoren bezüglich des Erhalts und der Förderung von Gesundheit und

Leistungsfähigkeit des Einzelnen sowie der jeweiligen Organisation sehe ich im Gelingen der Zusammenführung des Arbeits- und Gesundheitsschutzes mit systematischer Personal- und Organisationsentwicklung. Insbesondere die Qualität des Führungsverhaltens und damit eine systematische Führungskräfte-Entwicklung wird zunehmend als Variable von entscheidender Bedeutung erkannt werden. Man wird dabei gut tun, über die Qualität der Führung nicht mehr vornehmlich zu reden, sondern geeignete Instrumentarien der Personal- und Organisationsentwicklung im Hinblick auf eine positive Entwicklung dieser potentiellen „Mega-Ressource“ auch verstärkt zu nutzen.

Zentrale und zukünftig für das Arbeitsleben immer bedeutsamer werdende Werte neben Sicherheit und Gesundheit sind meiner Einschätzung nach Sinnerleben und Wertschätzung. Entsprechende wissenschaftlich belegbare Erkenntnisse z.B. aus der Siegrist´schen Forschung werden sich auch bei den Praktikern herumsprechen und dabei helfen, das Bewusstsein in entsprechender Richtung zu entwickeln. Zur Förderung dieser Werte kann sowohl die Psychologie als auch ein ganzheitlich verstandener Arbeits- und Gesundheitsschutz entscheidend beitragen.

5 Fazit

Obwohl psychosoziale Aspekte im Arbeitsleben ubiquitär sind und vielfältige Auswirkungen auf Variablen wie Gesundheit, Leistungsfähigkeit und Arbeitszufriedenheit haben, werden sie im Arbeits- und Gesundheitsschutz insgesamt noch nicht zufrieden stellend berücksichtigt.

Für die Unfallversicherungsträger ergibt sich die Konsequenz, in Beratung und Überwachung verstärkt darauf hinzuwirken, jeweils geeignete Maßnahmen abzuleiten und umzusetzen. Dabei sind vielfältige Maßnahmen, hohes Engagement der Akteure und ein „langer Atem“ erforderlich.

Die zielführende Organisation von Sicherheit und Gesundheit sollte zukünftig verstärkt an Konzepten und Vorgehensweisen aus der systematischen Personal- und Organisationsentwicklung anknüpfen, sich mit der dort vorhandenen Expertise vernetzen und einhergehend damit insbesondere auch eine systematische Führungskräfte-Entwicklung fördern.

Über den Autor

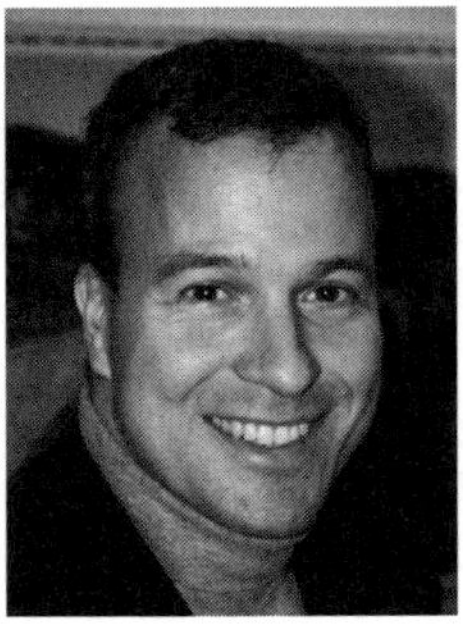

Dipl.-Psych. Roland Portuné, geb. 1967

Unfallkasse Nordrhein-Westfalen (Zentrale), Dezernat Prävention; Bereichsleiter Zentrale Aufgaben – Organisationsberatung, Arbeitsmedizin, Psychologie
St.-Franziskus-Straße 146; 40470 Düsseldorf;
r.portune@unfallkasse-nrw.de

Studium der Psychologie an den Universitäten Heidelberg und Exeter (England)

Tätigkeiten in Organisations- und Personalentwicklung, Weiterbildung und Training, betrieblicher Gesundheitsförderung

Zusatzausbildung zur Fachkraft für Arbeitssicherheit

Ausbildung und Tätigkeit als Aufsichtsperson (SGB VII)

Die wichtigsten Publikationen

„Psychische Belastungen im Straßenbetriebsdienst – Bereiche, Häufigkeit und Intensität psychischer Belastungen bei Straßenwärtern"

„Stress, Mobbing und Co. – Warum Frau D. krank wurde, Herr B. kündigte und Frau S. immer so viel Kaffee trank"

„Das magische Quadrat des Arbeits- und Gesundheitsschutzes – eigene Strategien erkennen und (Organisations-) Entwicklungsbedarf ableiten"

Organisation und Durchführung von Schwerpunktaktionen (Überwachung und Beratung)

Die drei zur Zeit wichtigsten Projekte

IPSO Justiz – Integration psychosozialer Faktoren in den Arbeits- und Gesundheitsschutz und die Organisationsentwicklung von Gerichten und Staatsanwaltschaften

Ganzheitliche Gefährdungsbeurteilung im Landesbetrieb Wald und Holz NRW

Konzeptionelle Arbeiten (Seminare, Strategiepapiere u.a.)

Die drei wichtigsten Vorhaben und Arbeitsschwerpunkte für die nächsten 5 Jahre

Die Entwicklung der neuen Unfallkasse NRW tatkräftig unterstützen

Die Rolle psychosozialer Faktoren im Arbeits- und Gesundheitsschutz und die Beschäftigung damit entsprechend ihrer Bedeutung weiter ausbauen

Arbeitsschutz, Gesundheitsförderung und Qualitätsdenken miteinander versöhnen

Gabriele Richter
Bundesanstalt für Arbeitsschutz und Arbeitsmedizin, Dresden

Erfassung psychischer Belastung im Betrieb und psychologische Arbeitsgestaltung: Rückblick, Situationsanalyse, Ausblick

1 Rückblick

Seit 1993 bin ich wissenschaftliche Mitarbeiterin in der Bundesanstalt für Arbeitsschutz und Arbeitsmedizin. Gleich im ersten Jahr wurde ich zum Thema „Psychische Belastung in das interne BAuA-Projekt „Gefährdungsbeurteilung", das in Dresden kurz zuvor gestartet und bearbeitet wurde, einbezogen. Der Ratgeber zur Ermittlung gefährdungsbezogener Arbeitsschutzmaßnahmen – die Sonderschrift S 42 ist nach wie vor eine beliebte Arbeitsgrundlage für viele AS-Akteure. Das Erscheinen der EU-Arbeitsschutzrahmenrichtlinie im Jahr 1989 (89/391/EWG) hatte diese Entwicklung ausgelöst. Das Thema „Psychische Belastung" wurde in ihr erstmalig genannt. Viele AS-Akteure und betriebliche Nutzer stellten die Frage: Was ist das überhaupt?

Im o.g. Ratgeber konnte das Thema „Psychische Belastung" zu dem damaligen Zeitpunkt nur sehr schmal abgehandelt werden, da 1993 das Thema aus politischer Sicht sehr kritisch beurteilt wurde und in den Betrieben keinerlei Erfahrungen im Umgang mit diesem Thema vorlagen. Um den Einstieg betrieblicher Nutzer in das Gebiet, dessen Bedeutung stetig zugenommen hat, zu erleichtern, wurden der Forschungsanwendungsbericht Fa 36 (1. Auflage: 1996, 2. Auflage 1998 & 3. Auflage 2000) und die Arbeitswissenschaftlichen Erkenntnisse Nr. 116 (beides Schriftenreihen der BAuA) veröffentlicht. Neben den Begriffsklärungen sind Auszüge aus Fachdiskussionen zum Stand der Entwicklung unterschiedlicher Theorien enthalten. Es wurden Ursachen und Erkennungsmerkmale beschrieben sowie grobe Gestaltungshinweise gegeben. Außerdem wurden die „Checklisten zur Erfassung der Fehlbeanspruchungsfolgen – ChEF" im Fa 36 erstmalig abgedruckt. Die aktuelle Version des ChEF-Verfahrens ist im IVSS-Leitfaden für die Gefährdungsbeurteilung in Klein- und Mittelbetrieben „Psychische Belastung" (2008) enthalten. Die Checklisten gibt es heute in englischer, französischer, italienischer, spanischer, bulgarischer, polnischer und slowakischer Sprache. Auf dem Workshop in Laubach wurden das europäische Projekt und der Leitfaden vorgestellt.

Mit den Checklisten wurde die Frage „Wie kann man das erfassen?" vorbeugend beantwortet. Dennoch wurde die Frage in den Folgejahren immer wieder gestellt und wurde vielfach in endlosen Debatten, welches Verfahren besonders geeignet sei, zerredet. Um eine Übersicht über vorhandene Verfahren zur Erfassung psychischer Belastung zu bekommen, wurde von der BAuA die Toolbox mit Instrumenten entwickelt und im Jahr 2002 veröffentlicht. Sie wurde inzwischen zwei Mal aktualisiert und erweitert. So wurden durch Hinweise von betrieblichen Nutzern aus Workshops, Tagungen oder Seminaren in die Kurzbeschreibungen zu den Verfahren z.B. Beispiel-Items, die Kosten für die Beschaffung und Referenzen aufgenommen. Bei der letzten Überarbeitung – Toolbox-Version 1.2 – wurden erstmalig Verfahren aus der Toolbox herausgenommen. Durch die fehlende Förderung waren beispielsweise die Verfahren veraltet oder durch Arbeitsplatzwechsel gab es keine Ansprechpartner mehr.

2 Situationsanalyse

2.1 Psychische Belastung

Aus dem Bericht des BMAS-Forschungsprojektes (Nr. 18/05) „Unternehmenskultur, Arbeitsqualität und Mitarbeiterengagement in den Unternehmen in Deutschland" geht hervor, dass über die Hälfte der Beschäftigten aller 12 Branchen und aus allen drei Betriebsgrößen aussagen, dass der „Stress, den die Arbeit mit sich bringt" in den letzten drei Jahren zugenommen hat. In Gesprächen mit betrieblichen Vertretern, wie Personalmanagern und Unternehmensleitungen, wird immer wieder die starke Zunahme der Arbeitsverdichtung beklagt (Hauser, 2008). Sie hat ihre Ursachen in zu hohen Vorgaben, in widersprüchlichen Vorgaben, der Technisierung, dem Personalabbau u.a.

Die Arbeitsaufgaben sind in vielen Bereichen heute wesentlich komplexer, ohne das die Ressourcen, die für eine gesunde Bewältigung benötigt würden, z.B. organisationale Ressourcen, Gestaltungsspielräume oder personelle Ressourcen im Sinne von gezielter Fort- und Weiterbildung, entsprechend erweitert wurden. Erschwerend kommt hinzu, dass langjährig postulierte Ressourcen bei Stress, wie der Handlungsspielraum oder die soziale Unterstützung durch Kollegen und Vorgesetzte, angesichts der hohen Arbeitsverdichtung in verschiedenen Bereichen der Wirtschaft nicht mehr wirksam sind bzw. in der Arbeitssituation nicht mehr von den Arbeitsplatzinhabern als Entlastung wahrgenommen werden können (Rau, 2007).

Bei der hohen Verausgabung vieler Arbeitsplatzinhaber spielen das Vorgesetztenverhalten und die Anerkennung des persönlichen Einsatzes und der erbrachten Leistungen eine wichtige Rolle. Leider sparen die meisten Vorgesetzten bezüglich Lob und Anerkennung. Oft ist auch monetär keine Anerkennung möglich. Die Enttäuschungen führen in der Regel bei den Mitarbeitern kurzfristig zu

Demotivation und Frustration, mittelfristig nehmen Arbeitsunzufriedenheit und psychosomatische Beschwerden zu, das Arbeitsengagement nimmt ab, langfristig kommt es zu „Dienst nach Vorschrift", Erleben von Burnout, erhöhten Fehlzeiten und bei vorhandenen Alternativen zur Fluktuation. Starre Hierarchien und fehlende Aufstiegschancen verstärken die Effekte.

Durch Teilzeitarbeit und geringfügige Beschäftigung gibt es heute viele Doppeljobber[1)]. Neben dem Stress für die Betroffenen, der damit verbunden sein kann, ist der Trend, dass sich Unternehmen zunehmend der Verantwortung für die Gestaltung der Arbeitsbedingungen entziehen, unübersehbar. Ein geringfügig Beschäftigter ist wie ein Selbständiger für seine eigene Gesundheit und Sicherheit selbst verantwortlich[2)]. Er benötigt Bewältigungsstrategien und muss selbst für das lebenslange Lernen sorgen. Durch die meist fehlende oder zu geringe Ausbildung sind dafür personell kaum Voraussetzungen vorhanden.

Eine hohe zeitliche und/oder örtliche Flexibilisierung führt zu sozialen Problemen. Die Beschäftigten sind nicht mehr in die Arbeitsgruppen eingebunden und können sich kaum integrieren. Sie werden häufig von Weiterbildungsmaßnahmen ausgeschlossen, was sich negativ auf die Veränderungsbereitschaft und -möglichkeiten auswirkt.

Vergessen geglaubte Probleme der Arbeitszeitgestaltung, wie Nacht- und Schichtarbeit oder Arbeit an Wochenenden und Feiertagen, müssen unter neuen Bedingungen wieder „aufgerollt" werden. So führt die Arbeit in Call Centern oder die Anschaffung von Handys und privaten PC's dazu, dass Leute 24 Stunden rund um die Uhr erreichbar sind. Im familiären Bereich kommt es insbesondere durch Telearbeit zur Endgrenzung, dienstliches und privates vermischen sich. Hier sind betriebliche Strategien aber auch die Selbstverantwortung gefragt.

Die Technisierung führt neben einer permanenten Informations- und Reizüberflutung aber auch zu einer großen Beschleunigung des Arbeits- und des Lebenstempos. Dem hohen Tempo fühlen sich viele Menschen nicht gewachsen.

Im Rahmen der Globalisierung können Fehler in einem Land zu Katastrophen in anderen Ländern führen. Fehler-Lern-Strategien, wie sie bei herkömmlicher Arbeit bekannt sind, müssen überdacht werden.

In der Öffentlichkeit, in den Medien und in der Arbeitsschutzwelt ist Stress in aller Munde. Er wird für alle Probleme, die es heute gibt, verantwortlich gemacht. Dabei wird übersehen, dass in einer Studie (2000) der EU-Stiftung Dublin 40 % der befragten Arbeitplatzinhaber Monotonie an ihrem Arbeitsplatz als einen Belastungsfaktor angegeben haben. Seit ungefähr 15 Jahren gibt es auf dem Gebiet der psychischen Unterforderung kaum noch wissenschaftliche Forschung.

2.2 Erfassung psychischer Belastungen im Betrieb

Nach einer Umfrage der Hans-Böckler-Stiftung (2004) haben in Deutschland nur 50% der Betriebe eine Gefährdungsbeurteilung durchgeführt (siehe Abbildung 1). Zur Qualität der Gefährdungsbeurteilungen wurde nichts mitgeteilt. Neuere Untersuchungen haben ergeben, dass heute 75 % der Betriebe eine Gefährdungsbeurteilung durchgeführt haben sollen. Von diesen Betrieben sollen 25 % psychische Belastungen mit beurteilt haben. Auch hierzu gibt es keine Angaben zu Umfang oder Qualität.

Aus einer bundesweiten Befragung der Unfallkassen (2007) geht hervor, dass die Erfassung psychischer Belastungen im Betrieb häufig am Widerstand der Führungskräfte und den mangelnden Kenntnissen der Fachkräfte für Arbeitssicherheit scheitern.

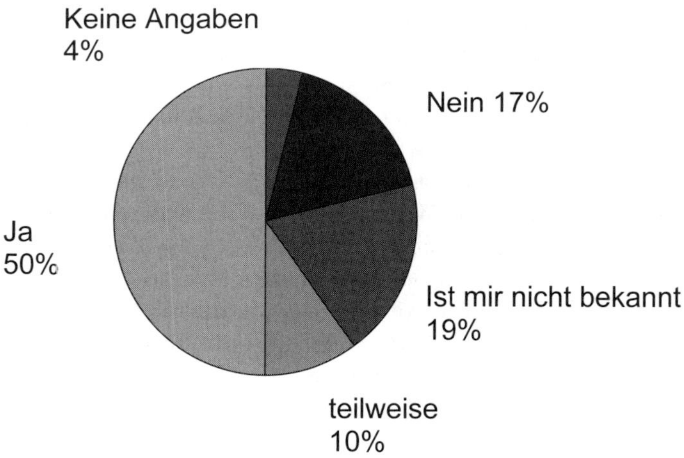

Abb. 1: Anteil der Betriebe, die eine Gefährdungsbeurteilung seit 1996 durchführen (Hans-Böckler-Stiftung, 2004)

In der LASI-Projektgruppe „Psychische Belastung“ wurden 2007 die Gründe für fehlende Kontrollen diskutiert. Es wurde einerseits festgestellt, dass die Aufsichtspersonen Berührungsängste und Handlungsunsicherheiten bei diesem Thema haben, obwohl alle Aufsichtspersonen geschult wurden und die LASI die Handlungshilfen LV 28 & 31 zur Verfügung gestellt hat. Mögliche Ursachen wurden im Frontalunterricht und in den Massenveranstaltungen gesehen. An einem Curriculum mit Praxisphase und Erfahrungsaustausch wird momentan gearbeitet.

In den Betrieben wird oft nicht erkannt, dass die Erfassung psychischer Belastungen im Betrieb nur Mittel zum Zweck ist. Sie muss in den Prozess der kontinuierlichen Organisations- und Personalentwicklung eingebettet werden. Sie kann aber auch in Projekten zur Betrieblichen Gesundheitsförderung mit erfasst werden oder wichtiger Bestandteil eines Qualitätsmanagementsystems sein.

Aus Anfragen zum Thema „Erfassung psychischer Belastung im Betrieb", z.B. aus Seminaren und Workshops, telefonisch oder per E-Mail, wird immer wieder ersichtlich, dass betrieblichen Nutzern Grundlagenkenntnisse, methodische Kenntnisse und das Prozesswissen fehlt: Die Ursachen und Folgen psychischer Belastungen sind nicht bekannt. Die Erfassung psychischer Belastung, z.B. im Rahmen der gesetzlich geforderten Gefährdungsbeurteilung, wird als lästige Pflichtaufgabe gesehen. Der Nutzen ist für Betriebe nicht ersichtlich. Aufgrund langjähriger Erfahrung hat sich die betriebliche Beratung als bester Weg herauskristallisiert, weil Fragen und Probleme in der Anfangsphase fachlich fundiert geklärt und besprochen werden können.

Die Gefährdungsbeurteilung ist ein möglicher Weg, um psychische Belastungen zu erfassen. Wenn Maßnahmen der Organisations- und Personalentwicklung oder Maßnahmen zur betrieblichen Gesundheitsförderung umgesetzt werden, sollte geprüft werden, ob diese Erkenntnisse auch zur Erfüllung der Gefährdungsbeurteilung mit einbezogen werden können. Eine Verknüpfung der Gefährdungsbeurteilung (GFB) mit anderen betrieblichen Schwerpunktthemen könnte zur stärken Umsetzung der GFB führen (s.o.).

Für die Begründung der Erfassung psychischer Belastung im Betrieb hat Rau (2007) ein Ampelmodell vorgeschlagen. Sie ermittelt in ihren Untersuchungen die Betroffenenquote psychisch gefährdeter und erkrankter Personen in einem Betrieb. Anhand des Vergleichs der ermittelten Betroffenenquote mit dem Gesundheitsservey begründet sie den Bedarf zur Erfassung psychischer Belastungen im Untersuchungsbetrieb. Die Bereitschaft im Betrieb, sich an Analysen zu beteiligen und Maßnahmen der Arbeitsgestaltung aktiv umzusetzen, ist in diesen Fällen aus ihrer Erfahrung sehr hoch.

Die Folgen von Mitarbeiterbefragungen sind für viele Betriebe nicht kalkulierbar. Die Defizite im Betrieb sind meistens bekannt, sollen aber nicht schriftlich fixiert werden. Änderungen stören den bekannten Ablauf. Eine Aufklärung über den Sinn und Zweck von Befragungen und mögliche Folgen würde möglichen Befürchtungen vorbeugen.

2.3 Instrumente zur Erfassung psychischer Belastung

In der EU-Rahmenrichtlinie zum Arbeitsschutz (1989) war erstmalig in der Geschichte der Begriff „Psychische Belastung" und die Forderung der Erfassung durch betriebliche Nutzer enthalten. Bis zur Umsetzung der Rahmenrichtlinie in Deutsches Recht im Jahr 1996 lag die Erfassung psychischer Belastungen im Betrieb in den Händen von Experten. Sie verfügten über statistisch geprüfte, d.h.

validierte Instrumente, die sehr differenziert waren und nicht flächendeckend eingesetzt werden konnten. Es fehlten orientierende Instrumente, die in kurzer Zeit einen Überblick über mögliche Schwachstellen im Betrieb liefern. Aus der Toolboxstatistik ist ersichtlich, dass die orientierenden Instrumente auch heute noch in der Minderzahl sind. Hinzu kommt, dass viele der orientierenden Verfahren nicht oder nicht ausreichend nach ISO 10075-Teil 3 validiert sind.

Gründe dafür sind, dass die Validierung von Instrumenten zur Erfassung psychischer Belastung kosten- und zeitaufwendig ist. Außerdem müssen Betriebe damit einverstanden sein, dass neben dem jeweiligen Instrument Parallelverfahren, Verfahren zu Beanspruchungsfolgen und gesundheitlichen Beschwerden eingesetzt werden. Da das mitbestimmungspflichtig ist, sind die Chancen für eine umfassende betriebliche Analyse oft sehr schlecht. Eine zweite Erfassung zur Ermittlung der Retest-Reliabilität ist nur in seltenen Fällen möglich. Die unvollständigen Datenbanken, die insgesamt daraus resultieren, erlauben nur Teilvalidierungen.

Ein anderes Problem besteht darin, dass die vorhandenen Screening- und Expertenverfahren in der Regel veraltet sind und auch in den vergangenen 10 bis 15 Jahren nicht weiterentwickelt wurden, weil dafür keine oder zu wenig öffentliche Gelder bereitgestellt wurden. Wesentliche Basisvoraussetzungen sind unbefristete Arbeitsverträge und die 40-h-Woche. Die psychischen Belastungen, die z.B. bei Teilzeit oder geringfügiger Beschäftigung entstehen, können mit dem vorhandenen Inventarium nicht bewertet werden. Das trifft auch auf Belastungen von Leiharbeitnehmern zu, da Ortsflexibilität in der Arbeitswelt vor 20 bis 30 Jahren kaum eine Rolle gespielt hat. Außerdem ist die Analyse in Verleihbetrieben äußerst schwierig.

Die vorhandenen Instrumente bilden nach wie vor kaum den Strukturwandel ab. Arbeitsplätze in der Dienstleistungsbranche, die durch Interaktion mit Kunden oder Klienten gekennzeichnet sind, können hinsichtlich ihrer Hauptbelastungsfaktoren nicht bewertet werden.

Die meisten Instrumente und Vorgehensweisen zur Erfassung psychischer Belastung, wie z.B. die anonyme schriftliche Mitarbeiterbefragung, sind in KMU aufgrund der geringen Mitarbeiterzahl nicht einsetzbar. Das trifft auch für Befragungen mit dem COPSOQ zu.

Viele Verfahren, die im Rahmen der Gefährdungsbeurteilung zur Erfassung psychischer Belastung eingesetzt werden, sind einseitig auf die Belastungsseite orientiert. Da Ressourcen nicht erfasst werden, können sie auch nicht bewertet und gestaltet werden. Es muss auch überlegt werden, ob die gesetzlich geforderte Gefährdungsbeurteilung der ausreichende Zugang zur Erfassung psychischer Belastung im Betrieb darstellt. Viele Aspekte einer guten Unternehmenskultur, wie Fairness, oder mögliche Ursachen für Gratifikationskrisen werden mit Verfahren der Gefährdungsbeurteilung nicht erfasst. Sie bilden aber die Grundlage für die Prävention psychischer Fehlbelastung und die Arbeitsgestaltung.

Die Mehrzahl der betrieblichen Nutzer hat neben unzureichenden oder fehlenden Grundlagenkenntnissen (s.o.) unzureichende oder keine methodischen Kenntnisse für die Erfassung psychischer Belastungen im Betrieb. In vielen Bereichen fehlen systematische Verfahrensschulungen, insbesondere für Screening-instrumente.

Die Auswahl von Verfahren zur Erfassung psychischer Belastung hängt maßgeblich vom Gestaltungsziel ab. Auch hier fehlen betrieblichen Nutzern die Kenntnisse. Wenn aber die Frage „Was kommt nach der Analyse?" nicht beantwortet werden kann, wird die Erfassung psychischer Belastung an diesem Punkt fraglich.

2.4 Psychologische Arbeitsgestaltung

Fragen der Arbeitsgestaltung standen lange Zeit nicht im Interesse der Betriebe. Seit einem halben Jahr kommen vermehrt Fragen, wie die Ergebnisse von Befragungen zu bewerten sind? Welche Schlussfolgerungen daraus gezogen werden müssen? Was man weiter tun kann oder muss? An diesem Punkt wird schmerzlich deutlich, dass die Erfassung psychischer Belastung losgelöst vom Prozess der Arbeitsgestaltung an ihre Grenzen stößt.

Die psychologische Arbeitsgestaltung ist in der Forschung und der Umsetzung im Betrieb stark vernachlässigt. In einer Studie von Glaser und Höge (2005) wurde deutlich, dass bei den analysierten 49 Projekten der Arbeits- und Gesundheitswissenschaft nur in 5% der Fälle Gestaltungsmaßnahmen in Einrichtungen der Pflege umgesetzt wurden. In einigen Fällen wurden Maßnahmen der Arbeitsgestaltung vorgeschlagen. In vielen Fällen fehlte sogar dieser Schritt. Außerdem wurden in keinem der 49 Projekte Maßnahmen evaluiert.

Metz und Richter haben auf dem 13. Workshop Psychologie der Arbeitssicherheit und Gesundheit – Prävention und Nachhaltigkeit in Bad Münstereifel vom 23. bis 25. Mai 2005 folgende Defizite benannt:

- Bereitgestellte Materialien nicht nutzerfreundlich, z.B. zu wissenschaftlich, zu komplex,
- Unternehmen zu wenig informiert,
- Vorgehen nicht angepasst oder nicht vollständig geplant,
- Punktuelle „Kampagnen" oder Motivation des Einzelnen,
- Ableitung von Interventionsmaßnahmen fehlt,
- keine Begleitung bei Umsetzung von Maßnahmen,
- Dominanz verhaltensorientierter Interventionen,
- Evaluation der Nachhaltigkeit fehlt,

- Kostenfaktor im Vordergrund,
- Forschungsdefizite.

Maßnahmen der Arbeitsgestaltung, wie job rotation oder Einführung von Teilautonomen Gruppen, sind seit vielen Jahren bekannt und wurden auch umgesetzt. Veröffentlichungen zu Wirkungskontrollen sind jedoch kaum bekannt. Es fällt daher schwer, Betrieben praxistaugliche Empfehlungen zu geben. Die fehlende Forschung zur Arbeitsgestaltung und Evaluation hat dazu geführt, dass unser Wissen auf diesen Gebieten unzureichend ist.

Psychologische Arbeitsgestaltung wird bisher nicht als Prozess wahrgenommen. Probleme im Betrieb bestehen z.B. darin, dass Maßnahmen der Arbeitsgestaltung bei Mitarbeiterbefragungen nicht geplant werden. Eine nachträgliche Umsetzung ist in vielen Fällen nicht möglich, da keine Verantwortlichen benannt sind, keine Gelder usw. eingeplant wurden. Eine wichtige Ursache für die fehlende Umsetzung von Maßnahmen im Betrieb entsteht, wenn die Interessengegensätze im Betrieb groß sind. Es kommt zwar dann zu Verhandlungen in Einigungsstellen, aber es geht meist nur darum, welche Instrumente zur Erfassung psychischer Belastungen eingesetzt werden. Es wird zwar dann die Belastungssituation beschrieben, aber für den Betrieb hat das keinerlei Konsequenzen.

In den Betrieben kann häufig der Aufwand für Maßnahmen der Arbeitsgestaltung nicht abgeschätzt werden. Außerdem fehlen Erkenntnisse zur Kosten-Nutzen-Relation.

Bei Maßnahmen der betrieblichen Gesundheitsförderung, die dem Abbau psychischer Fehlbelastung dienen sollen, stehen oft nur personenbezogene Maßnahmen im Vordergrund. Rückenschulen oder Stressbewältigungskurse werden von vielen Mitarbeitern gut angenommen, aber sie sind nicht nachhaltig. Eine Kombination mit bedingungsbezogenen Maßnahmen ist unerlässlich.

3 Ausblick

3.1 Psychische Belastung

Die Arbeitswelt hat sich in den letzten 10 bis 20 Jahren gravierend verändert. Neben eine Segmentierung ist eine Tertiärisierung mit unbekanntem Ausmaß getreten. Durch die Streuung der Verantwortlichkeiten greifen gesetzliche Regelungen nicht mehr. Unbekannt ist auch, wie sich die Veränderungen auf den Menschen auswirken und zu welchen arbeits- bzw. beschäftigungsformbedingten Erkrankungen sie führen. Die sozialen Veränderungen, insbesondere bei geringfügiger Beschäftigung, müssen analysiert und beobachtet werden. Bekannte psychologische Modelle müssten hinsichtlich ihrer Wirksamkeit überprüft werden. Die Analyse und Bewertung psychischer Über- und Unterforderung ist nach wie vor durchzuführen. Wichtig ist die Planung und Durchführung von Längsschnittstudien unter Einbeziehung der Arbeitsfähigkeit.

Um die Entwicklungen auf Regionen oder Branchen vergleichen und bewerten zu können, sollte eine Landkarte psychischer Belastung und Beanspruchung für Deutschland, z.B. mit dem COPSQ [3], erstellt werden. Die Unternehmen und betroffene Personengruppen müssen sensibilisiert werden. Für betroffene Personengruppen, insbesondere bei prekärer Beschäftigung, müssen Angebote zur Ermittlung des Bewältigungstyps, z.B. mit dem AVEM [4] und der Beschäftigungsfähigkeit, z.B. mit dem WAI [5], bereitgestellt werden. Sie sind zunehmend selbst für den erhalt und die Förderung ihrer Gesundheit verantwortlich, haben aber dafür die schlechtesten Voraussetzungen. Regionale Netzwerke, wie sie bei INQA für KMU geschaffen wurden, werden auch für einzelne Personen benötigt. Hilfreich könnten auch Internetangebote zur Ermittlung der eigenen Belastungs- und Gesundheitssituation mit Empfehlungen sein.

3.2 Erfassung psychischer Belastung

Der Einstieg ins Thema kann durch einen Satz von grundlegenden Merkmalen[6] der Arbeits- und Organisationsgestaltung erleichtert werden. Der Satz muss jedoch angesichts der gravierenden Veränderungen in der Arbeitswelt überprüft werden. Mögliche Diskrepanzen zwischen den Arbeitsanforderungen und den Potenzialen der Arbeitsplatzinhaber verweisen auf Probleme, die eine Erfassung psychischer Belastung erforderlich machen können.

Viele Betriebe sind nach wie vor mit der Erfassung psychischer Belastungen überfordert. Gerade für den Einstieg könnten Handlungshilfen für das Vorgehen im Betrieb hilfreich sein. Mögliche Wege sollten systematisiert und der damit verbundene Aufwand beschreiben werden.

Mit der Beschreibung guter Praxis könnten Vorbehalte und mögliche Hürden vermeiden werden. Für die Begründung der Erfassung psychischer Belastung im Betrieb sollten Argumente zur Verfügung gestellt werden. Beratungsangebote vor Ort, Sprechstunden oder Telefonhotlines könnten bei der Beantwortung von Fragen schnellere Hilfe bieten. Zur Vermittlung methodischer Kompetenzen und des Prozesswissens sollten für betriebliche Nutzer modular aufgebaute Seminare[7] konzipiert und durchgeführt werden.

3.3 Instrumente zur Erfassung psychischer Belastung

Für die Auswahl und den Einsatz von Instrumenten sind Grundkenntnisse auf dem Gebiet psychischer Belastung eine unerlässliche Voraussetzung. Wenn sie vorliegen, können folgende Maßnahmen für die Auswahl und den Einsatz von Instrumenten zur Erfassung psychischer Belastung hilfreich sein:

- Entwicklung und Erprobung von orientierenden Verfahren für die flächendeckende Erfassung psychischer Belastung im Betrieb durch betriebliche Nutzer,
- Entwicklung und Erprobung von Instrumenten zur Erfassung der Arbeitsverdichtung,
- Weiterentwicklung und Anpassung vorhandener Screening- und Expertenverfahren für die Veränderungen in der Arbeitswelt,
- Erstellung von Seminarangeboten,
- Beschreibung von Fallbeispielen,
- Abfrage von Referenzen für die Verfahren,
- Aufbau eines Kompetenzzentrums,
- Durchführung von Workshops und Erfahrungsaustausch,
- Förderung von Verfahrensschulungen anderer Autoren,
- zur Vermittlung methodischer Kompetenzen und des Prozesswissens sollten für betriebliche Nutzer modular aufgebaute Seminare konzipiert und durchgeführt werden.

Richter plant außerdem die Evaluierung der Toolbox-Version 1.2. Wichtige Elemente des Projektes werden Workshops oder Fachgespräche sein. Nutzer- und Autorenbefragungen könnten die getroffenen Aussagen ergänzen.

3.4 Psychologische Arbeitsgestaltung

Um Betriebe von Maßnahmen des Arbeitsschutzes und/oder psychologischer Arbeitsgestaltung überzeugen zu können, sind Kosten-Nutzen-Relation unabdingbar. Unterstützend sind ermittelte Nutzen-Wirkungs-Zusammenhänge. Es wird vorgeschlagen, flächendeckend 3Q-Studien (siehe INQA-Pflege), z.B. in HdA-Projekten, durchzuführen. Verschiedene Gestaltungsansätze, wie Bottom-up, Topdown, sollten evaluiert werden.

Die Prinzipien und Maßnahmen der betrieblichen Gesundheitsförderung, insbesondere bezüglich zur psychischen Gesundheit sollten weiterentwickelt werden.

Die Rolle einer guten Unternehmenskultur sollte weiter erforscht und beschrieben werden. Entsprechende Leitfäden sollten entwickelt und erprobt werden.

Ein überregionales und einrichtungsübergreifendes nationales Kompetenzzentrum, z.B. im Rahmen der GDA, kann Kooperationen ermöglichen und Doppelarbeit bei immer knapper werdenden Ressourcen in allen Bereichen des Arbeitsschutzes vermeiden helfen.

Die BAuA hat überlegt, ob sie eine Toolbox mit Gestaltungshinweisen und -lösungen entwickelt. Über die mögliche Durchführung und Umsetzung wird noch beraten. Richter, Friesenbichler und Vanis (2004) haben für die Ermittlung vier Schritte vorgeschlagen, die bei der Erfassung psychischer Belastung beachtet werden sollten (siehe Tabelle).

Tabelle: Erfassung psychischer Belastung im Betrieb: Schritte (Richter, Friesenbichler & Vanis, 2004)

1. Planung und Vorbereitung	❒ Planung des gesamten Zyklus ❒ Vereinbarungen mit dem Management ❒ Einrichtung einer Lenkungsgruppe ❒ Auswahl des/der Instrumente
2. Durchführung und Auswertung	❒ Eingrenzung des Erhebungsbereiches ❒ vertrauensbildende Maßnahmen ❒ Beteiligung sicherstellen ❒ Auswertung organisieren
3. Rückmeldung und Diskussion	❒ Präsentation der Ergebnisse vor Management ❒ Präsentation der Ergebnisse vor der Belegschaft oder in kleinen Gruppen ❒ nicht nur Defizite, sondern auch positive Aspek te aufzählen
4. Erarbeitung und Umsetzung von Maßnahmen	❒ Bewertung der Ergebnisse, Rangreihenfolge bilden ❒ Veränderungsideen entwickeln ❒ Management: Entscheidungen für umsetzungsfähige Maßnahmen begründen ❒ Wirksamkeit überprüfen

4 Schlussfolgerungen

Die Arbeitswelt befindet sich im Wandel. Von uns können die Veränderungen, die z.T. mit großen Einschnitten für Beschäftigte verbunden sind, zwar beobachtet werden, sie sind aber kaum bis gar nicht von uns beeinflussbar. Deshalb müssen sie aus psychologischer Sicht bewertet werden. Voraussetzungen dafür sind Kooperationen mit und zwischen Fachkollegen. Im Rahmen der GDA (Gemeinsame Deutsche Arbeitsschutzstrategie) könnte beispielsweise ein nationaler Arbeitskreis über notwendige Maßnahmen diskutieren. Metz und Richter (2005) schlagen folgende Maßnahmen vor:

- Fortbildung der Akteure,
- Adressatengerechte Informationen,
- Adressatengerechte Instrumente,
- Veränderungswissen,
- Koordiniertes, langfristig geplantes Vorgehen, einschließlich Umsetzung und Evaluation,

- Vernetzung betriebsinterner und externer Akteure,
- Langzeitstudien zu psychischen Belastungen.

Die Psychologie im Arbeitsschutz hat in einigen Bereichen deutlich Nachholbedarf und in anderen Bereichen müssen Veränderungen vorausschauend beurteilt werden. Für viele Absolventen Der Arbeits- und Organisationspsychologie müssten sich dadurch zukünftig viele interessante Aufgabengebiete ergeben.

Anmerkungen

1) EU-Beschäftigungskommissar Vladimir Spidla (2008): Allein im vergangenen Jahr hat sich die Zahl der Doppeljobber um 100.000 erhöht. Meist üben sie neben einer sozialversicherungspflichtigen Beschäftigung aus Geldmangel noch einen Nebenjob bis 400,- aus. Zugleich steigt die Zahl derjenigen, die durch Kombination mehrer Minijobs sozialversicherungspflichtig werden. Hinzu kommen 150.000 bis 200.000 Menschen, die mehrere sozialversicherungspflichtige Jobs haben ... Ein Zweitjob wird überdurchschnittlich häufig im Dienstleistungssektor ausgeübt. Etwa 80 % der Nebentätigkeiten fallen auf diese Branche. Vor allem schlecht bezahlte Jobs – wie im Servicebereich – dominieren hier mit steigender Tendenz.
2) Prof. Trimpop von der Universität Jena machte beim 15. Workshop in Laubach ebenfalls auf dieses Problem aufmerksam.
3) COPSOQ = Copenhagen Psychosocial Questionnaire (KRISTENSEN et. al., 2000)
4) AVEM = Arbeitsbezogenes Verhaltens- und Erlebensmuster (Schaarschmidt et al., 2003)
5) WAI = Work Ability Index (Tuomi et al., 1998)
6) Als fester Kanon grundlegender Merkmale haben sich nach Ulich (2005) in verschiedenen Studien folgende Merkmale psychischer Belastungen herauskristallisiert: Anforderungsvielfalt, Ganzheitlichkeit, Sinnhaftigkeit, Autonomie, Lern- und Entwiklungsmöglichkeiten, Möglichkeiten der sozialen Interaktion, die Zeitelastizität und die stressfreie Regulierbarkeit.
7) Modular aufgebaute Seminare sollten einen Einführungsworkshop, eine Praxisphase und einen Abschlussworkshop zum Erfahrungsaustausch beinhalten.

Literatur kann bei der Autorin angefragt werden.

Über die Autorin

Dipl.-Psych Dr. Gabriele Richter, geb. 1963

Bundesanstalt für Arbeitsschutz und Arbeitsmedizin
Proschhübelstraße 8, 01072 Dresden,
richter.gabriele@baua.bund.de

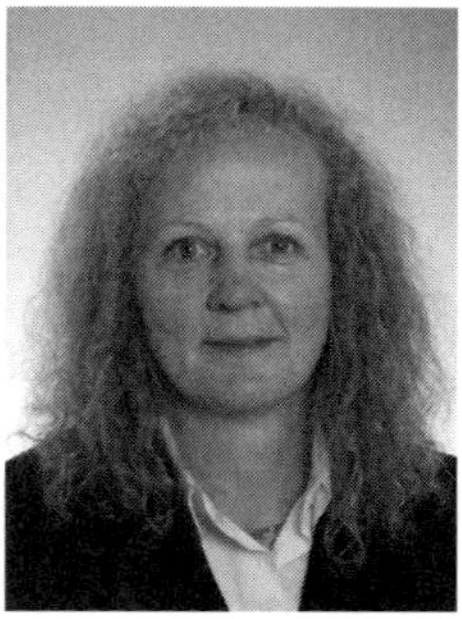

Seit 1993 wiss. Mitarbeiterin, Erfassung psychischer Belastung, psychologische Arbeitsgestaltung, gesunde Pflege

1982-1987 Psychologiestudium an der TU Dresden, Spezialisierung Arbeitspsychologie

1987-1992 wissenschaftliche Mitarbeiterin am Institut für Psychologie der TU Dresden, Abschluss: Dr. rer. nat.

Die drei wichtigsten Publikationen

Richter, G.: Psychische Belastung und Beanspruchung – Stress, psychische Ermüdung, Monotonie, psychische Sättigung. Bremerhaven: Wirtschaftsverlag NW (Schriftenreihe der BAuA, Fa 36, 3. überarbeitete Auflage) 2000

Richter, G.; Hacker, W.: Das Tätigkeitsbewertungssystem – Geistige Arbeit für Arbeitsplatzinhaber – TBS-GA (A). Zürich: vdf-Hochschulverlag AG an der ETH Zürich (MTO-Reihe, Band 35) 2003

Richter, G.; Kuhn, K.; Gärtner, K.: Toolbox Version 1.1 – Instrumente zur Erfassung psychischer Belastung und Beanspruchung. Dortmund, Dresden 2005 (Gründruck der BAuA zum Projekt F1965)

Die wichtigsten aktuellen Engagements in Organisationen

INQA-Pflege: TIK-Moderation „Gesund Pflegen"

LASI-Projektgruppe „Psychische Belastung"

BG-Arbeitsgruppe „Instrumente"

IVSS-Arbeitsgruppe „Mental Workload"

Die drei zur Zeit wichtigsten Projekte

Aktualisierung der Toolbox, Erstellung der neuen Version 1.2

EU- Leitfaden für die Gefährdungsbeurteilung in Klein- und Mittelbetrieben – Psychische Belastungen

Validierung des BASA II-Verfahrens

Die drei wichtigsten Arbeitsschwerpunkte für die nächsten 5 Jahre

wegen Neuorganisation der BAuA zur Zeit nicht bekannt

Tobias Ringeisen[1] und Katrin Boege[2]
[1] *Fachhochschule des Bundes/Bildungs- und Wissenschaftszentrum der Bundesfinanzverwaltung (Münster)*
[2] *BGAG – Institut Arbeit und Gesundheit der DGUV e. V. (Dresden)*

Umgang mit Interkulturalität: eine aktuelle Herausforderung im Arbeits- und Gesundheitsschutz

Multinationale Arbeitsumgebungen prägen in vielen Branchen in zunehmendem Maße den Berufsalltag. In den meisten EU-Staaten liegt der Prozentsatz von Migranten aus Drittländern bei etwa 5 bis 10% der Gesamtbevölkerung. Dieser Anteil steigt auf 15 bis 25%, wenn Einwanderer berücksichtigt werden, die nach ihrer Immigration die Staatsbürgerschaft eines EU-Staates erworben haben (Eurostat, 2006; OECD, 2003). Besonders hoch ist der Anteil von Arbeitnehmern mit Migrationshintergrund u.a. im Dienstleistungssektor und dem produzierenden Gewerbe. Im Hotel- und Gaststättengewerbe beispielsweise machen Migranten etwa 10% der Arbeitnehmerschaft im EU-Durchschnitt aus. Trotz dieser Entwicklung findet im Bereich von Sicherheit und Gesundheit bei der Arbeit (SGA) bislang kaum eine systematische Auseinandersetzung mit Interkulturalität statt.

Als Antwort zeigen wir im vorliegenden Beitrag zunächst auf, in welcher Form sich Interkulturalität im Arbeitskontext auswirkt und bei der Gestaltung von multinationalen Arbeitsumgebungen Berücksichtigung finden kann. Anschließend fassen wir die historische Entwicklung im Bereich SGA bis zur Gegenwart zusammen, wobei der Schwerpunkt auf aktuellen Ansätzen zur Gestaltung eines interkulturellen Arbeits- und Gesundheitsschutzes liegt. Abschließend präsentieren wir aus unserer Sicht wünschenswerte Entwicklungen für die nächsten Jahre und zeigen zukünftige Herausforderungen bei der Gestaltung des Feldes auf.

Den Ausgangspunkt unserer Betrachtung bildet ein mehrdimensionales Kulturkonzept, das als Konstellation von Normen und Werten verstanden wird (für einen Überblick siehe z.B. Weiner, 2004). Diese Werte besitzen transkulturelle Gültigkeit und beeinflussen kognitive, emotionale und soziale Prozesse zwischen Menschen. Die Bedeutsamkeit dieser Normen und Werte variiert jedoch zwischen Gesellschaften und gibt im Sinne einer „kulturellen Brille“ vor, welches Verhalten in einer Situation erwünscht ist und welches nicht. In der Folge besteht das Risiko, sowohl das Verhalten des anderskulturellen Gegenübers als auch die

Folgen des eigenen Handelns falsch zu deuten. Besonders im Kontext von Schule, Ausbildung und am Arbeitsplatz ist dies zu beobachten. Dort erweisen sich ansonsten erfolgreiche Reaktionsmuster plötzlich als ineffektiv, und es kommt zu Störungen der Kommunikation oder zu sozialen Konflikten, die Implikationen für Belastungserleben, Bewältigung und Gesundheit mit sich bringen können (z.B. Ringeisen, Schwarzer & Buchwald, 2008).

1 Interkulturalität im Arbeitskontext

1.1 Worin manifestiert sich kulturelle Prägung?

Treffen in multinationalen Arbeitsumfeldern Beschäftige mit unterschiedlicher kultureller Prägung aufeinander, so manifestiert sich dies u.a. in der Arbeitsstruktur (z.B. Aufgabentrennung vs. flexible Verteilung), dem Umgang mit Kollegen und Vorgesetzten (z.B. partnerschaftlich vs. autoritär-hierarchisch) und Charakteristika des Arbeitsprozesses (z.B. kompetitiv vs. teamorientiert). Parallel können sich kulturspezifische Auffassungen von Sicherheit und Gesundheit entwikkeln, die sich vor allem in psychischen Variablen im Arbeitskontext zeigen (für einen Überblick ausgewählter Konzepte, Mechanismen und Prozesse siehe z.B. Elsler & Ringeisen, 2008; Weiner, 2004; Wren & Boyle, 2001). Gut untersuchte Aspekte umfassen die Reaktion auf und die Bewältigung von Belastungen (z.B. Buchwald, Ringeisen & Trautner, 2007), die Symptomatik psychischer Störungsbilder und zugehörige Behandlungsansätze (z.B. Haasen & Yagdiran, 2000) oder das Auftreten und den Umgang mit Arbeitsunfähigkeit (BKK Bundesverband, 2007).

Weiterhin manifestiert sich ein kulturell geprägtes Verständnis von Sicherheit, Kontrollorientierung oder Attribution in der Auftretenshäufigkeit von Unfällen oder Belastungsstörungen, vor allem wenn Beschäftigte in ein fremdkulturelles Arbeitsumfeld eintreten (z.B. Gyekye, 2006; Uslucan, 2005). Ein hohes Risiko besteht beispielsweise, wenn multiethnische Teams unter Zeitdruck und in wechselseitiger Abhängigkeit arbeiten. Aktuelle Beispiele umfassen das Hotel- und Gaststättengewerbe oder die internationale Schifffahrt.

1.2 Branchenspezifische Risikobetrachtung

Unterschiedliche kulturelle Muster im Denken, Fühlen und Handeln bedingen allerdings per se kein erhöhtes gesundheitliches Risiko im Arbeitskontext, sondern können als Ressource sogar Belastungen abfedern. Gesundheitliche Implikationen ergeben sich bei Arbeitnehmern mit Migrationshintergrund erst in Verbindung mit demographischen und arbeitsplatzbezogenen Merkmalen (z.B. Lindert, Schouler-Ocak, Heinz & Priebe, 2008). So verfügen Migranten in der

High-Tech-Industrie oder der IT-Branche über eine hohe berufliche Qualifikation, arbeiten in risikoarmen Umgebungen und unterscheiden sich im Hinblick auf gesundheitsbezogene Indikatoren praktisch nicht von der nationalen Vergleichsgruppe.

Im Bau- und Dienstleistungsgewerbe, dem Gartenbau und der Landwirtschaft oder dem Transportbereich hingegen ergeben sich für Arbeitnehmer mit Migrationshintergrund erhöhte Risiken (BKK Bundesverband, 2007; Friedel, Friedrichs, Joussen & Schroeder, 2005; OECD, 2003; Vartia-Väänänen, Pahkin, Kuhn, Schieder, Flaspöler, Hauke et al., 2006). Dienstleitungen umfassen primär die Bereiche Hauswirtschaft, Pflege und Gesundheitswesen sowie das Hotel- und Gaststättengewerbe. In den genannten Wirtschaftsbereichen zeigen Arbeitnehmer mit Migrationshintergrund oft Defizite in der jeweiligen Zweitsprache, verfügen im Durchschnitt über geringe berufliche Qualifikationen und/oder besitzen teilweise keine Arbeitserlaubnis.

Die zugehörigen Arbeitsumgebungen zeichnen sich durch starke Belastungen (z.B. Schichtarbeit, körperliche Anstrengung), mangelnde Absicherung (z.B. keine Unfallversicherung, Verletzung von Arbeitssicherheitsstandards) und unattraktive Tätigkeitsprofile (z.B. geringe Arbeitskontrolle) aus, die neben körperlichen Risiken auch einen eingeschränkten Austausch im sozialen Privatleben nach sich ziehen können (Eurostat, 2006). Zusätzlich leiden Arbeitnehmer mit Migrationshintergrund unter einem erhöhten Diskriminierungsrisiko und berichten über unzureichende Unterstützung durch den Arbeitgeber, Kollegen oder Geschäftspartner.

In Verbindung mit ausgeprägtem Kundenkontakt und/oder geringem Kollegenaustausch können diese genannten Risikofaktoren die Entwicklung psychosozialer Auffälligkeiten wie Burnout begünstigen und die Auftretenswahrscheinlichkeit kardiovaskulärer Krankheiten erhöhen (Brondolo, Rieppi & Kelly, 2003; Klein Hesselink, Houtman, van den Berg, van den Bossche & van den Heuvel, 2004; Vartia-Väänänen et al., 2006).

Einschränkend muss jedoch angemerkt werden, dass bisherige Studien zur Gesundheit von Migranten selten die Arbeitsbedingungen systematisch erhoben und kontrolliert haben. In der Folge können kausale Schlüsse zum jetzigen Stand der Forschung nur sehr vorsichtig gezogen werden und Generalisierungen über Länder-, Kultur- und Sprachgrenzen sind nur sehr eingeschränkt möglich. Bisher konnten wie dargestellt lediglich erste Hinweise auf branchenspezifische Risikoprofile abgeleitet werden (vgl. Vartia-Väänänen et al., 2006).

2 Historische Entwicklung und State-of-the-Art

2.1 Europa

Die Ursprünge einer durch Migration geprägten Gesellschaft reichen für viele europäische Staaten bis in die Zeit des Wirtschaftswunders nach dem 2. Weltkrieg zurück. Hierbei lassen sich drei große Einwanderungswellen unterscheiden: Die erste Welle von Arbeitsmigranten kam in den 50er und 60er Jahren vornehmlich aus den Anrainerstaaten des Mittelmeerraumes. Sie wurde durch Werbemaßnahmen der jeweiligen Regierung initiiert, um den zunehmenden Arbeitnehmerbedarf der expandierenden Volkswirtschaften in West- und Nordeuropa zu decken Viele dieser Arbeitnehmer entschieden sich, längerfristig in ihrem neuen Umfeld zu leben. Sie starteten in den 70er und 80er Jahren eine zweite Zuwanderungswelle, da sie im Rahmen von Familienzusammenführungen Verwandte in die jeweiligen Zielländer nachholten. Mit einer langsamen Sättigung des Arbeitnehmerbedarfs startete in den 80er Jahren die bis heute andauernde dritte Welle der sogenannten postindustriellen Migration (Vartia-Väänänen et al., 2006; Wren & Boyle, 2001).

Trotz dieser generellen dreistufigen Entwicklung haben die einzelnen EU-Länder abhängig vom Beginn und der Stärke der Migration ganz unterschiedliche Ansätze entwickelt, um der kontinuierlichen Zuwanderung zu begegnen. Parallel entwickelte sich die kulturelle Zusammensetzung in den verschiedenen EU-Ländern höchst unterschiedlich. So stammt beispielsweise in Dänemark und Deutschland die größte Migrantengruppe aus der Türkei, wohingegen in Großbritannien ein Großteil der Migranten aus den früheren Kolonien kommt, d.h. aus Indien, der Karibik oder Afrika. Als Folge dieser Entwicklung weisen die einzelnen Länder abweichende Migrationshistorien auf, die sowohl die Integrationspolitik als auch die Haltungen gegenüber Migranten – generell sowie speziell im Arbeitskontext – beeinflusst haben. Bis heute gibt es weder eine einheitliche EU-Politik zur Integration von Migranten, noch konnten europaweite Standards für den Umgang mit Interkulturalität im Arbeitskontext entwickelt werden.

2.2 Deutschland

Die durch Migration geprägte deutsche Bevölkerungsentwicklung stellt eine Sonderform des im obigen Abschnitt dargestellten dreistufigen Zuwanderungsprozesses dar. Von den 50er bis in die 70er Jahre war Deutschland Ziel der so genannten „Gastarbeiter“. Diese stammten hauptsächlich aus südeuropäischen Ländern wie Italien, Spanien, Griechenland oder dem damaligen Jugoslawien und wurden speziell angeworben, um für einen befristeten Zeitraum in Deutschland zu arbeiten. Ab den späten 60er Jahren kamen die Arbeitsmigranten aus der

Türkei hinzu, denen nach und nach viele Familienangehörige folgten. In der postindustriellen Phase kam es ab den frühen 90er Jahren, nach dem Zusammenbruch der kommunistischen Regimes, zu einem Zuzug von etwa 2,5 Millionen deutschstämmigen Menschen aus den ehemaligen Sowjetrepubliken und aus Osteuropa. Parallel zog es seit Mitte der 80er bis zur Mitte der 90er Jahre auch vermehrt Kriegsflüchtlinge aus dem Balkan nach Deutschland.

Als Konsequenz dieses Prozesses betrug der Bevölkerungsanteil von Menschen mit Migrationshintergrund in Deutschland 2007 18,6 %. Dieser Prozentsatz schließt neben Menschen mit anderer Staatsangehörigkeit auch Spätaussiedler sowie eingebürgerte Personen mit Migrationserfahrung ein. In Großstädten wie Berlin, Frankfurt am Main oder im Ruhrgebiet liegt der Anteil der Menschen mit Migrationshintergrund schon heute bei etwa 40 Prozent. 25 Prozent der Ausländer leben in Städten mit mehr als 500.000 Einwohnern. Es wird davon ausgegangen, dass der Anteil der Zugewanderten von 2010 bis 2015 in westlichen Großstädten bei den unter 40-jährigen die Schwelle von 50% überschreitet (Drees, 2007).

2.3 Aktuelle Rahmeninitiativen

Wie im obigen Abschnitt dargestellt, kommen schon seit mehr als einem halben Jahrhundert Arbeitsmigranten nach Deutschland. Trotzdem ist das Thema erst in den letzten Jahren ins Zentrum der Aufmerksamkeit gerückt. Im Bereich Arbeits- und Gesundheitsschutz hat es immer noch Neuigkeitswert, obwohl es schon seit Anfang des Jahrtausends europäische und nationale Initiativen gibt, die das Thema aufgreifen. Diese widmen sich vor allem der Verankerung und Gestaltung von Interkulturalität im Arbeitsalltag sowie einem verbesserten Zugang von Migranten zu Arbeitsmarkt und Gesundheitssystem. Exemplarisch werden einige Initiativen im Folgenden näher vorgestellt.

EU und Bundesregierung

Zur Realisierung der Sozialpolitischen Agenda 2010 hat die Bundesregierung verschiedene Maßnahmen angestoßen, welche das Thema Interkulturalität, berufliche Integration von Migranten und Chancengleichheit im Arbeitskontext fördern sollen. Beispiele umfassen u.a. die Initiative „Neue Qualität der Arbeit" (INQA; http://www.inqa.de/Inqa/Navigation/root.html) oder die Kampagne „Vielfalt als Chance" (http://www.vielfalt-als-chance.de) mit dem Wettbewerb „Kulturelle Vielfalt am Arbeitsplatz", der erfolgreiche Strategien zum Umgang mit und der Förderung von multikulturellen Belegschaften sammelt und prämiert.

Parallel versucht die EU, mit zwei großen Initiativen den Zugang zu und die Anwendung von Gesundheitswissen vor allem bei Bevölkerungsgruppen zu fördern, die Defizite im Gesundheitsverhalten ausweisen. Dies gilt in besonderem Maße für Migranten mit geringer Bildung und beschränktem Zugang zum Gesundheitssystem. Die beiden Initiativen laufen unter den Titeln „Aktionsprogramm der Gemeinschaft im Bereich der öffentlichen Gesundheit 2003-2008" sowie „Informationsgesellschaft".

Europäische Agentur für Sicherheit und Gesundheitsschutz am Arbeitsplatz

Die Europäische Agentur für Sicherheit und Gesundheitsschutz am Arbeitsplatz macht Vorschläge zur europäischen Politik im Bereich von SGA, initiiert und koordiniert verschiedene transeuropäische Projekte und Veröffentlichungen, die das Thema „Migrant Workers" (Vartia-Väänänen et al., 2006) und interkulturelle Arbeitnehmerschaft im Hinblick auf SGA aufgreifen (z.B. Elsler & Ringeisen, 2008). Zudem organisiert sie entsprechende Workshops zum Themenkreis (z.B. 2007: „Working safely in a multicultural HORECA sector").

Unfallversicherungsträger

Die Träger der Deutschen Gesetzlichen Unfallversicherung beschäftigen sich ebenfalls mit der Thematik. So haben sie beispielsweise eine Forschungsstudie zur Auswirkung der Migration auf die Präventionsdienstleistungen der Unfallversicherungsträger angestoßen. Im Rahmen dieses Forschungsprojekts soll untersucht werden, ob und wenn ja in welcher Form die Beschäftigung von Menschen mit Migrationshintergrund Auswirkungen auf die Präventionsarbeit der Unfallversicherungsträger hat.

Bündnisse zwischen Regierung und Unternehmen

Eine Ergänzung der vorgestellten Initiativen bilden Bündnisse zwischen Regierung und Arbeitgebern wie die „Charta der Vielfalt". Diese 2008 unter der Koordination der Beauftragten der Bundesregierung für Migration, Flüchtlinge und Integration geschlossene Charta stellt ein grundlegendes Bekenntnis zur Wertschätzung und dem wirtschaftlichen Nutzen von (kultureller) Vielfalt in Unternehmen und öffentlichen Institutionen dar. Durch die Unterzeichnung verpflichten sich Unternehmen, ein Arbeitsumfeld zu schaffen, das frei von Vorurteilen und Ausgrenzung ist. So soll eine offene Unternehmenskultur etabliert werden, die auf Integration und gegenseitigem Respekt basiert. Auf diese Weise kann das Potenzial einer Belegschaft besser erkannt und genutzt werden, um Marktnachfragen optimaler zu bedienen. Mittlerweile haben etwa 400 öffentliche wie private Arbeitgeber die Charta der Vielfalt unterzeichnet, u.a. die Daimler AG, die Deutsche Bank, die Deutsche BP und die Deutsche Telekom.

Parallel war in den letzten Jahren eine verstärkte Gründung von interorganisationalen Netzwerken zu beobachten, die sich interkulturellen Themen im Bereich von SGA widmen und die berufliche Integration von Migranten fördern. Sie stellen Informationen über Web-Portale, Datenbanken und Veröffentlichungen zur Verfügung, vernetzen die verantwortlichen Akteure und organisieren Weiterbildungen, Workshops und Kongresse. Ein Beispiel stellt das Netzwerk „Integration durch Qualifizierung“ mit dem Kompetenzzentrum „Pro Qualifizierung – Interkulturelle Öffnung“ dar.

3 Aktuelle Ansätze im interkulturellen Arbeits- und Gesundheitsschutz

Eine erfolgreiche Umsetzung der vorgestellten Initiativen beinhaltet Implikationen für die Gestaltung von Maßnahmen der SGA seitens der öffentlichen Hand mit Bund, Ländern und Kommunen, der Unfallversicherungsträger sowie der betroffenen Unternehmen. Eine zentrale Voraussetzung ist dabei u.a. der Abbau von Sprachbarrieren. Beispielsweise hat es sich in gemischtnationalen Lern- und Arbeitsumgebungen als wichtiger Wettbewerbsvorteil herauskristallisiert, wenn nicht nur fremdsprachige Beschäftige/Lernende die Kenntnisse der jeweiligen Landessprache verbessern, sondern wenn auch Führungskräfte/Lehrende Grundkenntnisse der Muttersprache ihrer Arbeitnehmer- bzw. Kundschaft erwerben. Dies erhöht die Qualität von Kommunikation, Motivation und wechselseitige Akzeptanz (z.B. Esser, 2006).

3.1 Kultursensitive Prävention, Diagnostik und Intervention

Im Bereiche der interkulturellen Gesundheitsförderung können grundsätzlich zwei Herangehensweisen unterschieden werden (vgl. Domenig, 2007; Elsler & Ringeisen, 2008; Geiger, 2006). Zum einen bedarf es im Hinblick auf Prävention, Diagnostik und Intervention bei arbeitsbedingten Auffälligkeiten eines kultursensitiven Umgangs mit Arbeitnehmern mit Migrationshintergrund. Zum anderen sind Maßnahmen zur Förderung von Arbeitssicherheits- und Gesundheitskompetenz bei Migranten erforderlich. Zur Realisierung beider Herangehensweisen können sowohl auf der organisationalen Ebene (z.B. interkulturelle Organisationsentwicklung, betriebliches Diversity-Management, gemischtkultureller Schichtbetrieb) als auch auf der personalen Ebene (z.B. Durchführung von zielgruppenspezifischen Schulungen und Unterweisungen, Bereitstellung von mehrsprachigen Informationsmaterialien, etc.) eine Reihe von Maßnahmen implementiert werden.

Organisationale Ansätze zielen auf die Einführung einer Unternehmensstrategie, die kulturelle Vielfalt fördert, die breit gefächerten Bedürfnisse einer multikulturellen Belegschaft aufgreift und in den Arbeitsalltag integriert. Dies erfordert ein transkulturelles Bewusstsein von Leitungsebene und Personalvertretungen, eine Bedarfsanalyse über und die Umsetzung von migrationsspezifischen Angeboten sowie eine Vernetzung der Migranten und ihrer Vertreter mit (außerbetrieblichen) Interessensgruppen, Netzwerken und Experten (vgl. Domenig, 2007; Köppel, Yan & Lüdicke, 2007).

Maßnahmen auf der personalen Ebene ergänzen eine kultursensible Unternehmensstrategie und vermitteln Führungskräften wie Beschäftigten erforderliches Wissen und Kompetenzen. Je nach Aufgaben und Verantwortung der Teilnehmer variieren dabei Inhalte und Konzeption (siehe z.B. Göbel & Buchwald, 2008). Im Bereich Arbeitssicherheit und Gesundheitsschutz zielen die Trainings u.a. auf interkulturelle (Krisen-)Intervention und fokussieren auf mögliche Ursachen von und den Umgang mit interkulturellen Problemsituationen. Beispiele umfassen die Schulung von Einsatzleitern und Seelsorgern im Katastrophenschutz, die Notfallversorgung im Ausland oder interkulturelle Gewaltprävention (z.B. Bundesamt für Bevölkerungsschutz und Katastrophenhilfe, 2008; Boege & Manz, 2007, Boege, 2008).

Andere Trainings bereiten Arbeitnehmer wie Führungskräfte auf die Arbeit in einer multikulturellen Umgebung vor und sensibilisieren für Risiken und mögliche Fallstricke. Inhalte können beispielsweise kulturspezifisches Sicherheitsverständnis oder kulturelle Unterschiede in Führungsverständnis und Gruppenverhalten im Arbeitskontext umfassen (vgl. Boege & Manz, 2007). Aktuell bieten beispielsweise das Institut Arbeit und Gesundheit der Deutschen Gesetzlichen Unfallversicherung oder das Bildungswerk des Deutschen Gewerkschaftsbundes ein umfassendes Trainingsangebot zu interkulturellen Themen im Bereich von Arbeitsicherheit und Gesundheit an.

Mittel- und langfristig bringen die vorgestellten Ansätze den betroffenen Organisationen eine Reihe von Vorteilen. Auf der personalen Ebene wird die Mitarbeiterzufriedenheit und -motivation gestärkt, innerbetrieblichem Konfliktpotenzial und erhöhter Fluktuation wird vorgebeugt sowie eine verbesserte Kundenorientierung und -zufriedenheit unterstützt. Auf organisationaler Ebene können in der Folge z.B. neue Märkte erschlossen, bisherige Zielgruppen erweitert und die Kooperation mit Partner inner- wie außerhalb der Organisation gefördert werden. Ein Beispiel bezieht sich auf die kultursensible Pflege von Migranten in einem Krankenhaus, welche durch gezielte Einstellung von Fachpersonal mit Migrationshintergrund und die interkulturelle Qualifikation des Stammpersonals unterstützt werden kann (z.B. Domenig, 2004).

3.2 Förderung von Arbeitssicherheits- und Gesundheitskompetenz bei Migranten

Neben kultursensitiven Angeboten zur Prävention, Diagnostik und Intervention kommt Maßnahmen zur Förderung von Arbeitssicherheits- und Gesundheitskompetenz bei Migranten eine besondere Rolle zu. Gesundheitskompetenz wird dabei nach Kickbusch (2006) als die Fertigkeit verstanden, sich inner- wie außerhalb des Gesundheitssystems gesundheitsbewusst zu verhalten und gesundheitsförderliche Entscheidungen zu treffen. Im Einklang mit der Ottawa-Charta zur Gesundheitsförderung (WHO, 1986) verfolgen zugehörige (Bildungs-)Maßnahmen das Ziel, „allen Menschen ein höheres Maß an Selbstbestimmung über ihre Gesundheit zu ermöglichen und sie damit zur Stärkung ihrer Gesundheit zu befähigen". Trotz dieser vor mehr als 20 Jahren verabschiedeten Charta weisen Migranten in vielen europäischen Ländern schlechtere Gesundheitsindikatoren als die nationale Vergleichsgruppe auf, finden ihre Bedürfnisse in der Gesundheitsversorgung nicht ausreichend repräsentiert und zeigen einen selektiven Zugang zu präventiven wie kurativen Angeboten. Einschränkend muss jedoch angemerkt werden, dass die Ergebnisse zwischen den verschiedenen Migrantengruppen, mit Bildungsniveau und Berufsbranche sowie über Ländergrenzen hinweg variieren (z.B. BKK Bundesverband, 2007; McKay, Craw & Chopra, 2006; Lindert et al., 2008; Weilandt, Rommel, Eckert, & Gall Azmat, 2006).

Im Hinblick auf Gesundheitsindikatoren weisen ausgewählte Migrantengruppen beispielsweise eine erhöhte Quote an psychischen Auffälligkeiten auf, zeigen erhöhte Prävalenzen beim Auftreten von bestimmten Krebsformen und zeigen ausgeprägtes Risikoverhalten im Hinblick auf Tabakkonsum, Bewegung und Ernährung. Selektiver Zugang zu präventiven wie kurativen Angeboten zeigt sich beispielsweise an der erhöhten Rate ambulanter Behandlung bei Notfalldiensten und Notaufnahmen sowie einer verringerten Quote bei stationärer psychiatrischer Behandlung.

Aktivitäten zur Förderung von Gesundheitskompetenz bei Migranten konzentrieren sich bisher auf die Bereitstellung von mehrsprachigen Informationen (z.B. zur nationalen Arbeitsgesetzgebung, dem jeweiligen Sozialversicherungssystem oder Vorschriften zu Arbeitssicherheit und Gesundheitsschutz) und der Konzeption von entsprechenden Schulungen. Ergänzend finden computergestützte Trainings oder webbasierte Informationsportale Anwendung; mehrsprachige Mitarbeiter übernehmen die Rolle von Mentoren (z.B. Klein Hesselink et al., 2004; McKay et al., 2006).

Im Rahmen eines interkulturellen betrieblichen Gesundheitsmanagements finden beide Bausteine einer interkulturellen Gesundheitsförderung Anwendung. Beispielhaft sei hier auf das Pilotprojekt von Harms, Ramazan und Bödeker (2008) verwiesen, das interkulturelle Führungskräftetrainings mit der Auswahl und Schulung von interkulturellen innerbetrieblichen Gesundheitslotsen und der Erstellung eines Gesundheitswegweisers für die Belegschaft kombiniert. Eine Zusammenstellung von Beispielen für „Good Practice" ist sowohl für die deutsche (z.B. Albrecht & Borde, 2007; Beauftragte der Bundesregierung für Migration, Flüchtlinge und Integration, 2007) als auch für die EU-Perspektive verfügbar (Vartia-Väänänen et al., 2006).

4 Szenarien und Visionen für das Jahr 2020

Zum Abschluss präsentieren wir eine Zusammenfassung des aktuellen Standes in Forschung und Praxis, um auf dieser Basis einen Blick auf die zukünftigen Herausforderungen im interkulturellen Arbeits- und Gesundheitsschutz zu richten. Nach unserer Auffassung setzt eine erfolgreiche Gestaltung des Feldes voraus, dass Interkulturalität nicht mehr als Randerscheinung, sondern als Selbstverständlichkeit einer zunehmend durch Migration geprägten Gesellschaft wahrgenommen wird. Dieses Ziel erscheint uns nur erreichbar, wenn Menschen mit Migrationshintergrund an der Gestaltung des zugehörigen Prozesses aktiv beteiligt werden und bei den betroffenen Akteuren eine zunehmende Sensitivität für kulturelle Realitäten, Bedürfnisse und notwendige Konsequenzen aufgebaut werden kann.

4.1 Fazit aus dem aktuellen Stand in Forschung und Praxis

Zusammenfassend weist die bisherige Forschung darauf hin, dass die kulturelle Prägung eines Beschäftigten in Verbindung mit arbeitsplatzbezogenen Merkmalen zu einem erhöhten Gesundheitsrisiko in einer fremdkulturellen (Arbeits-)Umgebung führen kann. Branchenspezifische Schlüsse sollten jedoch nur mit Einschränkung gezogen worden, da trotz zunehmender Forschungsaktivität noch immer ein Mangel an Studien zur Arbeitssicherheit und Gesundheit von Migranten besteht. Im Interesse eines differenzierten Erkenntnisgewinns sollten vor allem branchenspezifische Bedingungen, demographische Merkmale und kulturelle Variablen in zukünftigen Studien in systematischer Form berücksichtigt werden (vgl. z.B. Butler, Albrecht, Ellsäßer, Gavranidou, Habermann, Lindert et al., 2007).

Trotz der eingeschränkten Datenlage lassen sich schon jetzt eine Reihe von Implikationen für die Gestaltung des Bereiches SGA ableiten. Diese beziehen sich vor allem auf kultursensitive Angebote zur zielgruppenspezifischen Prävention, Diagnostik und Intervention sowie einer Förderung von Gesundheitskompetenz bei Beschäftigten mit Migrationshintergrund. Einzelne Ansätze zur Umsetzung dieser Ziele sind erfolgreich realisiert, doch fehlt es an einer systematischen Vernetzung der einzelnen Aktivitäten und einer Präzisierung der Verantwortlichkeiten für interkulturelle Fragestellungen (vgl. Beauftragte der Bundesregierung für Migration, Flüchtlinge und Integration, 2007; Rafnsson & Bhopal, 2008). Im dualen System des deutschen Arbeitsschutzes gilt dies vorrangig für die Gewerbeaufsicht als staatliche Aufsichtsbehörde, die Berufsgenossenschaften und Unfallkassen als Träger der gesetzlichen Unfallversicherung und die Arbeitgeber.

4.2 Von der Mehrwertdiskussion zur Selbstverständlichkeit

Entgegen der (noch) verbreiteten Auffassung ist die Beschäftigung mit Interkulturalität im Arbeits- und Gesundheitsschutz kein Selbstzweck, sondern eine unerlässliche Voraussetzung zur erfolgreichen Gestaltung des Feldes. Die Gründe liegen zum einen in der vom EGV (Art. 61 ff) geregelten innereuropäische Dienstleistungsfreiheit, welche die Migration innerhalb der EU deutlich erhöhen und die grenzüberschreitende Mobilität der Arbeitsnehmer weiterhin ausbauen wird. Zum anderen erwartet die EU als Folge der demographischen Entwicklung eine Netto-Immigration von bis zu 40 Millionen Menschen aus Drittländern bis 2050, die unsere Arbeits- und Lebenswelten in bisher ungekanntem Maße multikulturell prägen werden. In der Folge werden Beschäftigte mit Migrationshintergrund zunehmend zur Regel und immer seltener zur beruflichen Ausnahme. Entsprechend besteht die hohe Dringlichkeit, in den nächsten Jahren konzertierte Herangehensweisen und Konzepte zum Umgang mit kultureller Vielfalt am Arbeitsplatz und im Bereich von SGA zu entwickeln (vgl. Rafnsson & Bhopal, 2008).

Ein Schwerpunkt liegt dabei in der passgenauen Ausweitung, Differenzierung und Weiterentwicklung von zielgruppengerechten Angeboten im Bereich von Informationsmaterialen sowie der Aus- und Weiterbildung. Beispielsweise besteht bisher ein großes Angebot an interkulturellen Trainings für Führungskräfte, doch gibt es nur sehr wenige Angebote für Niedrigqualifizierte (vgl. Konradt, Hertel & Behr, 2002). Zukünftig sollten Merkmale wie Bildungshintergrund und Arbeitskontext zusammen mit kulturellen und ethnischen Variablen bei der Konzeption von Maßnahmen Berücksichtigung finden, was neben wissenschaftlicher Begleitung die Einbindung von (kulturspezifischen) Experten aus der Praxis notwendig macht. Parallel bedarf es Standards für die Entwicklung, Durchführung und Qualitätssicherung der Trainings sowie für die Ausbildung der zugehörigen Trainer (Enetosh, 2008; Kammhuber & Müller, 2007; Pro Qualifizierung, 2008).

4.3 Teilhabe von Menschen mit Migrationshintergrund

Zur Erreichung dieses Ziels ist vor allem die Beteiligung von Menschen mit Migrationshintergrund notwendig. Diese sollten verstärkt und kontinuierlich in die Entwicklung und Umsetzung von Maßnahmen und Konzepten im Bereich SGA eingebunden werden. Ein gutes Beispiel für eine solche Beteiligung stellt das bereits erwähnte Konzept des interkulturellen betrieblichen Gesundheitsmanagements dar, welches im Rahmen der Initiative „Gesundheit und Arbeit" erarbeitet worden ist. Weitere Verbesserungsvorschläge wurden im Arbeitskreis „Interkulturalität im Arbeitsschutz" beim 15. Workshop der Psychologie der Arbeitssicherheit in Laubach erarbeitet und werden im Folgenden sukzessive vorgestellt. So sollte flankierend die Teilhabe von Menschen mit Migrationshintergrund institutionalisiert werden. Dies bedeutet, Migranten nicht nur punktuell und projektbezogen zu beteiligen, sondern sie im Sinne des Diversity Managements beispielsweise bewusst bei Einstellungen zu berücksichtigen und in der Folge als institutionelle Ressourcen kontinuierlich zu fördern.

Gerade in öffentlichen Verwaltungen, bei der Polizei oder anderen Institutionen, bei denen viele Menschen mit Migrationshintergrund zu den Kunden zählen, sind solche Herangehensweisen besonders sinnvoll. Ansätze in diese Richtung gibt es bereits, wie das Beispiel der Ausbildungsoffensive der Stadt Hamburg zeigt. Die Stadt hat festgesetzt, bis 2011 die Bewerbungs- und Ausbildungsanteile junger Menschen mit Migrationshintergrund in den Ausbildungen der hamburgischen Verwaltung auf einen Zielwert von 20% zu erhöhen (http://www.hamburg.de/bist-du-dabei/).

4.4 Kultursensitivität bei allen beteiligten Akteuren

Die Akzeptanz von Interkulturalität als gesellschaftliche Selbstverständlichkeit setzt weiterhin eine kontinuierlich wachsende Kultursensitivität bei allen Betroffenen voraus. Im Deutschland des Jahres 2020 werden sowohl Menschen mit Migrationshintergrund als auch die Nichtmigranten kulturell sensibler sein müssen als heute. Im Idealfall bedeutet dies, dass die Unterscheidung zwischen „eigener" und „fremder" Kultur wegfällt, und eine gegenseitige Wertschätzung von Unterschiedlichkeit wie Gemeinsamkeit möglich wird. Übertagen auf den Bereich von SGA bedeutet dies, dass alle beteiligten Akteure über eine Grundausstattung an interkulturellen Kompetenzen im Umgang mit sich selbst und mit Angehörigen fremder Kulturen verfügen.

Eine erfolgreiche Etablierung dieses Ziels setzt eine Reihe von weiteren Maßnahmen voraus. Auf übergeordneter – (über-)betrieblicher und politischer – Ebene sollte eine weitere Sensibilisierung von Entscheidungsträgern erfolgen, um das Thema Interkulturalität stärker als bisher im Bereich SGA zu verankern. Dies setzt eine wachsende Vernetzung der beteiligten Institutionen voraus, um den Erfahrungsaustausch zwischen den Akteuren stärker zu fördern. Relevante Themen umfassen z.B. einen kultursensitiven Umgang mit multikulturellen Arbeitnehmerschaften, die Berücksichtigung kulturspezifischer Auffassungen von Sicherheit und Gesundheit, die Beachtung branchenspezifischer Probleme und die Förderung von Gesundheitskompetenz bei Migranten.

Drei aktuelle Beispiele zum verbesserten Informationsaustausch zwischen den beteiligten Akteuren umfassen Kongresse wie die 8. Training und Innovation unter dem Motto „Interkultureller Dialog in Arbeit und Gesundheit", den 15. Workshops der Psychologie in Arbeitssicherheit und Gesundheit mit einem Arbeitskreis zum Thema „Interkulturelle Aspekte der Sicherheit und Gesundheit" sowie das im Herbst 2009 stattfindende „Dresdener Gespräch" zum Thema „Interkulturelle Teams führen".

Literatur

Albrecht, N.-J.& Borde, T. (Hrsg). (2007). Migration – Gesundheit – Kommunikation. Band 5: Netzwerke und didaktische Konzepte. Frankfurt a. M: IKO – Verlag für interkulturelle Kommunikation.

Beauftragte der Bundesregierung für Migration, Flüchtlinge und Integration (Hrsg.) (2007). Gesundheit und Integration. Ein Handbuch für Modelle guter Praxis Berlin: Bonner Universitäts-Buchdruckerei.

BKK Bundesverband (2007). Gesundheit in Zeiten der Globalisierung: BKK Gesundheitsreport 2007 [Online-Dokument]. Verfügbar unter: http://www.bkk.de/bkk/psfile/ downloaddatei/45/BKK_Gesund474c1228ea 649.pdf. [04.06.2008].

Boege, K. & Manz.R. (Hrsg.). (2007). Traumatische Ereignisse in einer globalisierten Welt: Interkulturelle Bewältigungsstrategien, psychologische Erstbetreuung und Therapie. Kröning: Asanger Verlag.

Boege, K. (2008). Entwicklung eines Trainings zur interkulturellen Gewaltprävention für das Verwaltungspersonal eines Asylantenheims. In B. Ludborzs, G. Elke & C. Schwennen, (Hrsg.), Perspektiven – Visionen: Tagungsband des 15. Workshops der Psychologie der Arbeitssicherheit, Kröning: Asanger Verlag.

Brondolo, E., Rieppi, R. & Kelly, K. (2003). Perceived racism and blood pressure: A review of the literature and proposals for future research. Annals of Behavioral Medicine, 25 (1), 55-65.

Buchwald, P., Ringeisen, T. & Trautner, H.-M. (2007). Self-construals, coping and well-being: A paradigm to dissect cultural variability in stress- related variables? Stress and Anxiety Biannuals, 15, 8-15 [Online-Dokument]. Verfügbar unter: http://www.star-society.org/newsl-Aug2007.pdf [16.10.2007].

Bundesamt für Bevölkerungsschutz und Katastrophenhilfe (2008). Jahresprogramm 2008: Akademie für Krisenmanagement, Notfallplanung und Zivilschutz [Online-Dokument]. Verfügbar unter: http://www.bbk.bund.de [03.06.2008].

Butler, J., Albrecht, N.-J., Ellsäßer, G., Gavranidou, M., Habermann, M., Lindert, J., Weilandt, C. (2007). Migrationssensible Datenerhebung für die Gesundheitsberichterstattung. Arbeitsgruppe Gesundheitsberichterstattung des Arbeitskreises „Migration und öffentliche Gesundheit". Bundesgesundheitsblatt – Gesundheitsforschung – Gesundheitsschutz, 10, 1232-1239.

Domenig, D. (2004). Transcultural change: A challenge for the Public Health system. Applied Nursing Research, 17 (3), 213-216.

Domenig, D. (Hg.) (2007). Transkulturelle Kompetenz. Lehrbuch für Pflege-, Gesundheits- und Sozialberufe. Bern: Hans-Huber.

Drees, S. (2007). Diskussionsgrundlage zum Forum A „Demografie und Migration" des Deutschern Städtetages am 23.05.2007, 13:00 – 15:00 Uhr in München.

Elsler, D. & Ringeisen, T. (2008). Working safely in a multicultural HORECA sector. Forum Publication of the European Agency for Safety and Health at Work, 17 [Online-Dokument]. Verfügbar unter: http://osha.europa.eu/en/publications/forum/17_horeca/view [22.10.2008].

Esser, H. (2006). Migration, Sprache und Integration. AKI-Forschungsbilanz 4. Berlin: Wissenschaftszentrum für Sozialforschung, Arbeitsstelle Interkulturelle Konflikte und gesellschaftliche Integration (AKI) [Online-Dokument]. Verfügbar unter: www.wz-berlin.de/zkd/aki/files/AKI-Forschungsbilanz_4.pdf [14.12.2008].

European Network Education and Training in Occuptional Safety and Health (Enetosh). (2008). ENETOSH Standard [Online-Dokument]. Verfügbar unter: www.enetosh.net/webcom/show_page.php/_c-134/_nr-1/_lkm-140/i.html [11.11.2008].

Eurostat (2006). Europe in figures – Eurostat yearbook 2006-07 [Online-Dokument]. Verfügbar unter: http://ec.europa.eu/eurostat [01.04.2007].

Friedel, H., Friedrichs, M., Joussen, R. & Schroeder, A.K. (2005). Das Inanspruchnahmeverhalten von Arbeitsunfähigkeit für Migranten in Deutschland. Unveröffentlichte Studie im Auftrag der Initiative Gesundheit und Arbeit (IGA). Universität Duisburg-Essen.

Geiger, I.K. (2006). Managing Diversity in Public Health. In O. Razum, H. Zeeb & U. Laaser (Hrsg.), Globalisierung – Gerechtigkeit – Gesundheit: Einführung in International Public Health (S. 163-175). Bern: Huber-Verlag.

Göbel, K. & Buchwald, P. (2008). Interkulturelles Kompetenztraining: Lernziele und didaktische Methoden. In T. Ringeisen, P. Buchwald & C. Schwarzer, Interkulturelle Kompetenz in Schule und Weiterbildung (S. 115-132). Münster: LIT-Verlag.

Gyekye, S.A. (2006). Causal Attributions for Industrial Accidents: A Culture-Comparative Analysis. Journal of Intercultural Communication, 11 [Online-Dokument]. Verfügbar unter: http://www.immi.se/intercultural/nr11/gyekye.htm [02.08.2008].

Haasen, C. & Yagdiran, O. (2000). Beurteilung psychischer Störungen in einer multikulturellen Gesellschaft. Freiburg: Lambertius.

Harms, B., Ramazan, S. & Bödeker, W. (2008). Interkulturelles betriebliches Gesundheitsmanagement [Online-Dokument]. Verfügbar unter: http://www.dguv.de/bgag/de/veranstaltungen/tundi/2008/_dokumente/ WS_03_Harms.pdf [12.10.2008].

Kammhuber, S. & Müller, H.-M., (2007). Trainings interkultureller Kompetenz. In U.-

P. Kanning (Hrsg.), Förderung sozialer Kompetenzen in der Personalentwicklung (S. 239-261). Göttingen: Hogrefe.

Kickbusch, I. (2006). Die Gesundheitsgesellschaft. Megatrends der Gesundheit und deren Konsequenzen für Politik und Gesellschaft. Gamburg: Verlag für Gesundheitsförderung.

Klein Hesselink, J., Houtman, I., van den Berg, R., van den Bossche, S., & van den Heuvel, F. (2004). EU hotel and restaurant sector: Work and employment conditions. Dublin, Ireland: EFILWC.

Konradt, U., Hertel, G. & Behr, B. (2002). Interkulturelle Managementtraininigs. Eine Bestandsaufnahme von Konzepten, Methoden und Modalitäten in Deutschland. Zeitschrift für Sozialpsychologie, 33 (4), 197-207.

Köppel, P., Yan, J. & Lüdicke, J. (2007). Cultural Diversity Management in Deutschland hinkt hinterher. Gütersloh: Bertelsmann Stiftung.

Lindert, J., Schouler-Ocak, M., Heinz, A. & Priebe, S. (2008). Mental health and health care utilisation of migrants in Europe. European Psychiatry, 23 (1) 14-20.

McKay, S., Craw, M. & Chopra, D. (2006). Migrant workers in England and Wales. An assessment of health and safety risks. London: Health and Safety Executive.

Organisation for economic co-operation and Development (OECD). (2003). Trends in International Migration. Paris: SOPEMI/OECD.

Pro Qualifizierung (2008). Qualitätskriterien für die interkulturelle Fort- und Weiterbildung im Rahmen von interkulturellen Öffnungsprozessen [Online-Dokument]. Verfügbar unter: http://www.pro-qualifizierung.de/data/ publikationen_datei_1204120182.pdf [27.10.2008].

Rafnsson, S.B. & Bhopal, R.S. (2008). Migrant and ethnic health research: Report on the European Public Health Association Conference 2007. Public Health, 122 (5) 532-534.

Ringeisen, T., Schwarzer, C. & Buchwald, P. (2008). Die Bedeutung interkultureller Lernumgebungen. In T. Ringeisen, P. Buchwald & C. Schwarzer, Interkulturelle Kompetenz in Schule und Weiterbildung (S. 9-24). Münster: LIT-Verlag.

Uslucan, H.- H. (2005). Ankommen in der neuen Heimat: Akkulturationsbelastungen von Migranten. In R. Golz & R. Kollmorgen (Hrsg.), Internalization, Cultural Difference and Migration (S. 201-225). Münster: LIT-Verlag.

Vartia-Väänänen, M. V., Pahkin, K., Kuhn, K., Schieder, A., Falspöler, E., Hauke, A., et al. (2006). Literature study on migrant workers. Bilbao, Spain: European Agency for Safety and Health at Work.

Weilandt, C., Rommel, A., Eckert, J. & Gall Azmat, R. (2006). Gesundheitsmonitoring der Migrationsbevölkerung in der Schweiz. Bundesgesundheitsblatt – Gesundheitsforschung – Gesundheitsschutz, 49 (9), 1437-1588.

Weiner, A.B. (2004). Organisations- und Personalpsychologie. Weinheim: Beltz.

WHO (1986). Ottawa-Charta zur Gesundheitsförderung [Online-Dokument]. Verfügbar unter: http://www.euro.who.int/AboutWHO/Policy/20010827_2?language=German [02.12.2008].

Wren, K. & Boyle, P. (2001). Migration and work-related health in Europe: A literature review. University of St. Andrews and SALTSA – joint programme for working research in Europe. SALTSA Report No 1-2001. Stockholm: National Institute for Working Life.

Über die Autorin

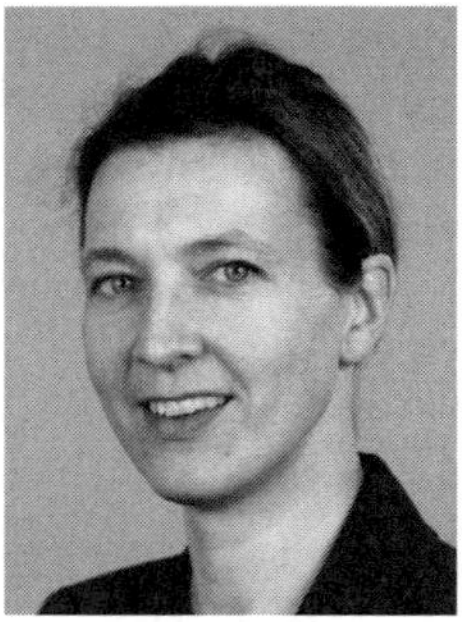

Katrin Boege, geb. 1969

BGAG – Institut Arbeit und Gesundheit der Deutschen Gesetzlichen Unfallversicherung, Königsbrücker Landstr. 2, 01109 Dresden
katrin.boege@dguv.de

Referentin im Bereich Internationale Kooperationen

Studium in Oxford, Edinburgh und Santiago de Chile

Von 1996 – 2001 Beigeordnete Sachverständige für Präventionserziehung beim Regionalbüro der UNESCO in Santiago de Chile

Seit 2002 Referentin am BGAG in Dresden

Die drei wichtigsten Publikationen

Boege, K. (2008) „Psychologische Erstbetreuung und Auslandseinsatz: Umgang mit traumatischen Ereignissen weltweit".In: Sicherheitsingenieur 1/2008, S. 22 -23. Dr. Curt-Haeffner-Verlag GmbH, Heidelberg.

Boege K & Manz, R.(Hrsg) (2007): Traumatische Ereignisse in einer globalisierten Welt – Interkulturelle Bewältigungsstrategien, psychologische Erstbetreuung und Therapie. Kröning. Asanger Verlag.

Boege, K. (2007): „Psychologische Erstbetreuung nach Arbeitsunfällen – interkulturelle Kompetenzen für Helfer" in: Boege und Manz (Hrsg.):Traumatische Ereignisse in einer globalisierten Welt – Interkulturelle Bewältigungsstrategien, psychologische Erstbetreuung und Therapie. Kröning. Asanger Verlag.

Die drei zur Zeit wichtigsten Projekte

Projektleitung der Studie „Einfluss der Migration auf die Präventionstätigkeit der Unfallversicherungsträger" – Projekt mit 6 BGen/Unfallkassen

Konzeption der Konferenz „Vorbereitung auf die Auslandsentsendung" für Personalleiter im Januar 2010 in Dresden

Konzeption einer Trainings- und Seminarreihe zu interkulturellen Kompetenzen in Arbeit und Gesundheit

Die drei wichtigsten Arbeitsschwerpunkte für die nächsten 5 Jahre

Interkulturelle Kompetenzen, Migration, Organisationsberatung, Training und Coaching bei Auslandsentsendungen

Über den Autor

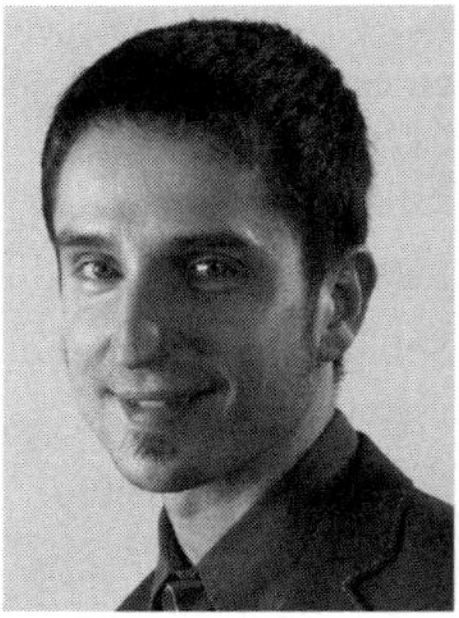

Dr. Tobias Ringeisen, geb. 1976

Bildungs- und Wissenschaftszentrum der Bundesfinanzverwaltung
Fachhochschule des Bundes, Lehrbereich 4: Führung und Steuerung
Gescherweg 100, 48161 Münster

Telefon: 0251 8670-164; Fax: 0251 8670-666

E-Mail: tobias.ringeisen@bzms.bfinv.de

Personalentwickler am Bildungs- und Wissenschaftszentrum der Bundesfinanzverwaltung; Dozent an der Fachhochschule des Bundes, Münster

Mitverantwortlich für die Konzeption, Umsetzung und wissenschaftliche Begleitung von Maß-nahmen der Personal- und Führungskräfteentwicklung für die Bundesfinanzverwaltung, das Bundesfinanzministerium (BMF) und Bundesoberbehörden im Geschäftsbereich des BMF

1996 – 2002 Studium der Psychologie an der Johannes Gutenberg-Universität Mainz und der University of Port Elizabeth, Südafrika; 2002 Diplom-Psychologe

2000-2002 Werkstudent und Mitarbeiter in der Personalentwicklung von DB Systems

2002-2003 Forschungsaufenthalt am Boston College, USA

2003-2007 Dozent an der Bergischen Universität Wuppertal; 2007 Dr. phil.

seit 2007 Personalentwickler und Dozent am Bildungs- und Wissenschaftszentrum der Bundesfinanzverwaltung

Die wichtigsten Publikationen, Arbeitsergebnisse in der Vergangenheit

Leitung von Teilprojekten des Forschungsprojektes „Umgang mit Interkulturalität in der Schule: Bedingungen und Konsequenzen" (Kooperationsprojekt der Universitäten Wuppertal, Düsseldorf und Bremen)

Projektbezogene Tätigkeit für die European Agency for Safety and Health at Work (Organisation und Moderation von Workshops; Publikationen)

Aktuelle Buchpublikationen 2008

Ringeisen, T., Buchwald, P. & Schwarzer, C. (Hrsg.). (in Druck). Interkulturelle Kompetenz in Schule und Weiterbildung. Münster/New York: LIT-Verlag.

Buchwald, P., Ringeisen, T. & Eysenck, M. (Hrsg.). (2008). Stress and Anxiety: Application to Life Span Development and Health Promotion. Berlin: Logos.

Ringeisen, T. (2008). Emotions and coping during exams. A dissection of cultural vari-ability by means of the tripartite self-construal model. Münster: Waxmann.

Mitherausgeber der Reihe „Angewandte Stress- und Bewältigungsforschung" beim Logos-Verlag Berlin.

Aktuelles Engagement in Organisationen, Beiräten

Erweitertes Vorstandsmitglied der Stress and Anxiety Research Society (STAR)

Die zur Zeit wichtigsten Projekte

Stufenweise Einführung einer systematischen Führungskräfteentwicklung beim Zoll; dabei u.a. Fokus auf den Umgang mit/Prävention von Belastungen im Arbeitskontext

Change-Management und Organisationsentwicklung in der Bundesfinanzverwaltung

Mitgestaltung eines Personalentwicklungskonzeptes für die Bundesoberbehörden des Bundesfinanzministeriums

Erfolgreicher Umgang mit Interkulturalität im Ausbildungs- und Arbeitskontext.

Die wichtigsten Vorhaben für die nächsten 5 Jahre

Vollständige Einführung einer systematischen Führungskräfteentwicklung beim Zoll mit begleitenden Maßnahmen (Coaching, Führungskräftefeedback, etc.)

Stärkere Integration der Themen „Gesundheit und Interkulturalität" in Forschung und Weiterbildung (Interkulturelles Gesundheitsmanagement für Führungskräfte; Umgang mit interkulturellen Belastungen am Arbeitsplatz; Internationalisierung und europäische Har-monisierung der Personalentwicklung in der Finanzverwaltung)

Sabine Schreiber-Costa
Berufsgenossenschaft der chemischen Industrie, Maikammer

Qualität von Bildungskonzepten im Arbeitsschutz: Gestern – Heute – Morgen

1 Eingrenzung des Themenbereichs – um was es geht

Bildung ist ein besonderes „Produkt", denn sie ist nicht zu verkaufen und erst gar nicht käuflich. Bilden kann sich jedes Individuum nur selbst! Bildungsorganisationen können den Bildungsprozess allerdings durch ihre Dienstleistungen maßgeblich unterstützen. Für das Ergebnis des Bildungsprozesses, den Lernerfolg, sind aber die Lernenden in einem besonderen Maße selbst verantwortlich. Die Bildungsorganisationen gestalten hierfür nur den Ermöglichungsraum.

Seit Jahren wird intensiv über die Qualität von Bildungsangeboten diskutiert. Alle Institutionen des Bildungs- und Sozialbereichs „müssen sich um Qualität bemühen, müssen Qualität dokumentieren, müssen sich hinsichtlich ihrer Qualität überprüfen lassen und müssen (...) ihre Qualität kontinuierlich verbessern (Helmke, Hornstein & Terhart, 2000, S. 9).Dies gilt auch für die Weiterbildung von Funktionsträgern in der Sicherheit und Gesundheitsschutz.

Zur Strukturierung des Qualitätsbegriffs hat sich das von Donabedian (1966) entwickelte Konzept etabliert. Es strukturiert ihn in drei Dimenisionen: Struktur-, Prozess- und Ergebnisqualität.

1. Der Begriff Strukturqualität (Appraisal of structure) bezieht sich im einfachsten Verständnis auf die personelle und finanzielle Ausstattung und der Qualität von Aufbau- und Ablauforganisation. Merkmale der Strukturqualität sind allerdings gleichzeitig auch Bestandteile der Qualitätserfahrungen der Kunden (z.B. „wie freundlich ist das Personal", „wie ist das Essen", „wie sind die Seminarräume ausgestattet"). Die zugrundeliegende Arbeitshypothese lautet, dass es eine positive Korrelation zwischen Qualität der eingesetzten Mittel und Qualität der Maßnahme anzunehmen ist. Legt man die Zwei-Faktorenhypothese von Herzberg zu Grunde, wäre damit der Hygienefaktor für die Teilnehmer erfüllt.
2. Prozessqualität (Assessment of Process) meint die Ausführung einer Leistung – vom zugrundeliegenden Konzept (z.B. Seminarleitfaden) über die konkrete Durchführung des Seminars bis zur Dokumentation und Auswertung. Die Arbeitshypothese lautet: Ein qualitativ hochwertiger Prozess bewirkt ein gutes Ergebnis.

3. Ergebnisqualität (Assessment of outcome) ist das Resultat einer Prüfung, inwieweit die Ziele der Leistungserbringung erreicht sind. Zwei grundsätzliche Ebenen lassen sich hier unterscheiden: die Ebene der Kundenzufriedenheit und die Ebene der konkreten Zielerreichung, gemessen an den selbst gesteckten Zielen des Bildungsanbieters. Die Ergebnisqualiät ist der primäre Maßstab für die Wirksamkeit einer Leistung. Voraussetzung für die Ergebnisqualität ist, dass Struktur und Prozessqualität angemessen gewährleistet sind.

Fazit: Qualität muss immer von verschiedenen Perspektiven betrachtet werden (Multiperspektivität des Qualitätsbegriffs) und mehrere Dimensionen beinhaltet.

2 Historischer Bezug – Gestern

Vor 16 Jahren wurde ich als Dozentin für Arbeitssicherheit bei der BG Chemie für das Haus Maikammer eingestellt. Mein Aufgabenbereich war damals hauptsächlich, Seminarbausteine und Seminare zu allen Themen des verhaltensorientierten Arbeitsschutz zu geben. Die Qualität meiner Arbeit wurde darin gemessen, wie gut es mir gelang, den vorgesehenen Seminarleitfaden in der vorgesehenen Zeit zu vermitteln und wie gut mich die Teilnehmenden auf dem Beurtei lungsbogen bewerteten. Diese situationsbedingte Qualitätsmessung war natürlich z.B.auch davon abhängig, wie gut oder schlecht die Referenten vor mir waren, wie zufrieden die Teilnehmenden mit dem Essen, Unterkunft etc. waren.

Der Erfolg der verhaltensorientierten Seminare/Bausteine war unter anderem darauf zurückzuführen, dass wir Psychologen schon immer erlebnis-, erfahrungs-, teilnehmer- und handlungsorientierte Seminarmethoden anwendeten. Durch diese Methodik konnten wir die Teilnehmenden davon überzeugen, dass verhaltensorientierter Arbeitsschutz „nicht trockener Stoff“ ist, sondern „bewegt“ und „was bringt“. Ein weiterer Unterschied war mitentscheidend für den Erfolg: Die meisten anderen Seminarinhalte, z.B. „Aufgaben der Berufsgenossenschaften“, „Versicherungsfälle und Leistungen“, „Verantwortung im Arbeitsschutz“, wurden damals häufig durch reine Folienvorträge linear vermittelt. Die Praxis der Folienvorträge ließ und lässt große, weitestgehend passive Seminargruppen in „Hörsälen“ zu. Diese Seminarpraxis ist aus Sicht des Seminaranbieters ökonomisch, aber erfüllt sie auch die Erwartungen und Anforderungen aller am Bildungsprozess Beteiligten z.B. von Entsendeunternehmen, Teilnehmenden, Referenten, Technischen Aufsichts- und Beratungsdiensten?

Die Frage, was dabei „hinten rauskommen soll“ bzw. nach der „Wirksamkeit“ dieser Seminarpraxis, wurde in den BGKreisen erst mit dem QdP-Projekt (Qualität in der Prävention, 2004 bis 2006) nachhaltig gestellt.

In der Wirtschaft wurden diese Fragestellungen schon in den achtziger Jahren aufgeworfen (Bronner & Schröder, 1983): Was bringt Weiterbildung für einen nachweislichen Nutzen? Lohnt sich Bildungsarbeit überhaupt oder investieren Unternehmen hohe Summen für ein erfolgloses Unterfangen? Was kann man mit Weiterbildung erreichen? Wie muss sie gestaltet sein, damit sie was bringt? Wie kann man die Wirksamkeit von Weiterbildung messen? Der Weiterbildungsmarkt in der Wirtschaft und auch die Bildungsabteilungen der UV können bisher nur mit einzelnen Projekten spezifische Aspekte des Bildungserfolges nachweisen. Die meisten Evaluationsprojekte beinhalten Zufriedenheitsabfragen (Häring, 2003).

Fazit: Bildungskonzepte, die nachhaltig etwas bewirken sollen, erfordern einen höheren methodischen Aufwand und einen „charismatischen" und praxisorientierten Referenten (Arnold, 1999). Dabei kann man die verhaltensorientierten Seminare im Sinne der Methodenvielfalt als frühe Vorreiter benennen. Des weiteren sollte die Erfolgsmessung ihren Schwerpunkt von der reinen Zufriedenheitsabfrage auf Methoden integrierten Bildungscontrolling und auf die Frage des „Outcome" verlagern, um somit weitere Qualitätsaspekte zu erfassen.

Wie kann Bildungsarbeit (im Arbeitsschutz) tatsächlich so gestaltet werden, dass sie ökonomische und eben auch andere Qualitätskriterien erfüllt? Dies ist die große Herausforderung für den gesamten Weiterbildungsmarkt.

3 Bildungskonzepte – Heute

Die heutige Bildungslandschaft orientiert sich nicht mehr an der reinen Vermittlung von Inhalten, sondern möchte Schlüsselkompetenzen (fachlich, methodisch, sozial und personal, emotional) fördern. Das Ziel dabei ist nachhaltiges Lernen zu ermöglichen. Nachhaltiges Lernen beinhaltet mehrere Dimensionen (Schüßler, 2007):

- Der Teilnehmende ändert seine Einstellung zum Arbeitsschutz.
- Sein Lernverhalten verändert sich: Der Teilnehmende organisiert z.B. sein Lernen selbst.
- Die Teilnahme an Bildungsveranstaltung ergibt ein Lernergebnis in Form von Transfer in die Praxis.

Diese Aspekte des nachhaltigen Lernens bzw. der Nachhaltigkeit der Weiterbildung sind in die Weiterbildungspraxis zu ermöglichen. Nur so kann kundenorientierte Qualität entwickelt werden. Die Bildungsanbieter der UV versuchen diesen Ansatz auf 3 aufeinander aufbauenden Ebenen umzusetzen:

Strategische Ebene

Das Qualitätsrahmenmodell des dieses Jahr gegründeten Qualitätsverbunds Qualifizierung (QVQ) der Bildungsabteilungen der UV hat zum Ziel diese Herausforderungen anzunehmen. Qualität soll bei der Planung, der Entwicklung und bei der Durchführung der Bildungsprodukte berücksichtigt werden. Qualitätsstandards und die davon abgeleiteten Kriterien werden von den einzelnen Bildungseinrichtungen festgelegt und durch Evaluationen und Audits qualitätsgesichert werden.

Das Qualitätsverständnis orientiert sich am lerner- bzw. kundenorientierten Qualitätsmodell (Liebald, 2002), dessen Kernelement der gelungene Lernprozess ist. Unter Anwendung der acht didaktischen Prinzipien (Lernzielorientierung, Teilnehmerorientierung, Teilnehmeraktivierung, Erfahrungsorientierung, Handlungsorientierung, Exemplarisches Prinzip, Transferorientierung) sollen die Qualifizierungsprodukte geplant, entwickelt, durchgeführt und evaluiert werden. Dabei soll eine hohe Qualität

- des Lernens, z.B. möglichst gleich gut vorinformierte Gruppen (hohe Homogenität des Wissens),
- des Lehrens, z.B. Didaktik und Methodik sind zielgruppengerecht ausgerichtet, die Seminarinhalte sind aktuell, die Lernmedien sind nutzerfreundlich,
- der Lehrenden/Referenten sind gut qualifizierte Praktiker, die hoch motiviert sind und professionell die Seminare durchführen,
- der Lerninfrastruktur z.B. gute Atmosphäre im Seminarraum, aktuelle und zuverlässige Seminartechnik,
- der Bildungsorganisation, z.B. gut qualifiziertes und motiviertes Fachpersonal, gut qualifizierte Seminarorganisation und Seminarassistenz, hohe Qualität in Unterbringung und Verpflegung,

gewährleistet werden. Das Qualitätsrahmenmodell wird durch eine Qualitätsmanagementsystem in die Praxis umgesetzt. Damit wird ein Beitrag zur Strukturqualität und Prozessqualität hergeleitet.

Ebene der Teilnehmerdidaktik

Konzepte der Erwachsenenbildung orientieren sich zunehmend auch an systemischkonstruktivistischen Ansätzen in der Didaktik und Methodik (Reich, 2005; Arnold, 2008). Denn auf der Basis empirischer Forschungen zur Nachhaltigkeit von Lernprozessen (vgl. u.a. Mandl u.a. 1997; 2000; Reinmann & Mandl 1997) wurde mit der Zeit konkreter beschreibbar, auf welche Prinzipien zu achten ist, wenn Lernarrangements entstehen sollen, in deren Rahmen nachhaltige Lernprozesse sich entwickeln können. Die nachfolgend beschriebenen Prinzipien einer Ermöglichungsdidaktik sind von Ingeborg Schüßler als Bausteine der systemischen Pädagogik herausgearbeitet worden, wobei die von ihr gewählten Begriffe mit ihren Anfangsbuchstaben das Akronym ERMÖGLICHUNG bilden (Abbildung 1).

Die Umsetzung dieser Prinzipien setzt seitens des Qualifizierungskonzeptes und der Haltung der Referenten voraus, dass

Didaktische Prinzipien	**Didaktische Anforderungen an die Lernprozessbegleitung**	**Didaktische Anforderungen an die Lernenden**
E igenverantwortung	Die Eigenständigkeit der Lernenden zulassen durch aktive Partizipation in didaktischen Entscheidungen	Zunehmende Selbststeuerung und Verantwortungsübernahme für den eigenen Lernprozess (Entwicklung von Selbstlernkompetenzen)
R ückkopplung	Rückkopplungsmöglichkeiten, z.B. über Metakommunikation, Feedback-Verfahren anregen	Bereitschaft zur Offenlegung der eigenen Wirklichkeitskonstruktion (Gedanken, Vorurteile, Ängste etc.)
M ultiple Perspektive	Sachverhalte aus unterschiedlichen Perspektiven beleuchten, durch z.B. Perspektivenwechsel	Neugierde, Offenheit und Flexibilität im Denken und Handeln
Ö ffnung des Lehr-Lernprozesses	Offenheit gegenüber neuen Methoden, neuen Lernorten, neuen Kooperationen mit anderen Lehrenden und Lernenden etc.	Öffnung nach innen: Sich auf neue Erfahrungen einlassen können, Experimentierfreude und Unvoreingenommenheit; Öffnung nach außen: z.B. Kontakte zu anderen Lernprojekten suchen
G elassenheit	Gelassenheit gegenüber der Eigenwilligkeit der Lernenden und pädagogischer Takt im Umgang mit persönlichen Erfahrungsschilderungen und Konflikten	Der Lernprozessbegleitung (Trainer und andere Teilnehmende) ehrliches Feedback geben und eigene Bedürfnisse artikulieren können
L ebensweltbezug	Bezug zur Lebenswelt und Alltag der Lernenden auch im Lehr-Lernprozess über Situations- und Prozessorientierung	Sich eigene Handlungsprobleme und Schwierigkeiten im Alltag eingestehen können
I rritationen	Differenzerfahrungen behutsam anbieten	Sich auf Neues einlassen können, ohne darauf mit Abwehr zu reagieren
C oaching	Den Lernenden Coach, Berater und Lernbegleiter sein	Der Anderen Einblick in die eigene Lebenswirklichkeit gewähren
H andlungsorientierung	Den Lernenden vielfältige Erprobungsmöglichkeiten anbieten und Aktion vor Reflexion setzen	Eigene Handlungsressourcen aktiv nutzen und sich trauen, neue Fähigkeiten im geschützten Raum zu erproben
E motionalität	Seine eigene Rolle als „Lehrender" (und damit verbundene Gefühle) vor dem Hintergrund des eigenen Gewordenseins reflektieren, positive Lernatmosphäre gestalten	Sich der eigenen Gefühle bewusst werden und bereit sein, diese zu veröffentlichen und gemäß ihrer Situationsangemessenheit kritisch zu hinterfragen
N achhaltigkeit	Die möglichen Wirkungen des eigenen Handelns und seine pädagogischen Ansprüche reflektieren	Das eigene Handeln als gestaltbar und veränderbar aber auch verantwortbar begreifen und daraus für sich eigene Lernanforderungen ableiten

Abbildung 1: Prinzipien einer Ermöglichungsdidaktik (Schüßler 2007, 319f)

- die Teilnehmer als mündige Menschen betrachtet werden,
- ihre Selbstverantwortung im Unterricht gefördert wird,
- ihre Lernkompetenz durch geeignete Seminarmethoden ausgebaut,
- Selbstvertrauen erweitert,
- Lösungsorientierung optimiert werden.

Ebene der Referentenqualifizierung

Nicht nur auf der Seminarsebene, sondern auch bei der Entwicklung der Dozenten und Trainer kommt dieser sichtbar gelebten Didaktik eine grundlegende Bedeutung zu. Lehren kann sich nur dann wirksam verändern, wenn sich Dozenten und Trainer auf den Weg machen, das Lernen der Teilnehmenden lebendiger, handlungsorientierter sowie nachhaltiger zu gestalten und dadurch des Sicherheits und Gesundheitsbewusstseins wirksam voran zu bringen. Dieses „Sich-auf-den-Weg-Machen“ erfordert die nachfolgend in einem Akronym zusammengefassten Kompetenzen. BERATUNG und sollte von den Unfallversicherungsträgern initiiert und wahrgenommen werden (Abbildung 2).

Die Prinzipien der Ermöglichungsdidaktik und Prinzipien der Lernberatung können nur dann umgesetzt werden, wenn die Referenten/Dozenten/Trainer die zunehmend hohen Anforderungen an die methodische und soziale, emotionale und Persönlichkeitskompetenz erfüllen können.

Von einem Referenten mit Trainerqualifikation wird erwartet, alle erforderlichen Unterrichtsmethoden in allen vier Stufen des Lehrens (nach Greif, 1995) anwenden und sowohl als guter Dozent als auch als Lernberater flexibel auf die unterschiedlichen Anforderungen des Curriculums reagieren zu können (Abbildung 3). Referenten/Dozenten werden durch ein systematisches Referentenqualifizierungssystem auf diese Anforderungen vorbereitet (siehe Referentenqualifikation zum „BG-Chemie-Trainer“, SchreiberCosta, 2007).

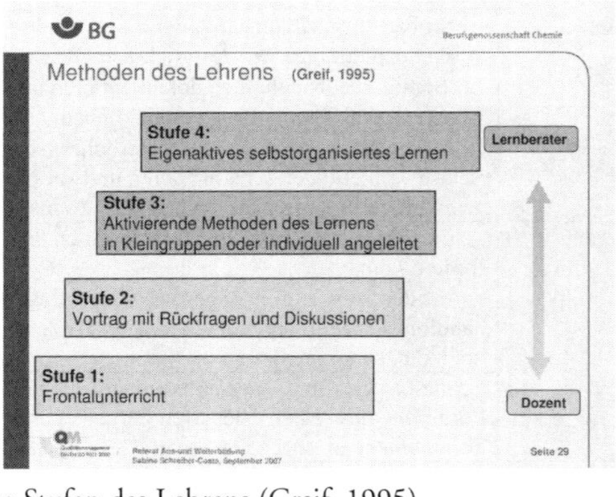

Abbildung 3: Vier Stufen des Lehrens (Greif, 1995)

Prinzipien einer nachhaltigen Lernberatung	Kompetenzprofil Lernberatung
B egleiten	… den Auftrag zur Problemlösung im Dialog klären und Veränderungsziele einvernehmlich festlegen können
	… die Perspektiven (Deutungsmuster etc.) der zu begleitenden Teilnehmer verstehen und ihre Veränderungspotenziale einschätzen können
	… passende Vorschläge (Empfehlungen, Ratschläge etc.) entwickeln und in überzeugender Zurückhaltung unterbreiten können
E rmuntern	… für das Veränderungsanliegen begeistern und das Vertrauen in die eigene Lösungsfähigkeit des Gegenüber stärken können
	… Lösungsversuche kompetent und konstruktiv begleiten können.
	… auch kritisches Feedback ressourcenstärkend artikulieren können
R espektieren	… wertschätzend und bestätigend („lobend") kommunizieren können
	… in verbaler und nonverbaler Kommunikation auf Augenhöhe mit dem Gegenüber umgehen können
	… von den erworbenen Erfahrungen des Gegenübers ausgehen und diese bei Innovationen einbinden können
A kzeptanz sichern	… als Repräsentant von Dozenten und Trainern an Seminar- und Qualifizierungsentwicklung glaubwürdig sein
	… die berechtigten Interessen der Dozenten und Trainer bezüglich der Unterstützung verstehen und vertreten können
	… als Coach Veränderungsprozesse hilfreich begleiten können
T eambildung gestalten	… das Wir-Gefühl der mitgestaltenden Dozenten/Trainer stärken können
	… für das gemeinsame Anliegen einer didaktischen Unterrichtsentwicklung Unterstützung gewinnen können
	… arbeitsteilige Formen der Zusammenarbeit anbahnen bzw. initiieren können (Stichwort: gemeinsame Seminargestaltung)
E rfolg beobachten	… für die Einschätzungen von Teilnehmenden sowie die Wirkungen des eigenen Unterrichts interessieren können
	… Seminarbeobachtungen dokumentieren und mit den Dozenten und Trainern auswerten können
	… für die Notwendigkeit kontinuierlicher Selbstevaluierungen sensibilisieren und zur Mitwirkung an externen Evaluierungen motivieren können
N achhaltiges Lernen arrangieren	… die Methodenkompetenz von Dozenten und Trainern fördern können
	… bei der Entwicklung angepasster Konzepte eines handlungsorientierten und lebendigen Lernens unterstützen können
	… die Entwicklung von Lernarrangements und die Förderung des selbstgesteuerten Lernens von Teilnehmenden anregen können

Abbildung 2: Prinzipien und Kompetenzen nachhaltiger Lernberatung (Schüßler, 2007)

4 Die größten Herausforderungen für die Zukunft liegen in der nachhaltigen Qualifizierung aller Verantwortlichen und Beschäftigten

In der Zukunft sind meiner Meinung nach unter anderem folgende Änderungen in der bisherigen Arbeitsschutzdidaktik (*was* Teilnehmenden/zu Unterweisenden aber auch den Lehrenden zu vermitteln ist) und Methodik (*wie* die Inhalte zu vermitteln sind) vorzunehmen: In einer intensivierten Zusammenarbeit mit den Unternehmen z.B. mit deren Personalentwicklung soll eine Lern- und Unternehmenskultur gefördert werden, die individuelles Lernen ermöglicht und Verantwortlichkeit für sich und andere zum Ziel hat. Das heißt, die Aus- und Weiterbildung ist im Sinne einer Prozessbegleitung an die tatsächlichen Bedarfe und Bedürfnisse der Lernenden und an die aktuellen strukturellen Gegebenheiten der einzelnen Unternehmens z.B. deren Sicherheits- und Gesundheitskultur anzupassen. Qualifizierung ist als langfristiger Prozess zu sehen und sollte z.B. durch „Blended Learning"Konzepte, aufeinander aufbauende Seminare und Coaching bzw. Supervision begleitet werden.

Folgende Fragestellungen sollten bei der Gestaltung dieser Lernkultur nachhaltigen ErwachsenenLernen (Arnold, 2001) berücksichtigt werden:

Milderung des Vorrangs von Gegenständen und Inhalten
- Wie lassen sich Inhalte erschließungsorientiert aufbereiten?
- Welche Lernmethoden helfen bei der Entwicklung von Schlüsselqualifikationen?
- Welche Inhalte sind aus fachdidaktischer und kompetenztheoretischer Sicht strukturbildend?

Integration von rationalen und emotionalen Anteilen
- Wie bestimmen lernbiografische Erfahrungen und Deutungs- und Emotionsmuster den Lehr/Lernprozess?
- Wie kann durch die „Emotionalisierung" des Lernprozesses nachhaltiges Lernen angeregt und unterstützt werden?

Überwindung des einseitigen Methodenbesitzes
- Über welche Lernstrategien und Selbstlernmethoden verfügen die einzelnen Lerntypen?
- Wie können Selbstlernkompetenzen systematisch gefördert werden?

Aufhebung der Trennung von Lehren und Lernen
- Wie viel Lehren ist notwendig?
- Gibt es aktivierende bzw. aneignungsförderliche Formen der Wissensvermittlung bzw. Kompetenzgestaltung?

- Wie kann die Kompetenzentwicklung durch Erwachsenenbildung initiiert und gefördert werden? Kann der Mensch überhaupt etwas durch die Erwachsenenbildung lernen und wie sollte die Lehre beschaffen sein, dass der erwachsene Mensch überhaupt etwas annimmt, lernt und umsetzt?
- Wie können Lehrende sich zu Lernberatern entwickeln?

Überwindung des Ökonomisierungs- und Standardisierungszwangs

- Wie kann die Chance auf individuelle und eigensinnige Kompetenzentwicklung mit Blick auf eine erfolgreiche Lebensbewältigung gewahrt bleiben und auch formal abgesichert werden?
- Wie kann Kompetenzentwicklung so unterstützt werden, dass sie nicht nur auf eine ökonomische Nutzung und Standardisierung zielt, sondern auch übergreifende gesellschaftlich bedeutsame und persönlichkeitsrelevante Handlungsmöglichkeiten hervorbringt?
- Mit welchen Verfahren können nachhaltige Entwicklungsprozesse adäquat und für alle Beteiligten nachvollziehbar erfasst werden?

Reduzierung des Lernens im Gleichschritt

- Wie lassen sich Selbstlern- und Fernlernelemente bzw. autodidaktische Lernphasen integrieren?
- Welche Sozialphasen sind für den Lernprozess notwendig?
- Wie gelingt es Erwachsenen nach der Bildungsmaßnahme an ihren Lernobjekten weiterzuarbeiten? Was hilft ihnen dabei z.B. eine Lernplattform und welche Möglichkeiten kann die Erwachsenenbildung noch anbieten, diese Phase vorzubereiten oder weiterzubegleiten?
- Was kann ein Bildungsanbieter nachhaltig tun, um den Transfer zu fördern?
- Welche Voraussetzungen und Bedingungen erleichtern lernerseitig und von der Lernumgebung her, die Aneignung und den Transfer des Gelernten? Kann das, was im Lernprozess vermittelt wird, von den Lernenden überhaupt in die Praxis umgesetzt werden?

Eine Voraussetzung für individuelles Lernen ist die Förderung von *Selbstlernkompetenzen* aller Beschäftigten. Die Aus- und Weiterbildung der UV kann die Entwicklung von Selbstlernkompetenzen der Multiplikatoren im Arbeitsschutz fördern.

Selbstorganisiertes Lernen der Teilnehmenden auch während der Arbeitszeit ist durch die Betriebe zu ermöglichen, zu fördern aber auch zu fordern. Nur so kann gewährleistet werden, dass sich die Akteure im Arbeitsschutz fachlich ständig weiterqualifizieren können und über aktuelle Informationen verfügen.

Die *Dozenten/Trainer* sind durch die UVTräger so zu qualifizieren, dass sie die Präsenzunterweisungen fachlich/methodisch ziel- und handlungsorientiert durchführen und die Lernenden prozessorientiert beraten und begleiten können. Sie sollen des weiteren bei „Blended Learning"Konzepten in der Lage sein, effektive Selbstlernmedien auszuwählen und diese ggf. an die tatsächlichen Bedarfe anzupassen. E-Learning-Software muss deshalb unternehmensspezifisch ergänzt bzw. bearbeitbar sein, um z.B. praxisnahe Beispiele einfügen zu können.

Auch die *Selbstlernphase* ist tutoriell durch Dozenten/Trainer zu begleiten. Führungskräfte/Unterweiser sollen über Coachingkompetenzen verfügen, um den Transfer in die Praxis zu erleichtern. Sicheres und gesundes Verhalten ist Handlungsmaxime und wird durch die Führungskräfte überprüft.

Die UV sind Trendsetter und Marktführer, da sie „alles aus einer Hand" ihren Kunden/Teilnehmenden/Unternehmen/Staat/Wirtschaft ziel- und bedarfsorientiert anbieten können:

- ein attraktives „Produkt" nämlich „Sicherheit und Gesundheit für das gesamte Unternehmen" durch
- innovative, kreative, praxisnahe, professionelle und kompetente Qualifizierung mittels E-Learning und Präsenzlernen im Blended Learning (Verbundenes Lernen)
- Kontaktgestaltung und Treue durch Lernplattform
- Beratung, Begleitung und Coaching durch den TAD und externe Partner

Unternehmen, UV und externe Partner arbeiten eng zusammen. Bildung auch im Arbeitsschutz ist ein hohes Unternehmensziel. Dies wäre *meine positive Vision* in die Zukunft.

Eine *negative Vision* in die Zukunft ist für mich, dass Bildungsarbeit im Arbeitsschutz ohne besonderes Engagement, oberflächlich und ohne Qualitätsorientierung durchgeführt wird:

- Die Unternehmen wollen die „schnelle und günstige" Lösung – Die Beschäftigen und die Arbeitsschutzakteure sollen zu Hause entweder durch Papier oder unprofessionell gestaltete und nicht auf den Arbeitsplatz oder Tätigkeit abgestimmte ELearningprodukte durcharbeiten. Keinen interessiert wirklich, was die Beschäftigten gelernt haben. Hauptsache es ist dokumentiert, dass die Beschäftigten unterwiesen wurden.
- Die UV ziehen sich aus dem Geschäftsfeld Bildung zurück, führen keine Präsenzseminare mehr durch, schließen – falls vorhanden – ihre Bildungszentren und stellen nur geringe Beträge für die Erstellung von Software zur Verfügung. Prävention und Qualifizierung sind keine Geschäftsfelder mehr.

Literatur

Bürkert, U. & SchreiberCosta, S. (2006). Qualitätsmanagementhandbuch und Verfahrensanweisungen des Referats Aus und Weiterbildung. Unveröffentlicht. 2006

Dietz, S. Qualitätsmanagement in Weiterbildungseinrichtungen. Münster: LITVerlag. 1996

Greif, S. & Kurtz, H.J. Handbuch Selbstorganisiertes Lernen. Göttingen: Hogrefe. 1998

Häring, K.. Evaluation der Weiterbildung von Führungskräften. DUV. Wiesbaden.2003

Kegelmann, M. Qualitätssicherung und Qualitätsmanagement in der Weiterbildung. Neuwied: Luchterhand Verlag. 1996

Reich, K. Systemischkonstruktivistische Pädagogik. Weinheim: Beltz. 2005

Reich, K. (2006). Konstruktivistische Didaktik. Weinheim: Beltz. 2006

ReinmannRothmeier, J. & Mandel, H.: Lehren im Erwachsenenalter. Auffassungen vom Lehren und Lernen, Prinzipien und Methoden. In: Weinert/ Mandl 1997, S.355403.

Schüßler, I. (Hrsg.): Nachhaltigkeit in der Weiterbildung. Theoretische und empirische Untersuchungen zum nachhaltigen Lernen. Baltmannsweiler 2007.

Senge, P. (2003). Die fünfte Disziplin. Stuttgart: KlettCotta.

Sonntag, K. (2006). Personalentwicklung in Organisationen. Göttingen: Hogrefe.

Thombansen, U. u.a. Vertrauen durch Qualität. Qualitätsmanagement in Weiterbildungsunternehmen. München: Neuer Merkur. 1994

Weinert, E.& Mandl, H. (Hrsg.): Psychologie der Erwachsenenbildung. Enzyklopädie der Psychologie. Themenbereich D. Theorie und Forschung: Ser. I. Bd.4. Göttingen u.a. 1997.

Über die Autorin

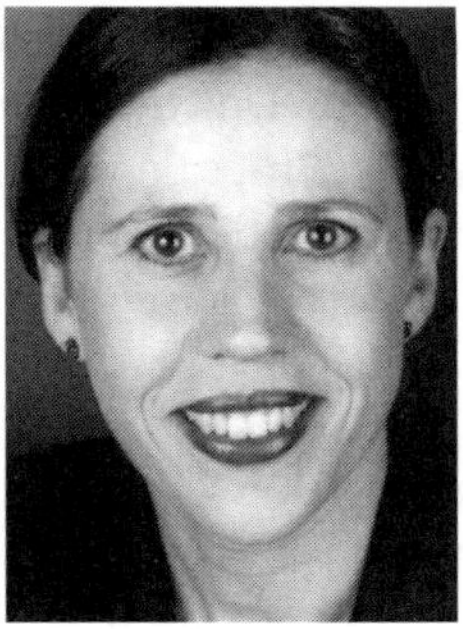

Dipl.-Psych. Sabine SchreiberCosta, geb. 1965

Referat Aus und Weiterbildung, Zentrum für Arbeitssicherheit –Haus Maikammer Mühlenweg 1, 67487 Maikammer, Tel.: 06321/ 588 402, Fax. 06321/ 588 508, sschreibercosta@bgchemie.de

Leiterin des Fachbereichs 2 „Psychologie und Informationstransfer“

Dozentin und Qualitätsmanagementbeauftragte im Referat „Aus und Weiterbildung“ der BG Chemie

Dipl.-Psychologin (TU Darmstadt); Schwerpunkt Arbeits- Betriebs- und Organisationspsychologie und Arbeitswissenschaft (1986 bis 1992)

Sozialberaterin für Deutsche AmphibolinWerke (Baufarbenhersteller mit 1200 Beschäftigten in Ober-Ramstadt, Hessen) (1989 bis 1993);

Schwerpunkte:

Entwicklung und Implementierung eines Gesundheitsförderungsprogramms,

Organisation und Beratung Suchtprävention und Suchthilfe

Dozentin für Arbeitssicherheit bei der BG Chemie (ab 1993) Fachkraft für Arbeitssicherheit

Qualitätsmanagementbeauftragte seit 1995: Aufbau und Implementierung eines zertifizierten QMSystems für das Referat Aus- und Weiterbildung der BG Chemie

Leiterin des Fachbereichs 2 „Psychologie und Informationstransfer" seit 1998, Schwerpunkte: Unterweisungsmanagement, Andragogik: Didaktik und Methodik; ELearning, Qualität in der Weiterbildung, Referentenqualifizierung, Suchtprävention und Suchthilfe, Mobbing

Auditorin für Bildungsmanagement bei Certqua (Gesellschaft der Deutschen Wirtschaft zur Förderung und Zertifizierung von Qualitätssicherungssystemen in der Beruflichen Bildung mgH) seit 2006

Doktorandin an der TUDarmstadt; Fachbereich 3 Psychologie seit 2007

Die drei wichtigsten Publikationen, Arbeitsergebnisse der Vergangenheit

Aufbau und Implementierung eines QMSystems für das Referat Aus- und Weiterbildung

Entwicklung, Durchführung und Evaluation eines innovativen Seminarcurriculums zur Qualifizierung von „betrieblichen Suchtbeauftragten"

Entwicklung und Durchführung eines Referentenqualifizierungssystems für die 250 externen Referenten der BG Chemie

Drei wichtigsten aktuellen Engagements in Organisationen, Gremien, Beiräten

Mitentwicklung und Beratung des Qualitätsverbundes „Qualifizierung" der UV

Externe Auditorin für die Certqua

Arbeitskreis „Betriebliche Suchtprävention und Suchthilfe" der Deutschen Hauptstelle für Suchtfragen (DHS)

Drei momentan wichtigsten Projekte

Dissertation zum Thema „Qualität von Bildungskonzepten im Arbeitsschutz planen, entwickeln und evaluieren"

Einführen von Blended LearningKonzepten in die Aus- und Weiterbildung

Planen und Durchführen eines Referentenworkshops zum Thema „Systemisch/Konstruktivistische Bausteine für die nachhaltige Bildungsarbeit"

Drei wichtigsten Vorhaben für die nächsten 5 Jahre

Qualifizierung der Akteure im Arbeitsschutz als Prozessbegleiter, Mediatoren und Coaches durch speziell entwickelte Fortbildungen

Förderung von Selbstlernkompetenzen, Selbstorganisation und Selbstwirksamkeit bei allen Zielgruppen der Weitbildung

Nachhaltigkeit der Bildungsprodukte verbessern durch Weiterentwicklung der Lehre in Richtung Blended Learning, Lernbegleitung durch Referenten, Einbeziehung von handlungsorientierten Seminarbausteinen, Konzepten der Systemik und Konstruktivismus

Klaus Schubert
Fachberatung für Arbeitssicherheit, Münzenberg

Verhaltensbezogene Konzepte und Werkzeuge im Wandel der sicherheitspsychologischen Beratungspraxis

1 Einleitung

Fachwissen für die Tätigkeit eines Sicherheitspsychologen erwarb ich am Psychologischen Institut Frankfurt bei Prof. F. Burkardt im Studium und in sich anschließender Forschungsarbeit. Damit ausgestattet, erhielt ich meinen ersten größeren Auftrag als freiberuflich tätiger Berater im Weltunternehmen BASF. In den folgenden zehn Jahren schulte ich über dreitausend Führungskräfte der BASF zum Thema: „Der Mensch als Sicherheitsfaktor und Schutzobjekt". Es war eine Einführung in Aufgaben der Führungskräfte im Arbeitsschutz – verbunden mit der Vermittlung sicherheitspsychologischer Verhaltensbeeinflussungsstrategien.

Parallel bot mir die Berufsgenossenschaft der chemischen Industrie an, in Seminaren als Referent sicherheitspsychologische Themen wie „Motivation zur Arbeitssicherheit" vorzutragen. Für den Berufsanfänger eine hervorragende Möglichkeit, Erfahrungen in der Praxis sammeln zu können. Damit trat ich in die damals noch kleine, gut überschaubare Anzahl freiberuflicher Sicherheitspsychologen ein, die sich eine eigenständige, tragfähige Beratungspraxis entwickelten. Worauf konnten wir dazu zurückgreifen, außer auf unsere Studieninhalte und die eigene Erfahrungen in der Beratungspraxis?

Glücklicherweise fanden seit Beginn meiner selbständiger Tätigkeit regelmäßig die „Workshops zur Psychologie der Arbeitssicherheit" statt (alle verfügbaren Berichtsbände bei: Roland Asanger Verlag; *siehe Anhang*). Darin präsentierten Wissenschaftler mehrerer Universitäten arbeitssicherheitspsychologische Erkenntnisse, berichteten selbständige und in Unternehmen beschäftigte Sicherheitspsychologen ebenso über Erfahrungen und Konzepte wie Arbeitsicherheits- und Gesundheitsschutzexperten aus Unternehmen und Institutionen. Das inhaltliche Angebot an Ideen und Konzepten für sicherheitspsychologische Beratung war umfangreich, gleichwohl war es oft sehr mühsam, wissenschaftliche psychologische Erkenntnisse für betriebliche Projekte zu nutzen. Hörte ich zum Beispiel etwas über die Korrelation von Tragebequemlichkeit und Tragequote von persönlichen Schutzausrüstungen, fing die Arbeit erst an, dieses Wissen in einem Motivationskonzept für Führungskräfte und Mitarbeiter in einem Unternehmen wirksam anzuwenden. Auf diese Weise fanden sich neue Ansätze, die Beratungspraxis weiter zu optimieren.

Auch Erfahrungen aus Forschungsprojekten förderten in der Vergangenheit meine Arbeit als selbständiger Psychologe. Die materiellen Bedingungen im Bereich der Forschung können aber oft nicht auf die Arbeit sicherheitspsychologischer Berater übertragen werden, da Unternehmen letzteren, der Aufgabenstellung entsprechend, nur zielführende Maßnahmen honorieren. Nutzen ließen sich Forschungsergebnisse, aber sie waren auf ein betrieblich praktikables Maß zu reduzieren oder auf unternehmensinterne Anforderungen anzupassen.

Einen unvorsehbaren Schub erhielt die Qualität der sicherheitspsychologischen Beratungsarbeit seit Ende der achtziger Jahre. Mit der EDV-Technik hat sich in kaum erwartbarer Weise die Nutzung neuer Medien entwickelt. Dies führte auch bei den freiberuflichen Sicherheitspsychologen zu einer Ausweitung ihrer Arbeitsfelder, insbesondere ließen sich die neuen Medien für Schulungen, Trainings, Informationstechnik nutzen. Zur interaktiven Selbstunterweisung am Bildschirm-Arbeitsplatz habe ich selbst das erste, in Deutschland publizierte PC-Programm entwickelt (Schubert, K., Gesund am Bildschirm-Arbeitsplatz. Lexika-Verlag. 1993). Das Programm wurde rund zehn Jahre in der DASA in Dortmund, Bundesanstalt für Arbeitsschutz und Arbeitsmedizin, auf einem Groß-Notebook präsentiert.

Unternehmen und Institutionen sind ein für Sicherheitspsychologen interessantes Arbeitsfeld. Ist doch für eine erfolgreiche Führungs- und Verhaltensbeeinflussungspraxis die Anwendung psychologischer Erkenntnisse, Maßnahmen, Konzepte und Werkzeuge unerlässlich. Dazu ist weiterhin ein intensiver Diskurs zwischen sicherheitspsychologischen Wissenschaftler und Praktikern zu führen. So können die gegenwärtigen und zukünftigen Aufgaben gemeinsam erfolgreicher erfüllt werden.

2 Rückblick: Viele gute Ansätze

Anfang der achtziger Jahre gab es für interessierte Psychologen noch wenig Fachwissen zur Arbeitssicherheitspsychologie, das sich direkt für eine selbständige sicherheitspsychologische Beratungspraxis anwenden ließ. An nur wenigen psychologischen Universitätsinstituten bildete dieses Fachgebiet einen Schwerpunkt. Einzelne Psychologieprofessoren förderten in dieser Zeit die Arbeitssicherheitspsychologie in besondere Weise. Herauszuheben sind Prof. Friedhelm Burkardt (Universität Frankfurt am Main), Prof. Carl Graf Hoyos (Technische Universität München) und Prof. Udo Undeutsch (Universität Köln). Ihre Forschung, Lehre und ihre Erfahrungen aus zahlreichen Projekten in Unternehmen und Institutionen waren damals die Grundlage für die ersten Konzepte, mit denen ausgebildete Psychologen freiberuflich tätig werden konnten.

Mit der von Graf Hoyos begonnenen, dann von Burkardt und später anderen weitergeführten Workshop-Reihe „Psychologie der Arbeitssicherheit“ stand ab Anfang der achtziger Jahre ein Forum zur Verfügung, in dem sich Wissenschaftler, eine zunehmende Anzahl selbständiger Sicherheitspsychologen, in Unternehmen und Institutionen tätige Psychologen sowie Arbeitsschutzfachpersonal aus Unternehmen austauschen konnten. Diese Angebote waren auch für meine Entwicklung zum beratenden Sicherheitspsychologen förderlich und entscheidend. Im Laufe der Jahre entstand dadurch ein immer breiteres Angebot an Berichten über in der Beratungspraxis direkt anwendbare sicherheitspsychologische Konzepte und Werkzeuge.

Weitere Professoren psychologischer Institute beschäftigten sich mit speziellen sicherheitspsychologischen Sachgebieten. Die Beiträge in den Berichtsbänden über die Workshops spiegeln die Entwicklung der Sicherheitspsychologie wider. Während in den ersten Workshops noch die wissenschaftlichen Beiträge aus der psychologischen Forschung und Praxis dominierten, fanden im Laufe der Jahre immer mehr Beiträge von Psychologen und Arbeitsschutzfachleuten aus Unternehmen Eingang in die Diskussion der Workshops. In Referaten, manche gemeinsam mit Sicherheitsfachkräften oder Unternehmern/Führungskräften vorgetragen, konnte ich seit dem 2. Workshop bis heute meinen eigenen Beitrag dazu leisten, Erfahrungen aus der betrieblichen Beratungspraxis eines Sicherheitspsychologen bekannt zu machen.

Gleichzeitig nutzte ich für meine Beratungspraxis immer wieder wissenschaftliche Forschungsergebnisse, selbst wenn es sich aus heutiger Sicht um weniger wichtig erscheinende Anforderungen im Arbeitsschutz handelte. So wurde in Unternehmen immer wieder die Frage nach der Wirksamkeit von Plakaten und Postern im Arbeitsschutz gestellt. Mehrere Untersuchungen informierten über die Wirksamkeit von Plakaten zur Motivation zu sicherem Verhalten und gaben Hinweise auf deren Gestaltung und Positionierung im Anwendungsbereich (dazu gibt es Berichte in mehreren Workshop-Berichtsbänden). In Unternehmen waren solche Erkenntnisse nicht bekannt – wenn doch, wurden sie häufig wenig beachtet.

Seit den Anfängen meiner Beratertätigkeit war ich immer wieder in Unternehmen als Sicherheitspsychologe gefragt, an der Analyse von Unfällen mitzuwirken. Von großem Interesse war die Frage nach der Beteiligung des Faktors Mensch im Unfallgeschehen. Hierbei konnte ich auf wissenschaftliche Forschungen zurückgreifen. Als gut anwendbares Instrument für solche Untersuchungen ließ sich der Fragebogen zur Sicherheitsdiagnose (FSD, von Hoyos, C. Graf & Ruppert, F.) einsetzen. Die Differenziertheit der Fragestellungen im FSD löste immer wieder Neugierde und positive Reaktionen insbesondere bei Ingenieuren aus. Der FSD eignete sich besonders für Problemstellungen im Arbeits-, Gesundheits- und Umweltschutz. Mit dem FSD können bereits bestehende, ebenso wie in Planung befindliche Arbeitsplätze und -systeme analysiert werden. Der FSD ist in seiner Grundkonzeption ein Instrument für die präventive Sicherheitsarbeit, er kann aber auch zur Unfallursachenanalyse herangezogen werden. Heute ist er in der Toolbox der BAuA „Instrumente zur Erfassung psychischer Belastungen" (Bundesanstalt für Arbeitsschutz und Arbeitsmedizin) zu finden.

Eine rege Zusammenarbeit von Arbeitsschutzfachpersonal und Psychologen gab es auch zu verschiedenen verhaltenspsychologischen Aspekten von Gefahren, Gefährdungen und Risiko. Seit Prof. U. Undeutsch Untersuchungen über „Psychologische Bedingungen der Risikoakzeptanz" (Karlsruhe: Verl. Versicherungswirtschaft, 1988) und andere Forschungsergebnisse zu Themen, wie Gefahrenwahrnehmung und -kognition, Risikowahrnehmung und -akzeptanz, veröffentlicht hatten, beschäftigte ich mich dazu in Projekten in Unternehmen. Mit solchen Konzepten konnte ich in zahlreichen mittleren und großen Unternehmen der Industrie erstmals Maßnahmen unter systematischer Beteiligung der Mitarbeiter einführen. Die hierzu entwickelten Werkzeuge (Gefährdungsbefragung von Beschäftigten, Risikomatrix, Risikofaktor psychische Belastung und Beanspruchung u.a.) fanden später auch Eingang in die gesetzlich vorgeschriebene Gefährdungsbeurteilung.

Ende der achtziger Jahre lernte ich an deutschen Standorten von amerikanischen Unternehmen eine mir bis dahin unbekannte Sicherheitskultur kennen. Für alle Aufgaben der Führungskräfte im Bereich Arbeitsschutz gab es Konzepte, Instrumente und klare Regelungen. In erstaunlich hohem Maß waren Mitarbeiter an Sicherheitsaufgaben beteiligt. Darauf musste sich die psychologische Beratungsleistung einstellen. Ein besonders bemerkenswertes Instrument war die mir bis dahin unbekannte Methode der „Job-Sicherheits-Analyse" (JSA). Mitarbeiter analysierten selbst ihre Tätigkeiten unter Moderation ihrer Führungskräfte. Bis dahin hatte ich kein vergleichbar wirksames Instrument im Arbeitsschutz kennengelernt, mit dem es gelang, die Motivation von Beschäftigten zum sicheren Arbeiten messbar und nachhaltig zu fördern. Die Job-Sicherheits-Analyse wurde seither von mir in einer ganzen Reihe von Unternehmen eingeführt und ist dort als integrierte Methode der Gefährdungsbeurteilung, der Betriebsanweisungs- und Unterweisungspraxis bis heute Teil des Sicherheitsmanagements.

Das Sachgebiet der psychologischen Unfallforschung hat mich ebenfalls früh interessiert. In Unternehmen fand ich oft einen fachlich unzulänglichen Umgang mit Unfällen vor. Zu häufig wurde das „Fehlverhalten" des verunfallten Mitarbeiters als einzige Unfallursache angesehen. Instrumente zur Analyse von Unfällen hatte ich, mit Ausnahme des FSD (siehe oben), erst in amerikanischen Unternehmen kennengelernt, die ich nun, optimiert im Bereich psychischer Ursachen, in anderen Unternehmen einführen konnte. Der interessierte Psychologe war damals fast vollständig auf Fachwissen aus dem angloamerikanischen Bereich angewiesen.

Schulung, Unterweisung und Training waren seit Anfang meiner Beratungstätigkeit immer ein Hauptarbeitsfeld. Hier bestanden in Unternehmen hohe Erwartungen an die Mitwirkung von Psychologen im Arbeitsschutz. In der Vergangenheit suchte man als Psychologe ein sicherheitspsychologisch gestütztes Unterweisungskonzept vergebens, falls man keinen Zugang zu Fachkollegen mit entsprechender Erfahrung hatte, einem die Workshop-Berichte Psychologie der Arbeitssicherheit nicht bekannt waren oder man nicht die Möglichkeit hatte, entsprechende Seminare in den Berufsgenossenschaften oder in anderen Arbeitsschutz-Fachinstitutionen besuchen zu können. Es war bis in die jüngere Zeit kaum ein größerer Widerspruch zwischen sicherheitspsychologischem Fachwissen und der Praxis denkbar als beim Thema der Unterweisungspraxis in Unternehmen und Institutionen. Ich erlebte häufig Unterweisungen von Führungskräften, die ihre demotivierende Wirkung bei allen Beteiligten spürbar hinterließen.

Um hier qualifiziert zu beraten, halfen mir von anderen Sicherheitspsychologen erprobte Unterweisungskonzepte (z.B. LernStatt, BMW). Mit dem „Sicherheitsdialog“ wurde von mir, mit Unterstützung von zwei weiteren Sicherheitspsychologen, für ein Unternehmen eine Unterweisungsmethode entwickelt, die erwachsenenpädogische und sicherheitspychologische Fachkunde berücksichtigte. Nach dem Training aller Unterweiser in den 36 deutschen Standorten des Unternehmens, wurde diese Methode weiterhin von mir und anderen Sicherheitspsychologen in verschiedenen Adaptionen an Unternehmensanforderungen erfolgreich eingesetzt.

Ein positiver Bereich der sicherheitspsychologischen Beratungspraxis ist die Entwicklung von Medien und Filmen für Unterweisungen im Bereich Sicherheit in den letzten zwanzig Jahren. Psychologisch emotiv wirksame Filme drehte R. Lenz (Institut Input) und der beratende Sicherheitspsychologe J. Walter entwickelte eine besondere Form multimedialer Trainings. Innerhalb der Berufsgenossenschaften wirkten Sicherheitspsychologen an der Erstellung guter Unterweisungsfilme mit.

In dieser – aus meiner Wahrnehmung – ersten Phase der sicherheitspsychologischen Beratungspraxis waren die Aufgabenstellungen aus Unternehmen zudem inhaltlich anders geprägt als heute. So erhielt ich früher zum Beispiel häufig sehr unspezifische Angebote, in Unternehmen mitzuwirken. Nicht selten gab es Anfragen, „ob ich nicht ein Seminar für die Motivation der Führungskräfte zur Arbeitssicherheit im Unternehmen durchführen könne“. Der Grund: Die Unfallzahlen seien wieder gestiegen oder mit der Vorbildfunktion der Vorgesetzten stünde es nicht zum Besten. Denen, so der Wunsch der auftraggebenden Sicherheitsfachkraft des Unternehmens, müsse einmal ein Externer erklären, welche

Aufgaben sie hätten. Fast immer hörte ich dann den Hinweis auf Jesus bekannten Satz aus dem Matthäus-Evangelium: „Ein Prophet gilt nirgends weniger als in seinem Vaterland und in seinem Hause". Dieses Bild beschreibt auch zutreffend die Situation vieler Sicherheitsfachkräfte, die sich weit mehr als heute mit uneinsichtigen, überforderten oder vorrangig auf Produktionsleistung ausgerichteten Führungskräften beschäftigen mussten, aber wenig Gehör für ihre kritische Beurteilung der Verhältnisse und ihre Vorschläge zu Verbesserung fanden.

Was ich als Rückschau beschreibe, stellt sich für jüngere Psychologen vielleicht anders dar, wenn sie zum Beispiel heute (2008) den Workshop „Psychologie der Arbeitssicherheit" besuchen. So fand ich erneut einen Poster-Beitrag zur Wirksamkeit von Sicherheitsplakaten. Dem Autor waren die früheren Forschungsergebnisse nicht bekannt. Er war überrascht und erfreut, als ich ihm darüber berichtete und ihm die früheren Beiträge zustellte. Ein weiterer Poster-Beitrag von Det Norkse Veritas im Workshop (2008) stellte zwanzig Jahre nach der Entwicklung des Sicherheitsdialogs als Unterweisungsmethode (s.o.) unter demselben Titel erneut eine inhaltlich fast deckungsgleiche Methode vor. Ich erlebe heute also einen erheblichen Fortschritt im Bereich der arbeitssicherheits-psychologischen Erkenntnisse, aber sehr viel weniger qualitativ neue Konzepte zu deren Anwendung im Unternehmen. Wie gezeigt, tauchen alte Konzepte unvermutet wieder auf. Vielleicht schafft hier ihre zunehmende Publikation in Netzwerken und Internetportalen Abhilfe.

3 Gegenwart: Sicheres, gesundheitsgerechtes Verhalten als Unternehmensziel

Seit Mitte der neunziger Jahre hat sich in vielen Unternehmen der Stellenwert des Arbeitsschutzes signifikant geändert. Immer mehr Unternehmen formulierten Sicherheits- und Gesundheitsschutzziele und erhöhten die Anforderungen. Dafür gibt es mehrere Gründe. Mit bestimmend für diese Entwicklung ist die Internationalisierung und Konzentration von Unternehmen zu immer größeren Einheiten. Damit wurden in deutschen Unternehmen die Sicherheitskonzepte in Unternehmensstandorten anderer Länder ebenso bekannt wie die dort häufig besseren Sicherheitsleistungen einzelner Unternehmen oder Branchen, gemessen an Unfallzahlen und Ausfallzeiten. Eine stärkere Einbindung des Managements in Sicherheitsaufgaben und die Messung und Bewertung von Sicherheitsleistungen waren Führungskräfte bisher wenig gewohnt.

Mit dem Arbeitsschutzgesetz von 1996 (ArbSchG) begann ein weiterer Änderungsprozess, der nicht abgeschlossen ist und dessen Auswirkungen bis heute spürbar sind. Unternehmen haben seither Gefährdungen zu beurteilen, dabei auch physische und psychische Risikofaktoren für die Sicherheit und Gesundheit der Beschäftigten. Dazu standen in der Vergangenheit nur wenige publizierte Konzepte zur Verfügung.

Parallel zu den rechtlichen Änderungen führten Unternehmen Managementsysteme ein. Nach Qualitäts- und Umweltschutzmanagement werden in immer mehr Unternehmen Arbeitschutzprozesse in einem Managementsystem geregelt. Die daraus entstandenen neuen Aufgaben sind teilweise mögliche Handlungsfelder der Sicherheitspsychologen. Dies gilt insbesondere in Unternehmen, in denen sogenannten Null-Fehler- (TQM) und Null-Unfall-Ziele in den Leitlinien verankert wurden. Seither werden Sicherheitsleistungen häufiger bewertet, Führungserfolg oder -misserfolg besser sichtbar.

Mit diesen kurz skizzierten Veränderungen verbundene neue Maßnahmen erfordern vom Personal einen erfahrungsgemäß schwer zu erreichenden Einstellungs- und Verhaltensänderungsprozess. Einige der neuen Anforderungen an Führungskräfte und Mitarbeiter auf Grund der geänderten Unternehmenspolitik und der rechtlichen Änderungen können sein:

- Führungskräfte werden an den Unternehmenszielen wie „Null-Unfälle“ und „geringe Ausfallzeiten“ ihrer Mitarbeiter gemessen (Benchmarking, Key Performance Indicators, Messung der Verbesserung als Managementprozess). Ihre erfolgsabhängigen Boni sind zu einem wesentlichen Teil von der Sicherheitsleistung abhängig.
- Nicht sicheres und nicht gesundheitsgerechtes Verhalten kann ebenso zu Unfällen und Ausfallzeiten führen wie unsichere Zustände. Führungskräfte haben das gewünschte Verhalten ebenso zu gewährleisten wie sichere Arbeitsverhältnisse. Mit Dulden und autoritärem Führungsstil sind diese Ziele nicht zu erreichen.
- Aufgrund der im Management definierten und durch Einsatz von vernetzten EDV-Systemen leicht kontrollierbaren Wahrnehmung von Aufgaben und durch Kontrolle der Ziele entsteht Handlungszwang bei Verantwortlichen.
- Das Erkennen und Beseitigen von Ursachen von Unfällen und Beinaheunfällen erhält einen hohen Stellenwert. Die psychischen Ursachen und Risiken stehen im Mittelpunkt der Maßnahmen und Konzepte
- Die Gemeinsame Deutsche Arbeitsschutzstrategie (GDA) stellte für 2008/2009 das Ziel auf: Verringerung der Häufigkeit und Schwere von Arbeitsunfällen unter Einbeziehung der Verringerung von psychischen Fehlbelastungen und Förderung der systematischen Wahrnehmung des Arbeitsschutzes in Unternehmen. In diesem Rahmen hatte ich 2008 auf einem Arbeitsschutztag eines Bundeslandes über die „psychischen Ursachen von Unfällen“ zu referieren. Diese neue staatliche Strategie führt zu weiteren Anforderungen an Unternehmen zum Schutz ihrer Beschäftigten vor Unfällen und Berufskrankheiten.

Das Führungs- und Mitarbeiterverhalten ist durch diese Entwicklung in vielen mittleren und großen Unternehmen – wie beschrieben – auf eine neue Grundlage gestellt. Kommunikation und Motivation sind zu verbessern, neue Maßnahmen und Programme erforderlich. In der Entwicklung der letzten Jahre haben Sicherheitspsychologen bei der Erstellung von Programmen und Maßnahmen in Unternehmen mitgewirkt, die zur Erfüllung der neuen und geänderten Aufgaben im Arbeitsschutz geeignet sind. Einige heute besonders interessante Bereiche für sicherheitspsychologische Interventionen in Unternehmen werden anhand von Beispielen dargestellt.

Unter den Begriffen computer-basiertes-Training (CBT), E-Learning oder Blended Learning haben moderne Formen der Unterweisung Eingang auch in den Bereich des Arbeitsschutzes gehalten. Versuche, solche Techniken für Schulung und Training einzusetzen, gibt es in Deutschland seit Anfang der achtziger Jahre. Für einen ökonomisch sinnvollen Einsatz in Unternehmen eignet sich E-Learning aber erst seit der Einführung von vernetzten Computersystemen. Heute gibt es mehrere E-Learning-Systeme für Unterweisungen im Arbeitsschutz (U-WEB; Unterweisungssoftware des Universum-Verlages und andere). Mit der Einführung solcher Programme erhoffen sich Unternehmen eine Entlastung des Unterweisungsaufwandes.

Für Sicherheitspsychologen gibt es hier ein gutes Betätigungsfeld, das bisher nur in einzelnen Fällen genutzt wird. Die am Markt angebotenen Inhalte der verbreiteten Arbeitsschutz-Anwendungen enthalten überwiegend nur Informationen zu den Unterweisungsthemen, die früher mündlich unterwiesen wurden, insbesondere die Inhalte von Unfallverhütungsvorschriften und andere Fachthemen. Es fehlen inhaltliche Angebote zu sicherheitspsychologisch interessanten Unterweisungsthemen in allen mir bekannten am Markt gut eingeführten E-Learning-Programmen. Dies wären aus meiner Erfahrung Inhalte aus den bekannten Themen der Psychologie der Sicherheit:

- Grundlagen sicheren und nicht-sicheren Verhaltens (z.B. Burkardt´sche Lernketten),
- Gefahren- und Risikowahrnehmung, Risikokompetenz,
- Unfälle, Unfallursachen, Beinaheunfälle, Handlungsfehler, Fehlverhalten,
- Motivation zur Sicherheit,
- Aspekte der Sicherheitskultur, Engagement für Sicherheit,
- Ergonomie und sicheres Verhalten,
- Kommunikation und Mitwirkung im Arbeitsschutz,
- Sicherheitsprobleme am Arbeitsplatz lösen,
- Gute Führungspraxis im Arbeitsschutz.

In den USA ist eine Reihe von Medienunternehmen im Bereich E-Learning für den Arbeitsschutz aktiv. Deren Programme werden zunehmend auch in Deutschland angeboten. Neben zum Teil schlechten Übersetzungen wurde eine Anpassung der Inhalte an die deutsche bzw. mitteleuropäische Unternehmenskultur jedoch fast immer unterlassen. Gleichwohl sind die Ideen und Inhalte durchaus interessant, wo die oben aufgeführten Themen behandelt werden. Es ist erstaunlich, dass sich in Deutschland nur wenige Unterweisungsmodule zu sicherheitspsychologischen Themen finden lassen, obwohl in den Unternehmen gerade dazu Bedarf besteht.

Die Unterweisungspraxis zu sicherheitspsychologisch interessanten Themen hat sich aber auch ohne Einsatz von E-Learning in vielen Unternehmen verbessert. So erhält zum Beispiel die Risikokompetenz als Teil der Qualifikation des Personals eine zunehmende Bedeutung in großen Unternehmen. Selbst international operierende Unternehmensberatungen entwickeln Risikokompetenz-Trainingsprogramme (Det Norske Veritas, DuPont). Auch zwei in einem Pharma-Unternehmen beschäftigte Sicherheitspsychologinnen (dort als Sicherheitsfachkräfte tätig) bieten intern ein Seminar zur Vermittlung von Risikokompetenz an, über das ich bei vielen derart geschulten Führungskräften und Mitarbeitern nur positive Rückmeldungen hörte. Man lobte besonders den Nutzen des Seminars für die betriebliche Praxis.

Zum Thema „Risiko im Betriebsalltag" trainiere ich seit über fünf Jahren Führungskräfte und Mitarbeiter, selbst ganze Belegschaften, in Unternehmen. Eine dazu erstellte Risikomatrix-Bewertungskarte (ergänzend stehen Schulungsunterlagen, Bewertungsbeispiele und ein Schulungsfilm zur Verfügung) ist in über 20.000 Exemplaren in Unternehmen verbreitet, eine Berufsgenossenschaft hat diese Risikomatrix-Karte als Instrument übernommen und führt sie in seinen Mitgliedsbetrieben ein. Mit der systematischen Bewertung von Risiken in vielen betrieblichen Aufgabenstellungen wird dem Personal Risikokompetenz vermittelt. Dies führt zur messbaren Verbesserung von Sicherheitsleistungen (z.B. steigende Beinaheunfall-Meldungen, Verbesserungsvorschläge, Intervenieren bei unsicheren Handlungen anderer Personen, höhere Akzeptanz von persönlichen Schutzmaßnahmen bei hohem Risiko).

Mit der gesetzlichen Pflicht zur Gefährdungsbeurteilung sind auch psychische und physischer Risiken für Beschäftige zu beurteilen. Dazu wurden auch unter Beteiligung von oder durch Psychologen eine Reihe von Analyse- und Bewertungsmethoden entwickelt. In der Toolbox der Bundesanstalt für Arbeitsschutz und Arbeitsmedizin finden sich fast einhundert „Instrumente zur Erfassung psychischer Belastungen". Darin wird über diese Instrumente informiert. Die Prüfung, ob eines der vorgestellten Instrumente für die eigene betriebliche Praxis geeignet ist, ist leider nicht möglich.

In Unternehmen ist die Beurteilung psychischer Faktoren in der Gefährdungsbeurteilung auch nach über zehn Jahren gesetzlicher Vorgaben trotz des Angebots an Instrumenten ein noch unbefriedigendes Sachgebiet. Offenbar gibt es kein weit verbreitetes, bekanntes und von betrieblichen Anwendern akzeptiertes Instrument zur Beurteilung psychischer Faktoren. Hier bietet sich für Sicherheitspsychologen ein Betätigungsfeld in Unternehmen. Gefragt sind Instrumente, bei denen betriebliche Fachkräfte, aber auch Führungskräfte und Mitarbeiter selbst aktiv bei der Analyse und Bewertung ebenso mitwirken können wie bei Maßnahmen zur Reduzierung der Risiken durch geeignete Maßnahmen. Die vielen verfügbaren Befragungsinstrumente erfüllen diese Anforderungen in der Regel nicht. Bei der Beurteilung psychischer Faktoren hat man in vielen Unternehmen Betriebsräte als engagierte Partner, die sich mit diesem Thema beschäftigen.

In vielen Unternehmen ist die Unfallquote über lange Zeit kontinuierlich gesunken und hat einen niedrigen Stand erreicht, bei dem sich mit den tradierten Methoden eine weitere Senkung nicht mehr erreichen lässt. Daraus ist eine Suche nach neuen Methoden zur Unfallverhütung entstanden. Manager fanden zum Teil über das Qualitätswesen (FMEA), aber auch durch Informationen von ihren Arbeitsschutzfachleuten Zugang zu einer Betrachtung des Unfallgeschehens, das sich am Bild des Eisbergmodells und der Unfallpyramide orientiert. Danach müssen sich Unfallverhütungsmaßnahmen auch mit Beinaheunfällen und allgemein mit allen möglichen Ursachen für Unfälle beschäftigen, bevor diese wirksam werden. Damit rückt der Präventionsgedanke weiter in den Fokus betrieblichen Handels. Eine solche Erkenntnis führt zu neuen Unternehmensprogrammen im Arbeitsschutz.

Unter der verbreiteten Annahme, dass Unfälle wesentliche verhaltensbezogene Ursachen haben, sind Programme gefordert, die zuverlässig zu einer Reduzierung unsicherer Handlungen und Zustände führen. Mitarbeiter müssen motiviert werden, unsichere Handlungen nicht nur zu erkennen, sondern auch zu beseitigen. Führungskräfte müssen akzeptieren, dass sie eine neue Aufgabe zur Motivation ihrer Mitarbeiter erhalten. Ohne sicherheitspsychologische Unterstützung, so die Erfahrung der letzten Jahre, scheitern Programme zur Meldung von Beinaheunfällen in den meisten Fällen. Die psychologischen Kriterien für den Erfolg sind Anwendern nicht bekannt oder werden nicht hinreichend beachtet, oder es werden unangemessene Erwartungen an solche Programme gestellt. Die Aufgabe der Motivation des Personals und die Überwindung psychologischer Barrieren werden häufig unterschätzt. Auch hier ist festzustellen, dass in Unternehmen Bedarf für sicherheitspsychologische Beratung besteht, psychologisch fundierte Beinaheunfall-Programme jedoch selten publiziert werden. Sicherheitspsychologisch erfahrene Berater finden hier ein Betätigungsfeld, das sich noch in der Entwicklung befindet.

So wie die angesprochen neueren Aufgabenfelder für Sicherheitspsychologen gibt es eine Vielzahl weiterer Sachgebiete (überwiegend im Bereich Gesundheitsprävention), die zunehmend höhere Beachtung finden als die klassischen Maßnahmen psychologischen Arbeitsschutzes. Die staatlich geförderte Arbeitsschutzforschung beschäftigt sich ebenfalls vorwiegend mit Projekten der Gesundheitsprävention unter Berücksichtigung der demografischen Entwicklung.

4 Perspektiven: Neue Anforderungen, neue Chancen

Ein Blick in die Zukunft der Arbeitsfelder freiberuflicher Sicherheitspsychologen kann, wie jede Prognose, nur versuchen, aktuelle Entwicklungen gedanklich fortzusetzen. Im Zeitraum der nächsten zehn bis zwanzig Jahre wird sich die technische Entwicklung weiter rasant entwickeln. Dies führt neben einer weiteren Verbesserung technischer und ergonomischer Arbeitsbedingungen auch zu völlig neuen Möglichkeiten in der Nutzung von EDV-Systemen und modernen Medien. Für den klassischen Bereich der Schulung und Unterweisung sind qualitativ hochwertige interaktive E-Learningprogramme zu erwarten, in denen durch Verbindung (Blended Learning) von Anweisungen, Informationen zu Sicherheitsthemen, allen bekannten Medien (Filme, Fotos, Datenbanken) anwenderbis arbeitsplatzbezogene Anforderungen an die Qualifikation der Beschäftigten erfüllt werden können. Dies wird Personal betreffen, das mit den modernen Kommunikationsmitteln und Computern aufgewachsen ist. Durch die demografische Entwicklung sind gleichwohl auch sich ändernde psychologische Anforderungen an die Gestaltung von Schulungsinhalten gestellt.

In der Überwachung des Verhaltens der Beschäftigten ist bereits eine Tendenz zur Nutzung neuer Techniken zu erkennen. So werden zum Beispiel in Unternehmen durch technische Systeme Fahrer von Flurförderzeugen ermittelt, die mit den Fahrzeugen Schäden verursachen. Wie weit diese Überwachungstechniken Einzug in arbeitsschutzrevelante Sachverhalte finden, ist nicht abzusehen. Sie sind immer auch Gegenstand rechtlicher und sozialpolitischer Entscheidungen.

Durch ein ökonomisch bedingtes, immer ausgefeilteres Controlling der Ressourcen werden Maßnahmen des Arbeitsschutzes auch verstärkt der Bewertung unterliegen. Derzeit beginnt in Deutschland erst eine Diskussion um sinnvolle Bewertungskriterien für Arbeitsschutzleistungen. Der Berufsgenossenschaft der chemischen Industrie habe ich 2008 für einen Fachvortrag einen umfangreichen Katalog von bewertbaren Sicherheitsleistungen zusammengestellt. Effizienz- und Effektivitätsbewertungen werden zukünftig auch den sicherheitspsychologischen Beratungsleistungen unterliegen. Dies wird zunehmend beratende Psychologen im Arbeitsschutz zwingen, ihre Leistungen mess- und bewertbar anzubieten.

Der weitere Rückgang der Unfallquoten in allen Branchen sollte zu einer Wandlung von Arbeitsschutzmaßnahmen führen, wie wir sie heute erst in wenigen mittleren und großen Unternehmen kennen. Dieser Wandel wird noch stärker als bisher präventive Konzepte verlangen. Der Schwerpunkt verlagert sich mehr zu gesundheitlichen Präventionsmaßnahmen. Dabei rücken Gesundheitsschutzmaßnahmen im beruflichen und privaten Bereich immer mehr zusammen. Die Tendenzen sind bereits jetzt erkennbar.

Erfolgreiche verlaufende Präventionskonzepte sind zukünftig ohne direkte Beteiligung der Beschäftigten kaum mehr denkbar. Die bisherige Sicherheitskonzepterstellung und -durchführung war von Experten und Führungskräften dominiert. Mitarbeiter in Unternehmen waren Adressaten solcher Konzepte, allenfalls Befragte, nur selten Beteiligte, die nicht nur Informationen lieferten, sondern an Sicherheitsmaßnahmen beteiligt waren. Für die systematische Beteiligung von Mitarbeitern in betrieblichen Sicherheitskonzepten und an der Durchführung von Sicherheitsmaßnahmen gibt es in deutschen Unternehmen nur wenig positive Beispiele. Dies war auch bisher ein typisches Arbeitsfeld für beratende Sicherheitspsychologen. Ich selbst hatte die Möglichkeit, das gesamte Personal von Unternehmen zu verschiedenen sicherheitspsychologischen Themen zu trainieren. Zukünftig könnte es – auch durch solche Schulungen unterstützt – selbstverständlich werden, dass Mitarbeiter wesentliche Aufgaben im Arbeitsschutz selbst wahrnehmen.

Die Erfahrungen mit Verbesserungsvorschlags-Konzepten, Beinaheunfallmelde-Programmen und anderen die Mitwirkung fördernden Programmen zeigt, dass wir hier noch in den Anfängen für erfolgreiches Handeln stehen. Die erfolgreichen Motivationsansätze für Konzepte in diesem Bereich sind noch selten zu finden.In jüngster Zeit finden Unternehmen Zugang zu sicherheitspsychologischen Konzepten im Arbeitsschutz, die unter dem Begriff Human-Behavior-Programme zusammengefasst werden können. Diese Programme haben in anderen Ländern, insbesondere in den USA bereits eine längere Tradition. In Deutschland haben sich nach meiner Kenntnis nur wenige Psychologen mit der Entwicklung und Einführung solcher Programme beschäftigt. Allerdings gibt es mit einigen Programmen gute Erfahrungen. Unter Konzeptbegriffen wie „Moderierte Sicherheitsbegehung“ oder „Gekonnt Intervenieren“ führten insbesondere in der chemischen Industrie Unternehmen Human-Behavior-Programme ein. Zur Zeit dominiert am Markt eine jedoch kleine Anzahl von Human-Behavior-Programmen, die sich überwiegend auf dieselbe fachliche Quelle beziehen (Psychologe E. Scott Geller, z.B. The Psychology of Safety. Handbook. CRC Press. 2001 USA).

Mit Programmnamen wie z.B. Behavior Based Safety (BBS), SafeStart (Coastal Training Technologies), Hearts & Minds (Shell) oder von Unternehmen wie Behavioral Science Technology (BST) findet eine intensive Werbung im deutschen Markt für diese verhaltensbezogenen Sicherheitsprogramme statt. Die Inhalte beruhen auf in den USA in Unternehmen entwickelten Trainingsprogrammen. Ihre Einführung führt, da nicht auf deutsche Unternehmenskultur angepasst, häufig zu erheblichem Widerstand bei den betrieblichen Adressaten (Führungskräften und Mitarbeitern). Psychologen im A&O-Bereich stehen wenige Publikationen über diese Programme zur Verfügung.

In der Zukunft ist zu erwarten, dass solche mitarbeiterbezogenen Sicherheitstrainingsprogramme zur Wahrnehmung von Risiken, Beseitigung oder Meldung von Mängeln, zum Intervenieren bei Sicherheitsproblemen und zur sonstigen Mitwirkung an Sicherheitsmaßnahmen stark zunehmen werden. Dies allein deshalb, weil Führungs- und Fachkräfte über immer weniger Zeit für die weiter zunehmenden Aufgaben verfügen und viele Sicherheitsaufgaben sich auch ökonomischer dezentral von Prozess- und Prozedurinhabern ausführen lassen. Human-Behavior-Programme sind kostenintensiv, aber zielführend für Unternehmen, bei denen das Ziel „Null-Unfälle" ernsthaft gemeint auf der Agenda steht. Zukünftige Aufgabe von Sicherheitspsychologen kann es sein, eigenständige Human-Behavior-Programme zu entwickeln, an der Adaption internationaler Programme an deutsche Sicherheitskulturvorstellungen und konzeptionell bei der Einführung und bei notwendigen Trainings mitzuwirken.

Im Bereich der Gesundheitsprävention entsteht ein sich ständig ausweitendes Aktionsfeld von Maßnahmen und Programmen. Unter ökonomischen Gesichtspunkten werden Unternehmen vermehrt die Wirksamkeit solcher Maßnahmen prüfen. Im Widerstreit zwischen den Kosten für Maßnahmen und der Notwendigkeit zur Gesunderhaltung des Personals bei gleichzeitigem Anstieg des Durchschnittalters wird es eine Selektion erfolgreicher Programme geben. In diesem Bereich sind auch die größten Chancen für ein Mitwirken von Sicherheitspsychologen zu erwarten.

Ich blicke auf eine mehr als fünfundzwanzigjährige Erfahrung im Bereich des psychologischen Arbeitsschutzes zurück. Die Entwicklung in dieser Zeit ist ganz überwiegend positiv zu bewerten. Sicherheitspsychologische Interventionen sind in vielen Unternehmen heute selbstverständlich. Von bescheidenen konzeptionellen Ansätzen hat sich die sicherheitspsychologische Beratungspraxis zu einem Fachgebiet entwickelt, das einen erheblichen Betrag zur Sicherheitskultur in Unternehmen leisten konnte. Die heutigen bekannten sicherheitspsychologischen Programme sind wirksam, wenn ausreichende Ressourcen zur Verfügung stehen und Erfolgskriterien bei der Entwicklung und Einführung beachtet werden. Die Anzahl der freiberuflich beratenden Sicherheitspsychologen ist noch überschaubar. Die Perspektive für die Fortsetzung ihrer Arbeit in der Zukunft sehe ich positiv. In vielen Unternehmen ist ein hoher Sicherheitsstandard längst Bestandteil der Unternehmenskultur. So ist zu erwarten, dass sich in der Zukunft in neuen und verändernden Aufgaben die sicherheitspsychologische Beratungsarbeit in Unternehmen fortsetzen lässt.

Literaturhinweis
Der interessierte Leser findet zu fast allen angesprochen Sachgebieten einzelne, oft auch mehrere Beiträge in den Berichtsbänden der Workshops „Psychologie der Arbeitssicherheit“ (Workshops-Bände 4 – 15, Roland Asanger Verlag).

Die im Artikel angesprochen Konzepte aus Unternehmen und von beratenden Psychologen sind in der Regel nicht zugänglich. Der Autor beantwortet aber gerne diesbezügliche Fragen.

Über den Autor

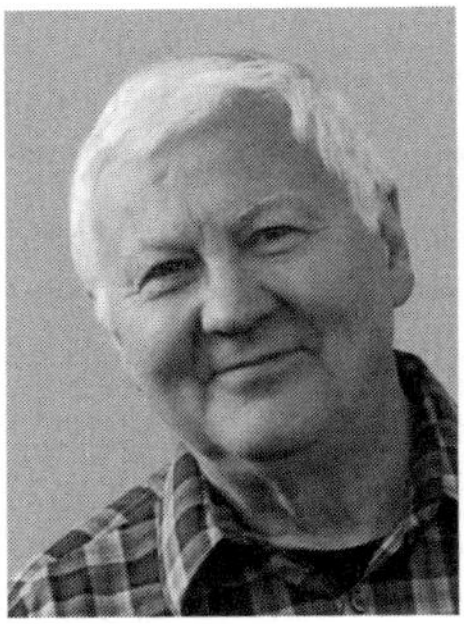

Dipl.-Psych. Klaus Schubert,
Fachberatung für Arbeitssicherheit,
Steinweg 9, 35516 Münzenberg
Telefon: 06004 92290; Mobil: 0163 33 922 90
Fax: 06004 92291; Mail: herrschubert@null-unfall.de
Homepage: www.null-unfall.de
www.null-unfall.de; Homepage www.unfalldatenbank.de
zum Thema Unfallursachenanalysen

Arbeitswissenschaftliche, psychologische Beratung im Arbeitsschutz wird von mir seit 25 Jahren angeboten. Nach Forschungsarbeiten auf diesem Gebiet und Tätigkeit als Referent in Sicherheitsausbildungsinstitutionen berate ich seit 1984 Unternehmen in deren Bemühen, Sicherheit und Gesundheitsschutz zu optimieren.

Berufliche Stationen

Studium der Sozialarbeit (FH) und Psychologie (Universität) in Frankfurt am Main (bei Prof. Burkardt, Arbeitspsychologie, Sicherheitspsychologie)

Wissenschaftliche Forschung bei Prof. Burkardt (Forschungsprojekt der Europäischen Gemeinschaft für Kohle und Stahl bei Mannesmann)

Ausbildung zur Fachkraft für Arbeitssicherheit bei der Bundesanstalt für Arbeitsschutz in Dortmund 1983

1984 Beginn der freiberuflichen Beratung von Unternehmen und Institutionen

Tätigkeit als Referent in Sicherheitsausbildungsinstitutionen (GUV, HUV, BAuA, DEKRA, Berufsgenossenschaft Chemie, SM-BG, BG Bahnen, BG Bergbau, BG GlasKeramik, HdT, Technische Akademie Esslingen)

Konzeptionelle Entwicklung von EDV-Programmen für den Arbeitsschutz (GABI: Ergonomie des Bildschirm- Arbeitsplatzes; BETRAN: Herstellung von Betriebsanweisungen)

Forschungsarbeiten für die Bundesanstalt für Arbeitsschutz und Arbeitsmedizin, Forschungsprojekt des HVGB Präventionsdienstleistung 2000+ PEM

Diverse Veröffentlichungen zu Themen des Arbeitsschutzes (Buch: Sicherheits-Audits, Universum-Verlag)

Kai Seiler[1)] und Bettina Splittgerber[2)]
[1)] *Landesinstitut für Gesundheit und Arbeit NRW, Düsseldorf*
[2)] *Hessisches Sozialministerium, Wiesbaden*

Die technikorientierte Gewerbeaufsicht als Lotse im Feld moderner Arbeitswelten – eine kritische Bilanz zur Berücksichtigung psychischer Faktoren im Arbeitsschutz

Die Fülle der älteren und neueren Arbeiterschutzgesetze erforderte vielfache Arbeiten. Der schon hieraus allein notwendig erforderliche, umfangreiche Ausbau der Gewerbe-Inspektion (Vermehrung der Inspektionsorgane, Schaffung neuer Aufsichtsbezirke usw.) konnte aber in Rücksicht auf die finanzielle Lage nicht durchgeführt werden. Dieser Widerspruch lastete umso drückender auf der Gewerbe-Inspektion, als die Beamten bei vermehrter Arbeitsleistung neben großen Opfern in ihrer Lebenshaltung, auch solche in Bezug auf Reisekosten usw. zu bringen hatten. Nur die Erkenntnis, daß alle sozialtechnische Forschung und Arbeit der großen Aufgabe gilt den wertvollen Besitz unseres Vaterlandes, eine gesunde Arbeiterschaft, gegen Unfalls- und Krankheitsgefahren zu schützen, hat die Gewerbe-Inspektoren wieder und immer wieder zu erneuter Tätigkeit angespornt, hierbei von dem Gedanken getragen, daß die Rückkehr zu geordneten wirtschaftlichen Verhältnissen schließlich erfolgen wird.“

Zentralgewerbeinspektor Dipl. Chem. Hans Tauss, 1921, Österreich

1 Hintergrund

Dieser Beitrag stellt die Entwicklung der (arbeits-)psychologischen Ansätze und Konzepte der Länder-Aufsichtsbehörden aus unserer persönlichen Sicht dar. Damit steht er in einem anderen Kontext, da er nicht aus der Binnensicht der wissenschaftlichen Arbeitspsychologie verfasst wurde, sondern quasi einen „Blick von Außen“ aus der Perspektive der Arbeitsschutzpraxis auf die Fachlichkeit wirft. Nicht alle Thesen sind hier empirisch abzusichern – aber dies würde den Rahmen eines eher subjektiven Erfahrungsberichtes sprengen.

Wir sind von den Herausgebern gebeten worden, diesen Beitrag zu verfassen, nicht zuletzt um die aktuellen Arbeitsergebnisse einer Projektgruppe „Psychische

Belastungen" des Länderausschusses für Arbeitsschutz und Sicherheitstechnik (LASI) zu referieren, die gegenwärtig damit befasst ist, eine Grundposition der Bundesländer zum Umgang mit psychischen Belastungen in der Arbeitswelt zu erarbeiten. Ziel dieser Arbeitsgruppe ist die Verbesserung der Handlungssicherheit der Aufsichtsbediensteten im Themenfeld.

Ferner möchten wir die Ergebnisse aus einem lebhaften Diskussionsprozess aufgreifen, der sich in dem von uns moderierten Arbeitskreis auf dem 15. Workshop in Laubach ergab, in dem der Spagat der Aufsichtsdienste zwischen Sensibilisierung und Beratung auf der einen Seite und Überwachung der Betriebe auf der anderen Seite thematisiert wurde. Der Workshop, der auch explizit an die Anforderungen der Gemeinsamen deutschen Arbeitsschutzstrategie (GDA) anknüpfte, ergab Hinweise auf überinstitutionelle fachliche Kooperationspotentiale, die in der nähren Zukunft weiter ausgestaltet werden sollten.

2 Historische Entwicklungslinien

Wir möchten unsere kritische Bilanz des staatlichen Arbeitsschutzes mit einer schlaglichtartigen Betrachtung der historischen Entwicklungslinien der Arbeitswelt einleiten, da hier die Rahmenbedingungen gesetzt werden, an denen sich die Arbeitsschutzakteure orientieren mussten und müssen.

Die zweite Hälfte des vergangenen Jahrhunderts war durch ein kontinuierliches Wirtschaftswachstum und eine wesentliche Erhöhung des Lebensstandards für breite Bevölkerungsschichten gekennzeichnet. Der technische Fortschritt und die weltweite Liberalisierung von Wirtschafts- und Handelsbeziehungen veränderte tiefgreifend die industriellen Produktionsprozesse und Arbeitsformen (z.B. mit der Einführung von Computer-Integrated-Manufactoring-Systemen, Formen der Gruppenarbeit sowie der Auslagerung von Produktionsstätten ins Ausland). Mit dem Anwachsen des tertiären Sektors – und hier insbesondere der Informations- und Kommunikationstechnologie sowie dem Gesundheitswesen – erweiterte und veränderte sich zudem das Belastungsspektrum der dort Beschäftigten. Überregionale Umweltkatastrophen (Seveso, Bhopal, Tschernobyl), die sich in den achtziger Jahren ereigneten, bestimmten den gesellschaftlichen Diskurs und führten dazu, dass verstärkt umweltbezogene Aspekte in der Gesetzgebung (z.B. durch die Verabschiedung der Gefahrstoffverordnung) Berücksichtigung fanden.

Seit den 90er Jahren dominieren neoliberale Ansätze das Umfeld der Sicherheit und Gesundheit bei der Arbeit, das entsprechend in den letzen 10 Jahren durch weitreichende rechtliche und organisatorische Deregulierungsmaßnahmen geprägt war. Angesichts der immer stärkeren Einflüsse globaler wirtschaftlicher Zusammenhänge bei konstant hohen Arbeitslosenzahlen und geringem lokalen wirtschaftlichen Wachstum werden damit (lokale) staatliche Interventions- bzw. Überwachungskonzepte vor enorme Herausforderungen gestellt. Eine wirkliche Lobby für Belange des Arbeits- und Gesundheitsschutzes ist gegenwärtig dabei nicht unbedingt auszumachen (Seiler, 2004).

All diese Elemente finden mehr oder minder explizit ihren Niederschlag in den strategischen Ansätzen und Aufsichtskonzepten der Bundesländer. Aufgrund der Vielfalt der Facetten und wegen der sehr unterschiedlichen Voraussetzungen in den Bundesländern verliefen die Entwicklungen der jeweiligen Arbeitsschutzverwaltungen durchaus nicht homogen. Dies gilt auch – und in besonderem Maße – für die Integration der psychischen Belastungen in das Aufsichtshandeln der Behörden. Da eine bilanzierende Betrachtung der Aktivitäten aller Bundesländer im Aufgreifen der psychischen Belastungen recht komplex wäre, fokussieren wir an dieser Stelle exemplarisch auf die Entwicklungen in Hessen und NRW.

Die staatliche Aufsicht nahm spätestens seit den 90er Jahren eine zunehmende Diskrepanz zwischen der sich schnell ändernden Arbeitswelt und dem eigenen Aufsichtshandeln wahr und scheiterte vielfach an dem Versuch, diese Diskrepanz präzise zu analysieren und korrespondierende Handlungsstrategien zu entwickeln. Denn letztlich hatte die Gewerbeaufsicht zwar seit ihren Anfängen eine beträchtliche Ausweitung ihres Aufgabenfeldes erfahren, aber strukturell war sie die gleiche klassisch-technische Aufsichtsbehörde geblieben, mit Funktionsprinzipien und Strukturen, die sich in einem Jahrhundert nicht grundsätzlich geändert haben. Ihr Aufsichtshandeln war daraufhin orientiert, einzelne Mängel wahrzunehmen und zu beseitigen, mit dem Ziel der schrittweisen Schaffung sicherer Betriebe – in einer Welt in der Betriebe und Berufsbiographien noch Kontinuität hatten.

Im (fach-)politischen Kontext hatte seit den siebziger Jahren das Programm „Humanisierung der Arbeit“ (HdA) zumindest in den größeren Betrieben zu einer veränderten Wahrnehmung des Arbeitsschutzes geführt, staatliche Aufsichtsdienste waren jedoch selten in diese Projekte einbezogen. Gleichzeitig vollzog sich gesamtgesellschaftlich ein tiefgreifender Wertewandel, der gekennzeichnet war durch eine grundsätzlich veränderte Einstellung zum Arbeitsleben. Im Vordergrund standen für die Menschen nicht länger materielle Bedürfnisbefriedigung und Sicherheit, sondern Sinnstiftung und individuelle Selbstverwirklichung. Damit hat sich nicht nur die Bedingungsseite die Arbeitswelt geändert – durch eine Zunahme der psychischen Belastungen etc. –, sondern auch deren Wahrnehmung und Bewertung durch die Individuen dürfte auf der Basis der veränderten Kategorien differenzierter und sensibler geworden sein.

Für den staatlichen Arbeitsschutz begann etwa zu Beginn der 90er Jahre eine Phase von Suchprozessen mit dem Ziel, den Anschluss an die sich ändernden arbeitsweltlichen Rahmenbedingungen zu schaffen. Es wurde eine Reihe von

Schwerpunktaktionen mit Branchen- oder Tätigkeitsbezug initiiert, die darauf ausgerichtet waren, die Gesamtheit der Belastungen an den jeweiligen Arbeitsplätzen zu erfassen. Damit erfolgte eine Abkehr von dem rein am einzelnen Mangel orientierten Vorgehen, hin zu einer umfassenden Betrachtung der Arbeitssituation. Etwa gleichzeitig wurden auch – nicht zuletzt als Reaktion auf Anfragen, Beschwerden und Impulsen von Betriebsräten – erste Projekte im Themenfeld der psychischen Fehlbelastungen realisiert.

In den folgenden 10 Jahren stand dann in einer Vielzahl von Schwerpunktaktionen und Landesprogrammen die Ermittlung und Bewertung psychischer Fehlbelastungen im Vordergrund; entweder als explizite Themenstellung oder im Rahmen ganzheitlicher Betrachtungen – meist verbunden mit einer Beratung der Unternehmen zur Verbesserung der Arbeitsschutzsituation. Dabei wurden sehr unterschiedliche Branchen und Betriebsgrößen und -typen einbezogen: z.B. mobile Altenpflege, Rettungsdienste, Leitwarten und Steuerstände, Callcenter, Zeitarbeitsunternehmen, Personen- und Güterverkehr – um nur einige der neueren Themen zu nennen.

Neben der Beanspruchungsreduktion der Betroffenen zielen all die bisherigen Aktivitäten darauf ab, das Thema der psychischen Fehlbelastungen im Arbeitsschutzdiskurs zu etablieren, niederschwellige Instrumente und Verfahren zu erproben oder einzuführen und die Handlungssicherheit der Aufsicht in dem Themenfeld zu verbessern.

Bei der Planung und Durchführung der Aktionen stützen sich die Länder überwiegend auf die LV 28 (LASI 2002), die LV 31 (LASI 2003a) und – soweit psychosoziale Konflikte einbezogen wurden – auf die LV 34 (LASI 2003b), die als gemeinsame und praxisgerechte Leitfäden die Fragestellungen für die Arbeitsschutzinspektion handhabbar machen (sollen).

3 Erfolgreiche Ansätze bei der Neuausrichtung des Aufsichthandelns

Aus heutiger Sicht lässt sich konstatieren, dass die Inhalte der LV 28, 31 und 34 nach wie vor aktuell sind und als Handlungsanleitung für die Aufsicht die wesentlichen Aspekte beschreiben.

Eine 2007 durchgeführte Evaluation unter Federführung des Landes Bayern zur LV 31 – im weiteren Sinne aber zu den Aktivitäten der Länder auf dem Gebiet der psychischen Belastungen – hat ergeben, dass die Mehrheit der Bundesländer sowohl Schulungen als auch Aktionen zu psychischen Belastungen durchgeführt hat. Gerade hier wird deutlich, dass der Ansatzpunkt der Länder, bei der Implementierung neuer Themen im Aufsichtskanon gemeinsam vorzugehen, zukunftsorientiert und tragfähig ist. Er ermöglicht nicht nur einen besseren Ressourceneinsatz, sondern auch erleichtert auch ein abgestimmtes Vorgehen gegenüber überregionalen Unternehmen und Betrieben.

Die Implementierung von Aufsichtskonzepten zu psychischen Belastungen profitiert dabei methodologisch und strukturell von den Entwicklungsprozessen, die bereits zur Realisierung grundlegend neuer Aufsichtsstrategien geführt haben. In Hessen wurde beispielsweise mit dem ASCA-Programm eine neue Qualität von Aufsicht erarbeitet, die – indem sie auf eine Optimierung der betrieblichen Abläufe und Strukturen abzielt – ursachenorientiert vorgeht, anstatt sich in einer Vielfalt von Einzelphänomenen zu verlieren. Allerdings ist der damit begonnene Weg noch nicht abgeschlossen. In NRW gab es ähnliche Vorgehensweisen mit den Ansätzen zur Systemkontrolle im Arbeitsschutz.

Eine wichtige Indikatorfunktion für Konzepte und Strategien der Aufsicht hat die Studie „Arbeitswelt". Das Arbeitsministerium des Landes Nordrhein-Westfalen führt seit 1994 regelmäßig – im Abstand von 5 Jahren – Repräsentativbefragungen von Beschäftigten durch, um aktuelle Belastungsschwerpunkte und deren individuelle körperliche, psychische und soziale Auswirkungen identifizieren zu können. Anhand der erhobenen Daten lassen sich berufsgruppen- bzw. tätigkeitsbezogene Belastungs-Beanspruchungsprofile erstellen und Risikogruppen im Hinblick auf die langfristige Beschäftigungsfähigkeit identifizieren. Diese Informationen und Erkenntnisse konnten in der Vergangenheit gut genutzt werden, um zielgruppenspezifische arbeitsschutz- und gesundheitspolitische Schwerpunktprogramme und -aktionen zu initiieren und umzusetzen.

Mit dem Konzept der Programmarbeit wurde den Aufsichtsbediensteten in NRW eine solide und entwicklungsfähige Plattform gegeben, sich unter Anleitung und mit entsprechenden Qualifizierungen an das Themenfeld der psychischen Fehlbelastungen heranzuwagen. Für die Aufsicht erwies es sich als sehr hilfreich, dass Belastungskonstellationen durch den Einsatz von Instrumenten wie SIGMA im Bereich der Call Center „sichtbar" gemacht werden konnten – die Analogie zu anderen Messinstrumenten schafft für die technische Aufsicht nachvollziehbare Verfahren und damit eine gute Voraussetzung für den Einsatz derartiger Instrumente.

Mittels der Gemeinschaftsinitiative Gesünder Arbeiten (GIGA), deren Geschäftsführung beim Land NRW lag, konnten in breit angelegten Kampagnen Themen wie „Stress bei der Arbeit" und „Mobbing" öffentlichkeitswirksam platziert werden. Einige Handlungshilfen und Angebote erzielen nach wie vor große Resonanz bei Betroffenen und Betrieben; zu erwähnen ist vor allem die aus der Initiative hervorgegangene Mobbing-Line (http://www.callnrw.de/mobbingline_nrw.php).

Mit den Aktivitäten der Länder wurde eine Information und Sensibilisierung der Betriebe und Beschäftigten punktuell durchaus erreicht. Dabei ist allerdings kritisch zu konstatieren, dass diese Erfolge eher mit einem hohen Ressourcenaufwand zustande kamen.

Noch skeptischer fällt die Beurteilung der Wirksamkeit der Aktivitäten aus, wenn man die Frage nach der Nachhaltigkeit des Aufsichtshandelns bzw. nach der behördlichen Veranlassung von Belastungsreduktionen aufwirft.

4 Analytische Anmerkungen zu bisher nicht erreichten Zielvorstellungen

Gerade im Zuge der Evaluation der LV 31 wurde aber auch offensichtlich, was zuvor nur Einzelbeobachtungen waren: das Thema der psychischen Belastungen hat grundsätzlich noch keinen umfassenden Eingang in die allgemeine Aufsichtstätigkeit gefunden. Weder wird das Thema systematisch im Rahmen normaler Revisionen angesprochen, noch ist es Gegenstand betrieblicher Anfragen bei der Aufsicht, d. h. der staatliche Arbeitsschutz wird nicht als erster Adressat bei betroffenen Beschäftigten wahrgenommen. Lediglich einige Mobbingkonflikte wurden als Arbeitnehmerbeschwerden eingebracht. Die Erfahrungen der staatlichen Arbeitsschutzverwaltungen zeigen in der Gesamtbetrachtung bislang, dass

- punktuelle Schwerpunktaktionen wenig nachhaltig sind,
- ganzheitlichen Handlungsansätzen der Vorzug zu geben ist,
- eine Beschränkung auf Information und reines Beratungshandeln oftmals wirkungslos bleibt bzw. die Wirkung im Abschluss nicht erfasst oder verfolgt wird (Splittgerber & Seiler, 2008).

Vor dem Hintergrund dieser Phänomene stellen wir daher fest, dass gerade beim Thema der psychischen Belastungen strukturell widersprüchliche Anforderungen an den staatlichen Arbeitsschutz besonders vehement hervortreten. Diese Widersprüche verlaufen im Wesentlichen entlang der folgenden Linien:

a) Flächendeckende Revision (umfassender Schutz) versus limitierte Ressourcen

Die gesellschaftlichen Erwartungen, die insbesondere an den staatlichen Arbeitsschutz gerichtet werden, sind hoch und finden ihre Widerspieglung in einem anspruchsvollen Selbstbild der Aufsichtspersonen. Sie beziehen sich nicht nur auf eine „Universalkompetenz" im Hinblick auf die Rechtsmaterie des Arbeitsschutzes, sondern auch auf eine „Universalpräsenz" in den Betrieben. In krassem Gegensatz dazu stehen die faktisch eng limitierten Handlungsoptionen der Aufsicht, die gekennzeichnet sind durch bescheidene sachliche Ressourcen, einen dehnbaren rechtlichen Rahmen, eine technikorientierte Tradition und eine eher technisch-naturwissenschaftlich Ausrichtung, Kompetenzen im Bereich der Psychologie und der Sozialwissenschaften sind nur „als Einzelfall" gegeben.

b) Rücksichtnahme auf Wirtschaftlichkeitserwägungen versus vorrangiger Arbeitnehmerschutz

Die Aufsichtsdienste verfügen mittlerweile über ein recht umfangreiches Repertoire an Argumenten, um die Arbeitgeber vom wirtschaftlichen Nutzen des Arbeitsschutzes zu überzeugen. Natürlich ist es evident, dass die Vermeidung von Unfällen und arbeitsbedingten Erkrankungen zur Vermeidung von direkten und indirekten Kosten führt und es gehört mittlerweile gleichfalls zum Alltagswissen, dass gute Arbeitsbedingungen das Betriebsklima und die Motivation verbessern und damit zu besserer Qualität und letztlich höherer Wirtschaftlichkeit beitragen. Nicht berücksichtigt wird in dieser Argumentationslinie eine der Kerndeterminanten der Arbeitswelt des beginnenden 21. Jahrhunderts: die extreme Verdichtung von Arbeit, die Reduktion auf Kernbelegschaften und die größtmögliche Optimierung der Nutzung von Arbeitskraft. Die daraus resultierenden Arbeitsaufgaben- und abläufe sind oftmals mit gesundheitsgerechter bzw. menschengerechter Arbeit nicht mehr in Einklang zu bringen.

Hier liegt auch die Ursache für einen großen Teil der psychischen Fehlbelastungen. Gute, gesundheitsförderliche Arbeitsbedingungen ließen sich durch zusätzliches Personal realisieren, aber in einer kurzfristigen, betriebswirtschaftlichen Betrachtung ist diese Arbeitsschutzmaßnahme nicht unbedingt „wirtschaftlich". Die monetären Effekte einer menschengerechten und persönlichkeitsförderlichen Arbeitsgestaltung stellen sich z. T. erst mittelfristig ein – das widerspricht einer kurzfristig orientierten Shareholder-Value-Logik. Das Phänomen der Restrukturierung in Unternehmen als permanente Reaktion auf globalisierte und von Krisen gekennzeichnete Wirtschaftsentwicklungen wird aber zunehmend dringlicher nach anpassungsfähigen Konzepten für die Aufsicht sowie für die Präventionsdienste verlangen.

c) Arbeitswissenschaftliche Theorie versus betriebliche Praxis

Die Arbeitspsychologie hat in einer hohen Anzahl von Programmen und Projekten umfassende empirische Ergebnisse über Belastungs- und Beanspruchungsdeterminanten analysiert und eine Vielzahl von Erhebungs- und Beurteilungsinstrumenten erarbeitet. Diese Instrumente genügen wissenschaftlichen Gütekriterien und erbringen differenzierte und eng fokussierte Aussagen über einzelne Arbeitsplätze oder Tätigkeiten. Bei diesen Entwicklungen hat „die Wissenschaft" sich selbst ein Handlungsinstrumentarium geschaffen, das sie nutzen kann und das Aussagen für den wissenschaftlichen Diskurs erbringen.

Für die betriebliche Praxis, die in der Regel weder über die fachlichen Kompetenzen noch über die zeitlichen Spielräume verfügt, ein derart umfängliches Instrumentarium zu nutzen, sind diese Verfahren in vielen Fällen nicht geeignet.

Auch die wissenschaftlichen Erkenntnisse sind in der Regel zu filigran um von der Praxis handlungsrelevant aufgegriffen zu werden. Hinzu kommt ein nach wie vor hoher Forschungsbedarf zur Wirkung von Mehrfachbelastungen sowie zur individuellen Überforderung.

Das Problem der Erarbeitung von Instrumenten und Handlungshilfen, die sowohl durch sämtliche Gütekriterien abgesichert als auch für die Praxis – in der Regel arbeitspsychologische Laien – anwendbar wären, bleibt bislang ungelöst. Aus berufspolitischer Sicht mag die Fokussierung auf Expertenverfahren verständlich sein, aus pragmatischer Interventionssicht wäre sie erläuterungsbedürftig.

Der Konflikt zwischen Theorie und Praxis zeichnet sich wird auch gegenwärtig bei der Integration des Themas „psychische Belastungen" in die Handlungsfelder der Gemeinsamen Deutschen Arbeitsschutzstrategie (GDA) ab. Hier ist es eine besondere Herausforderung, operativ umsetzbare Lösungen zu finden, die die „theoretische Konstruktion" der GDA sowie die fachwissenschaftlichen Erkenntnisse zu den Handlungsfeldern mit den Strukturen und Potenzialen der beteiligten Akteure in Einklang bringen.

d) Beratung versus Aufsicht

In den letzten Jahrzehnten hat der Anteil der beratenden Tätigkeiten im staatlichen Arbeitsschutz kontinuierlich zugenommen und auch das Selbstverständnis der Aufsicht definiert sich nicht unerheblich über diese Beratungsrolle. Dabei wird offenbar mit einem ungeklärten Beratungsbegriff operiert und übersehen, dass die Rolle der Beratung und die Funktion der Gewerbepolizei in sich genaugenommen inkompatibel sind. Um die Beratungsrolle nicht zu destabilisieren wird in weiten Bereichen des Aufsichtshandelns nur sehr zögerlich zu Sanktionen gegriffen, der Überzeugung und Motivierung der Betriebe wird hingegen hohe Priorität zugemessen. Als Konsequenz dieses Ansatzes greift mittlerweise in den Betrieben die Auffassung, nur die Arbeitsschutzvorschriften seien einzuhalten, deren Sinn und Nutzen sich dem Unternehmen erschließen. Als logische Folge erscheint das Handeln der Aufsicht oft erratisch und inkonsequent und tut sich schwer, seine inhärenten Ziele zu erreichen. Diese Erfahrungen untermauern die Notwendigkeit, sinnvolle Rollenklärungen und Arbeitsteilungen zwischen den Arbeitsschutzakteuren (Staat, Unfallversicherungsträger, Sozialpartner, Verbände, Krankenkassen etc.) in den Feldern Information, Beratung und Aufsicht bzw. Kontrolle abzuleiten, was vereinzelt bereits in einigen Ländern konzeptionell aufgegriffen wird.

e) Gewerbeinspektion versus präventiver Arbeits- und Gesundheitsschutz

Die Aufsicht ist nach wie vor eine technikzentrierte Behörde, die „eigentlichen" Risiken sind die für Leib, Leben und Unversehrtheit, d.h. Unfallrisiken und unmittelbar erkrankungsrelevante Expositionen. D.h. die multikausalen, langfristig und unspezifisch wirksamen Risikokonstellationen haben Schwierigkeiten ins Blickfeld der Aufsicht zu rücken. Die klassische Aufsicht passt in dieser Form nicht in die modernen Arbeitswelten.

Zentrales Element dieses „Mismatch" dürfte darin liegen, dass sich – wie skizziert – die dominierenden Probleme der Arbeitswelt verlagert haben, die Arbeitsschutzgesetze die Verlagerungen aber nicht (oder jedenfalls nicht hinreichend deutlich) mit vollzogen haben. Dazu kommen die Probleme die sich aus dem Wechsel des juristischen Paradigmas – weg von detaillierten Regelungen hin zu Zielbeschreibungen – in gleicher Weise für Betriebe und Aufsichtsdienste ergeben (aber auf dessen Implikationen soll hier nicht weiter eingegangen werden). So ist auf der Basis des Arbeitsschutzgesetzes und nachgehender Verordnungen eine blühende Streitkultur gelegt, inwieweit die Aufsicht zuständig ist für die Überwachung und Veranlassung von Maßnahmen zur Reduktion psychischer Fehlbelastungen bei der Arbeit.

f) Suche nach etwas Greifbarem vs. „weiche Faktoren"

In einem technisch und ingenieurwissenschaftlich geprägten Umfeld ist es verständlich, dass diejenigen, die die Aufsichtstätigkeit durchführen, dazu tendieren, auch bei der Beurteilung des psychosozialen Gefährdungspotenzials ihrer eigenen fachlichen Logik zu folgen. Diese Art der Herangehensweise hat sich in den klassischen Themenfeldern des Arbeitsschutzes bewährt, ist jedoch bei den so genannten „weichen Faktoren" wenig zielführend bzw. nicht realistisch umsetzbar. Es bleibt aber der Ruf der Praxis nach Normierungen, detaillierten Checklisten und „Rezeptbüchern" etc. und steht strukturell bedingten Widerständen gegenüber, sich mit eher offenen Prozessen und Methoden auseinanderzusetzen. Normierungen und Regulative sind aber in dem Feld aber nur auf einem hohen Abstraktionsniveau möglich und damit nur bedingt sinnvoll, denn sie erfordern ihrerseits wiederum eine „Übersetzungshilfe für die Praxis (siehe DIN ISO 10075). Bei dem Ziel der Reduzierung der Handlungsunsicherheit für die Kolleginnen und Kollegen der Aufsicht sollte dies bedacht und so viel Orientierung und Hilfestellung wie möglich gegeben werden, um eine Überforderung bzw. Vernachlässigung des Themas bei Inspektionen zu vermeiden.

Diese Aspekte berücksichtigend, lauten unsere zentralen Thesen: Die Schwierigkeiten, die die deutsche Arbeitsschutzaufsicht mit dem Thema der psychischen Fehlbelastungen hat, sind nicht zuletzt notwendige Folge ihrer eigenen Strukturen und Traditionen. Konkret: Die gegenwärtigen Ressourcen und Praktiken der Gewerbeaufsicht eignen sich nur bedingt für eine angemessene Bearbeitung des Themas. Gleichzeitig werden etwaige Aktivitäten überlagert durch allgemeine sozialpolitische und arbeitsmarkpolitische Auseinandersetzungen, die bedingt durch neue Bedingungen in der Arbeitswelt (z.B. Flexibilisierungszwänge, Informationstechnologien, Dienstleistungsorientierung, hohe Arbeitslosigkeit) besonders dazu beitragen, individuelle Anpassungsschwierigkeiten hervorzurufen und die Quantität und Qualität psychischer Fehlbelastungen zu steigern. Dies schädigt nicht nur die Gesundheit der Beschäftigten, sondern auch die Volkswirtschaft – Stichworte sind hier (Human-) Ressourcenvernichtung, Ansteigen der Krankheitskosten, Inkaufnahme von Innovationshemmnissen etc.

Hier gilt es nun Anknüpfungspunkte zu finden, die den Arbeitsschutz handlungsfähig im Kontext moderner Arbeitswelten machen; andernfalls verliert er seine institutionelle Funktion als Garant eines gesellschaftlich akzeptierten Schutz- und Präventionsniveaus, das letztlich auch eine wichtige Rolle für faire Wettbewerbschancen spielt.

5 Diskussion, Empfehlungen und Ausblick

5.1 Wesentliche Elemente des aktuellen Diskurses – „Laubach 2008“

Die Rahmenbedingungen, Handlungsmöglichkeiten, Rollenkonflikte und Hemmnisse des staatlichen Arbeitsschutzes, der Unfallversicherungsträger, der Sozialpartner sowie der Wissenschaft wurden von den Akteuren selbst auf dem 15. Workshop zur Psychologie der Arbeitssicherheit in Laubach in einem von uns moderierten Arbeitskreis diskutiert. In Impulsreferaten wurden die Möglichkeiten und das methodische Vorgehen staatlicher und berufsgenossenschaftlicher Aufsichtsdienste skizziert. Sie setzten sich mit Erfahrungen aus der Praxis zu geeigneten Instrumenten für die Beratung und die Aufsicht auseinander und thematisierten die Qualifizierung von „Nicht-Fachleuten“ zur Gefährdungsbeurteilung. Unterschiede und Möglichkeiten der gegenseitigen Ergänzung zwischen staatlichem und berufsgenossenschaftlichem Handeln sowie Kooperationserfordernisse wurden dabei erörtert. Dabei ergaben sich Optionen zu Kooperationen, die bislang noch nicht ausgelotet worden sind. Große aktuelle Herausforderungen sahen die Beteiligten bei der Integration psychischer Belastungen in die Gefährdungsbeurteilung und deren praxistaugliche Ausgestaltung sowie bei der Verzahnung dieser Aktivitäten mit den betrieblichen Personal- und Organisationsentwicklern.

Als Konsens aus dem Arbeitskreis ist festzuhalten, dass das Thema auf fachpolitischer Ebene zur Unwirksamkeit verurteilt ist, wenn es nicht gelingt, von Seiten der Aufsichts- und Präventionsdienste den fachlichen Dialog jetzt konstruktiv aufnehmen. In der aktuellen Situation muss es darum gehen, fachlich und strukturell einen Grundkonsens zu erreichen, in dem sowohl inhaltliche Akzente gesetzt als auch eine Rollenklärung und tragfähige Arbeitsteilung herausgearbeitet werden. Insgesamt wird die Situation im deutschen Arbeitsschutz durch die Fortschritte der GDA von den Teilnehmenden des Workshops als äußerst chancenreich eingeschätzt; Ziel muss es nun sein, diese Chancen auf der Handlungsebene zu nutzen.

5.2 Zwischenbilanz aus Sicht der Länder

Die Länder erarbeiten gegenwärtig eine gemeinsame Position als Grundlage eines gemeinsamen Handlungskonzeptes. Daraus wird deutlich, dass die Aufsicht zukünftig ihre Rolle klarer und nachdrücklicher wahrnehmen wird; sie muss sich angesichts der Widersprüche mit denen sie konfrontiert ist in gewisser Weise entscheiden, welches ihre originären Aufgaben und Funktionen sind und wie sie diese Ziele nachhaltig erreicht.

Gleichzeitig ist der staatliche Arbeitsschutz prädestiniert für eine Lotsenfunktion, denn er ist nach wie vor in vielen Betriebe präsent, hat den Betrieben gegenüber eine besondere Aufsichts- und Vertrauensposition und agiert als unabhängige und kompetente Fachbehörde. Als Lotse kann er dafür sorgen, dass Informationen gegeben werden, dass Beratung im Betrieb ankommen kann und dass Kooperationspartner zueinander finden. Dabei wird er der (angemessenen) Erfassung und Beurteilung von Risiken und Gefährdungen durch die Betriebe eine hohe Bedeutung beimessen und durch Aufsichtshandeln sicherstellen, dass im Bedarfsfall die notwendigen und geeigneten Maßnahmen zur Verbesserung der Arbeitssituation ergriffen werden. Der Systemkontrolle wird dabei eine hohe Priorität beigemessen, da mit diesem Blick auf betriebliche Funktionsmuster nicht nur einzelne Defizite, sondern deren Ursachen beseitig werden können. Dies gilt insbesondere für psychische Fehlbelastungen und Stressoren, die in ihrer Entstehung den betrieblichen Abläufen inhärent sind und deren Minimierung von daher in den meisten Fällen auch tief in die betriebliche Organisation eingreifen müsste.

Vor diesem Hintergrund werden die Arbeitsschutzverwaltungen der Länder ihre Strategien alltagstauglich weiterentwickeln müssen und durch geeignete Maßnahmen und Hilfen die Handlungsunsicherheit der Bediensteten in diesem Themenfeld reduzieren müssen; hierzu wird es u.a. erforderlich sein,

- in eine neu zu untersetzende Schulungsphase einzutreten,
- die Aspekte stärker als bislang in die Jahresplanungen einfließen zu lassen,
- geeignete, praxistaugliche Instrumente bereitzustellen und zu nutzen,
- eine abgestimmte Strategie zum Umgang mit Gefährdungsbeurteilungen zu erstellen (Splittgerber & Seiler, 2008).

Es sollte aber das Missverständnis vermieden werden, dass damit alle arbeitsweltbezogenen psychischen Fehlbelastungen prinzipiell gestaltbar wären. Weite Belastungsdimensionen entziehen sich dem rechtlich geregelten Arbeitsschutz und sind damit der Aufsichtstätigkeit nicht zugänglich: Angst vor Arbeitsplatzverlust, nicht-existenzsichernde Einkommen, steigende Flexibilitätserwartungen etc. stellen psychische Fehlbelastungen aus der Arbeitswelt dar, die nicht mit Maßnahmen des Arbeits- und Gesundheitsschutzes gemildert werden können.

Ferner gilt es auch jene Bereiche im Themenfeld zu identifizieren, wo man als Aufsicht besonders wirksam sein kann und jene eher nachrangig aufzugreifen, in denen man aufgrund der gegenwärtigen Rechtslage nur bedingt etwas ausrichten kann. So ist es beispielsweise sinnvoll, Mobbing-Vorgänge als Einstieg für eine Organisationsüberprüfung aufzugreifen, denn sie bilden einen Indikator für eine organisationsbedingte Pathologie. Gleichzeitig empfiehlt sich aber auch ein „geordneter Rückzug“ aus dem aufwändigen und nicht immer besonders wirksamen Handeln der Aufsicht in konkreten Mobbing-Fällen.

5.3 Utopien

Bei der Formulierung dieser konkreten Utopie für die nächsten 20 Jahre spielen sowohl die Impulse aus dem Arbeitskreis in Laubach als auch unsere eigenen Überlegungen und Ideale eine Rolle. Als besonders bedeutsame Elemente dieser Utopie erscheinen uns die folgenden Elemente:

- Die (Fach-)politik hat erkannt, dass mit den tradierten Strukturen und Ressourcen des Arbeitsschutzes die Herausforderungen der modernen Arbeitswelt nicht angemessen begegnet werden kann und stellte zunehmend entsprechende finanzielle und personelle Ressourcen zur Verfügung. Mindestens ein Drittel der Aufsichtsbeamten hat eine psychologische oder sozialwissenschaftliche Qualifikation. Psychologen und Sozialwissenschaftlern wurde es ermöglicht, eine Ausbildung zum Gewerbeaufsichtsbeamten zu machen.
- Durch die GDA konnten wichtige Impulse für wirksame Strategien sowie Standards tragfähiger Arbeitsteilungen der Akteure im Themenfeld gesetzt werden.
- Die Themen des Arbeits- und Gesundheitsschutzes fanden in der Folge in der Öffentlichkeit eine große Resonanz und ein breiter gesellschaftlicher Diskurs über die Frage „Wie wollen wir leben und arbeiten“ hat dazu geführt, dass die Beschäftigen einer sinnvollen, menschengerechten und gesundheitsförderlichen Arbeit einen höheren Stellenwert beimessen. Demzufolge wurde dem Arbeitsschutz insgesamt – sowohl den betrieblichen Akteuren als auch den Aufsichtsdiensten – eine stärkere Position eingeräumt. Gleichzeitig wurde die

Trennung zwischen Arbeitsschutz und Sicherheitstechnik einerseits und Gesundheitsförderung anderseits überwunden.

- Forschung und Anwendungsforschung haben durch einen interdisziplinären Austausch enorme Fortschritte bei Wirkungs- und Ressourcenmodellen zu multifaktoriellen Belastungen in der Arbeits- und Lebenswelt gemacht und daraufhin wirksame Interventionsmodelle für verschiedene Zielgruppen entwickelt. Ferner arbeitet die Forschung eng verzahnt mit der Praxis bei der Entwicklung von Instrumenten, Handlungshilfen, Managementmodellen usw. zusammen. Dabei achtet die Forschungsförderung stärker darauf, nicht nur jene Vorhaben zu fördern, bei denen „gutwillige" Unternehmen beteiligt werden und vermeidet so Artefakte im Transfer. Dies wiederum gibt klare Anhaltspunkte für staatliches und berufsgenossenschaftliches Handeln für die Reduktion der psychischen Belastungen bei der Arbeit sowie für präventiv wirkende Maßnahmen.
- Interministerielle Kooperationen und Förderprogramme sind die Regel geworden: Ein vernetzter Ansatz von Strategien zu Information und Sensibilisierung, Beratung sowie Interventionen ermöglicht es, den Herausforderungen einer modernen Arbeitswelt mit einem lebenslagenorientierten Ansatz zu begegnen.

Literatur

LASI (2002): Konzept zur Ermittlung psychischer Fehlbelastungen am Arbeitsplatz und zu Möglichkeiten der Prävention – LV 28. Elektronische Publikation: URL: http://lasi.osha.de/docs/lv28.pdf

LASI (2003a): Handlungsanleitung für die Arbeitsschutzverwaltungen der Länder zur Ermittlung psychischer Fehlbelastungen am Arbeitsplatz und zu Möglichkeiten der Prävention – LV 31. Elektronische Publikation, URL: http://lasi.osha.de/docs/lv31.pdf

LASI (2003b): Gegen Mobbing – Handlungsanleitung für die Arbeitsschutzverwaltungen der Länder – LV 34. Elektronische Publikation, URL: http://lasi.osha.de/docs/lv_34.pdf

Seiler, K. (2004): Interorganisationale Kooperationsnetzwerke im Anwendungsfeld „Sicherheit und Gesundheit bei der Arbeit'. Bremerhaven: Wirtschaftsverlag NW (Schriftenreihe der Bundesanstalt für Arbeitsschutz und Arbeitsmedizin: Forschungsbericht, Fb 1031)

Splittgerber, B., Seiler, K. (2008): Stress bei der Arbeit: Der Spagat zwischen Überwachung und Beratung. In: Schwennen, C. e. al. (Hrsg.) Psychologie der Arbeitssicherheit und Gesundheit: Perspektiven – Visionen. Kröning: Asanger

Über den Autor

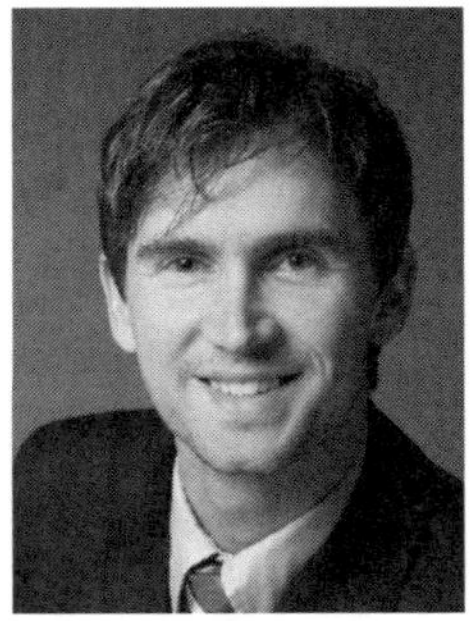

Dipl.-Psych. Dr. Kai Seiler, geb. 1975
Landesinstitut für Gesundheit und Arbeit NRW
Ulenbergstraße 127 - 131
40225 Düsseldorf
Tel.: 0211 3101 1239, Fax: 0211 3101 1189
kai.seiler@liga.nrw.de; http://www.liga.nrw.de

Ausbildung zum und Tätigkeit als Bankkaufmann

Studium der Psychologie mit den Schwerpunkten Arbeits- und Organisationspsychologie sowie Klinische Psychologie.

Promotion zum Dr. rer. sec. an der Bergischen Universität Wuppertal.

Wissenschaftliche Tätigkeit beim Institut für Arbeitsmedizin, Sicherheitstechnik und Ergonomie e.V. (ASER) sowie am Fachgebiet „Arbeitssicherheit/Ergonomie“ der Bergischen Universität Wuppertal.

2003 – 2007 Programmleiter bei der Landesanstalt für Arbeitsschutz NRW. Seit 2008 Leiter der Fachgruppe „Betriebliches Gesundheitsmanagement“ des Landesinstituts für Gesundheit und Arbeit NRW.

Lehrbeauftragter im Fachgebiet „Wirtschaftspsychologie“ der Bergischen Universität Wuppertal sowie Moderator und Trainer. Arbeitsgebiete: Beschäftigungsfähigkeit und demographischer Wandel, arbeitsweltbezogenes Gesundheitsmanagement, psychische Belastungen und Coping, anwendungsbezogene Kooperations- und Netzwerkforschung.

Die drei wichtigsten Publikationen

Seiler, K. (2008). Beschäftigungsfähigkeit als Indikator für unternehmerische Flexibilität. In: Badura, B., Schröder, H., Vetter, C. (Hrsg.) Fehlzeitenreport 2008. Betriebliches Gesundheitsmanagement: Kosten und Nutzen. Berlin : Springer, S. 1 – 11

Splittgerber, B., Seiler, K. (2008). Stress bei der Arbeit: Der Spagat zwischen Überwachung und Beratung. In: Schwennen, C. et al. (Hrsg.) Psychologie der Arbeitssicherheit und Gesundheit: Perspektiven – Visionen. Kröning: Asanger

Seiler, K. (2004). Interorganisationale Kooperationsnetzwerke im Anwendungsfeld „Sicherheit und Gesundheit bei der Arbeit'. Bremerhaven: Wirtschaftsverlag NW (Schriftenreihe der Bundesanstalt für Arbeitsschutz und Arbeitsmedizin: Forschungsbericht, Fb 1031)

Die drei wichtigsten aktuellen Engagements in Organisationen

Leitung der Projektgruppe „Scoreboard der Länder“ des Länderausschusses für Arbeitsschutz und Sicherheitstechnik (LASI)

Sachverständiger des Senior Labour Inspector Commitee (SLIC) für das Themenfeld „Kooperationen im Arbeitsschutz"

Ländervertreter für NRW in der Projektgruppe „Psychische Belastungen" des Länderausschusses für Arbeitsschutz und Sicherheitstechnik (LASI)

Die drei zur Zeit wichtigsten Projekte

Die Gestaltung arbeitsmarktintegrativer Gesundheitsförderung zur Verbesserung der Beschäftigungsfähigkeit von Arbeitslosen

Fortschreibung eines Konzeptes „Psychische Belastungen" für die Arbeitsschutzverwaltung

Arbeit, Familie und Gesundheit: lebenslagenorientierte Präventionsansätze

Die drei wichtigsten Vorhaben und Arbeitsschwerpunkte für die nächsten 5 Jahre

Austausch und Abstimmung mit den Unfallversicherungsträgern über Konzepte, Arbeitsteilungen und gemeinsame Aktionen im Themenfeld „psychische Belastungen"

Vernetzte Präventionskonzepte für Beschäftigte in prekären Arbeitsverhältnissen

Förderung und Erhalt von Beschäftigungsfähigkeit bei sozialer Benachteiligung

Über die Autorin

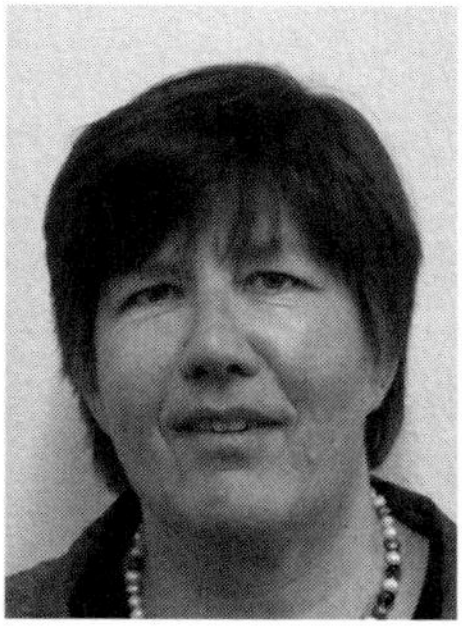

Bettina Splittgerber, Wiesbaden, geb. 1957

Hessisches Sozialministerium
Dostojewskistraße 4, 65185 Wiesbaden
bettina.splittgerber@hsm.hessen.de

1978 – 1985 Studium der Soziologie (Magister) an der Justus-Liebig-Universität Gießen

1985 – 1990 Institut für Arbeitsmedizin der Universität Düsseldorf, wissenschaftliche Mitarbeiterin in einem interdisziplinären HdA-Projekt zum Thema Ganzköperschwingungen

1990 – 2003 Zentralstelle für Arbeitsschutz in der hess. Landesanstalt für Umwelt, Dezernatsleiterin „Humanisierung der Arbeit, neue Aufsichtskonzepte, Öffentlichkeitsarbeit'

Seit 2003 Hessisches Sozialministerium, Referentin für Grundsatzfragen des Arbeitsschutzes, psychische Belastungen, ASiG, Aus- und Fortbildung

Die drei wichtigsten Publikationen

Aufsichtsstrategien zur Implementierung von Gefährdungsbeurteilungen; Eröffnungsveranstaltung der europäischen Kampagne „risk assessment“; Berlin 2008

Changing attitudes towards an ageing workforce'; Senior Labour Inspectors“ Committee (SLIC) -Konferenz „Demographischer Wandel im der Arbeitswelt“, Ljubljana 2008

„Common principles“, gemeinsames Grundkonzept der Aufsichtsstandards der EU-Arbeitsschutzinspektionen 2004

Die drei wichtigsten aktuellen Engagements in Organisationen

Leiterin der LASI-Projektgruppe „Aufsichtskonzepte zu psychischen Fehlbelastungen“

Mitglied der SLIC-workgroup cross-border-enforcement

Mitwirkung im Beirat der BAuA zum Förderschwerpunkt Arbeitsschutz in der Zeitarbeit

Die zur Zeit wichtigsten Projekte

Umsetzung des Hessischen Konzeptes zum Umgang mit psychischen Fehlbelastungen

GDA-Projekt „Arbeitsschutz in der Zeit- und Leiharbeit“

Wirksamkeit von Gefährdungsbeurteilungen: neue Aufsichtskonzepte

Die wichtigsten Vorhaben

Gesundheitsförderung im Bereich der prekären Arbeit

Implementierung praxistauglicher Verfahren zu Erfassung und Bewertung psychischer Belastungen im Rahmen des Aufsichtshandelns

Oliver Straeter
Universität Kassel, Arbeits- und Organisationspsychologie

Gestaltung der Systemzuverlässigkeit unter Berücksichtigung menschlicher Verhaltensmechanismen

1 Warum sind menschliche Verhaltensmechanismen in der Systemgestaltung zu berücksichtigen?

Schwerwiegende Störungen von technischen Systemen zeigen, wie stark die heutige Welt und die Erhaltung unserer Umwelt vom reibungslosen Betrieb der Systeme abhängen. Die Chemieunfälle in Seveso 1976 und Bophal 1984, die nukleare Katastrophe in Chernobyl 1986 sowie der Zusammenstoß zweier Flugzeuge am Bodensee 2002 sind Beispiele hierfür, die im kollektiven Gedächtnis verbleiben.

Aber auch eher alltägliche Ereignisse wie Autounfälle oder Arbeitsunfälle in Industriebetrieben zeigen, dass die Zuverlässigkeit der Systeme ein Schlüsselfaktor für die betriebliche Planung und Optimierung ist. Beispielsweise lagen im Jahr 2002 die Kosten für durch Arbeitsausfälle bedingte Produktionsausfälle in Deutschland bei 44,15 Milliarden Euro (BAUA, 2002). Eine in Amerika durchgeführte Studie über menschliche Fehler in der Medizin kam zu dem Ergebnis, dass zwischen 44.000 and 98.000 Patienten pro Jahr nicht aufgrund ihrer eigentlichen Erkrankung, sondern aufgrund falscher Handlungen des Personals im Krankenhaus zu Tode kommen (Sexton et al., 2002) und dieser Beitrag damit weit über den krankheitsbedingten Todesursachen liegen.

Der Umstand, dass Störungen und Unfälle in allen Bereichen der Betriebsführung und der Produktentwicklung mit dem „menschlichen Faktor" zusammenhängen, legt den Schluss nahe, dass psychologische Erkenntnisse essentiell für die Klärung und Behebung von Betriebsstörungen und Unfällen sind. Ferner müssen menschliche Verhaltensmechanismen in der Systemgestaltung berücksichtigt werden, wenn solche Ereignisse vermieden werden sollen.

2 Systemgestaltung hinsichtlich menschlicher Verhaltensweisen

Die Methoden der Systemgestaltung hinsichtlich menschlicher Verhaltensweisen sind geprägt von den vorherrschen Paradigmen der Zeit, in denen Gestaltungsmängel z.B. durch Störfälle offenbar wurden. So wurden wesentliche Impulse für die Methodenentwicklung durch den nuklearen Störfall in Three Miles Island (TMI) im Jahre 1976 initiiert. Es war die Zeit des technomorphen Verständnisses des Menschen und seiner Informationsverarbeitung. Die Technik gab die Anforderungen für die erforderlichen menschlichen Eingriffe. Konsequenter Weise war das sequentielle Verarbeitungsmodell vorherrschend. Der Mensch wurde aufgefasst als ein Teil des Gesamtsystems welches zunächst Stimuli wahrnimmt, diese dann mit seinen Gedächtnisinhalten abgleicht und darauf dem Stimulus korrespondierende Handlungen auslöst (Sternberg, 1969).

Da diese sequentielle Sichtweise sich schnell als ungeeignet herausstellte um alle Verhaltensaspekte bei Unfällen zu erklären, wurde sie um die Unterteilung von fertigkeitsbasierten, regelbasierten und wissensbasierten Verhalten ergänzt (Rasmussen, 1986). Damit wurde der Unterschied der bewussten Kontrolle des Menschen thematisiert: Bei fertigkeitsbasiertem Verhalten agiert der Mensch quasi automatisiert und es kommt zu Kurzschlussreaktionen in hoch geübten Situationen. Reason (1990) hat die bis zum Jahr 1990 vorherrschenden psychologischen Erkenntnisse und Modellvorstellungen im sogenannten GEMS-Modell (GEMS für Generic Error Modelling System) zusammengefasst (Bild 1).

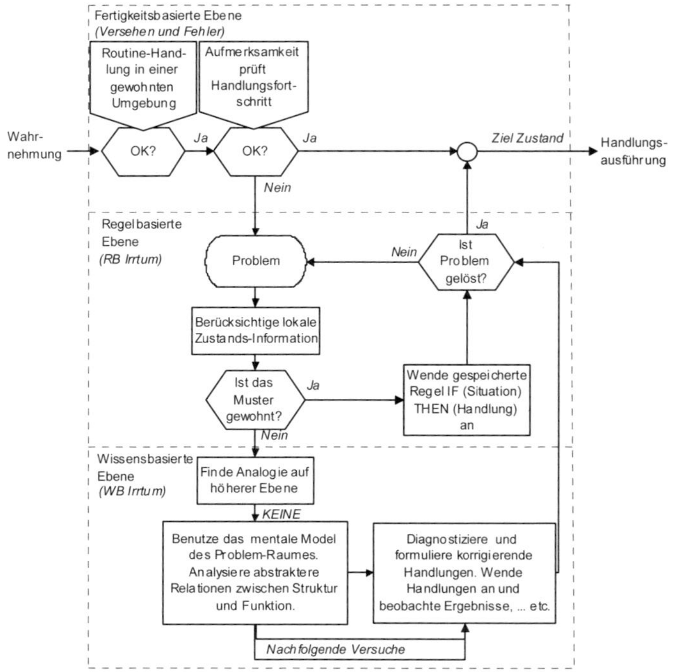

Bild 1: GEMS Modell (Generic Error Modelling System) nach Reason 1990

Von wissenschaftlicher Seite spiegelt das GEMS Modell immer noch ein Stimulus-Response Modell wider. Dieses Paradigma manifestiert ein „aufgabenbezogenes Menschbild". Der Mensch wird als Wesen verstanden, dessen Hauptaufgabe darin besteht, eine bestimmte vom Gestalter vorgegebene Aufgabe bestmöglich zu erfüllen. Gemäß des Belastungs-/Beanspruchungskonzeptes werden menschliche Fehler dann unterstellt, wenn beeinflussende Faktoren (PSF – performance shaping factors) dazu führen diese Anforderungen nicht erfüllt werden können.

Das Paradigma des aufgabenbezogenen Menschbildes hat sich in vielfältiger Art und Weise manifestiert. Die Methodenentwicklung, um Unfälle hinsichtlich menschlicher Verhaltensweisen zu analysieren (die retrospektive Betrachtung) wie auch die Methoden zur gestalterischen Verbesserung hinsichtlich menschlicher Verhaltensweisen (die prospektive Betrachtung) gehen im wesentlichen von den Aufgabenanforderungen an den Menschen aus und analysieren bzw. beurteilen dann die menschliche Fähigkeit die Anforderungen zu erfüllen.

In der Ursachenanalyse werden die PSF als beitragende Faktoren für menschliche Arbeitsfehler ausgefasst und in Ereignisanalyseverfahren etabliert. In der Systemgestaltung werden die Erkenntnisse mit Hilfe einer Reihe unterschiedlicher Ansätzen der Systemgestaltung zugeführt. Die Grundzüge dieser Beurteilungsverfahren werden in Hollnagel (1998), Reer et al (1996), VDI-4006 (1999) oder OECD-NEA (2000 & 2002) diskutiert. Bekannteste Verfahren sind das Verfahren THERP (Swain & Guttmann, 1983), das Verfahren HCR (Hanamann & Spurgin, 1984) oder das Verfahren HEART (Williams et al., 1988).

In den aufgabenorientierten Verfahren wurde (und wird) oft recht unwissenschaftlich mit den wissenschaftlich statistischen Ansprüchen an Reliabilität, Validität und Objektivität umgegangen. So wurde das Verfahren THERP bereits zur Bewertung der Handlungen in deutschen Kernkraftwerken seit ca. 1987 genutzt, ohne dass die Gültigkeit der Daten für die deutschen Verhältnisse nachgewiesen war. Die Übertragbarkeit dort genutzten Verhaltensdimensionen und der Fehlerwahrscheinlichkeiten wurde erst 10 Jahre später systematisch untersucht und hat sich in einigen Punkten als durchaus problematisch erwiesen (Sträter, 1997). Andere Verfahren, wie das HEART Verfahren konnten in den mehr als 20 Jahren ihrer Existenz ihre Datengrundlagen überhaupt nicht nachweisen. Auch das Verfahren HCR, welches Zeitzuverlässigkeitszusammenhänge darstellt, findet immer noch Anwendung, obwohl es in mehreren Studien bereits widerlegt wurde (Moieni et al. 1994; Hennings et al. 1995).

Neben den Unzulänglichkeiten in den Daten vernachlässigen aufgabenorientierte Verfahren das Interpretations- und Entscheidungsverhalten des Menschen. Damit werden wichtige Beiträge für die Zuverlässigkeit des Gesamtsystems vernachlässigt. Dies umso mehr, je mehr ein System von menschlichen Handlungen abhängt oder je komplexer mögliche Entscheidungssituationen für den Nutzer werden (z.B. aufgrund von komplexer Automatisierung, ungünstiger Arbeitsorganisation oder sich widersprechender Aufgabenanforderungen).

Faktoren, die das Interpretations- und Entscheidungsverhalten des Menschen beeinflussen, werden als Kontextfaktoren bezeichnet, einer gesonderten Untergruppe der PSF. Sie können zuverlässigkeitsfördernd oder fehlerfördernd wirken (NUREG-1624, 2000). Eine vertraute Reihenfolge von Alarmen oder das Wissen, dass ein Warnsystem eine hohe Rate an falschen Alarmen hat, führt beispielsweise zu der Erwartung, diese mit den üblichen, trainierten Fertigkeiten und Regeln bewältigen zu können. Erfahrung mit dem Systemverhalten führen dazu, dass man Erwartungen über die Entwicklung einer Störung hat und damit zu unvollständiger Suche hinsichtlich Seiteneffekten oder Zusatzstörungen. Eine hohe Zuverlässigkeit eines Systems führt zu Übervertrauen in das System.

Die neue Kategorie von Kontextfaktoren macht deutlich, dass sichere Systemgestaltung wesentlich davon abhängt, inwieweit der Mensch in der Lage ist, die Situation so zu interpretieren und aktiv zu verändern, dass diese in einen sicheren Zustand überführt wird. Um diese aktive Rolle zu erfüllen, müssen die Personen eigene Überlegungen in die Verhaltensgenerierung einbeziehen und den Nutzen verschiedener Ziele und Handlungsoptionen abwägen. Diese aktive Rolle führt in der Systemgestaltung zu einer grundsätzlich anderen Herangehensweise als es bei der aufgabenbezogenen Sicht der Fall ist. Bei der Diagnose und Behandlung einer Infektion durch einen Arzt würden die analogen Fragestellungen lauten:

- Aufgabenbezogen: Wie zuverlässig wird ein Arzt z.B. einen Bandscheibenvorfall diagnostizieren und behandeln?
- Nutzenbezogen: Welche Krankheit wird der Arzt in einer gegebenen Situation diagnostizieren und behandeln?

Diese scheinbar ähnlichen Fragen haben eine grundlegend unterschiedliche Denkweise über die Rolle des Menschen und der Rolle der Informationsverarbeitung zur Folge.

In der aufgabenbezogenen Denkweise determiniert die technische Ausgestaltung das geforderte Verhalten des Menschen (z.B. eine Zwei-Hand-Bedienung bei einer Metall-Presse) und damit das Fehlerkriterium, wenn der Mensch diese Anforderung nicht einhält. Oft werden dabei die vielfältigen möglichen Seiteneffekte, zusätzlichen Aufgaben und Störungen oder zusätzlichen Zielparameter (wie Wirtschaftlichkeit neben Sicherheit) nicht bei der Systemgestaltung berücksichtigt. Man geht davon aus, dass der Mensch die Maschine so bedient, wie es der Gestalter vorsieht und sichert dies durch entsprechende Vorschriften ab. Bei der Analyse eines Unfalls (z.B. Schädigung der linken Hand durch Fehlbedienung der Metall-Presse) zeigt sich dann, dass der Mensch zusätzliche Parameter (z.B. Akkordlohn-System) in seiner Informationsverarbeitung berücksichtigt hat und spezifische eigene Nutzenabwägungen getroffen hat, um z.B. Wirtschaftlichkeit und Sicherheit insgesamt zu optimieren (z.B. Umbau der Zwei-Hand- in eine Ein-Hand-Bedienung um Zeit zu sparen und effizienter zu arbeiten). Dieses Verhalten wird in der aufgabenbezogenen Denkweise dann oft als Vorschriftsverletzung klassifiziert, obwohl die Vorschrift „Zweihandbedienung" in diesem Beispiel im Widerspruch zu der Forderung nach Wirtschaftlichkeit steht und zu entsprechenden Vorschriftsverletzungen verleitet.

Gerade in Störungssituationen wo der Zeitdruck üblicherweise hoch ist und besonders effektives Handeln gefordert ist, werden Nutzen und Kosten unbewusst und gewohnheitsmäßig in der Informationsverarbeitung berücksichtigt. Der Mensch zeigt sich in solchen Situationen als „begrenzt rational" (Simon, 1955). Wissen und Fertigkeiten werden dann nicht mehr optimal eingesetzt, und der Mensch greift auf Strategien zurück, die ein effektives Handeln ermöglichen (Dörner, 1997). Diese Verhaltensweisen werden in der psychologischen Literatur als Heurismen bezeichnet (Tversky & Kahneman, 1974).

Der nutzenbezogene Ansatz geht von der Perspektive des Menschen aus und analysiert sein Verhalten im technischen System bei allen Randbedingungen. Hier determiniert nicht die technische Anforderung das Fehlerkriterium für den Menschen sondern die menschlichen Informationsverarbeitungsmöglichkeiten legen fest, ob ein System bei gegebenen Randbedingungen bedienbar ist.

Diese neue Sichtweise ist in den Methodenentwicklungen der letzten ca. 10 Jahren in unterschiedlicher Art und Weise repräsentiert worden. Die bekanntesten Verfahren sind

- ATHEANA (A Technique for Human Error Analysis, NUREG-1624, 2000)
- CAHR (Connectionism Assessment of Human Reliability; Sträter 1997)
- CESA (Commission Errors Search and Assessment; Reer 2004)
- CREAM (Cognitive Reliability and Error Analysis Method; Hollnagel 1998)
- MERMOS (Méthode d'Evaluation de la Réalisations des Missions Opérateur pour la Sûreté; LeBot, 2004)

Nutzenorientierte Informationsverarbeitung ist vom Standpunkt der sicherheitstechnischen Bedeutung als weitaus problematischer einzustufen als die aufgabenbezogenen (OECD-NEA, 2000). Nutzenbezogene Handlungen können nämlich nicht durch technische Sicherheitssysteme wie Sperren oder Verriegelungen vermieden werden. In Ereignissen, in denen nutzenbezogenes Handeln eine Rolle spielt, werden üblicherweise solche technischen Vorkehrungen außer Kraft gesetzt. Chernobyl ist hier das prominenteste aber nicht das einzige Ereignis, in dem Schutzsysteme übergangen wurden, um ein bestimmtes Ziel zu erreichen.

Dennoch ist das Menschbild und das vorherrschende Methodenspektrum ein Aufgabenbezogenes geblieben. Das technische Teilsystem setzt Aufgabenanforderungen, die der Mensch durch seine Fähigkeiten abdecken muss. Die Kreativität des Menschen und seine Fähigkeit zu komplexer Problemlösung durch Umdefinition der Aufgaben werden nicht thematisiert.

Woran liegt es, dass diese Erkenntnisse nicht umgesetzt werden? Die Antwort findet man über die aktuellen Schlüsselthemen der Systemzuverlässigkeit.

3 Schlüsselthemen heutiger Betrachtung von Systemzuverlässigkeit

Bewusste Kosten-Nutzen-Überlegungen finden sich bei der Analyse schwerer Störfälle selten auf der Arbeitsebene, allerdings oft im Bereich des Managements statt, da dort systematisch betriebliche Kosten und Sicherheit mit mathematisch ähnlichen betriebswirtschaftlichen Ansätzen abgewogen werden. Der Unfall des Space-Shuttle „Challenger" und der Radioaktivitätsstörfall in der Wiederaufbereitungsanlage „Tokai Mura" sind Beispiele dafür. Vom juristischen Standpunkt gehen solche bewussten Kosten-Nutzen-Überlegungen in Richtung des Tatbestandes der Fahrlässigkeit, wenn die Entscheidungen zu Kosten der Sicherheit entschieden werden.

Unter dem Eindruck des Challenger-Unfalls hat Leveson (2002) die Rolle aller gesellschaftlichen Ebenen in der Unfallentstehung thematisiert. Bild 2 zeigt den von Leveson aufgestellten Zusammenhang in schematischer Form. Diese Ebenen stehen in gegenseitigen Wechselwirkungen. Das Personal auf der Betriebsebene muss möglicherweise regulative Vorgaben umgehen, um ein System bei Ausfall einer Automatik wieder in den sicheren Zustand zu überführen. Inadäquate Vorschriften können hier zu Fehlentscheidungen oder Unterlassungen wichtiger Handlungen führen, um auf Seiten der Vorschriften sicher zu sein. So zeigt sich in der Analyse von Ereignissen, dass gerade in Störungssituationen, in denen flexibles und abwägendes Verhalten von Operateuren gefordert ist, Prozeduren eher befolgt werden als in Standardsituationen (Sträter, 1997). Falsche Sicherheitsregeln können aufgrund dieser Beobachtung zu schwerwiegenden Störungen führen. Damit liegt eine besondere Verantwortung auf der Regulationsebene, korrekte und ausgewogene Sicherheitsregeln zu gestalten.

Der Ansatz von Leveson kann als eine Art übergeordnetes Sicherheitsmanagementsystem (SMS) gesehen werden, welches als regulatorisches System bezeichnet werden kann. Unfälle zeigen so nicht allein Unzulänglichkeiten des Personals auf der Arbeitsebene, sondern immer auch Unzulänglichkeiten in politischen, regulativen oder organisatorischen Vorgaben, die entweder zu restriktiv oder zu unspezifisch sein können.

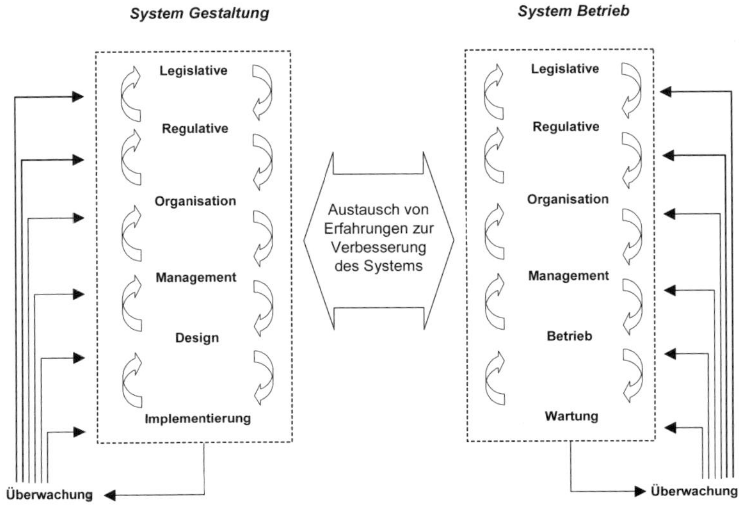

Bild 2: Zusammenhang von Arbeitsebene, Wartungsebene, Designebene, Organisationsebene sowie Regulationsebene und Legislative Ebene

Dieses Modell erklärt auch, warum Methodenentwicklungen zu den nutzenbezogenen Aspekten nicht aufgegriffen werden, obwohl bereits Adams (1982) die Unzulänglichkeiten bei seiner wissenschaftlich fundierten Kritik der aufgabenorientierten Sichtweise anmerkte und nutzenbezogene Verfahren validere und wissenschaftlich besser abgesicherte Alternativen bieten als die aufgabenorientierten Verfahren. Dass – trotz besserer Datengrundlage, höherer Validität und psychologisch fundierterer Modelle der Informationsverarbeitung – keine Änderung der regulatorischen Praxis zu verzeichnen ist, zeigt die mangelnde Fähigkeit des regulatorisches Systems auf Sicherheitsbedürfnisse zu reagieren. Die Trägheit des regulatorischen Systems führt dazu, dass Verfahren in der Praxis Anwendung finden welche seit ca. 25 Jahren nicht mehr dem Stand der wissenschaftlichen Auseinandersetzung repräsentieren. Damit werden letztendlich Sicherheitsprobleme durch diejenige Ebene geschaffen, welche die Aufgabe hat, Sicherheitsprobleme proaktiv anzugehen.

Aufgrund der Trägheit des regulatorischen Systems werden adäquate Interventionsstrategien zu spät in den Veränderungsprozess eingespeist. Hierdurch sinkt die Flexibilität für neue Interventionsstrategien sowie der finanzielle Rahmen unter dem Interventionen durchgeführt werden können.

Um eine proaktivere Systemgestaltung zu erreichen wurde im Zusammenhang mit den Entwicklungen zum Single European Sky mit dem safety-screening ein Rahmenverfahren geschaffen, welches eine proaktive Berücksichtigung menschlicher Verhaltensweisen auf allen Ebenen des regulatorischen Systems erlaubt (Eurocontrol, 2006; SESAR, 2007; Sträter, 2008). Ähnliche Verfahren sind für die Beurteilung der Tauglichkeit von Methoden für neue Sicherheitsfragen entwickelt worden (Everdij, 2007).

Neben proaktiven Methoden wie das safety-screening erlaubt auch eine Integration der aufgabenbezogenen und nutzenbezogenen Sichtweisen in einem einheitlichen Modell der Informationsverarbeitung, die Systemgestaltung hinsichtlich menschlicher Verhaltensweisen zu verbessern. Beide können in einem einheitlichen Modell beschrieben werden (Sträter, 2005). Bild 3 skizziert dieses kognitive Modell, in dem sowohl die sequentielle Verarbeitung und das Spektrum zwischen fertigkeitsbasiertem und wissensbasiertem Verhalten, als auch nutzenbezogene Zusammenhänge, wie Erfahrungsbasiertes Schließen, Fixierung, Informationsbereicherung, Informations-Ignoration und Informations-/Zielabgleich, abgebildet werden können.

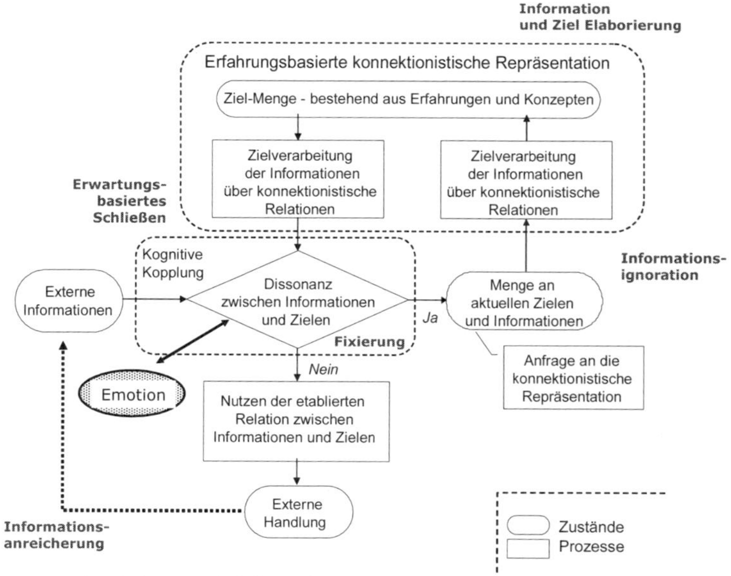

Bild 3: Einheitliches Modell für aufgabenbezogene und nutzenbezogene Informations verarbeitung (Sträter, 2005)

Ein weiteres Element der Ablösung aufgabenorientierter Sichtweisen ist eine Weiterentwicklung der Unfalltheorie, die mit der Systemrobustheit (resilience) auch eine menschenzentrierte Sichtweise einnimmt. Dieser Ansatz löst die Unfalltheorie des sogenannten „Swiss-cheese" Modells (Reason, 1990) ab. Während das Swiss-cheese Modell annimmt, dass Unfälle durch die Gestaltung technischer oder administrativer Barrieren vermieden werden können, geht der Ansatz der Systemrobustheit davon aus, dass Unfallvermeidung dadurch gelingt, indem Systeme mit typisch menschlichen Verhaltenscharakteristika zurechtkommen (siehe insbesondere Hollnagel, 2004; Hollnagel et al., 2005; Hollnagel et al., 2008).

So merkte Reason in einem Workshop zur Erklärung der Zusammenstoßes zweier Flugzeuge in Überlingen an, dass das aufgabenorientierte Modell des Swiss-cheese Modells diesen Unfall nicht erklären kann und dass neue Erklärungsmodelle erforderlich sind. Auch die Betriebsmannschaft, die in Chernobyl die Sicherheitssysteme außer Kraft gesetzt hat, war die bis dahin erfolgreichste Crew der Anlage mit den besten Betriebsdaten und den wenigsten Ausfallzeiten. Das situative Element „Übervertrauen" hat bei der Entscheidung der Crew, den Reaktorschutz außer Kraft zu setzen, sicher eine Rolle gespielt. Sie war überzeugt davon, die Anlage „im Griff" zu haben. Das Beispiel Chernobyl zeigt, dass gerade die situativen Faktoren eng mit dem nutzenorientierten Verhalten zusammenhängen.

4 Szenarien und Visionen für die Zukunft der Systemzuverlässigkeit

Die Untersuchung aktueller Unfälle sowie aktueller Unfallanalysemethoden oder Bewertungsmethoden in den verschiedensten technischen Domänen legt den Schluss nahe, dass nach wie vor wesentliche Mechanismen menschlicher Fehler unberücksichtigt bleiben. In einigen Bereichen ist sogar ein Regress auf eine mechanistische Denkweise über die Rolle des Menschen in technischen System zu verzeichnen, die zukünftig eher eine weitere Verschlechterung als eine Verbesserung der Situation erwarten lassen. Beispielsweise wird das HEART Verfahren derzeit auf die Flugsicherheit übertragen, ohne dass die mathematischen Unzulänglichkeiten korrigiert werden (Kirwan & Gibson, 2007). Auch wird das HCR Verfahren weiter angewendet, obwohl es empirisch falsifiziert wurde und selbst einer der Entwickler von der weiteren Verwendung des Verfahrens abrät.

Die Situation bestätigt die Kuhn'sche Theorie über den Paradigmenwechsel (Kuhn, 1976). Es muss erst eine gewisse überdeutliche Evidenz aufgebaut werden, bevor ein Paradigmenwechsel von einer eher technik-determinierenden Denkweise auf eine eher mensch-determinierende übergeht. In der Tat scheinen wir gerade an diesen Wechsel angekommen, sieht man z.B. auch die Diskussionen im Finanzsektor im Zuge der globalen Finanzkrise, die nach einer besseren Abbildung menschlicher Aspekte in den Methoden unseres Wirtschaftsystems ruft.

Derzeit sind zwei Szenarien denkbar: Ein Negativ-Szenarium mit weiterem Regress auf eine *technik-determinierende Denkweise* oder ein Positiv-Szenarium mit einer *mensch-determinierenden Sichtweise* der Systemzuverlässigkeit. Die tatsächliche Entwicklung wird sich innerhalb des Spektrums des Negativ-Szenariums und des Positiv-Szenariums abspielen.

Ein weiterer Regress auf eine technik-determinierenden Denkweise hätte fatale Folgen für die Sicherheit und Systemgestaltung. Die Methoden zur Systemgestaltung würden nicht den Menschen sondern die Technik in den Vordergrund der Betrachtung stellen. Die sichere Folge ist Über-Automation von technischen Systemen, weitere Zunahmen der Vorschriften und langfristig eine zunehmende Teilung in eine „Gestaltende und kontrollierende Systemgestaltung" und eine „Ausführende Systembedienung". Sheridan (2002) spricht hier zu Recht von der Gefahr einer Versklavung des Menschen durch die Technik die letztendlich durch die Gestaltungsmethoden unterstützt, wenn nicht sogar wesentlich determiniert wird.

Die systembedienenden Menschen sind hier einer permanenten Anpassung an neue Gestaltungen ausgesetzt, ohne diese beeinflussen zu können, gepaart mit der Kontrolle von der gestalterischen Ebene, ob Sie die vorgedachten Aufgaben korrekt erfüllen. Die Folge ist nach Sheridan eine zunehmende Arbeitslosigkeit, eine Zunahme mentaler Fehlbelastungen und die Abnahme von Fertigkeiten. Auf der Gestaltungsseite ist eine zunehmende Zentralisierung von Überwachungseinheiten zu verzeichnen, ohne detailliertes Verständnis der Anforderungen auf der Arbeitsebene zu haben.

Für die sichere Systemgestaltung würde dieser Umstand bedeuten, dass Sicherheitsbeurteilungen zu einer zunehmenden Automatisierung führen und mehr Sicherheitsprobleme schaffen als diese zu lösen. Das derzeitige System von Aufsicht und Kontrolle um so den Menschen vor Schädigungen zu schützen, wäre ab absurdum geführt und würde kontraproduktive Ergebnisse erzielen.

Ein Beispiel, wo man die Vorläufer einer solchen Entwicklung bereits beobachten kann, ist die Gestaltung von Fertigungssystemen mit Hilfe der Methoden der zeitgebundenen Arbeit. Zur Effizienzsteigerung gehen diese Verfahren davon aus, dass die Taktzeit der produktivitätsbestimmende Parameter ist. Dadurch werden Arbeitszyklen für den arbeitenden Menschen in unkenntliche bzw. sinnlose Einheiten untergliedert, die dann zu Produktionsfehlern führen, weil die Einheiten für den Menschen nicht mehr sinnstiftend sind (z.B. Vergessen von Montagevorgängen). Aus der nutzenbezogenen Sichtweise würde es sich eher anbieten, ein an der menschlichen Informationsverarbeitung orientiertes Produktionssystem aufzubauen, um produktiv und fehlerfrei zu arbeiten. Eigenen Schätzungen zufolge führt für eine derartige Unbalance zwischen tatsächlich vorhandenen menschlichen Fähigkeiten und den in der Arbeitswelt genutzten Fähigkeiten zu einer Unter-Nutzung von ca. 30%. D.h. dass Fertigungsstrassen aufgrund unzureichender Berücksichtigung der menschlichen Fähigkeiten in den Planungsinstrumenten nur 70% der theoretisch erreichbaren Produktivität haben. Entsprechendes gilt für Produktivitäten in anderen Bereichen wie dem Transportwesen oder der Prozesskontrolle chemischer Anlagen oder von Kraftwerken.

Ein weiteres Beispiel ist die Europäische Flugsicherung, in der derzeit eine Welle der technischen Modernisierung ansteht, Sicherheitsfragen werden jedoch mit den klassischen aufgabenorientierten Verfahren angegangen statt wissenschaftlich fundiert. Langfristig werden hierdurch zusätzliche Sicherheitsprobleme für die Fluglotsen geschaffen. In sicherheitsrelevanten Bereichen könnten ca. 30% aller Unfälle durch eine mensch-determinierende Systemgestaltung vermieden werden.

Im mensch-determinierenden Szenario arbeiten alle Ebenen des regulatorischen Systems von staatlichen und behördlichen Vorgaben bis zur Arbeitsebene im Sinne eines „regulatorischen Managementsystems" zusammen. Regelwerke werden auf ihre Wirksamkeit analysiert und flexibel überarbeitet. Methodische Entwicklungen aus der Wissenschaft werden nicht mehr auf Basis einer industrialisierten Auftragsforschung gewonnen, welche zu Lasten der wissenschaftlichen Qualität der Methoden geht. Die universitäre Forschung betreibt wieder wissenschaftlichere Forschung und unanhängige Methodenentwicklung statt reine Auftragsforschung. Unterstützt wird dies durch eine an wissenschaftlichen Kriterien der Validität und Wirksamkeit orientierte Bewertung des universitären Erfolges statt an der Einwerbung von Mitteln.

Ferner werden gesellschaftliche Entwicklungen, wie beispielsweise der demographische Wandel und das zunehmende Alter der Bevölkerung berücksichtigt. Solche Entwicklungen machen auch vor den Betrieben nicht halt, die sicherheitstechnisch ein hohes Gefährdungspotential besitzen. Die Veränderungen haben weitreichende Konsequenzen für das Einhalten des Sicherheitsniveaus und machen umfassendere Ansätze erforderlich, um auch langfristige Trends frühzeitig zu erkennen. Personalfluktuation, als ein Beispiel, wirkt sich in sicherheitskritischen Technologien noch drastischer aus, als in anderen Betrieben, denn Sicherheits-Know-how erfordert tiefgehende Systemkenntnisse und jahrelange Erfahrung. Wissensmanagement ist demzufolge auch ein wichtiges Element zur Vermeidung menschlicher Fehler, insbesondere auf der Organisations- und Regulationsebene.

Inwieweit sich die Zukunft der Beurteilung der menschlichen Leistungen positiv oder negativ entwickelt, hängt sehr stark davon ab, ob die erforderlichen Rahmenbedingungen geschaffen werden, um die methodischen Entwicklungen praktisch umzusetzen. Berücksichtigt man, dass sich die derzeitige Situation innerhalb der letzten 20 Jahre entwickelt hat und das regulatorische System eine

Trägheit von ca. 20 Jahren aufweist, ist zu erwarten, dass die kommenden 15 Jahre zeigen werden, inwieweit es gelingen wird, eine mensch-determinierende Sichtweise der Systemzuverlässigkeit zu etablieren.

Literatur

Adams, J. A. (1982) Issues in Human Reliability. Human factors. 24. p. 1-10.

Dörner, D. (1997) Die Logik des Misslingens, Strategisches Denken in komplexen Situationen. Hamburg: Rowohlt.

Eurocontrol (2006) Safety Screening Technique. Eurocontrol. Brussels.

Eurocontrol (2008) SESAR Safety Management Plan. Eurocontrol. Brussels.

Everdij, M., Smeltink, J., Burrage, A., Kovarova, J., Amar, G., Sträter, O. (2007) Developing a Safety Screening Tool for SESAR related Operational Concepts

Hannaman, G. W. & Spurgin, A. J. (1984a) Human Cognitive Reliability Model for PRA Analysis. NUS-4531. NUS-Corp. San Diego.

Hennings, W., Mertens, J. & Reer, B. (1995) Methodik der Risikoanalyse für Kernkraftwerke. Eine bewertende Bestandsaufnahme mit Blick auf regionale Sicherheitsplanung. Zürich: vdf Verlag der Fachvereine.

Hollnagel, E. (1998) Cognitive Reliability and Error Analysis Method – CREAM. New York, Amsterdam: Elsevier. (ISBN 0-08-042848-7)

Hollnagel, E. (2004) Barriers And Accident Prevention. Ashgate. Aldershot.

Hollnagel, E., Nemeth, C. & Dekker, S. (2008) Resilience Engineering Perspectives: Remaining Sensitive to the Possibility of Failure. Ashgate. Aldershot.

Hollnagel, E., Woods, D. & Leveson, N. (2005) Resilience Engineering – Concepts and Precepts. Ashgate. Aldershot. (ISBN 0754646416)

Kirwan, B. & Gibson W.H. (2007) CARA: A Human Reliability Assessment Tool for Air Traffic Safety Management – Technical Basis and Preliminary Architecture. Eurocontrol. Bretigny.

Kuhn, T. (1976) Die Struktur wissenschaftlicher Revolutionen Frankfurt am Main: Suhrkamp Verlag

LeBot, P. (2004) Human reliability data, human error and accident models – Illustration through the Three Mile Island accident analysis. Reliability Engineering and System Safety. Elsevier. Vol. 82 No. 2.

Leva, C., De Ambroggi, M., Grippa, D., De Garis, R., Trucco, P. & Sträter, O. (2006) Quantitative analysis of ATM safety issues by means of Dynamic Risk Modelling (DRM). Eurocontrol Safety R&D Seminar. Barcelona.

Leveson, N. (2002) A New Approach to System Safety Engineering. Boston: Massachusetts Institute of Technology.

Moieni, P., Spurgin, A. J. & Singh, A. (1994) Advances in Human Reliability Analysis Methodology. Part I: Frameworks, Models and Data. Reliability Engineering and System Safety. Vol.44. Elsevier. p. 27.

NUREG-1624 (2000) Technical Basis and Implementation Guidelines for A Technique for Human Event Analysis (ATHEANA). Rev. 1.Washington DC: NRC.

OECD-NEA (2000) Errors of Commission in Probabilistic Safety Assessment. NEA/CSNI/R(2000)17. Paris: OECD/NEA.

OECD-NEA (2002) Strengthening the link between HRA and data. Paris: OECD/NEA.

Rasmussen, J. (1986) Information processing and human-machine interaction. New York: North-Holland.

Reason, J. (1990) Human Error. Cambridge University Press. Cambridge.

Reer, B. (2004) The CESA method and its application in a plant-specific pilot study on errors of commission. Reliability Engineering and System Safety. Elsevier. Vol. 82 No. 2.

Reer, B., Sträter, O., Dang, V. & Hirschberg, S. (1999) A Comparative Evaluation of Emerging Methods for Errors of Commission Based on Applications to the Davis-Besse (1985) Event. Nr. 99-11. Schweiz. PSI. (ISSN 1019-0643)

SESAR (2007) ATM Safety Regulation – SESAR Safety Screening & ATM Target Concept, Institutions and Regulations. WP1.6.2/D3. SESAR Consortium. Toulouse.

Sheridan, T. B. (2002) Human and automation: System design and research issues. John Wiley & Sons. New York. ISBN 0-471-23428-1.

Simon, H. (1955) A Behavioural Model of Rational Choice. Quarterly Journal of Economics. 69. P. 129-138.

Sternberg, S. (1969) On the Discovery of Processing Stages, some Extensions of Donders" Method. Acta Psychologica. 35. p. 276-315.

Sträter, O. (1997) Beurteilung der menschlichen Zuverlässigkeit auf der Basis von Betriebserfahrung. GRS-138. Köln/Germany: GRS. (ISBN 3-923875-95-9)

Sträter, O. (2005) Cognition and safety – An Integrated Approach to Systems Design and Performance Assessment. Ashgate. Aldershot. (ISBN 0754643255)

Sträter, O. (2008) Towards a resilient approach of safety assessment – Experiences based on the design of the future Air Traffic Management System. In Hollnagel, E., Nemeth, C. & Dekker, S. (2008) Resilience Engineering Perspectives: Remaining Sensitive to the Possibility of Failure. Ashgate. Aldershot.

Swain, A. D. & Guttmann, H. E. (1983) Handbook of Human Reliability Analysis with emphasis on nuclear power plant applications. Sandia National Laboratories, NUREG/CR-1278. Washington DC: NRC.

Tversky, A. & Kahneman, D. (1974) Judgement under Uncertainty: Heuristics and biases. Science, 184. p. 1124-1131.

VDI 4006 (1999) Menschliche Zuverlässigkeit – Methoden zur quantitativen Bewertung menschlicher Zuverlässigkeit. Berlin: Beuth-Verlag.

Wickens, C. D. (1992) Engineering Psychology and Human Performance. Harper Collins Publishers. New York.

Williams, J. C. (1988) HEART – A data-based method for assessing and reducing human error to improve operational performance. In: Proceedings of the IEEE Conference on Human Factors and Power Plants. Monterey, CA. June 1988. P. 436-450.

Über den Autor

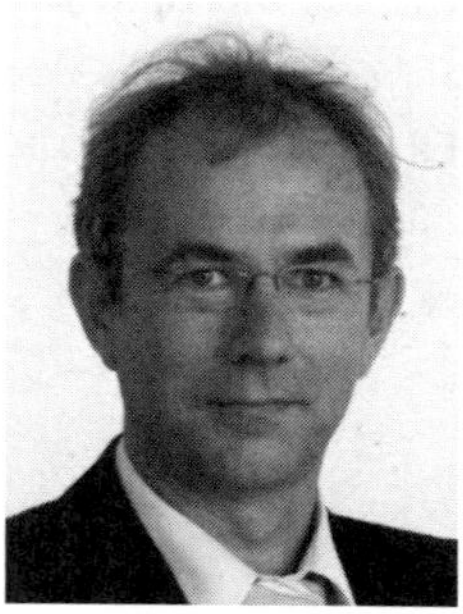

Prof. Dr. Oliver Straeter, geb. 1964
Professur für Arbeits- und Organisationspsychologie,
Universität Kassel, Fachbereich Maschinenbau, Arbeits- und Organisationspsychologie
Heinrich-Plett-Strasse 40, D-34132 Kassel
Tel: 0 561 804 4211, eMail: straeter@ifa.uni-kassel.de

1985 - Studium der Psychologie in Münster, A&O Psychologie in Aachen und Bochum

1990 - Softwareergonomie bei Siemens Nixdorf München

1991 - Sicherheitsexperte bei der GRS (Gesellschaft für Anlagen und Reaktorsicherheit); dabei Promotion an der TU München, Fachbereich Maschinenbau, Lehrstuhl für Ergonomie

1999 - Assistent am Lehrstuhl für Ergonomie und Habilitation

2001 - Sicherheitsexperte bei der Eurocontrol (Mensch, Automation, mentale Belastung sowie Verantwortlicher für Sicherheitsfragen des Single European Sky)

2008 - Professur für Arbeits- und Organisationspsychologie

Die drei wichtigsten Publikationen

Sträter, O. (2005) Cognition and safety – An Integrated Approach to Systems Design and Performance Assessment. Ashgate. Aldershot. (ISBN 0754643255)

Sträter, O. (2004) (Ed.) Human Reliability Analysis: Data Issues and Errors of Commission. Reliability Engineering and System Safety. Vol. 83, No. 2 February 2004. Elsevier.

Sträter, O. (2000) Evaluation of Human Reliability on the Basis of Operational Experience. GRS-170. GRS. Köln/Germany. (ISBN 3-931995-37-2)

Die drei wichtigsten aktuellen Engagements in Organisationen

Leiter des VDI Arbeitskreises „Menschliche Zuverlässigkeit und Sicherheit"

Mitglied des Unterausschusses Reaktorbetrieb der Reaktor Sicherheitskommission (RSK)

Gesellschaft für Arbeitswissenschaften (GfA).

Die drei momentan wichtigsten Projekte

Safety of the Single European Sky

Altersdifferenzierte Arbeitsgestaltung

Sicherheitsmanagement

Die drei wichtigsten Vorhaben/Arbeitsschwerpunkte für die nächsten 5 Jahre

Sicherheit und Zuverlässigkeit in Verkehrssystemen

Effiziente Arbeitsgestaltung

Effektivität von Managementsystemen

Rüdiger Trimpop
Friedrich-Schiller Universität Jena,
Lehrstuhl Arbeits-, Betriebs- und Organisationspsychologie

Tätigkeit und Wirksamkeit der Sicherheitsfachkräfte im Wandel der Zeit

1 Worüber wird wie berichtet?

Der Wunsch der Herausgeber, ich soll meine Erfahrungen über Tätigkeiten und Wirksamkeiten im Kontext der Sicherheitsfachkräfte über einen längeren Abschnitt beschreiben, knüpft nahtlos an mein derzeit größtes Forschungsprojekt, die „Sifa-Langzeitstudie" an, in der über 8 Jahre repräsentativ alle Sifas und Fasis nach der neuen Ausbildung begleitet werden. Die Herausgeber haben sich aber explizit den persönlichen Bezug und weniger wissenschaftliche Erkenntnisse gewünscht. Ich werde persönlichen und wissenschaftlichen Bezug mischen.

Beginnen werde ich mit meinen frühen Erfahrungen mit Sicherheitsfachkräften (Sifas), weitergehen mit meinen Erfahrungen mit Sifas als Forscher und Berater und überleiten in die Erkenntnisse aus den derzeitigen Studien. Schließlich werde ich eine Prognose über die Tätigkeit und Wirksamkeit in gut 10 Jahren versuchen.

Im Schnitt hat man alle 300.000 bis 600.000 km auf Dienstwegen einen Unfall mit Personenschaden. Da ich im Jahr ca. 50.000 km auf der Straße fahre, die meisten davon dienstlich bedingt, hoffe ich, dass meine Sifa ihre Wirksamkeit so hoch steigert, dass ich die 10 Jahre bis zur Verifizierung meiner Prognose unfallfrei durchlebe.

2 Die Vergangenheit: Tätigkeit Ja! Wirksamkeit?

Echtes Vorbildverhalten

Meine ersten Kontakte mit Sifas und ihren Helfern hatte ich ab 1970 mit 12 Jahren, als ich anfing, mein Taschengeld bei Arbeiten auf dem Bau zu verbessern. Unser Nachbar war Polier und der festen Überzeugung, dass Jungs ruhig richtig körperlich arbeiten sollten. Er war aber auch der Überzeugung, dass Bismarck recht hatte und sie unbeschadet den Wehrdienst, vor allem aber das Erwachsenenalter, erreichen sollten, was ja der Hauptgrund für die Schaffung der Reichsversicherungsordnung war. Ich erhielt also einige sehr wertvolle Tipps dazu, wie ich schaufeln sollte, um den Rücken zu schonen, wie ich die 50-kg-Säcke heben und tragen sollte, dass ich lange Hemden tragen sollte, die in der Hose steckten, um die Nieren warm zu halten, dass ich immer vom Wind weg schleifen sollte und dass ich vor allem meinen Verstand einschalten musste.

Er sagte dass immer wieder, zuletzt im letzten Sommer, 38 Jahre später, als er mit inzwischen 74 Jahren täglich acht Stunden lang neben mir einen Gartenteich aushob. Das heißt, er schaufelte acht Stunden, ich nur vier, dann tat mir mein Rücken weh. Er macht jeden morgen Liegestütze, ernährt sich gesund, während ich an der Uni arbeite. Ich habe nie wieder einen natürlich-überzeugenderen Menschen für Sicherheit und Gesundheitsförderung – für sich und die ihm Anvertrauten – getroffen als meinen Polier Erich, der das wohl noch weitere 10 Jahre so schaffen wird.

Irgendwie schaffte ich es, vieles davon so zu beherzigen, dass mir nicht mehr passierte, als bei anderen meiner „Spieltätigkeiten", wie Autofahren auf der Kuhwiese, Motorradfahren im Wald und Prügeleien auf dem Schulweg. Die Sifa, damals auch der „Sicherheitsfuzzi" genannt, sagte eigentlich nichts, er schaute nur, ob die Gerüstgeländer die richtige Höhe hatten und ob die Baustelle abgesperrt war.

Sicherheitskultur der anderen Art

Meine nächste einschneidende Erfahrung mit Sifas sowie Technischen Aufsichtsbeamten (TABen) machte ich mit 21, als ich frisch von der Bundeswehr in den Semesterferien im Stahlbau arbeitete, u.a. in einer Fabrik, in der Achsen für Bergwerksloren hergestellt wurden. Hier herrschte „Kurzarbeit", das heißt man konnte Doppelschichten fahren, Samstags bis 16 Uhr und jeden zweiten Sonntag arbeiten. Das war toll, denn so verdiene ich in den kurzen Semesterferien so viel Geld, dass ich in den Sommerferien für 3 Monate alleine mit dem Motorrad nach Ägypten, Sudan, Israel, Türkei, etc. fahren konnte.

„Arbeitszeitregelung" gab es insofern, als man sich an der Stechuhr nicht beim Schummeln erwischen lassen sollte. Meine Aufgabe an der Drehbank bestand darin, eine 30 kg schwere Eisenstange einzuspannen, nach einem Muster abzuschleifen, rumzudrehen und wieder zu schleifen. Anschließend wurde gemessen. Später kam noch Fräsen dazu. Es gab einen störenden Elektrokran im Weg, genau für diese Achsen. Die Sifa im Betrieb sagte, den sollte ich nutzen. Das wars! Natürlich wirbelte ich die Achsen in der Luft rum und warf sie auf die Transportkarren. Dadurch schaffte ich den dreifachen Akkord – mehr Geld für den Urlaub!

Allerdings kam dann ein älterer Mitarbeiter, fast 50!, und sagte, ich soll mal ihn, mit 163 cm und mich mit 188 cm anschauen und dann mal überlegen, ob ich das nicht nur acht Wochen, sondern auch 40 Jahre so machen könnte! Ergonomie und demografischer Wandel! Ich kannte weder das eine noch das andere, aber ich sah ein, dass er Recht hatte. Er hatte dann einen genialen Vorschlag: „Mach das ruhig so, Junge, aber Du schreibst exakt 4,2 Achsen pro Stunde auf. Wenn Du dann Dein Pensum voll hast, kommst Du in die Schlosserei, und ich bringe Dir Schutzgasschweißen, Drehen, Bohren etc. richtig bei." Toll, fand ich gut.

Ein Studentenkollege in dem Betrieb hatte weniger Glück. Die Kollegen hatten die Pressen auf Dauerbetrieb gestellt, so dass einmal leider sein Finger dazwischen war. Sein begonnener Berufsweg als Chirurg war damit abrupt zu Ende, aber inzwischen ist er der reichste Klempner – oder besser Heizungsinstallateur – in meiner Heimatstadt. Wer weiß, wozu es gut war! Jedenfalls hat er mal am zweiten Weihnachten meinen kaputten wasserspritzenden Heizkörper gewechselt.

In diesem Betrieb gab es auch meinen ersten Kontakt mit der BG und den TABen. Es kam eines Tages die Durchsage des Ingenieurs: „Morgen kommt die BG, wir erwarten, dass alle Sicherheitsvorkehrungen in einwandfreiem Zustand sind!" Ich hatte keine Ahnung, was das bedeutete, wurde dann aufgeklärt und ca. eine Stunde später kam die ergänzende Durchsage: „Alle Akkorde werden als voll angerechnet". Die Sicherheitskultur hatte zugeschlagen, alles war geduldet und wechselseitig erwünscht, egal welche Finger draufgingen. Der TAB schaute mir aufmerksam beim Bedienen meines Elektrokrans zu und sagte etwas über den Schließmechanismus an der Hoftür. Als ich fragte, was denn diese Siafs so machen, war die Antwort im Betrieb sehr klar: Das sind so Hilfssheriffs der BG, die schauen ob die Technik einem nicht um die Ohren fliegt, und sagen, wir sollen aufräumen!

Risk-Management

Der nächste Kontakt war dann professionellerer Natur. Während meiner Promotion in Kanada lernte ich viel über Ergonomie, Motivation, Risikoverhalten und Arbeitsprozesse. Nach kurzer Zeit ergaben sich verschiedene Projekte im Bereich des Gesundheitsschutzes und dann der Arbeitssicherheit. Bei der IAPA (Industrial Accident Prevention Association), einem privatwirtschaftlichen Gegenstück zur BG, wurde ich für psychologische Themen und Vorträge einbezogen und lernte eine andere Herangehensweise kennen. In den späten 80ern waren in Nord-Amerika Risk-Management-Ansätze absolut relevant. Nach den Katastrophen der EXXON-Valdez, in Bhopal, Three-Mile-Island und Tschernobyl war Systemsicherheit das Schlagwort.

Die Sicherheitsexperten und Führungskräfte in den Betrieben wurden motiviert, belohnt, kontrolliert und in Funktionsabläufe eingebunden, die sicherstellen sollten, dass kein Unfall mehr passierte. Auch Dupont war in meinem Studienort sehr aktiv in diesen Themen. Mein Ergänzungen aus psychologischer Sicht gingen in Richtung Kommunikation und Motivation, Gefahrenwahrnehmung, Risikoverhalten und Organisationsentwicklung zu mehr Sicherheit und Gesundheit. Risk-Control, Danger-Assessment, Consulting waren die Kernbegriffe, die ich als Tätigkeiten der Sifas mitnahm, als ich Anfang der 90er zurükkkam. Übrigens wurden als Erfolge nicht nur Unfallzahlen gemessen, sondern auch Befragungen zu neuen Einstellungen gemacht, obwohl das damals insgesamt noch sehr selten war.

Vom Hilfssheriff zum Berater

In den Jahren nach meiner Rückkehr war ich in verschiedene Projekte zum Arbeitsschutz involviert, z.B. in die Wirkungsmessung von Sicherheitsfilmen im Bergbau. Toll für einen Ruhrgebietsspross, 100 Untertageanfahrten zu bekommen und zu sehen, dass eine „Möllemanngummipuppe" mit Baustoff zum Explodieren gebracht wurde, da er viele Bergwerke schließen wollte! Damals war der Bergbau noch ein Machtfaktor! Die wesentlichen Ergebnisse der Studien waren, dass man mit den klassischen instruktiven Filmen nur bei Auszubilden etwas bewegen kann, bei allen anderen aber nur emotional-provozierende und motivierende Filme wirkten. Damals war ja noch die gesamte Medienpädagogik von der Undeutsch-Lehrmädchenstudie beherrscht. Die jungen Damen schalten entsetzt ab, wenn Unfälle oder gar Blut gezeigt wurden, deshalb waren emotional-provozierende Filme seit Mitte der 60er verboten.

Unsere Studien und der Zeitgeist trugen maßgeblich dazu bei, dass diese einseitige Doktrin gegen Ende der 90er aufgehoben wurde und eine zielgruppengerechte Wahl der Medien Einzug hielt. Leider gibt es immer noch kaum Untersuchungen über die Wirkungsweise von Plakaten, Medien, etc. im Arbeitsschutz, so dass noch immer eher Gläubige als Wissende dort agieren. Überhaupt gewann ich bei meinen Beratertätigkeit in den Betrieben, für die BG oder in anderen Kontexten, ganz klar den Eindruck: Es wird sehr viel getan! Aber keiner weiß, was es bringt! Die Zahl der systematischen Evaluationen war sehr gering, es wollte auch keiner wissen, was dabei herauskam. Wirksamkeiten wurden mit Tätigkeiten gleichgesetzt. Viele verteilte Broschüren waren synonym mit hoher Wirksamkeit. Mit vielen gegengezeichneten Unterweisungen morgens um 5 war der Erfolg der Sifa sicher.

Die BG-Welt strebte an, dass Rollenverständnis der Sifas und später der TABen zu ändern. Sie sollten nicht nur Revisionen und Kontrollen machen und jede Steckdose selbst reparieren, jede Unterweisung selbst machen und jede Stolperquelle selbst beseitigen, sondern beraten. In der „alten" Sifa-Ausbildung gab es in den sechs Wochen immerhin vier Stunden zu Motivation und Kommunikation, der Rest war Sicherheitstechnik, mit Resten von Organisation. Allerdings waren diese Jahre auch im Zeitraum der „Humanisierung des Arbeitslebens“. Da Arbeitskräfte Mangelware waren, mussten sich die Arbeitgeber wohl oder übel darum kümmern, dass diese nicht dauernd ausfielen. Zirkelkonzepte, partizipative Ansätze, Sicherheitsdialoge etc. zogen ebenso wie die Beratermentalität in die Sifa-Tätigkeit ein. Technische Unfälle machten in der Wahrnehmung der Sifas in meinen Schulungen (1991) noch ca. 70% der Unfälle aus, nur 10% waren menschliche Faktoren. Im Jahr 2000 war es umgekehrt: Inzwischen stimmt die Wahrnehmung von 5-10% technisch bedingter Unfälle mit der Realität von heute und auch schon damals überein.

Leider sind wir Menschen aber so gestrickt, dass wir bevorzugt das sehen und machen, was wir gut wissen und können. Also wurden andere als technische Faktoren sehr lange ignoriert, und die Mehrzahl der Maßnahmen ist in Deutschland immer noch technischer Natur, plus PSA. Ausnahme sind natürlich die Großbetriebe, wo der amerikanisch-geprägte Systemsicherheitsweg mit Managementsystemen, Controlling und klaren Funktionsdifferenzierungen vorherrscht. Aber wir haben in Deutschland nur ca. 2.500 Großbetriebe und 3,7 Millionen mittlere, Klein- und Kleinstbetriebe, die mit solchen Systemen scheinbar wenig anfangen können. Dort wird eher noch nach den alten Prinzipien gearbeitet, allerdings oftmals genauso erfolgreich.

Mit den zunehmenden Bemühungen um den Menschen, um Überzeugen statt Anordnen, um Einsicht statt Kontrolle, gelang der Weg in die Neuzeit, gestützt von systematischen Sicherheitsmanagementsystemen. Die Forschung zog in den letzten Jahren des alten Jahrtausends ebenfalls stark an und produzierte Wirksamkeitsmessungen, da man ja auch überzeugende Argumente gegen das alte System benötigte. Insbesondere die nachgewiesenen Erfolge mit partizipativen Ansätzen beim Faktor Mensch und den Studien zum Sicherheitsmanagement beim Faktor Organisation läuteten die Neuzeit ein, die sich verstärkt um Wirksamkeiten statt Tätigkeiten kümmert. Dieser Umstand wird auch in der 2001 begonnenen „neuen“ Ausbildung der Sicherheitsfachkräfte deutlich.

3 Die Neuzeit: Wirksamkeiten und Tätigkeiten

Die Grundkonzeption der neuen Sifa-Ausbildung geht von einem ganzheitlichen Systembegriff im Arbeits- und Gesundheitsschutz aus. Das heißt, alle Maßnahmen sollen systematisch, zielgerecht und auf allen Ebenen – also Organisation, Technik, Person und Sicherheitskultur – wirken. Kernelement ist auch nicht mehr die Tätigkeit allein, sondern zuvor die Diagnostik in Form der Gefährdungsanalyse, mit anschließender Risikobewertung und entsprechenden

Maßnahmen. Mit diesen Änderungen zog ein völlig neues Denken in die Arbeit vieler Sifas ein. Einige haben natürlich schon immer so gedacht und gearbeitet, jetzt ist es aber Bestandteil der Ausbildung und des Tätigkeits- und Rollenselbstverständnisses. Kalkulierte Risiken ersetzen Vorschriftentreue und Technik bei der Erreichung des Schutzzieles.

Mit dem Einzug von Controllern, Arbeitslosigkeit und Globalisierung wurde der Druck auf die gesamte Wirtschaft drastisch höher, mit deutlichen Konsequenzen für den Arbeitsschutz und die Tätigkeitsfelder der Sifas. So wurden sehr viele manuelle Tätigkeiten ins Ausland verlagert, „outgesourct" oder durch Automaten ersetzt. Einfache Tätigkeiten und einfache Arbeiter werden viel weniger, Drehbänke sind jetzt CNC-Maschinen. Die Unfallzahlen gehen kontinuierlich nach unten, obwohl nicht viel mehr in Sicherheit investiert wird. Gleichzeitig wurden die Aktivitäten zur besseren Arbeitsgestaltung durch Partizipation runtergefahren, Eigenverantwortung wird in der Fertigung durch ISO 9000 etc. ersetzt. Überhaupt wird der Anteil der industriellen Tätigkeit deutlich weniger, der Weg in die Wissensgesellschaft beginnt, und die hat nunmal eher Stolper-Umknickunfälle, Verkehrsunfälle und psychischen Stress mit mangelnder Gesundheit.

Mit der Verschiebung der Unfallmenge und -art erweitert sich auch das Tätigkeitsfeld der Sifas um Themen wie Gesundheitsförderung und Stress, Verkehrssicherheit und Work-Life Balance. Diese Themen sind aber auch in deren „neuer" Ausbildung nur angerissen worden. Der Weg vom Hilfspolizisten zum Berater ist nahezu vollständig vollzogen. Von 2.083 befragten Sifas sagen über 2.000, dass sie als Berater tätig sind. Haupterfolgsfaktor für ihre Wirksamkeit ist ihr Motivations- und Kommunikationsgeschick mit den Führungskräften. Darin wurden sie in der Ausbildung ebenso besser vorbereitet wie in der systemischen Sichtweise. Die erfolgreichen Sifas entwickeln Konzepte, binden Sicherheitsarbeit in die Personal- und Organisationsentwicklung und Führungskräfte und Mitarbeiter in die Sicherheitsarbeit ein. Die wenig erfolgreichen Sifas werden immer weiter abgehängt. Sie haben kein Ohr bei der Geschäftsführung, weil diese der Gewinnmaximierung für Aktionäre oder dem Überleben des Betriebs hinterherhechelt. Da wird Sicherheit zum kurzfristigen Kostenspar- statt langfristigen Gewinnfaktor.

Dieser Wirtschaftlichkeitsdruck hatte eine Reihe von gegensätzlichen Konsequenzen für die Sifas. Einerseits müssen sie derzeit ihre Maßnahmenwirksamkeit und nicht mehr nur die Tätigkeit nachweisen. Das gelingt ihnen aus Sicht von Geschäftsführern, Betriebsärzten und Betriebsräten in mehr als 300 befragten Unternehmen recht gut, in Schulnoten zwischen 1 und 2. Vieles wird mit dem Gedanken an betrieblichen Nutzen angegangen, und es wird deutlich mehr Evaluationsforschung betrieben – auch um Programme zu optimieren. Da sich sonst niemand im Betrieb für die psychischen Themen verantwortlich fühlt, kümmern sie sich auch darum, auch wenn sie sich da als am wenigsten wirksam erkennen. Hier wäre eine Weiterbildungsserie dringend angeraten. Einige Sifas machen das von selbst, wenn man sie lässt, denn das ist die derzeitige Kehrseite des Finanzdenkens.

Andererseits ist in vielen Betrieben seit ca. 10 Jahren der Irrglaube wieder eingekehrt, Menschen würden wie Maschinen funktionieren. Und alles würde so laufen, wie ein Prozessmodell dies beschreibt. Durch die große Zahl an Arbeitslosen ist auch die Humanisierung in den Hintergrund getreten. Vielfach werden Facharbeiter durch Zeitarbeiter ersetzt, interne Aufgaben mit dem Personal verkauft, damit sie die gleiche Tätigkeit billiger und außerhalb der Sicherheitsverantwortung weiterführen können. Kontraktorenunfälle sind weniger schlecht fürs Image und die eigene Statistik.

Viele Firmen missverstehen auch Eigenverantwortung als Pflichterfüllung und machen aus Gesundheitsförderung „Gesundheitsdrohungskonzepte". Wer krank ist fliegt! Mit diesem psychologisch schon oft in der „Kriegsgeschichte" benutzten Drohansatz gingen auch die Krankenstandzahlen von ca. 10% in den 90ern auf derzeit ca. 4-5% zurück. Der Preis ist allerdings eine drastisch gesunkene Arbeitsmotivation, hohe psychische Belastungen, Burnoutfälle, mangelnde Firmenidentifikation etc.

Nichts Neues, wird der Geschichtskundige sagen, das gab es im Manchesterkapitalismus auch alles schon. Bekannt aus dem Frühkapitalismus ist auch die Diskrepanz zwischen real fallenden Löhnen der Arbeiter bei gleichzeitiger Verzwanzigfachung des Einkommens der Finanz- und Aktienjongleure, auch Eigentümer und Geschäftsführer genannt. Aber auch bei denen geht die Schere der Kümmerer und Ausnutzer auseinander.

Eine Reihe von Unternehmen übernimmt soziale und öffentliche Verantwortung für die Gesundheit der Mitarbeiter und hat erkannt, dass qualifizierte Fachkräfte (1) Mangelware und (2) immer älter werden. Es wird also ein echtes Gesundheitsförderungskonzept mit der Arbeitssicherheit, der Verkehrssicherheit, der Qualität der Arbeit und der Gesamtgesundheit und Zufriedenheit auch außerhalb des Betriebes gestartet. In diesen Betrieben kann man derzeit alle wissenschaftlichen Erkenntnisse exzellent umgesetzt sehen. Die Sifas sind in größere interdisziplinäre Gesundheitsthemen eingebunden und bemühen sich aktiv um eine unfallfreie und gesundheitliche Arbeit, bei der man erfolgreich und gesund für viele Jahre zusammen arbeiten kann und aus den Erfahrungen lernt.

Demgegenüber entwickeln sich die anderen Betriebe in reine Funktionsstätten – geringe Ausbildung, effektives Anlernen, Löhne sowenig wie nötig –, und mit drastischen Belohnungssystemen bekommt man die Zahl der gemeldeten Unfälle schon runter, egal wie hoch sie eigentlich sind. Hier werden die Prozesse genau anders herum entwickelt. Man ist sich nicht sicher, ob dadurch die Arbeit weniger sicher wird – wohl aber weniger gesünder. Standardisierte Prozesse mit hoher Kontrolldichte können durchaus zu hoher Prozesssicherheit, Qualität und Arbeitssicherheit führen, allerdings auf Kosten der Eigenverantwortung. Man sieht dies im Anwachsen der Unfälle und Beanspruchungen, die sich außerhalb des direkten Kontrollbereiches befinden, z.B. bei dienstlichen Verkehrsunfällen und Wegeunfällen oder psychischen Fehlbeanspruchungen. Hier stagnieren die Unfallzahlen oder gehen deutlich nach oben. Die BGen weisen inzwischen fast 40% der Fehlzeiten durch psychische Fehlbeanspruchungen aus, ca. 60% der tödlichen Unfälle geschehen im betriebsbedingten Straßenverkehr.

Ein weiterer Wandel kommt durch das neue Kosten- und Wirkungsdenken auf die Sifas zu: Sie müssen sehr viele verschiedene Tätigkeiten ausübenund/oder für verschiedene Betriebe agieren. Oder sie werden komplett in externe Sifas verwandelt oder gegen diese, billigeren, ausgetauscht. So zeigen die Daten unserer Studie, dass die Zahl der Zusatztätigkeien der Sifas ständig zunimmt, und dass vor allem auch Tätigkeiten bei der Betreuung außerhalb des eigentlich Firmenbereiches hinzukommen. Teilweise handelt es sich um Firmen, die verkauft oder in die Selbständigkeit „outgesourced" wurden, teilweise aber auch um Fremdfirmen, die zufällig in räumlicher Nähe liegen. Einige Sifas werden gleich in großen Gruppen aus dem Betrieb in freie Unternehmen verschoben und arbeiten zwar im gleichen Kontext, aber als Fremdarbeiter. Welche Auswirkungen dieses Zeit- und Fremdarbeitersystem auf die Wirksamkeit der Sifas im Arbeitsschutz hat, ist noch ungeklärt.

Dasselbe Phänomen betrifft auch die Sifas der öffentlichen Hand. Teilweise in sogenannten „Eigenbetrieben" oder komplett in Fremdfirmen verschoben, sind Tätigkeitsspektrum sowie Beschäftigungsformen und Inhalte mindestens so diversifiziert wie die der BG-Sifas. Über deren Wirksamkeiten und die Einschätzung durch ihre Führungskräfte, Personalräte und Betriebsärzte werden wir im kommenden Sommer mehr wissen, nachdem wir die Daten ausgewertet haben werden.

4 Die Zukunft: Die Schere öffnet sich weiter

Über Zukunftsprognosen gibt es sicherlich geteilte Meinungen und eigentlich nur die feste Sicherheit, dass sie so, wie geplant, bestimmt nicht kommt. Da wir in selbstreferentiellen, also selbstveränderlichen Systemen agieren, wird die Zukunft schon durch das Schreiben dieses Artikels verändert. Daher bleiben Zukunftsvisionäre auch so vage wie Nostradamus oder liegen so oft verkehrt wie die sogenannten Wirtschaftsweisen nebst dazugehörigen Instituten. Dennoch möchte ich eine Prognose bis ca. 2020 wagen.

Sicher ist, dass die Zahl der Nachwuchskräfte auf Grund der Geburten zurück gehen wird. Proportional werden dadurch gut ausgebildete Mitarbeiter schwieriger zu gewinnen und zu halten sein. Dadurch werden Themen der Gesundheitsförderung, Work-Life-Balance, Sicherheit und der psychischen Stressoren auch aus Personalmarketinggründen eine verstärkte Bedeutung kommen. Die Sifas, die in Betrieben mit hohem Qualifikationsniveau arbeiten, werden ihre Wirksamkeit in diesen Themen deutlich erhöhen müssen, um gute Mitarbeiter gesund bis 70 bei der Arbeit zu halten. Auch werden arbeitsgestalterische Fragen, wie in den 80ern, stärker in den Vordergrund treten.

Alle Weiterbildungen und Schulungen sollten dies berücksichtigen und verstärkt Angebote dazu machen. Damit werden aber auch die Anforderungen an die Sifas noch komplexer. Es ist zu erwarten, dass sie ein deutlich breiteres Spektrum abdecken und damit mehr Managementkompetenzen erwerben müssen. Ich gehe davon aus, dass sich in 15 Jahren ein entsprechendes Berufsbild mit Abschluss etabliert haben wird. Durch den Wegfall vieler Renten- und sonstigen Beitragszahler werden die Lebensarbeitszeiten verlängert und im Westen erstmalig die Chance für Frauen geschaffen, verstärkt am Arbeitsleben teilzunehmen, obwohl sie Kinder haben. Mit Kindergartenöffnungszeiten von 8-12 und 14-16 Uhr, wie sie in den alten Bundesländern üblich sind, waren Frauen systematisch am Arbeitsleben gehindert.

Wie der verstärkte Strom von Frauen in die bisher von Männern dominierten Welten wirken wird, kann man nur erahnen. Die deutlich größere Zahl an Ingenieurinnen und Technikerinnen aus den neuen Bundesländern, oder besser gesagt der DDR, denn dort wurden sie ausgebildet, ist nach allen informellen Aussagen sehr gut aufgenommen worden und hat viele neue Impulse gesetzt. Da der Beruf der Sifas immer kommunikativer wird, ist zu hoffen, dass der Frauenanteil wächst und damit die Gesamtwirksamkeit.

Sehr wahrscheinlich ist auch, dass der derzeitige Trend zur wechselnden Tätigkeit über die Lebensspanne fortsetzen wird. Die arbeitslebenslange Beschäftigung wird in vielen Teilen der Industrie und auch der öffentlichen Hand deutlich reduziert werden. Bereits jetzt gibt es weniger Dauerstellen, immer mehr Zeitarbeiter, immer mehr Berufswechsler etc.. Führungskräfte der Großindustrie bleiben nur zwischen drei und fünf Jahren in ihrem Job. In manchen Betrieben wechseln sie regelmäßig, so dass die bisherige vertrauensvolle Zusammenarbeit und die Vereinbarungen, die Sifas wirksam machten, durch immer neue, wenig in Sicherheit ausgebildete, dafür aber eher an Karriere als an langfristiger Gesundheit ausgerichtetem Personal, erschwert werden. In 15 Jahren werden die Sicherheits- und Gesundheitsthemen entweder in den allgemeinen Personalentwicklungs- und Beurteilungskanon aufgenommen oder nur sehr schwierig umzusetzen sein.

Ein Bereich wird verstärkt auf die Sifas zukommen, der mit Themen der Rechtssicherheit zu tun hat. Nach dem Willen der Arbeitgeber werden ja die Gefährdungseinschätzungen der entscheidende Baustein für die Sicherheitsarbeit. Der Arbeitgeber stuft die Gefährdungen ein, bewertet die Risiken mit ihren

Chancen und veranlasst dann Sicherheits- und Gesundheitsmaßnahmen. Dieser Freiraum muss gelernt werden. Die „guten" Betriebe werden sich kompetente Sifas suchen, die alles so planen und gestalten, dass sie bei einem Unfall nicht in Schwierigkeiten kommen. Da Gerichte nicht nach dem ASIG oder den BG-Vorschriften entscheiden, kommen da neue Anforderungen auf die Sifas zu.

Bei den „schlechten" Betrieben, also denen, die Sicherheit als zu umgehenden Kostenfaktor ansehen, hat man den Bock zum Gärtner gemacht. Hier werden engagierte Sifas verstärkt in Gewissenskonflikte kommen und sich justitiabel absichern müssen, um nicht in den Mühlen der Justiz den „schwarzen Peter" für Verantwortungsvermeidung der Unternehmer zu erhalten.

Der neue Austauschfaktor für lebenslanges Arbeiten wird von den Arbeitgebern als „employability" – Beschäftigungsfähigkeit – bezeichnet. Besonders Zeitarbeiter, aber auch sogenannte Personalservicegesellschaften im Unternehmen, Universitäten etc., werden immer stärker darauf ausgerichtet. Nicht umsonst wird niemand mehr entlassen, sondern „dem Arbeitsmarkt zur Verfügung gestellt". Neben der Verhöhnung menschlichen Leidens, der sich hinter dem Begriff verbirgt, ist aber auch die notwendige Voraussetzung, nämlich die Beschäftigungsfähigkeit, bisher noch nicht einmal ansatzweise verwirklicht.

Unsere Studien zeigen, dass Kernelemente der Beschäftigungsfähigkeit, wie Gesundheit der Mitarbeiter, ständige Weiterbildung, selbständiges Planen und Entscheiden, Flexibilität und Vielfältigkeit, weder in den Zeitarbeitsfirmen noch in den Großbetrieben, die derzeit eher den umgekehrten Weg der sehr spezifischen Anlernausbildung gehen, gezielt gefördert werden. Diese Themen werden im Betrieb in Zukunft verstärkt auf ein Gesundheitsmanagement zukommen. Mangels Alternativen wird vieles in den Bereich der Sifas fallen. Wer sich wie um die Sicherheit der Zeitarbeiter und anderer in prekären Arbeitsverhältnissen kümmert, ist unklar.

Der Erfolg der Sifas wird in hohem Maße von ihren kommunikativen Fähigkeiten abhängen. Die derzeit geplante Neukonzeption der Ausbildung für Sifas sollte also eine solche Fähigkeit unbedingt fördern. Auch die Vielfältigkeit der Aufgaben und der ständige Wandel setzen ein lebenslanges Aus- und Weiterbildungskonzept voraus, nicht nur ein einmaliges punktuelles Lernen. Die Interdisziplinarität wird über viele Felder ausgedehnt werden müssen, um die Wirksamkeit der Sifas zu steigern oder zu halten. Betriebe, die dieses nicht machen und Sifas, die nicht flexibel und lernbereit sind, werden starke Nachteile in der Wirksamkeit in Kauf nehmen müssen.

5 Die Zukunft der Psychologie bei den Sifas

Durch den hohen Bedarf an Unterstützung in den Themen Stress, Gesundheitsförderung, Eigenverantwortung, Kommunikation und Motivation wird die Arbeits- und Organisationspsychologie einen deutlich höheren Stellenwert bei den Sifas haben als in der Vergangenheit. Der überwiegend positive Eindruck, den die ca. 100 Sifas in den BGen und Unfallkassen hinterlassen haben, wird die Berührungsängste weiter reduzieren. Es lohnt sich also, diese Themen selbstbewusst und zielgruppengerecht voranzutreiben.

Ein Thema wird jedoch von ganz besonderer Bedeutung werden: die Wirksamkeitsmessung! Da Sifas ihre Wirksamkeit überprüfen wollen und nachweisen müssen, sind wir als Berufsgruppe gefordert, unsere Instrumente der Diagnostik und Evaluation so zu entwickeln, dass sie teilweise auch von Sifas durchgeführt werden können. Wir müssen methodische Wege entwerfen, die Prozesse zu begleiten, nicht nur Ergebnisse querschnittlich zu überprüfen. Wir müssen den ständigen Veränderungsprozess in den Unternehmen bei unseren Wirkungsmessungen berücksichtigen und den Sifas sowie den Geschäftsleitungen erläutern.

Wir müssen auch unsere eigenen Absolventen besser auf den Sicherheits- und Gesundheitsbereich hin weiterbilden und schließlich Kommunikationswege, Methoden und Inhalte entwerfen, die für Nicht-Psychologen klar verständlich und anwendbar sind. Wenn uns das gelingt, ist für eine gemeinsame hohe Wirksamkeit das Tor weit geöffnet.

Persönliches Fazit: Ich hoffe, dass sich die gelebte Wirksamkeit im Bereich der Sicherheits- und Gesundheitsarbeit soweit rückkoppelt, dass sowohl die Weisheiten meines Poliers, als auch die wissenschaftlichen Erkenntnisse eine Auswirkung auf das Verhalten der Forscher und anderer Psychologen gegenüber ihrer eigenen Gesundheit haben. Viele von uns scheinen besser zu reden, als uns selbst zuzuhören. Vielleicht treffe ich dann ja auch einen Psychologen, der ein solches Vorbild ist – und das über die Lebensspanne.

Über den Autor

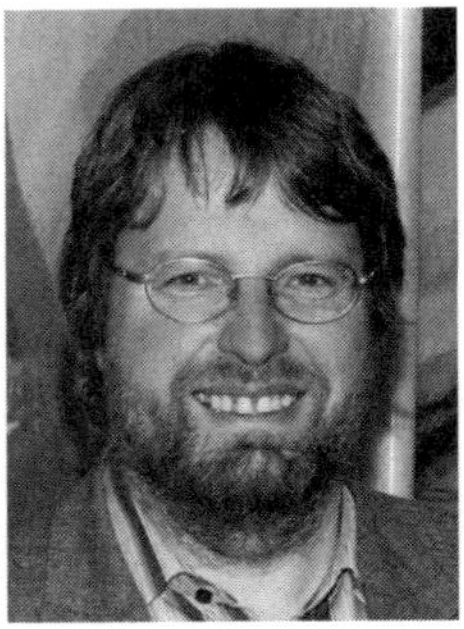

Prof. Dr. Rüdiger Trimpop, geb. 1958
Lehrstuhl für Arbeits-. Betriebs- und Organisationspsychologie an der Friedrich-Schiller Universität Jena,
Humboldtstr. 27, 07743 Jena;
Tel. 03641 945130, Fax. 03641 945132
ruediger.trimpop@uni-jena.de

Studium der Psychologie, Philosophie und Rechtswissenschaften an den Universitäten Düsseldorf und Bochum, Diplom Psychologe 1985

Promotion zum Thema Risikomotivation an der Queen`s

University, Kingston, Ontario, Kanada

Habilitation zum Thema: Organisationaler Wandel im Arbeits- und Gesundheitsschutz

Vertretungs- und Gastprofessuren in Jena, Marburg, Innsbruck, seit 2000 Lehrstuhl ABO Psychologie FSU Jena

Fachgruppensprecher Arbeits- und Organsationspsychologie und Verkehrspsychologie

ca. 180 Publiationen; 2,5 Millionen Euro Drittmittel

Die drei wichtigsten Publikationen und Arbeitsergebnisse

Trimpop, R.M. (1999). Organisationaler Wandel im Arbeits-, Verkehrs-, Gesundheits- und Umweltschutz. Göttingen: Nord-West Verlag.

Trimpop, R.M. (1994). The Psychology of Risk-Taking Behavior. New York, Amsterdam: North Holland, Elsevier.

Trimpop, R., Kalveram, A. & Rabe, S. (2008) Interventionsansätze zur Erhöhung der Sicherheit im Berufsverkehr In H.P. Krüger Enzyklopädie der Psychologie: Verkehrspsychologie, Hogrefe

Die drei wichtigsten aktuellen Engagements in Organisationen, Gremien, Beiräten

Fachgruppen Arbeits- und Organsationspsychologie und Verkehrspsychologie

Reviewertätigkeiten

Gutachtergremien

Die drei momentan wichtigsten Projekte

Langzeitanalyse der Tätigkeiten und Kompetenzen von Fachkräften für Arbeitssicherheit zur Optimierung der Qualifizierung und der betrieblichen Umsetzungseffizienz in einer sich verändernden Arbeitswelt

Evaluation und Gestaltung von Maßnahmen zum Organisationaler Wandel, Arbeitsstress und deren Auswirkungen auf die betriebliche Verkehrssicherheit in einem Grossunternehmen der Energiewirtschaft

Gesundheitsförderung und die Integration von Arbeit, Freizeit, Familie: Ressourcen und-Problemanalyse, Maßnahmenableitung und Wirkungsmessung.

Die drei wichtigsten Vorhaben und Arbeitsschwerpunkte für die nächsten 5 Jahre

Die gesunde Organisation: Förderung der betrieblichen Verkehrssicherheitsarbeit;

Entwicklung von Methoden zur Prozessevaluation im Arbeitsschutz;

Erforschung und Entwicklung von Risikokompetenzstrategien

Eberhard Ulich
Institut für Arbeitsforschung und Organisationsberatung, Zürich

Arbeit und Gesundheit – ein Blick zurück nach vorn

1 Im Rückspiegel: der eigene Bezug

Als ich im Januar 1955 meine erste Assistentenstelle am Max-Planck-Institut für Arbeitsphysiologie in Dortmund antrat, erhielt ich als erstes den Auftrag, mich an einer Untersuchung über die Auswirkungen von Nachtarbeit zu beteiligen (Ulich, 1957; Graf, Pirtkien, Rutenfranz & Ulich, 1958)). Mein damaliger Chef, der Arbeitsmediziner Otto Graf, machte bei der ersten Besprechung dazu klar, dass es nicht darum gehen könne, die Arbeiter – es handelte sich damals ausschließlich um männliche Personen – am Tag danach zu fragen, wie es ihnen jeweils in der Nachtschicht ergehe oder ergangen sei. Vielmehr habe dies während ihrer Nachtarbeit zu geschehen. Außerdem erklärte er mir, dass sich die Untersuchung keinesfalls auf Befragungen beschränken könne; vielmehr seien während der gesamten Nachtschicht systematische Tätigkeitsbeobachtungen durchzuführen. Von da an bin ich viele Wochen lang abends mit Arbeitern in die Fabrik gegangen, habe Tätigkeitsbeobachtungen durchgeführt, habe die Arbeiter zwischendurch befragt und bin am Morgen mit ihnen wieder herausgegangen. Besprechungen mit Betriebsrat, Produktions- und/oder Personalleitungen fanden dann tagsüber statt.

Diese Erfahrung hat mich geprägt. Und seither bestehe ich darauf, dass systematische Tätigkeitsbeobachtungen einen unverzichtbaren Bestandteil jeglicher Untersuchungen über Arbeitsbedingungen, Belastungen und Ressourcen darstellen und durch eine noch so sophistizierte Frage- oder Fragebogentechnik nicht zu ersetzen sind. Dieser Tatbestand sollte eigentlich seit den frühen Untersuchungen von Lewin und Rupp (1928) hinreichend bekannt sein. Aber der seit einigen Jahren zu konstatierende ahistorische Umgang mit längst vorhandenem arbeitspsychologischen Wissen führt offensichtlich dazu, dass frühere Konzepte und Erfahrungen nicht mehr zur Kenntnis genommen geschweige denn vermittelt werden. Nicht zuletzt deshalb haben Pierre Sachse, Winfried Hacker und ich den Versuch unternommen, einige „Quellen der Arbeitspsychologie" wieder zugänglich zu machen (Sachse, Hacker & Ulich, 2008).

Auffallend an den hier gemeinten frühen Arbeiten ist u.a., dass sie durchwegs mehrere methodische Zugänge verwenden, zumeist sorgfältige Analysen der Tätigkeitsabläufe und Ermüdungsmessungen mit Selbstaussagen der Beschäftigten verbinden. In keiner dieser Arbeiten findet sich – wie in zahlreichen späteren und vermehrt auch heutigen Untersuchungen aus der Arbeits- und Organisationspsychologie – eine ausschließliche Beschränkung auf Methoden der schriftlichen Befragung, in einer ganzen Reihe dagegen die Durchführung von Feld- und Laboratoriumsversuchen oder auch von Selbstversuchen. Auf die Darstellung des methodischen Vorgehens und der Auswertungsprozeduren wird zumeist viel Sorgfalt verwendet. Beispielhaft für eine arbeitspsychologische Tätigkeitsanalyse ist das bereits erwähnte Vorgehen von Lewin und Rupp (1928), dessen konzeptionelle und methodische Differenziertheit und Sorgfalt bis heute keineswegs überall Standard ist.

Und so, wie Graf (1927) über Versuchswerkstätten berichtet hatte, in denen Arbeitsnehmerinnen oder Arbeitnehmer unter kontrollierten Bedingungen praxisnahe Arbeiten verrichteten, konnten wir unter seiner Anleitung in Dortmund in einer derartigen „Versuchswerkstatt" monatelang Untersuchungen an einem Fließband mit vom Arbeitsamt angeworbenen Arbeiterinnen durchführen (Graf †, Rutenfranz & Ulich, 1965; Ulich 1956, 1958). Die hier gewonnene Erfahrung hat mich Jahrzehnte später – an der ETH Zürich – veranlasst, Arbeitsplätze aus der Uhrenindustrie zu beschaffen und entsprechend praxisnahe Experimente über Arbeit unter Zeitdruck auf den Weg zu bringen.

2 Auf dem Weg

In meiner Zeit am Psychologischen Institut der Universität München habe ich mich – streckenweise in Kooperation mit den früheren Dortmunder Kollegen Walter Rohmert und Josef Rutenfranz – intensiv mit sensumotorischem Lernen unter besonderer Berücksichtigung des mentalen Trainings (Ulich, 1963, 1965a, 1967) beschäftigt. Hier konnte ich mich – in Zusammenarbeit mit dem RKW – intensiver auch wieder mit Schicht- und Nachtarbeit (Ulich, 1964) und erstmals auch systematischer mit „Fehlzeiten im Betrieb" (Ulich, 1965b) beschäftigen.

Interessant ist in diesem Zusammenhang, dass manches, was die Fehlzeitenforschung heutzutage an Ergebnissen vorlegt, als Bestätigung damals schon bekannten Wissens einzuordnen ist. Nebenbei führte mich die Auswertung früherer Daten aus Dortmund zu ersten Überlegungen über „Unterforderung als arbeitspsychologisches Problem" (Ulich, 1960).

Die Zeit in Berlin, Regensburg und Köln überspringe ich hier; ich habe darüber – und insbesondere über den Beitrag von Walter Volpert– vor nicht allzu langer Zeit an anderer Stelle berichtet (Ulich, 2002).

3 Ein Meilenstein: das Programm „Humanisierung des Arbeitslebens“ (HdA)

Gleich zu Beginn meiner Tätigkeit an der ETH Zürich (1972-1997) konnte ich in Zusammenhang mit der Vorbereitung des Regierungsprogramms „Humanisierung des Arbeitslebens“ (HdA) gemeinsam mit Willi Pöhler – dem späteren Leiter des Programms – die Durchführung einer Problemstudie über „Maßnahmen zur Verbesserung der Arbeitssituation in der industriellen Fertigung“ übernehmen. Im Rahmen dieses Vorhabens reisten wir im Herbst 1972 nach Schweden und Norwegen, studierten Gruppenarbeit und Komplettmontage bei Saab und Atlas Copco, besuchten das Norsk Medisinal Depot und diskutierten zum ersten Mal mit Einar Thorsrud und anderen Forschern des Work Research Institute in Oslo. Im November 1972 stellten wir die Ergebnisse der Problemstudie an einem RKW-Symposium vor; die anderen Beiträge dazu stammten vom damaligen Bundesminister für Arbeit und Sozialordnung, Walter Arend und seinem Staatssekretär Herbert Ehrenberg (RKW, 1974). Dieses Symposium war so etwas wie eine Auftaktveranstaltung für das HdA-Programm, in dessen Rahmen arbeits- und sozialwissenschaftliche Forschung massiv unterstützt und sowohl relevante konzeptionelle Arbeit als auch bemerkenswerte methodische Entwicklungsarbeit geleistet wurde,

Ein Beispiel dafür ist die im Rahmen des Programms in der Motorenmontage des VW-Werks Salzgitter realisierte Entwicklung und Einführung des Konzepts der Teilautonomen Gruppen (Granel, 1980; Ulich, 1980, 2005), die zahlreiche betriebliche Projekte ebenso wie Forschungsvorhaben auslöste, aber auch arbeitspolitische Auseinandersetzungen provozierte.

Das als Modell für die westdeutsche Autoindustrie konzipierte Projekt Gruppenarbeit in der Motorenmontage erstreckte sich über einen Zeitraum von drei Jahren (1975-1977). Gegenstand des Projekts war ein Vergleich verschiedener Arbeitsstrukturen, unter denen eine neu entwickelte Form der Gruppenarbeit im Mittelpunkt des Interesses stand.

Auf Basis freiwilliger Meldungen wurden Gruppen von je sieben Werkern gebildet, denen als ganzheitliche Aufgabe die komplette Montage von Motoren, deren Prüfung im Einlaufstand sowie die Materialbereitstellung übertragen wurde. Um optimale Voraussetzungen für die gruppeninterne Verteilung und Rotation von Arbeitsrollen und -aufgaben zu ermöglichen, mussten alle beteiligten Werker lernen, die Komplettmontage und die Prüfung im Einlaufstand selbstständig durchzuführen. Dies bedeutete einen zeitlichen Aufgabenumfang von mehr als achtzig Minuten im Vergleich zu getakteten Bearbeitungszeiten von ein bis zwei Minuten in der konventionellen Fliessbandmontage. Für die interne Koordination und die Vertretung nach außen wurden Gruppensprecher gewählt.

Alle beteiligten Werker waren nach knapp drei Monaten in der Lage, die Qualitätsanforderungen zu bewältigen und – bei positiv zu bewertender Veränderung der Belastungsstruktur (!) – einwandfreie Arbeit zu leisten. Dabei wurde eine vorher weit verbreitete resignative Form der Zufriedenheit als Folge einer Steigerung des Anspruchsniveaus weitgehend abgelöst durch eine eher progressive (Un-)Zufriedenheit oder eine konstruktive Unzufriedenheit. Die Analyse der Montagestrategien zeigte, dass bei der Komplettmontage Freiheitsgrade bestanden, die zunehmend erkannt und genutzt wurden und unterschiedliche Vorgehensweisen ohne erkennbare Unterschiede in der Effizienz ermöglichten.

Im folgenden werden einige Ergebnisse dieses Projektes skizziert, die nicht nur für die weitere eigene Arbeit bedeutsam waren, sondern – zumindest teilweise – inzwischen auch zum weithin akzeptierten Bestand unserer Disziplin gehören.

1. Zu den inhaltlich bedeutsamen Ergebnissen gehörten hier wie in anderen ähnlichen Projekten die belegbaren Wirkungen höher qualifizierter Arbeit auf Leistungs- und Beanspruchungskennwerte, aber auch auf Interessenerweiterungen innerhalb und außerhalb der Arbeitstätigkeit. Damit fanden sich empirische Daten für die Unterstützung der einige Jahre vorher von Meissner (1971) formulierten „Carryover"-Hypothese, die in späteren Jahren an der ETH Zürich Gegenstand weiterer Forschungsvorhaben wurde.
2. Höchst bedeutsam waren die unterschiedlichen Formen der Reaktion auf und des Umgangs mit den neuen Arbeitsstrukturen, die schließlich zur Formulierung des Konzepts der „differentiellen Arbeitsgestaltung" (Ulich, 1978, 2005) führten. Zwanzig Jahre später betonen Bamberg und Metz (1998) die Bedeutung der differentiellen Arbeitsgestaltung für die betriebliche Gesundheitsförderung: „In Verbindung mit der in den Leitlinien der betrieblichen Gesundheitsförderung erhobenen Forderung, Beschäftigte an der Gestaltung ihrer Arbeitssituation zu beteiligen, vermag die differentielle Arbeitsgestaltung, die salutogenen Potentiale von Arbeitstätigkeiten für jeden einzelnen Beschäftigten zu erschliessen. Das ist zugleich eine der Schnittstellen zwischen bedingungs- und personenbezogenen gesundheitsförderlichen Interventionen" (Bamberg & Metz 1998, 192).
3. Grundlegend war auch die im Rahmen dieses Projekts belegte Erkenntnis, dass Arbeitszufriedenheit (AZ) nicht ein quantitativ einfach zu erfassender Kennwert für eine bestimmte Form des Erlebens ist, sondern dass qualitativ unterschiedliche Formen von AZ zu unterscheiden sind (Bruggemann, 1974; Bruggemann, Groskurth & Ulich, 1975). Die aus dieser Erkenntnis abgeleitete Entwicklung eines seither häufig eingesetzten Verfahrens zur Erfassung dieser unterschiedlichen Formen ist ein weiteres wichtiges Ergebnis dieses Projekts. Vermehrt wird inzwischen auch – z.B. aus Erhebungen beim schweizerischen Bundespersonal – über Zusammenhänge zwischen AZ-Formen und erlebter Gesundheit berichtet.
4. Zu den methodisch interessanten Ergebnissen gehörte schließlich auch die Entwicklung des Fragebogeninstruments zur Erfassung der Arbeitsbeanspruchung FAB (Udris, 1980), das später zur – inzwischen weit verbreiteten – Salutogenetischen Subjektiven Arbeitsanalyse SALSA (Udris & Rimann, 1999) weiter entwickelt wurde. Skalen daraus sind neuerdings auch Bestandteil des in der eigenen Arbeitsgruppe entwickelten Fragebogens zur betrieblichen Gesundheitsförderung.
5. Arbeitspolitisch relevant waren u.a. die Auseinandersetzungen über die Entlohnung

bei dem durch die Form der Gruppenarbeit bedingten wechselnden Einsatz in unterschiedlich bewerteten Tätigkeiten. Sie führten nach langwierigen Verhandlungen und einer Änderung des Haustarifvertrags zum tarifvertraglich neu vereinbarten Lohndifferenzierungssystem (LODI). Aufgrund der bei VW gewonnenen Erfahrungen wurde im Anschluss an das Projekt schließlich ein Polyvalenzlohnsystem entwickelt, in dem der Umfang der abrufbaren Qualifikationen einen wesentlichen Teil der Basis für den Grundlohn darstellt (Alioth, 1986; Ulich, 2005).

6. Da sich in Zusammenhang mit den erheblich erhöhten Anforderungen auch Probleme der Qualifizierung ergaben, wurde im Rahmen des HdA-Programms anschließend ein mehrjähriges Projekt „Qualifizierung in der Arbeitstätigkeit" auf den Weg gebracht. Im Rahmen dieses Projekts konnten sowohl theoretische Grundlagen zur Kompetenzentwicklung in der Arbeit (Frei, Duell & Baitsch, 1984; Baitsch, 1985) als auch konkrete Vorgehensweisen zu qualifizierender Arbeitsgestaltung (Duell & Frei, 1986) erarbeitet werden.
7. Da sich im VW-Projekt ebenso wie in anderen Projekten ein weitergehender Bedarf an arbeitspsychologischen Analyseverfahren gezeigt hatte, unterstützte der Projektträger HdA in der Folge einige diesbezüglich methodisch sehr aufwendige Entwicklungsprojekte. Hervorzuheben ist in diesem Zusammenhang die über eine Reihe von Jahren hinweg komplettierte „Berliner Verfahrensfamilie" (vgl. Volpert, 1994; Dunckel, 1999), deren einzelne Instrumente sich nicht nur für die Analyse von Ist-Zuständen sondern auch als Unterstützung zur Formulierung alternativer Sollzustände und für einen „Vorher-Nachher-Vergleich" eignen.
8. Die Frage nach der Wirtschaftlichkeit der Arbeit in Teilautonomen Gruppen im Vergleich zu den herkömmlichen Strukturen führte schließlich zur Erkenntnis, dass traditionelle Kosten-Nutzen-Analysen einen Vergleich derart unterschiedlicher Arbeitsstrukturen nicht ohne weiteres ermöglichen. Nicht zuletzt aufgrund dieser Erfahrung wurde die Frage nach den Möglichkeiten erweiterter Wirtschaftlichkeitsrechnungen Gegenstand einer Reihe von Forschungsprojekten wirtschaftswissenschaftlicher Institute (Staudt, 1981).

Im Rahmen des HdA-Programms wurde schließlich auch eine Reihe von Verbundprojekten gefördert, die für die Kooperation innerhalb der „Scientific Community" von nicht zu unterschätzender Bedeutung waren. Dazu gehörte etwa das vom Institut für Arbeitspsychologie der ETH Zürich gemeinsam mit der Abteilung Arbeits- und Organisationspsychologie der FU Berlin durchgeführte Projekt „Psychischer Stress am Arbeitsplatz" (Greif, Bamberg & Semmer, 1991).

Dass das Programm im Deutschen Bundestag zu kritischen Diskussionen geführt hat, kann wegen seiner in der damaligen Zeit kaum zu überschätzenden arbeitspolitischen Bedeutung nicht verwundern. Überraschend war allerdings, dass einige Kollegen dies offenbar zum Anlass nahmen, sich aus dem Programm zurückzuziehen und andere sich darin gefielen, das Programm oder auch einzelne Konzepte wie das der teilautonomen Gruppen öffentlich zu diffamieren.

Zusammenfassend und in erster Linie die eigenen Erfahrungen reflektierend komme ich zu dem Ergebnis, dass das HdA-Programm in Deutschland einen nicht weg zu denkenden Beitrag zur Entwicklung der arbeitswissenschaftlichen, insbesondere auch der arbeitspsychologischen Forschung und zum Ausbau der dafür zuständigen Hochschulinstitutionen geleistet und die interdisziplinäre ebenso wie die internationale Kooperation in bemerkenswerter Weise unterstützt hat. Diese Erfahrungen konnten in die Konzeption des schweizerischen CIM-Aktionsprogramms eingebracht werden.

4 Das nationale CIM-Aktionsprogramm der Schweiz

In der zweiten Hälfte der 1980er Jahre beschloss der schweizerische Bundesrat ein Aktionsprogramm, das mit der Einrichtung von sieben regionalen CIM-Bildungszentren und der Unterstützung strategisch bedeutsamer Forschungsvorhaben die Wettbewerbsfähigkeit der schweizerischen Wirtschaft fördern sollte. Im Vorlauf waren vom Institut für Arbeitspsychologie der ETH Zürich Untersuchungen über die konkret vorfindbare Gestaltung rechnerunterstützter Integrierter Produktionssysteme in der Prozess- und der Investitionsgüterindustrie durchgeführt worden (vgl. Strohm & Ulich, 1997; Ulich, 2005). Die Ergebnisse zeigten, dass keines der von den Unternehmen selbst als sehr wichtig eingestuften Ziele auch nur von der Hälfte der Antwortenden als erreicht angegeben wurde. Rund zwei Drittel der Unternehmen berichteten über Probleme mit der Technik, je rund die Hälfte über Probleme mit der Qualifikation der Beschäftigten und mit der Arbeitsorganisation. Die Ergebnisse lösten im Nationalrat eine Diskussion über den Sinn eines derartigen Aktionsprogramms aus; Hinweise auf die Entwicklung der Konzeption eines ganzheitlichen Ansatzes – des von uns so genannten MTO-Konzepts – fanden schließlich Akzeptanz.

Zur Entwicklung und Verbreitung des genannten „ganzheitlichen Ansatzes" wurde eine „Zentrale Arbeitsgruppe Mensch, Technik, Organisation" etabliert, mit regionalen Stützpunkten in den inzwischen eingerichteten regionalen CIM-Bildungszentren. Die Arbeitsgruppe – unter Leitung des Autors dieses Beitrages – hatte u.a. den Auftrag, die von den CIM-Bildungszentren und anderen Forschungsinstitutionen eingereichten Projektanträge dahingehend zu begutachten, inwieweit sie den Anforderungen des MTO-Konzepts entsprachen bzw. welche inhaltlichen Maßnahmen oder auch Kooperationen geeignet erschienen, um dieses Ziel zu erreichen. Darüber hinaus konnte sie eigene Projekte vergeben und schließlich auch den Start der Schriftenreihe „Mensch, Technik, Organisation" unterstützen, in der seit 1993 rund 40 Bände erschienen sind. Zu den vom Institut für Arbeitspsychologie der ETH übernommenen Aufgaben gehörte die Entwicklung einer ganzheitlichen MTO-Analyse (Strohm & Ulich, 1997; Ulich, 2005), der „im deutschsprachigen Raum wohl vollständigsten Methodik, die von der strategischen Ebene, der soziotechnischen Geschichte und Marktbeziehungen bis hin zu einzelnen Arbeitsplätzen und –bedingungen ein integriertes Analyseinstrument anbietet“ (Latniak 1999, S. 181). Die Folgewirkungen des CIM-Aktionsprogramms sind im übrigen durchaus bemerkenswert:

1. Nach dem Abschluss des Programms wurde als neues nationales Programm ein Forschungsbereich „Produktions- und Managementkonzepte“ etabliert. Diesem Programm wurde von Beginn an die MTO-Konzeption zugrunde gelegt. Auch hier wurden die Forschungsgesuche u.a. auf die Übereinstimmung mit dieser Konzeption geprüft. Das gleiche galt für die schweizerischen Beiträge zum internationalen Programm „Intelligent Manufacturing Systems“ (IMS).
2. Aufbauend auf der Arbeit der CIM-Bildungzentren und bereits existierender Höherer Fachschulen wurden schließlich sieben Fachhochschulen mit dem dreifachen Leistungsauftrag Ausbildung, Forschung und Dienstleistung gegründet. An der Fachhochschule Nordwestschweiz gibt es inzwischen eine eigene Hochschule für Angewandte Psychologie, an der auf hohem Niveau Ausbildung und Forschung betrieben wird und eine Professur auf Fragen der betrieblichen Gesundheitsförderung spezialisiert ist.
3. Im – zeitlichen und inhaltlichen – Zusammenhang mit dem schweizerischen CIM-Aktionsprogramm wurde an der ETH Zürich 1991 als Sonderforschungsbereich ein Zentrum für Integrierte Produktionssysteme (ZIP) gegründet, das aus Forschungsgruppen der Institute für Arbeitspsychologie, für Robotik, für Umformtechnik, für Konstruktion und Bauweisen, für Werkzeugmaschinen und Fertigung und des Betriebswissenschaftlichen Instituts bestand. Die Leitung wurde dem Autor dieses Beitrages übertragen. Die Arbeiten des Zentrums wurden von der ETH während acht Jahren mit insgesamt 14 Millionen Franken unterstützt. Den im CIM-Aktionsprogramm gewonnenen Erfahrungen entsprechend einigten sich die zuständigen Professoren auf das MTO-Konzept als Basis für die Kooperation. An jedem der Institute wurde ein ZIP-Koordinator etabliert. Die im Rahmen des ZIP durchgeführten Forschungsprojekte waren grundsätzlich interdisziplinär angelegt. Für die beteiligten Mitarbeiterinnen und Mitarbeiter wurden diese Projekte auch dadurch zu einem Lernfeld besonderer Art. Viele von ihnen haben die interdisziplinäre Denk- und Arbeitsweise nicht nur in ihre Dissertationen sondern auch später in ihre Funktionen in der Industrie mit Erfolg eingebracht.

Damit wird deutlich, dass dieses Programm wie das HdA-Programm in Deutschland zur Entwicklung der arbeitswissenschaftlichen, auch hier nicht zuletzt der arbeitspsychologischen Forschung und deren praktischer Nutzung wesentlich beigetragen hat.

5 Kriterien für nachhaltigen Erfolg

Als ich vor einigen Jahren im Rahmen einer Anhörung beim BMBF mit einem Kollegen über den Nutzen des Publizierens in peer-reviewten internationalen Zeitschriften diskutierte, fragte ich ihn irgendwann: „Wo willst Du eigentlich etwas bewirken ?“ Er schaute mich daraufhin ziemlich verständnislos an und fragte zurück: „Was meinst Du mit „Bewirken“ ?“ Für ihn – wie inzwischen wohl auch für manche andere – war es offensichtlich wichtiger, im Citation Index möglichst häufig aufzuscheinen als durch seine Tätigkeit als Arbeitspsychologe in der Welt der Arbeitstätigen konkret etwas zu bewirken.

Tatsächlich lassen sich nachhaltige Erfolge arbeitswissenschaftlich wie arbeitspolitisch relevanter Projekte bzw. Programme an einer Reihe sehr unterschiedlicher Wirkungsgrößen ablesen. Dazu können z.B. die folgenden zählen:

- die Verankerung von Projekt- bzw. Programmergebnissen in tarifvertraglichen Regelungen,
- die Integration von Projekt- bzw. Programmergebnissen in Normensysteme,
- die Diffusion der Konzepte,
- die Integration in berufliche und akademische Ausbildungen,
- die Nutzung gewonnener Ergebnisse und offener Fragen für weiterführende Forschung,
- die Akzeptanz empirisch erarbeiteter Lösungen als gesellschaftliches Modell.

Lässt man das deutsche HdA-Programm, seine Nachfolgeprogramme, das schweizerische CIM-Aktionsprogramm und dessen Nachfolgeprogramme gedanklich Revue passieren, dann lässt sich feststellen, dass beide Programme einer Überprüfung an Hand der genannten Wirkungsgrößen weitgehend, wenn auch unterschiedlich und keineswegs durchgängig standhalten. Im HdA-Programm wurde mit dem Lohndifferenzierungsvertrag (LODI) relativ rasch eine tarifvertragliche Vereinbarung abgeschlossen. Bei der Beschreibung der „Grundsätze der Aufgabengestaltung“ im Normensystem DIN EN 614-2 findet sich eine Auflistung von Merkmalen gut gestalteter Arbeitsaufgaben, die wesentlich auf in beiden Programmen gewonnene Erfahrungen zurückzuführen sind.

Ähnliches gilt für die Prinzipien der Schnittstellen- und Dialoggestaltung nach EN ISO 9241. Eine Diffusion der Konzepte lässt sich insofern belegen als sie inzwischen weitgehend zum selbstverständlichen Wissensbestand zumindest der Arbeitswissenschaften geworden sind und sich auch in zahlreichen Unternehmen zumindest in Ansätzen finden lassen. Eine Integration in berufliche und akademische Ausbildungen lässt sich insbesondere als Folge des CIM-Aktionsprogramm mit der Einrichtung der CIM-Bildungszentren und der darauf aufbauenden Einrichtung von sieben Fachhochschulen feststellen. Ergebnisse und offen gebliebene Fragen sind auch in der Arbeitspsychologie in erheblichem Umfang zum Gegenstand weiterführender Forschung geworden. Dies lässt sich an zahlreichen Publikationen ablesen, auch wenn diese nur selten Bezug auf die Programme nehmen, in denen die Ergebnisse gewonnen wurden und aus denen die offenen Fragen resultierten. Zwar wurden beide Programme auch zum Gegenstand zahlreicher Diskussionen zwischen Arbeitgeber- und Arbeitnehmervertretungen und parlamentarischer Diskussionen. Als Desiderat verbleibt dennoch die Akzeptanz empirisch erarbeiteter Lösungen als gesellschaftliches Modell. Dies gilt auch für den Umgang mit Gesundheit im betrieblichen Zusammenhang.

6 Von der Arbeitsgestaltung zur Gesundheitsförderung

Die Auseinandersetzung mit Fragen der Gesundheit, wie sie am Institut für Arbeitspsychologie der ETH vor allem von Ivars Udris vorangetrieben wurde, ist über die Jahre hinweg ein immer wichtigerer und schließlich nicht mehr weg zu denkender Bestandteil der Institutsarbeit geworden. Seit ich darüber nicht mehr im gemeinsamen Institutsalltag auf dem laufenden gehalten wurde, habe ich schließlich begonnen, mich selbst mit Fragen des betrieblichen Gesundheitsmanagements intensiver zu beschäftigen. In diesem Zusammenhang ist mir – tatsächlich also erst sehr spät – klar geworden, dass vieles von dem, was früher Gegenstand meiner eigenen Forschung war, einen viel deutlicheren Bezug zur betrieblichen Gesundheitsförderung hatte als mir bis dahin bewusst war. Zunächst aber musste ich für mich herausfinden, ob es – abgesehen von Fragen der „Zuständigkeit" – grundlegende Unterschiede zwischen dem betrieblichen Arbeitsschutz und der betrieblichen Gesundheitsförderung gibt und welcher Art diese sein könnten. Dabei hat sich die in Tabelle 1 dargestellte idealtypische Unterscheidung ergeben

Wenn es um die in Tabelle 1 genannten Aufgaben des Schaffens bzw. Erhaltens gesundheitsförderlicher Arbeitsbedingungen und Kompetenzen geht, sind damit in erster Linie Maßnahmen der Arbeitsgestaltung, also der Veränderung der Verhältnisse, angesprochen. Tatsächlich liegt der Schwerpunkt betrieblicher Gesundheitsförderungsaktivitäten aber nach wie vor bei den personbezogenen Interventionen, d. h. bei der Veränderung des Verhaltens.

Tabelle 1: Betrieblicher Arbeitsschutz und betriebliche Gesundheitsförderung in idealtypischer Gegenüberstellung (aus Ulich, 2005)

	Betrieblicher Arbeitsschutz	**Betriebliche Gesundheitsförderung**
Betrachtung des Menschen als ...	... schutzbedürftiges Wesen → Defizitmodell → schwächenorientiert → pathogenetisches Grundverständnis	... autonom handelndes Subjekt → Potentialmodell → stärkenorientiert → salutogenetisches Grundverständnis
Aufgaben / Ziele verhältnisorientiert	Vermeidung bzw. Beseitigen gesundheitsgefährdender Arbeitsbedingungen und Belastungen → Schutzperspektive → belastungsorientiert	Schaffen bzw. Erhalten gesundheitsförderlicher Arbeitsbedingungen und Kompetenzen → Entwicklungsperspektive → ressourcenorientiert
Aufgaben / Ziele verhaltensorientiert	Erkennen und adäquates Handeln in gefährlichen Situationen → Wahrnehmen von Gefahren	Erkennen und Nutzen von Handlungs- und Gestaltungsspielräumen → Wahrnehmen von Chancen

Wenn auch davon auszugehen ist, dass sich Verhaltens- und Verhältnisorientierung zumindest teilweise wechselseitig bedingen, so gilt doch, dass „in der Sachlogik ... Verhaltensprävention der Verhältnisprävention stets nachgeordnet bleibt" (Klotter, 1999, S. 43). Eine Gegenüberstellung möglicher Maßnahmen und Wirkungen findet sich in Tabelle 2.

Tabelle 2: Betriebliche Gesundheitsförderung: personbezogene und bedingungsbezogene Interventionen (aus Ulich, 2005)

	Betriebliche Gesundheitsförderung	
	Personbezogene Interventionen = verhaltensorientiert	**Bedingungsbezogenelnterventionen = verhältnisorientiert**
bezogen auf	einzelne Personen → individuumsorientiert	Arbeitssysteme und Personengruppen → strukturorientiert
Beispiele für Massnahmen	Rückenschule, Stressimmunisierungstraining	vollständige Aufgaben, Gruppenarbeit, Arbeitszeitgestaltung
Wirkungsebene	individuelles Verhalten	organisationales, soziales und individuelles Verhalten
personbezogene Effekte	Gesundheit, Leistungsfähigkeit	positives Selbstwertgefühl, Kompetenz, Kohärenzerleben, Selbstwirksamkeit, Internale Kontrolle, Gesundheit, Motivation, Leistungsfähigkeit
wirtschaftliche Effekte	Reduzierung krankheitsbedingter Fehlzeiten	Verbesserung von Produktivität,und Qualität, Flexibilität und Innovationsfähigkeit, geringere Fehlzeiten und Fluktuation
Effektdauer	kurz- bis mittelfristig	mittel-bis langfristig

Entsprechend dem „Primat der Aufgabe" kommt der Gestaltung der Arbeitsaufgaben auch in Zusammenhang mit Maßnahmen der Gesundheitsförderung bzw. des Gesundheitsmanagements besondere Bedeutung zu. Deshalb erwies sich der früher u.a. in Anlehnung an Emery und Thorsrud (1976) formulierte Satz persönlichkeitsförderlicher Aufgabengestaltung – Vollständigkeit, Anforderungsvielfalt, Möglichkeiten der sozialen Interaktion, Autonomie, Lern- und Entwicklungsmöglichkeiten, stressfreie Regulierbarkeit, Sinnhaftigkeit – ohne Einschränkung auch geeignet für konkrete Projekte betrieblicher Gesundheitsförderung (Ulich, 2005; Ulich & Wülser, 2009).

Unter den genannten Aufgabenmerkmalen kommt der Vollständigkeit insofern zentrale Bedeutung zu, als die Möglichkeit der Erfüllung oder Nichterfüllung einer Reihe der anderen Merkmale durch den Grad der Aufgabenvollständigkeit bedingt ist. Im übrigen lässt sich die Akzeptanz dieses Satzes motivations-, persönlichkeits- und gesundheitheitsförderlicher Aufgabengestaltung u.a. daran ablesen, dass er fast vollständig in die Europäische Norm EN 614-2, die auch als deutsche Norm verabschiedet worden ist, Eingang gefunden hat (Kasten 1).

Kasten 1: Merkmale gut gestalteter Arbeitsaufgaben nach DIN EN 614-2

„Im Gestaltungsprozess muss der Konstrukteur

a) die Erfahrung, Fähigkeiten und Fertigkeiten der bestehenden oder zu erwartenden Operatorenpopulation berücksichtigen.

b) sicherstellen, dass die durchzuführenden Arbeitsaufgaben als vollständige und sinnvolle Arbeitseinheiten mit deutlich identifizierbarem Anfang und Ende erkennbar sind und nicht einzelne Fragmente solcher Aufgaben darstellen.

c) sicherstellen, dass durchgeführte Arbeitsaufgaben als bedeutsamer Beitrag zum Gesamtergebnis des Arbeitssystems erkennbar sind.

d) die Anwendung einer angemessenen Vielfalt von Fertigkeiten, Fähigkeiten und Tätigkeiten ermöglichen.

e) für ein angemessenes Maß an Freiheit und Selbständigkeit des Operators sorgen.

f) für ausreichende, für den Operator sinnvolle Rückmeldungen in Bezug auf die Aufgabendurchführung sorgen.

g) ermöglichen, vorhandene Fertigkeiten und Fähigkeiten auszuüben und weiterzuentwickeln, sowie neue zu erwerben.

h) Über- und Unterforderung des Operators vermeiden, die zu unnötiger oder übermäßiger Beanspruchung, Ermüdung oder zu Fehlern führen kann.

i) repetitive Aufgaben vermeiden, die zu einseitiger Arbeitsbelastung und somit zu Monotonie- und Sättigungsempfindungen, Langeweile oder Unzufriedenheit führen können.

j) vermeiden,dass der Operator alleine, ohne Gelegenheit zu sozialen und funktionalen Kontakten arbeitet.

Diese Merkmale gut gestalteter Arbeitsaufgaben der Operatoren dürfen bei der Gestaltung von Maschinen nicht verletzt werden".

7 Alte Fragen – neu gestellt

Inzwischen stellen sich alte Fragen wieder neu. So ist etwa an die früheren – und in der Mehrzahl der deutschsprachigen Lehrbücher nicht einmal erwähnten – Untersuchungen von Vernon (1947) zu erinnern, nach deren Ergebnissen die Altersentwicklung bzw. der Altersabbau der intellektuellen Leistungsfähigkeit u.a. durch die intellektuellen Anforderungen längerfristig ausgeübter Arbeitstätigkeiten bestimmt wird. Tatsächlich wurden daraus kaum je weiter reichende Konsequenzen abgeleitet. Auch die Arbeitswissenschaft konzentrierte sich – wenn überhaupt – eher auf a l t e r s- gerechte Arbeitsgestaltung denn auf a l t e r n s gerechte Arbeitsgestaltung. Nach wie vor aber „scheinen in der Mehrzahl von Arbeitprozessen voralternde Arbeitsbedingungen noch zu überwiegen" (Hacker 2004, 164). Wenn schon nicht die Gesundheit der erwerbstätigen Menschen sollten doch wenigstens die auch öffentlich häufig angesprochenen Probleme des demografischen Wandels und damit zusammenhängend der Erhöhung des Eintritts in das Rentenalter hinreichend Veranlassung sein, arbeitbedingtes Voraltern durch die Einführung lernhaltiger Arbeitstätigkeiten und Arbeitsstrukturen so weit wie möglich zu vermeiden. Beispiele dafür lassen sich aus den oben genannten Programmen und zahlreichen Folgeprojekten zur Genüge ableiten.

Zu den Fragen, die sich wieder neu stellen, gehört die nach den Möglichkeiten der Realisierung von Konzepten industrieller Demokratie, wie sie von Emery und Thorsrud (1976, 1982) beschrieben wurden. Eines der – in den deutschsprachigen Arbeits- und Sozialwissenschaften nach wie vor wenig bekannten oder doch kaum erwähnten – Beispiele für die Realisierung derartiger Konzepte ist die spanische Mondragon Corporacion Cooperativa, eine der wirtschaftlich erfolgreichsten spanischen Unternehmensgruppen, die aus mehr als 160 Kooperativen besteht (vgl. z.B. Campbell, Keen, Norman & Oakshott, 1977; Guiterrez-Johnson & Whyte 1977; Whyte & Whyte, 1990), an deren Entwicklung Einar Thorsrud beratend mitgewirkt hat. Ich erinnere mich sehr gut daran, wie begeistert Einar Thorsrud jeweils berichtete, wenn er von Mondragon kommend in Zürich Station machte. Und als ich selbst vor einigen Jahren das Unternehmen zum ersten Mal besuchen konnte, berichtete ein im Ausbildungszentrum tätiger Soziologe über dessen bedeutsamen Beitrag zur Entwicklung und Einführung neuer Arbeitsformen bei Mondragon.

Ähnlich berichteten Whyte und Whyte (1990, 114), dass einer der General Manager von Mondragon Thorsrud „a guide and inspiration for us regarding the bases of new work forms“ nannte. Zu den zehn für die Arbeit in allen Kooperativen gültigen „Basic Principles“ zählen etwa „Democratic Organisation', „Sovereignty of Labour', „Participatory Management“ und „Payment Solidarity'. Mondragon ist ein hervorragendes Beispiel für ein zugleich demokratisch verfasstes wie wirtschaftlich erfolgreiches Unternehmen. Von FORTUNE wurde Mondragon als eines der „10 Great Companies to Work for in Europe“ gewählt (Moskowitz & Levering, 2003). Insofern stellt das Unternehmen eine Herausforderung auch und insbesondere für arbeits- und organisationspsychologische Beratung und Forschung dar. Zumindest aber sollte man erwarten können, dass ein derartiges Unternehmen etwa auch in der Ausbildung von Studierenden bekannt gemacht wird, damit diese erkennen können, welchen Niederschlag arbeits- und organisationspsychologische Konzepte in der Realität möglicherweise finden können. Manche könnten schließlich besonders an den Ausführungen über „Mondragon's Impact in America“ (Whyte & Whyte 1990, 282 ff.) interessiert sein

Eine weit größere Herausforderung stellen die – zur Zeit an verschiedenen Orten wieder diskutierten – Überlegungen über die Einführung eines von der Erwerbstätigkeit unabhängigen Grundeinkommens dar, dessen historische Vorbilder allerdings kaum je erwähnt werden.

8 Ein Blick nach vorn

Über die Zukunft der Arbeit wird viel spekuliert und manch Erstaunliches feilgeboten. Manch selbsternannter „Zukunftsforscher" breitet seine Vorstellungen aus, ohne auf vorhandene Daten oder Wissen aus früherer Zeit Rücksicht zu nehmen und die mit seinen Vorstellungen möglicherweise verknüpften Wirkungen zu bedenken. Dies gilt insbesondere für das im folgenden – aus Platzgründen nur in sehr groben Umrissen – skizzierte erste Szenario.

Das erste Szenario

Ein Beispiel: da schreibt ein junger St. Galler Ökonom über die Zukunft der Arbeit und stellt eine „virtuelle Triade" vor, die „auf den Kernprozessen der Virtualisierung, Cyborgisierung und Bionisierung beruht". In diesem Zusammenhang ist dann auch die Rede von einer abnehmenden Bedeutung der „unmittelbaren, geographischen Nachbarschaft und der familiären Netzwerke" sowie von einer „schrittweisen Auflösung von althergebrachten gemeinschaftlichen Strukturen." Als Alternative bzw. Ergänzung zur nicht-virtuellen Lebenswelt sollen „neue soziale Räume in virtuellen Welten" entstehen. Schöne neue Arbeitswelt? Schöne neue Lebenswelt? Wer will so etwas eigentlich und wem soll das dienen? Wer will – und wer kann – sein Leben wirklich als „Patchworker" oder „Lebensunternehmerin" verbringen? Was wird aus all jenen Menschen, die sich aus welchen Gründen auch immer nicht qualifizieren konnten? Was ist mit dem psychologischen Vertrag zwischen den Menschen und den Unternehmen, den Menschen und den Institutionen der Gesellschaft?

Man darf zumindest davon ausgehen, dass die Realisierung derartiger Vorstellungen eine massive Zunahme beruflicher Gratifikationskrisen (Siegrist 1996, 2002, 2004) nach sich ziehen würde. Inzwischen ist erkennbar, dass neuere Entwicklungen der Wirtschafts- und Gesellschaftspolitik weitere Gefährdungspotentiale für die Gesundheit der Beschäftigten – aber auch derjenigen, die keine Beschäftigungsmöglichkeit finden – beinhalten. Der Bericht einer deutschen Expertenkommission über die Zukunft der betrieblichen Gesundheitspolitik – der der Autor dieses Beitrages angehörte – macht dies deutlich (Kasten 2).

Kasten 2: Zunehmende Unsicherheiten als Folge gesellschaftlicher Veränderungen (aus: Expertenkommission, 2004)

„Globalisierung und der Strukturwandel in Richtung wissensintensiver Dienstleistungsberufe erhöhen in vielen Fällen den Zeitdruck, die Komplexität der Arbeit und die Verantwortung der Beschäftigten. Das Tempo des sozioökonomischen Wandels hat deutlich zugenommen. Sicherheit und Berechenbarkeit der Markt- und Arbeitsverhältnisse haben zugleich spürbar abgenommen. Die ökonomischen Veränderungen und anhaltenden Restrukturierungsprozesse in den Unternehmen führen häufig zu einer Intensivierung der Arbeit und einer Verstärkung von Unsicherheit, Ängsten, Misstrauen und Hilflosigkeitsgefühlen sowie Angst vor Arbeitslosigkeit unter den Beschäftigten mit möglichen Auswirkungen auf ihre Gesundheit und Leistungsfähigkeit und damit auf die Produktivität der Unternehmen und die Qualität ihrer Produkte und Dienstleistungen (Rantanen 2001...)."

In seiner knappen Übersicht über „Die aktuelle Lage" war Levi (2002) ebenfalls zu Schlussfolgerungen gekommen, die deutlich machen, dass die Verbesserung der Gesundheit zu einem der vordringlichen Ziele der Wirtschafts- und Gesellschaftspolitik werden muss: „Anhaltender Stress am Arbeitsplatz ist ein wesentlicher Faktor für das Auftreten von depressiven Verstimmungen. Diese Störungen stehen bei der weltweiten Krankheitsbelastung (global disease burden) an vierter Stelle. Bis 2020 rechnet man damit, dass sie nach den ischämischen Herzerkrankungen vor allen anderen Krankheiten auf dem zweiten Platz stehen werden (Weltgesundheitsorganisation, 2001)" (Levi 2002, S. 11).

Damit gewinnt auch die von Nefiodow vorgelegte Zukunftsprojektion an Bedeutung. Seine Auseinandersetzung mit den Kondratieffzyklen (Kondratieff, 1926) führt nämlich zu dem Ergebnis, dass der gemeinsame Nenner des sechsten Kondratieff durch „Gesundheit im ganzheitlichen Sinn" zu kennzeichnen ist. Nach Nefiodow (2000, S. 136), der sich an den von der Weltgesundheitsorganisation formulierten Gesundheitskriterien orientiert, fehlt es für die Weiterentwicklung von Wirtschaft und Gesellschaft „(...) vor allem an psychosozialer Gesundheit. Die größte Wachstumsbarriere am Ende des fünften Kondratieff sind die hohen Kosten der sozialen Entropie (...)" (vgl. Abbildung 1).

Die im Bericht der deutschen Expertenkommission skizzierten gesellschaftlichen Veränderungen legen ebenso wie die Aussagen von Levi und die Projektion von Nefiodow die Frage nach möglichen Alternativen nahe.

Das zweite Szenario – die große Herausforderung

Eine besondere Herausforderung stellen die – zur Zeit an verschiedenen Orten wieder diskutierten – Überlegungen über die Einführung eines von der Erwerbstätigkeit unabhängigen Grundeinkommens dar, dessen historische Vorbilder allerdings kaum je erwähnt werden. Tatsächlich wurde schon in der ersten Hälfte der 1960er Jahre in den USA das Konzept eines vom Staat garantierten Mindesteinkommens zur Diskussion gestellt (Theobald 1963, 1966). Gemeint war „an income sufficient to allow the individual to live with dignity whether or not he holds a conventional market-supported job ..." (Theobald 1963, 203). Für den Psychoanalytiker Erich Fromm, der sich in dem von Theobald herausgegebenen Buch „The Guaranteed Income" mit den psychologischen Aspekten des

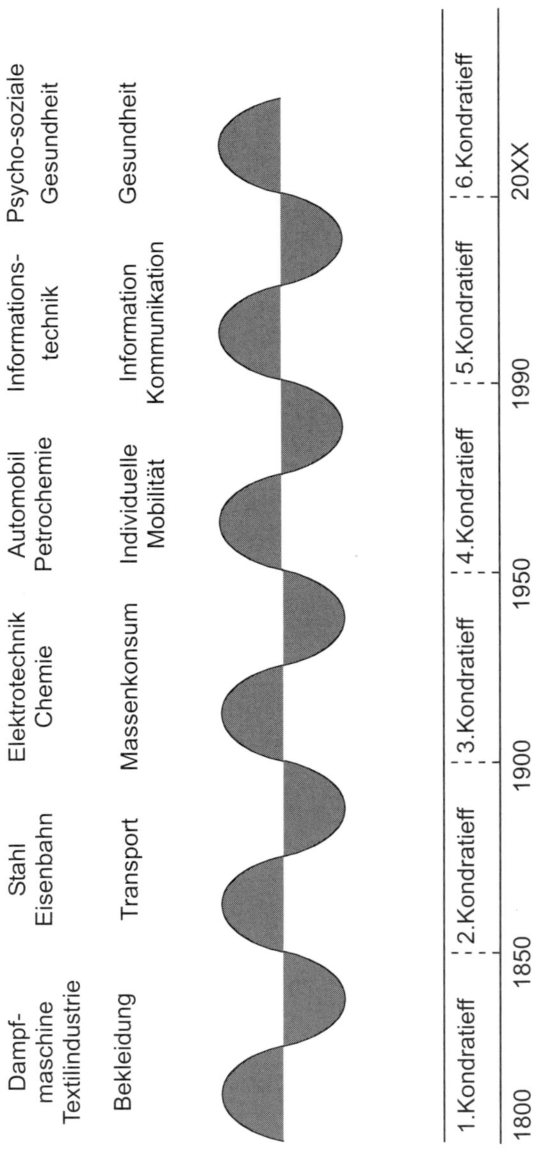

Abb. 1: Basisinnovationen und ihre wichtigsten Anwendungsfelder (Nefiodow, 2000)

garantierten Mindesteinkommens beschäftigte, war der wichtigste Grund für dessen Akzeptanz, „that it might drastically enhance the freedom of the individual" (Fromm 1966, 183).

Bereits 1967 setzte der amerikanische Präsident Johnson eine aus Unternehmens- und Gewerkschaftsvertretern sowie Persönlichkeiten des öffentlichen Lebens bestehende Kommission ein, deren nach zwei Jahren vorgelegtes Ergebnis das Postulat eines garantierten Mindesteinkommens eindeutig unterstützte. Der darauf basierenden „Family Assistance Plan" der Nixon-Administration wurde 1969 im Repräsentantenhaus angenommen, vom Senat aber abgelehnt.

Von besonderem Interesse sind in diesem Zusammenhang die in den deutschsprachigen Arbeits- und Sozialwissenschaften kaum zur Kenntnis genommenen SIME/DIME-Feldexperimente, mit denen in den Jahren 1971 bis 1979 in Seattle (Seattle Income Maintenance Experiment) und Denver (Denver Income Maintenance Experiment) die Auswirkungen einer negativen Einkommenssteuer auf den Umfang der Erwerbstätigkeit und die Stabilität der familialen Beziehungen untersucht wurde (Hunt 1985, 1991). Die negative Einkommenssteuer (Negative Income Tax = NIT) wurde für einige Teilstichproben für die Dauer von drei Jahren, für andere für die Dauer von fünf Jahren garantiert. Einer weiteren Teilstichprobe wurde eine Garantie von zwanzig Jahren später abgekauft.

Da das Experiment in erster Linie der Erarbeitung von Grundlagen zur Armutsbekämpfung dienen sollte, waren in den Stichproben besser bezahlte – und damit vermutlich inhaltlich anspruchsvollere – Beschäftigungen nicht vertreten. Tatsächlich zeigte sich für „Schwarze und Chicano-Männer", dass sie den Umfang ihrer Erwerbstätigkeit deutlicher reduzierten als weiße Männer. „Vielleicht war das Nichtarbeiten für sie attraktiver, da sie schlechtere Arbeitsmöglichkeiten haben als weiße Männer" (Hunt 1991, 300). Zu den unerwarteten – und von einem Teil der Medien offenbar in den Vordergrund gerückten – Ergebnissen gehörte eine Zunahme der Scheidungsraten in den NIT-Familien. Eine der möglichen Erklärungen dafür ist, dass durch die negative Einkommenssteuer „Frauen in schlecht funktionierenden Lebensgemeinschaften ermöglicht wird, diesen zu entfliehen" (Hunt 1991, 302).

In ihrem Bericht an den Club of Rome „Wie wir arbeiten werden" halten Giarini und Liedtke (1998) die Aussicht auf die Etablierung eines garantierten Grundeinkommens für zunehmend wahrscheinlich und die Einführung einer negativen Einkommenssteuer für eine praktikable organisatorische Lösung. Die Autoren nennen in ihrem Bericht vielfältige Vorzüge einer solchen Lösung, mit der zugleich die staatlichen Sozialversicherungs- und Steuersysteme zusammengefasst und vereinfacht werden könnten: materielle Unabhängigkeit, insbesondere auch der Frauen von den Männern und der Arbeitnehmer von den Arbeitgebern, Steigerung der individuellen Risikobereitschaft und Innovationsfreudigkeit, Arbeitsmotivation anstatt materieller Anreize als Hauptkriterium bei der Stellenauswahl, leichtere Durchsetzung technologischer Veränderungen wegen der geringeren Notwendigkeit des Erhalts von Stellen und Förderung der Wahrnehmung gesellschaftlich nützlicher Tätigkeiten wie etwa die Sorge für die eigenen Eltern. Schließlich könnten mehrere Personen ihre Grundeinkommen eine Zeit lang zusammenlegen und damit die Gründung eines gemeinsamen Unternehmens erleichtern.

Für Österreich wurde die Realisierbarkeit eines derartigen Konzepts durchgerechnet. Dass es sich dabei um eine von manchen für sehr heikel gehaltene Thematik handelt, geht aus dem Vorwort zu dem sehr differenzierten Ergebnisbericht hervor: „Aus nachvollziehbaren Erwägungen zur politischen Entwicklun durch die österreichischen Nationalratswahlen von Oktober 1999 wollen der Auftraggeber und die Expertengruppe, von der das in Abschnitt VIII untersuchte negativsteuerorientierte Grundsicherungsmodell für die Republik Österreich stammt, nicht genannt werden. Aus den gleichen Erwägungen hat sich die Veröffentlichung des Gutachtens, die ursprünglich vom Auftraggeber beabsichtigt war, verzögert“ (Mitschke, 2000, 5). In Zusammenhang mit den Ergebnissen der Nationalratswahlen 2006 und inhaltlichen Vorschlägen für die Arbeit der neu zu bildenden Regierung wurde die Frage einer negativen Einkommenssteuer wieder ins Gespräch gebracht.

Der kulturelle Wandel, dessen Beginn wir seit einiger Zeit erleben, ist also nicht nur durch Technisierung und Globalisierung und die damit verbundenen Optionen für die Gestaltung von Arbeitstätigkeiten und Organisationsstrukturen gekennzeichnet. Vielmehr könnte sich in seinem Verlauf auch der Stellenwert der Erwerbsarbeit im menschlichen Lebenszusammenhang grundlegend ändern. Damit bedarf die von Friedmann (1959) und Jahoda (1983) gestellte Frage nach den Möglichkeiten der Übernahme psychologischer Funktionen der Erwerbsarbeit durch andere (Arbeits-) Tätigkeiten dringend einer Antwort. In der ersten Hälfte der 1980er Jahre finden sich gehäuft Beiträge zu dieser Problematik nicht nur bei amerikanischen (z.B. Leontief, 1983) sondern auch bei europäischen Wissenschaftlern (z.B. bei Gorz, 1980, 1983; Schaff, 1983; Dahrendorf, 1983, 1992).

Zur gleichen Zeit war eine Enquete-Kommission des Deutschen Bundestages (1983, 14) zu dem Ergebnis gekommen, dass „in Zukunft eigenbestimmte Aktivitäten, die nicht unmittelbar dem Erwerb dienen, neben der reglementierten Erwerbsarbeit an Bedeutung zunehmen. Dazu gehört, dass besonders die Bedingungen für Eigenarbeit, für freie soziale Dienste auf Gegenseitigkeit und für den Austausch von Dienstleistungen in unseren Wohnquartieren verbessert werden.“ Das heißt auch, dass mit der von der Kommission für Zukunftsfragen der Freistaaten Bayern und Sachsen (1997) diskutierten Bürgerarbeit der „Übergang von einer Nur-Erwerbsarbeitsgesellschaft zu einer gemischten Tätigkeitsgesellschaft" eingeläutet werden könnte (a.a.O., S.166).

Schließlich werden mit der Einführung eines Grundeinkommens bzw. Bürgergeldes die Dominanz der Erwerbsarbeit und die Marginalisierung anderer Lebenstätigkeiten in Frage gestellt. Wenn man aber – wie z.B. Beck (1997), Bergmann (1997), Hengsbach (1997) oder Giarini und Liedtke (1998) in je unterschiedlicher Form – von einem Mehrschichtenmodell mit einer Kombination von Erwerbsarbeit, gemeinnützigen Tätigkeiten und Eigenarbeit ausgeht, dann stellt sich nicht zuletzt die Frage der Bewertung der gemeinnützigen Tätigkeiten. Da eine monetäre Bewertung nach ihrem Beitrag zu einer wie auch immer gearteten ökonomischen Wertschöpfung kaum in Betracht zu ziehen ist und damit verbunden unter den derzeitigen gesellschaftlichen Verhältnissen die Gefahr entsprechend geringer Wertschätzung und Attraktivität besteht, ist nach anderen Kriterien der Bewertung zu suchen. In solchen Überlegungen tritt also neben die ökonomische Wertschöpfung auch die soziale Wertschöpfung, die zu bestimmen eine außerordentliche Herausforderung bedeutet. Umstritten ist in diesem Zusammenhang auch die Frage, ob ein Grundeinkommen an bestimmte Konditionen wie etwa die Beteiligung an „Bürgerarbeit" gebunden werden soll. Dass damit weitere Fragen wie die nach der Höhe eines derartigen Grundeinkommens und eines gerechten Verhältnisses von Leistung und Gegenleistung entstehen, ist offensichtlich.

Mit derartigen Fragen stellen sich den Arbeits- und Sozialwissenschaften, insbesondere auch der Arbeitspsychologie, grundlegend neue Aufgaben. Deren Bewältigung setzt nicht nur hohe professionelle Kompetenz voraus, sondern auch gesellschaftliches Engagement und die Bereitschaft, an den Veränderungen durch relevante Forschung, wissenschaftlich begründbare Gestaltungsvorschläge oder gegebenenfalls auch Einmischung in die Politik aktiv mitzuwirken.

Literatur

Alioth, A. (1986): Lohn und Lernen. in W. Duell & F. Frei (Hrsg.), Arbeit gestalten – Mitarbeiterbeteiligen (S.183-194). Frankfurt/M.: Campus.

Baitsch, C. (1985): Kompetenzentwicklung und partizipative Arbeits-gestaltung. Frankfurt/M.: Lang

Bamberg, E. & Metz, A.-M. (1998). Intervention. In E. Bamberg, A. Ducki & A.-M. Metz (Hrsg.), Handbuch Betriebliche Gesundheitsförderung. Arbeits- und organisationspsychologische Methoden und Konzepte (S. 177-209). Göttingen: Angewandte Psychologie

Beck, U. (1997). Erwerbsarbeit durch Bürgerarbeit ergänzen. In: Kommission für Zukunftsfragen der Freistaaten Sachsen und Bayern, Erwerbstätigkeit und Arbeitslosigkeit in Deutschland. Teil III: Maßnahmen zur Verbesserung der Beschäftigungslage (S. 146-168). Bonn: Institut für Wirtschaft und Gesellschaft.

Bergmann, F. (1997). Die neue Arbeit. Gewerkschaftliche Monatshefte, 48, 524-534.

Bertelsmann Stiftung und Hans-Böckler-Stiftung (Hrsg.). (2004). Zukunftsfähige betriebliche Gesundheitspolitik. Vorschläge der Expertenkommission. Gütersloh: Verlag Bertelsmann Stiftung

Bruggemann, A. (1974). Zur Unterscheidung verschiedener Formen von „Arbeitszufriedenheit'. Arbeit und Leistung 28, 281-284.

Bruggemann, A., Groskurth, P. & Ulich, E. (1975). Arbeitszufriedenheit. Schriften zur Arbeitspsychologie (Hrsg. E. Ulich), Band 17. Bern: Huber.

Campbell, A., Keen, C., Norman, G. & Oakshott, R. (1977). Worker-Owners: The Mondragon achievement. London: Anglo-German Foundation for the Study of Industrial Society.

Duell, W. & Frei, F. (Hrsg.) (1986). Arbeit gestalten – Mitarbeiter beteiligen. Eine Heuristik qualifizierender Arbeitsgestaltung. Schriftenreihe „Humanisierung des Arbeitslebens', Band 77. Frankfurt/M.: Campus.

Dahrendorf, R. (1983). Arbeit und Tätigkeit – Wandlungen der Arbeitsgesellschaft. In H.Afheldt& P.G.Rogge (Hrsg.), Geht uns die Arbeit aus ? (S.23-35). Stuttgart: Poller.

DIN Deutsches Institut für Normung (2000). Sicherheit von Maschinen – Ergonomische Gestaltungsgrundsätze, Teil 2: Wechselwirkungen zwischen der Gestaltung von Maschinen und den Arbeitsaufgaben. Deutsche Fassung EN 614-2: 2000. Berlin: Beuth.

Dunckel, H. (Hrsg.) (1999). Handbuch psychologischer Arbeitsanalyseverfahren. Schriftenreihe Mensch, Technik, Organisation (Hrsg. E.Ulich), Band 14. Zürich: vdf Hochschulverlag.

Emery, F. & Thorsrud, E. (1976). Democracy at Work. Leiden: Martinus Nijhoff.

Emery, F. & Thorsrud, E. (1982). Industrielle Demokratie. Schriften zur Arbeitspsychologie (Hrsg. E.Ulich), Band 25. Bern: Huber

Frei, F. Duell, W. & Baitsch, C. (1984). Arbeit und Kompetenzentwicklung. Theoretische Konzepte zur Psychologie arbeitsimmanenter Qualifizierung. Schriften zur Arbeitspsychologie (Hrsg. E.Ulich), Band 39. Bern: Huber.

Friedmann, G. (1959). Grenzen der Arbeitsteilung. Frankfurt/M.: Europäische Verlagsanstalt.

Fromm, E. (1966). The psychological aspects of the guaranteed income. In R.Theobald (Ed.), The Guaranteed Income (pp. 183-193). New York: Doubleday.

Fuchs, T. (2009). Stellschrauben der Arbeitszufriedenheit. In L. Schröder & H.-J. Urban (Hrsg.), Gute Arbeit (S. 208-220). Frankfurt/M.: Bund-Verlag

Giarini, O. & Liedtke, P.M. (1998). Wie wir arbeiten werden. Der neue Bericht an den Club of Rome. Hamburg: Hoffmann & Campe.

Gorz, A. (1980). Das goldene Zeitalter der Arbeitslosigkeit. (Französisches Original 1978). Anhang zu: Abschied vom Proletariat. Frankfurt: Europäische Verlagsanstalt.

Gorz, A. (1983). Wege ins Paradies. Berlin: Rotbuch Verlag.

Graf, O. (1927). Die Arbeitspause in Theorie und Praxis. Psychologische Arbeiten 9, 563 -681.

Graf, O. Pirtkien, R., Rutenfranz, J. & Ulich, E. (1958). Nervöse Belastung im Betrieb. I. Nachtarbeit und nervöse Belastung. Köln/Opladen: Westdeutscher Verlag.

Graf, O., Rutenfranz, J. & Ulich, E. (1965). Nervöse Belastung bei Arbeit unter Zeitdruck. Forschungsberichte des Landes Nordrhein-Westfalen, Nr. 1425. Köln/Opladen: Westdeutscher Verlag

Granel, M. (1980). Zusammengefasster Abschlussbericht der Volkswagenwerk AG zum Forschungsvorhaben Vergleich von Arbeitsstrukturen in der Aggregatefertigung. In Bundesminister für Forschung und Technologie (Hrsg.), Gruppenarbeit in der Motorenmontage (S.13-54). Schriftenreihe Humanisierung des Arbeitslebens, Band 3. Frankfurt: Campus.

Greif, S., Bamberg, E. & Semmer, N. (Hrsg.). Psychischer Stress am Arbeitsplatz. Göttingen: Hogrefe.

Gutierrez-Johnson, A. & Whyte, F.W. (1977). The Mondragon system of worker cooperatives. Industrial and Labor Relations Review 31, 18-30.

Hacker, W. (2004). Leistungs- und Lernfähigkeiten älterer Menschen. In M.v.Cranach, H.-D. Schneider, R.Winkler & E.Ulich (Hrsg.), Ältere Menschen in Unternehmen (S.163-172). Bern: Haupt.

Hengsbach, F. (1997). Ein neuer Gesellschaftsvertrag in den Zeiten der Globalisierung. In: W. Fricke (Hrsg.), Jahrbuch Arbeit und Technik 1997, (S. 182-195). Bonn: Dietz.

Hunt, M (1985). Profiles of Social Research. The Scientific Study of Social Interactions. New York: Russell Sage Foundation. Dtsch. Übers. (1991): Die Praxis der Sozialforschung. Reportagen aus dem Alltag einer Wissenschaft. Frankfurt/M.: Campus

Jahoda, M. (1983). Wieviel Arbeit braucht der Mensch? Arbeit und Arbeitslosigkeit im 20. Jahrhundert. Weinheim: Beltz.

Klotter, C. (1999). Historische und aktuelle Entwicklungen der Prävention und Gesundheitsförderung – Warum Verhaltensprävention nicht ausreicht. In R. Oesterreich & W. Volpert (Hrsg.), Psychologie gesundheitsgerechter Arbeitsbedingungen (S.23-61). Schriften zur Arbeitspsychologie (Hrsg. E. Ulich), Band 59. Bern: Huber.

Kondratieff, N. (1926). Die langen Wellen der Konjunktur. Archiv für Sozialwissenschaft und Sozialpolitik, 56, 573-609

Latniak, E. (1999). Erfahrungen mit dem betrieblichen Einsatz arbeitswissenschaft-licher Analyseinstrumente. Arbeit 8, 179-196.

Levi, L. (2002). Würze des Lebens oder Gifthauch des Todes? Magazin Ausgabe 5 – Stress lass nach (S. 11-13). Bilbao: Europäische Agentur für Sicherheit und Gesundheitsschutz am Arbeitsplatz.

Lewin, K. & Rupp, H. (1928). Untersuchungen zur Textilindustrie. Psychotechnische

Zeitschrift, 3, 8-23 und 51-63

Meissner, M. (1971). The long arm of the job: a study of work and leisure. Industrial Relations 10, 239-260.

Mitschke, J. (2000). Grundsicherungsmodelle – Ziele, Gestaltung, Wirkungen und Finanzbedarf. Baden-Baden: Nomos.

Moskowitz, M. & Levering, R. (2003). 10 great companies to work for in Europe: Mondragon. Fortune, January 7.

Nefiodow, L. (2000). Der sechste Kondratieff (4. Aufl.). Sankt Augustin: Rhein-Sieg

RKW (1974) (Hrsg.), Humanisierung des Arbeitslebens. 2. Auflage. Frankfurt/M.: Rationalisierungs-Kuratorium der Deutschen Wirtschaft.

Sachse, P., Hacker, W. & Ulich, E. (Hrsg.),(2008). Quellen der Arbeitspsychologie. Ausgewählte historische Texte. Schriften zu Arbeitspsychologie (Hrsg. E. Ulich), Band 65. Bern: Huber.

Schaff, A. (1983). Die Auswirkungen der mikroelektronischen Revolution auf die Gesellschaft. In Der Weg ins 21.Jahrhundert (S.163-171). Berichte an den Club of Rome. München: Molden/Seewald.

Siegrist, J. (1996a). Soziale Krisen und Gesundheit. Göttingen: Hogrefe.

Siegrist, J. (1996b). Adverse health effects of high-effort/low-reward conditions. Journal of Occupational Health Psychology, 1, 27-41.

Siegrist, J. (2002). Effort-reward Imbalance at Work and Health. In P. L. Perrewe & D. C. Ganster (Hrsg.), Research in Occupational Stress and Well Being, Historical and Current Perspectives on Stress and Health, Vol. 2 (S. 261-291). New York: JAI-Elsevier.

Siegrist, J. et al. (Arbeitsgruppe 2). (2004). Gesundheitliche Folgen und Herausforderungen. Expertenkommission „Betriebliche Gesundheitspolitik". Ergebnisse der Arbeitsgruppen. Gütersloh: Bertelsmann Stiftung, Düsseldorf: Hans-Böckler-Stiftung.

Staudt, E. (1981). Betriebswirtschaftliche Beurteilung neuer Arbeitsformen. Zeitschrift für Betriebswirtschaft 51, 871-891.

Strohm, O. & Ulich, E. (1997) (Hrsg.). Unternehmen arbeitspsychologisch bewerten. Schriftenreihe Mensch, Technik, Organisation (Hrsg. E. Ulich), Band 10. Zürich: vdf Hochschulverlag

Theobald, R. (1963): Free Men and Free Markets. New York: Potter

Theobald, R. (Ed.) (1966). The Guaranteed Income: Next Step in Socioeconomic Evolution? New York: Doubleday

Udris, I. & Rimann, M. (1999). SAA und SALSA: Zwei Fragebögen zur subjektiven Arbeitsanalyse. In H.Dunckel (Hrsg.), Handbuch psychologischer Arbeitsanalyseverfahren (S. 397-419). Schriftenreihe Mensch, Technik, Organisation (Hrsg. E.Ulich), Band 14. Zürich: vdf Hochschul-verlag.

Ulich, E. (1956). Gruppenbildung am Fließband. Psychologische Rundschau 7, 260-269

Ulich, E. (1957). Zur Frage der Belastung des arbeitenden Menschen durch Nacht- und Schichtarbeit. Psychologische Rundschau 1957, 8, 42-61.

Ulich, E. (1958). Zur Frage der Übung einer einfachen Geschicklichkeitsleistung. Zentralblatt für Arbeitswissenschaft 11, 161-162.

Ulich, E. (1960). Unterforderung als arbeitspsychologisches Phänomen. Psychologie und Praxis, 4, 156-161.

Ulich, E. (1963). Transfer of Training Related to Finger Dexterity. Perceptual and Motor Skills 17, 274

Ulich, E. (1964). Schicht- und Nachtarbeit im Betrieb. Köln/Opladen: Westdeutscher Verlag.

Ulich, E. (1965a). Untersuchungen über sensumotorisches Lernen. In: Bericht über den 24. Kongress der Deutschen Gesellschaft für Psychologie (S.363-367). Göttingen: Hogrefe.

Ulich, E. (1965b). Über Fehlzeiten im Betrieb. Köln/Opladen: Westdeutscher Verlag.

Ulich, E. (1967). Some Experiments on the Function of Mental Training in the Aquisition of Motor Skills. Ergonomics, 10, 411-419.

Ulich, E. (1978). Über das Prinzip der differentiellen Arbeitsgestaltung. Industrielle Organisation 47, 566-568.

Ulich, E. (1980). Bericht über die arbeits- und sozialpsychologische Begleitforschung. In Bundesminister für Forschung und Technologie (Hrsg.), Gruppenarbeit in der Motorenmontage (S. 97-142). Schriftenreihe Humanisierung des Arbeitslebens, Band 3. Frankfurt: Campus

Ulich, E. (2002). Was war, was bleibt. Skizzen einer Begegnung. In M. Moldaschl. (Hrsg.), Neue Arbeit – Neue Wissenschaft der Arbeit ? (S. 419-433).

Ulich, E. (2005). Arbeitspsychologie. 6. Auflage. Zürich: vdf Hochschulverlag/ Stuttgart: Schäffer Poeschel.

Ulich, E. & Wülser, M. (2009). Gesundheitsmanagement in Unternehmen. Arbeitspsychologi-sche Perspektiven. 3. Auflage. Wiesbaden: Gabler

Vernon, P.E. (1947). Variation of intelligence with occupation, age and locality. British Journal of Psychology 1, 52-63.

Volpert, W. (Hrsg.) (1994): Humanwissenschaft der Arbeit – ein Rückblick. Berlin: Technische Universität.

Whyte, W.F. & Whyte K.K. (1990) Making Mondragon. 2nd edition. Ithaca/London: ILR Press.

Über den Autor

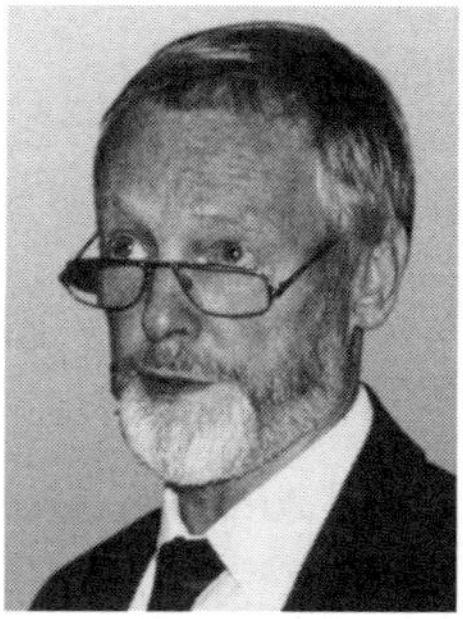

Prof. Dr. phil habil., Dr.rer.nat.h.c., Eberhard Ulich
eberhard.ulich@iafob.ch

Von 1972 bis 1997 Ordinarius für Arbeits- und Organisationspsychologie, ETH Zürich, Direktor des Instituts für Arbeitspsychologie

von 1991 bis 1998 zusätzlich Leiter des Zentrums für Integrierte Produktionssysteme der ETH

Seit Oktober 1997 Seniorpartner des Instituts für Arbeitsforschung und Organisationsberatung

2000 – 2007 wissenschaftlicher Leiter des Europäischen Unternehmensnetzwerkes „Enterprise for Health" Seit 2003 Präsident der Stiftung Arbeitsforschung.

Seit 1995 Honorarprofessor der Universität Potsdam

seit 1997 Beratender Professor der Tongji Universität Shanghai

ca. 500 Publikationen; Hauptwerke:

Ulich, E. Arbeitspsychologie (6. Auflage 2005). Zürich: vdf Hochschulverlag/Stuttgart: Schäffer-Poeschel.

Ulich, E. & Wülser, M.: Gesundheitsmanagement in Unternehmen. Arbeitspsychologische Perspektiven (3.Auflage 2009). Wiesbaden: Gabler

Renate Wachsmuth
Arbeits- und Organisationspsychologie, Braunschweig

Sicherheitsunterweisung – ein ungeliebter Dauerbrenner

1 Anlässe, Arten und Formen von Sicherheitsunterweisungen

1.1 Erste eigene Erfahrungen

Als ich 1981 im Rahmen des Psychologiestudiums ein siebenwöchiges Betriebspraktikum beim so genannten „Psychologischen Dienst" in einem Unternehmen der Stahlerzeugung absolvierte, wurde ich gleich zu Beginn nach wenigen Tagen zusammen mit den Auszubildenden in einen Raum im Ausbildungszentrum eingeladen. Niemand hatte mir erklärt, was ich da sollte und was da auf mich zukam. Ich hatte lediglich die Information, wann und wo ich mich einzufinden hätte. Ich war wohl zu schüchtern, um nachzufragen, und tat, wozu man mich veranlasst hatte. Ich setzte mich zwischen die Azubis, die genau wie ich keinen Schimmer hatten, was sie erwartete. Wir wurden alle herzlich willkommen geheißen von einem Mann, dessen Name und Funktion mir nichts bedeuteten. Der Raum wurde verdunkelt, und es wurde ein Film gestartet. Gezeigt wurde eine Augenoperation nach einem Unfall, wo jemand Späne ins Auge bekommen hatte, weil er seine Schutzbrille nicht getragen hatte. Das verletzte Auge füllte im Großformat die gesamte Leinwand, es war Blut zu sehen. Ich erinnere mich, dass ich mehrfach wegsah oder die Augen schloss, weil ich den Anblick der spitzen und scharfen Chirurgeninstrumente am offenen Augapfel nicht ertragen konnte.

Das war meine erste „Erstunterweisung". Nach dem Film verließen alle den Raum. Ich kehrte an meinen Arbeitsplatz zurück. Niemand redete mit mir über das Gesehene. Ich weiß nicht, ob mit den Azubis noch etwas besprochen wurde. Ich konnte lange Zeit nicht einordnen, warum ich mir eine Augen-OP ansehen musste. Was sollte das? Ich vermute, dass es den meisten Azubis nicht viel besser erging, sich der ein oder andere die Frage stellte, was das Gezeigte mit ihm persönlich zu tun haben könnte, zumal man in den ersten Tagen und Wochen in der Ausbildung in einem Metallberuf mit Sicherheit nicht gleich fräst, schleift oder bohrt. Psychologisch ist dies die Frage nach dem Handlungsbezug. Den mag man ja auf einigen Umwegen im Falle der Augen-OP noch herausfinden: „Trage immer eine Schutzbrille, damit du nicht operiert werden musst." Ist das die wesentliche erste Gefahreninformation, die ein junger Mensch braucht, der sich als Azubi oder Praktikant auf dem Gelände eines Stahlunternehmens bewegt?

Wer nun glaubt, mehr als 25 Jahre später sei diese Situation nicht mehr vorstellbar, der irrt. Die Fragen, was die wesentlichen Informationen sind, die man „Neulingen" mitteilen sollte, sind immer noch aktuell und werden nach wie vor auf sehr unterschiedliche und teilweise unbefriedigende Weise in den Unternehmen gelöst. Was sind die wesentlichen Gefährdungen? Wie sollen die Informationen vermittelt werden? Schockierende Bilder und Botschaften erfreuen sich nach wie vor großer Verbreitung.

Verlässt man den gewerblich-technischen Bereich, wird die Situation noch heikler. Es gibt ganze Branchen und Berufszweige, wo die Unterweisung der Beschäftigten „über Sicherheit und Gesundheitsschutz bei der Arbeit", wie es im Arbeitsschutzgesetz heißt, eine wirkliche Ausnahmeerscheinung ist. Machen Sie einfach mal den Test im Bekanntenkreis und fragen Sie nach. Sie werden erstaunt sein. Manche Menschen sind selbst nach 10-20 Jahren Berufslaufbahn, mehrfachem Stellen- und/oder Arbeitgeberwechsel noch nie in der Situation gewesen, dass während der Arbeitszeit „ausreichend und angemessen" (vgl. § 12 ArbSchG) über Sicherheit und Gesundheitsschutz gesprochen wurde.

1.2 Anlässe und Arten

Es gibt zahlreiche gesetzlich definierte Anlässe, um Sicherheitsunterweisungen durchzuführen. Grundsätzlich lassen sich die Anlässe darauf zurückführen, dass immer, wenn eine neue Situation eintritt (neue Beschäftigte, neue Technologie, Änderungen im Ablauf, Einrichtung von neuen Arbeitsplätzen etc.), eine Unterweisung erforderlich wird, also die „Neueinweisung" oder „Erstunterweisung". Daneben gibt es die so genannten „Wiederholungsunterweisungen", die regelmäßig wiederkehrend stattfinden sollen, ohne dass ein besonderer Anlass vorliegen müsste. Und dann sind da noch die Unterweisungen zu nennen, die im Kontext besonders gefährlicher Arbeiten vorgeschrieben sind, z.B. beim Umgang mit Gefahrstoffen, bei der Handhabung von Lasten, beim Arbeiten in Behältern – um nur einige zu nennen. Nimmt man alle Unterweisungspflichten zusammen, kommt ein Betrieb auf nicht unerhebliche Zeiten, in denen die Beschäftigten über die mit ihren Tätigkeiten verbundenen Gefahren „unterwiesen" werden müssen.

Kein Wunder also, dass man sich allerhand hat einfallen lassen, um den Zeitaufwand zu minimieren. Durchgeführt werden die Unterweisungen üblicherweise von der untersten Führungsebene mit Personalverantwortung, in der Regel von den Meistern. Ähnlich wie im Fertigungsprozess erscheinen dem betrieblichen Praktiker dabei zwei Prinzipien die Arbeit zu erleichtern, den Zeitaufwand zu reduzieren und die Effektivität zu sichern, nämlich „Zentralisierung" und

„Standardisierung". Und so sind bei den betrieblichen Führungskräften all jene Unterweisungskonzepte sehr beliebt, die sie entweder gänzlich von der lästigen Pflicht befreien oder, wenn dies nicht möglich ist, ihnen eine Vorlage mit Themen, Medien und allem, was man braucht, bereitstellen. Viele Sicherheitsfachkräfte, vor allem extern bestellte, kommen dieser Bitte und Kundenwünschen nach und stellen entsprechendes Unterweisungsmaterial zusammen.

1.3 Durchführungsbestimmungen und Formen

Das Gesetz nennt viele Anlässe für Unterweisungen, bleibt aber hinsichtlich der Durchführung völlig unbestimmt. Berufsgenossenschaften schließen diese Lükke und bieten Orientierung, wie und in welcher Form Unterweisungen durchgeführt werden können. Vorrangig empfohlen werden beteiligungsorientierte Gruppenkonzepte mit Medienunterstützung. In der Betriebspraxis findet man alle möglichen Formen. Die folgende Auflistung erhebt keinen Anspruch auf Vollständigkeit:

1. Es wird überhaupt nicht unterweisen. Dies ist vor allem in Büro- und Verwaltungsbereichen der Fall. Mitunter finden sich Unterweisungen im Rahmen der Bildschirmarbeitsverordnung, in denen das „richtige Sitzen" und die „richtige Aufstellung" des Mobiliars und des Bildschirms aufgezeigt werden.
2. Es wird nicht unterwiesen, es wird lediglich ein Unterschriftsblatt präsentiert, auf dem der Beschäftigte die (nicht erhaltene) Unterweisung quittiert, verbunden mit Kommentaren in der Art „Du weißt ja schon, worauf es ankommt."
3. Es findet eine zentrale Großveranstaltung statt, in der Produktionsbereiche mit nicht selten mehr als 40 Beschäftigten mittels eines medienunterstützten Vortrages über bestimmte Themen informiert werden. Oder es wird ein Film gezeigt. Einzelne Filme haben bereits Kultstatus, wie der „Gabelstaplerfahrer Klaus". Eine Weile en vogue waren emotionalisierende „Betroffenheitsfilme", wo Unfallopfer selbst oder Kollegen und Angehörige tödlich Verunglückter über ihre Erlebnisverarbeitung sprechen. Evaluationen zur Wirkung und Wirksamkeit von Lehr- und Sicherheitsfilmen sind selten. Das Setting, in dem ein „Sicherheitsfilm" gezeigt wird, ist ein besonderes. Und bei der Evaluation ist zu berücksichtigen, ob und wie die Rezipienten mit der „Filmhandlung" verbunden sind. So macht es sicherlich einen Unterschied, ob man selbst auch in der Firma arbeitet, wo der Film gedreht wurde oder sich der tödliche Arbeitsunfall ereignet hat, ob man das Unfallopfer sogar persönlich gekannt hat. Das Thema „Sicherheitsfilm" und „Filmevaluation" wäre von daher ein eigenes Kapitel, auf das ich hier gar nicht näher eingehen möchte.

4. In Gruppen von Beschäftigten, die einem Arbeitsbereich zuzurechnen sind, finden Besprechungen nach dem folgenden Schema statt: Zunächst wird einleitend vom Vorgesetzten anhand von Beispielen oder mit Hilfe der betrieblichen Unfallstatistik die Aufmerksamkeit auf bestimmte Gefährdungsschwerpunkte gelenkt. Dann wird das „richtige“ und sicherheitsgerechte Verhalten beschrieben, mit dem in der Regel der Unfall hätte vermieden können bzw. die jeweilige Gefahr gebannt werden soll. Zum Abschluss wird die Frage gestellt, ob es noch Fragen gebe. Manchmal entwickeln sich in diesem „freien“ Teil der Unterweisung noch ganz interessante Diskussionen, die mitunter auch zu technischen oder organisatorischen Verbesserungen führen.
5. Es finden so genannte „Kurzunterweisungen“ statt oder auch so genannte „Sicherheitskurzgespräche“. Diese können in kleinen Gruppen oder auch mit einzelnen Personen vor Ort durchgeführt werden. Manche Betriebe geben Themenlisten vor, die dann im Laufe einer definierten zeitlichen Periode auf diese Weise „abgearbeitet“ werden. Klassische Themen sind z.B. „Arbeiten mit Leitern“, „Heben und Tragen von Lasten“, „Stolpern und Stürzen“, „Schnittverletzungen“. Der zugrunde gelegte Ablaufplan lautet: „Was ist die Gefahr?“ und „Was müssen oder können wir dagegen tun?“ Kurzgespräche sind, wie der Name schon sagt, kurz, einige wenige Minuten. Sie erfreuen sich in vielen Betrieben großer Beliebtheit, weil der Aufwand gering erscheint und der Nutzen für groß gehalten wird. Bewiesen ist das nicht, allerdings auch nichts Gegenteiliges. Der Charme der Methode lässt sich mit dem Satz beschreiben: „In der Kürze liegt die Würze.“ Allerdings ist kritisch anzumerken, dass der Situationsbezug zu alltäglich auftretenden Problemen fehlt, die das sicherheitsgerechte Arbeiten beeinträchtigen oder erschweren. Psychologische, das Arbeitshandeln steuernde Einflussfaktoren, wie sie sehr anschaulich im RHIA-Konzept von Leitner u.a. (1987) dargelegt wurden und als Erklärungsansatz für „riskantes Handeln“ herangezogen werden könnten, bleiben beim Konzept der „Sicherheitskurzgespräche“ weitgehend unberücksichtigt.
6. Es finden moderierte Gruppenunterweisungen statt, der selten anzutreffende „Idealfall“. Neben Medien gestützter Information steht das Bearbeiten und Abstellen von Sicherheitsmängeln im Vordergrund. Die entsprechenden Maßnahmen können, müssen aber nicht zwangsläufig, auf sicherheitsgerechtes Arbeitsverhalten abstellen. Solche Unterweisungsformen findet man am besten dort, wo Gruppenarbeitskonzepte „gelebt“ werden und Kooperation, Abstimmung, Problemlösungsprozesse keine Fremdwörter sind. Als Idealfall sehe ich diese Form deshalb an, weil hier der Situations- und Tätigkeitsbezug zum Arbeitsalltag gegeben ist. Über die Beteiligung der Beschäftigten sowohl in der Analyse von sicherheitskritischen Arbeitssituationen wie auch in der

Planung und Festlegung geeigneter Maßnahmen zur Gefahrenreduktion werden zudem zwei zentrale Unterweisungsziele erreicht: die Schärfung des Gefahrenbewusstseins und die Verbesserung von Arbeitsbedingungen.

1.4 Themen und ausgesparte Themen

Die Themen stammen immer noch und überwiegend aus dem Bereich der klassischen Gefahrenarten, angefangen von mechanischen über die elektrischen und weiter bis zu den physikalischen wie Lärm.

Physische Belastungen beschränken sich thematisch häufig auf das schon erwähnte Heben und Tragen von Lasten, da man an anderen physischen Belastungen wie z.B. Lärm, schlechten klimatischen Bedingungen, unergonomisch gestalteten Arbeitsplätzen, kurzzyklisch getakteten Bewegungswiederholungen, einseitigen körperlichen Zwangshaltungen in zahlreichen Industrieunternehmen kaum oder wenig Einflussmöglichkeiten zur besseren menschengerechteren Arbeitsgestaltung sieht. Bestimmte Berufsrisiken wie z.B. Muskel-Skeletterkrankungen im Baugewerbe werden häufig als unveränderbare Konstante wahrgenommen. „Wo gehobelt wird, fallen Späne", lautet die Einschätzung.

Arbeitsbedingte Gesundheitsgefahren werden ganz ähnlich als „Berufsrisiko" betrachtet und sind selten Thema von Unterweisungen. Falsches Sitzen im Büro, das Nichteinstellen von Bürostühlen auf den Benutzer ist in vielen Fällen das einzige Bürounterweisungsthema, neben dem „Verhalten im Brandfall". Gesundheit liegt in der Verantwortung jedes einzelnen, meint man. Da habe der Betrieb keine oder nur eine geringe Verantwortung. Befördert wird diese Sicht leider auch durch Projekte der Gesundheitsförderung, die eigentlich gut gemeint sind, sich allerdings in der betrieblichen Realität häufig auf verhaltensbezogene individuelle Maßnahmen beschränken. „Rückenschule", „Raucherentwöhnung", „Ernährungsberatung" und „Sportangebote" sind nicht falsch, verstellen in vielen Betrieben jedoch die Sicht auf die im wahrsten Sinne des Wortes „arbeitsbedingten" Gesundheitsgefahren.

Ein wenig anders stellt sich der Umgang mit gesundheitsgefährlichen Stoffen dar. Hier greift die Gefahrstoffverordnung und fordert die Unterweisung nach Betriebsanweisung. Ähnlich verhält es sich im Hinblick auf ionisierende Strahlung oder auch nicht ionisierende Strahlen wie z.B. Laser. Hierbei wird das Gesundheitsrisiko nicht individualisiert. Die Unterweisung nach Betriebsanweisung ist methodisch-didaktisch hingegen in vielen Fällen eine motivationspsychologische Katastrophe: immer derselbe Inhalt, immer derselbe Monolog.

Psychische Belastungen werden ähnlich wie die physischen Gesundheitsgefahren als individuelles Beanspruchungsproblem betrachtet. In der Vorstellung vieler Führungskräfte beschränkt sich das Thema auf die Frage nach der Über-

und/oder Unterforderung einzelner. In Seminaren wird als Wunsch von Führungskräften die folgende Frage an mich heran getragen: „Wie kann ich Überforderung erkennen?“ Nach der Diagnose ist die Therapie dann einfach: die betreffende Person „entlasten“ (z.B. durch Umverteilung von Aufgaben) oder zusehen, dass man sie los wird, weil sich die einzelne Minderleistung mittelfristig negativ auf die Gesamtleistung der jeweiligen Organisationseinheit auswirken könnte. Psychische Belastung wird als Platzierungsproblem definiert: Wer dem Druck und den Anforderungen nicht gewachsen ist und dadurch an Leistungsvermögen verliert oder krank wird, ist für den Posten nicht geeignet und muss nach Möglichkeit durch eine „psychisch robustere“ Person ersetzt werden. Zur Gesundheitsprävention besser geeignet ist der Ansatz, die Arbeitsbelastungen zum Thema von Unterweisung zu machen und nach Möglichkeiten der Belastungsreduktion für alle Beteiligten zu suchen.

2 Beabsichtigte Wirkungen und unbeabsichtigte Nebenwirkungen

2.1 Bekannte Mängel, wiederkehrende Defizite

Die Situation in den Betrieben hat sich in den 25 Jahren, die ich überschaue, nicht wirklich entscheidend verbessert. In vielen Bürobereichen finden nach wie vor kaum oder gar keine Unterweisungen statt, obwohl es auch hier genügend Anlass gäbe, den Gesundheitsschutz der Beschäftigten zu thematisieren. Im gewerblich-technischen Bereich herrscht andauernd Zeit- und Personalmangel. An die Seite der Stammbelegschaften sind Leiharbeiter und Leiharbeiterinnen getreten, häufig mit höherer Fluktuation, was eigentlich noch häufigere Erstunterweisungen zur Folge haben müsste.

Das Gegenteil ist der Fall. Leiharbeiter werden nicht selten als Arbeitnehmer zweiter Klasse behandelt, auch im Hinblick auf Arbeits- und Gesundheitsschutz. Weit verbreitete Fehler sind:

- zu große Unterweisungsgruppen;
- Frontalunterricht, Monolog;
- sich ständig wiederholende, alt bekannte Inhalte oder für Neue zu viele Themen, zu viele Details;
- Fokus ausschließlich auf Verhalten, Verhaltensänderungen, das Einhalten von Vorschriften;
- kein Tätigkeitsbezug, kein Bezug zu tatsächlichen Arbeitsprozessen und Arbeitssituationen;
- Doppelmoral, Verhaltensanforderungen im Hinblick auf sicherheitsgerechtes Arbeiten, die durch die alltägliche Praxis konterkariert werden;

- Vernachlässigung von Gesundheitsschutzthemen;
- Nichtbehandlung des Themas „psychische Belastungen“;
- zu wenig Einbeziehung und Beteiligung der Beschäftigten.

Die Ausrichtung und Anpassung von Zielen und Themen auf den zu unterweisenden Personenkreis findet leider immer noch viel zu selten statt. Aus Unsicherheit oder Gewohnheit werden Unterweisungsstile kopiert oder beibehalten, die aus psychologisch-pädagogischer Sicht nicht wünschenswert sind.

Die Unsicherheit der Unterweisungsdurchführenden hat ihren Ursprung auch in Rechtsunsicherheit. Diejenigen, die unterweisen und damit ihrer gesetzlichen Pflicht nachkommen, haben nicht selten den Anspruch, möglichst umfassend und erschöpfend über ein Thema zu informieren. Damit möchte man der Gefahr begegnen, im Falle eines Falles nicht nachweisen zu können, über eine bestimmte Gefahr informiert zu haben. Hier steht der Wunsch nach Rechtsicherheit im Vordergrund.

Logische Schlussfolgerung dieser Einstellung ist dann, dass Themen ohne eindeutigen Ursache-Wirkungszusammenhang mit Schuldfeststellung in der Vorstellung dieser Personen und in der Unterweisung nicht stattfinden. Für den abgesägten Finger könnte man zur Verantwortung gezogen werden, falls man auf die Benutzung des Schutzes an der Kreissäge nicht eingegangen ist. Für das Rückenleiden, das sich als Verschleißerkrankung einstellt, ist man nicht zuständig, weil man dafür nicht zur Rechenschaft gezogen wird.

Die Folge dieser aufgelisteten Mängel ist, dass die Wirksamkeit von Unterweisungen bemängelt wird. Es wird beklagt, dass
- die Beschäftigten „auf Durchzug schalten“;
- sich, wenn überhaupt, nur kurzfristig an die vorgegebenen und angesprochenen Verhaltensregeln halten;
- abgelenkt sind;
- das Gehörte nur unzureichend in die Praxis umsetzen.

Kurzum, der fehlende Handlungs- und Situationsbezug der Unterweisungen ist direkt in den Reaktionen beobachtbar.

2.2 Wissen und Wollen

Es wird implizit davon ausgegangen, dass das Vermitteln von Informationen zu einem Thema zu einem Wissenszuwachs führt. Auf der Basis dieser neuen oder fundierteren Kenntnisse, glaubt man, entstünden „Erkenntnisse“ und „Einsichten“, die sich direkt in Verhaltensänderungen auswirken. Fragt man Vorgesetzte, ob nicht sicherheitsgerechtes Arbeiten vorrangig eine Folge von Unkenntnis und Wissensdefiziten sei, lautet die Antwort, dass es nicht an fehlenden Kenntnissen liege. Ganz im Gegenteil, die Gefahren seien schon bekannt. Es gebe andere Gründe, nicht vorschriftsmäßig zu arbeiten, wie z.B. Zeitdruck oder Bequemlichkeit. Wenn es also weniger an fehlendem Wissen um die Gefahren und deren mögliche Wirkungen liegt, wird völlig unverständlich, warum man meint, durch die Wiederholung immer der gleichen Sicherheitshinweise positiv auf das Verhalten einwirken zu können. Motivations- und handlungspsychologische Überlegungen bleiben in der Mehrzahl der Unterweisungskonzeptionen unberücksichtigt.

2.3 Motivation durch Ermahnen und Abmahnen

Zahlreiche Führungskräfte erklären die mangelnde Wirksamkeit von Unterweisungen im Arbeitsalltag mit den mangelnden Möglichkeiten, bei Verstößen gegen Sicherheitsvorschriften konsequent negativ sanktionieren zu können. Es fehle an der nötigen Konsequenz im Umgang mit Verstößen. Das zugrunde liegende Menschenbild erinnert an die Theorie X von Douglas McGregor (1960). Theorie X besagt, dass der Mensch faul, unwillig und verantwortungsscheu sei. Führungsmittel sind dementsprechend Anweisung und Kontrolle. Als Theorie Y bezeichnet McGregor ein Menschenbild, wonach der Mensch kreativ, engagiert und verantwortlich handle. Analog hierzu sind die Führungsmittel eher Information, Partizipation und Delegation.

Leider sind die negativen Menschenbilder in den Köpfen von vielen Führungskräften vorherrschend. Da sie im Sinne einer sich selbst erfüllenden Prophezeiung wirken und somit aus Führungssicht bestätigt werden, besitzen diese negativen impliziten Persönlichkeitstheorien eine hohe Veränderungsresistenz. Insgesamt ist aus meiner Sicht ein Mangel an motivationspsychologischen Kenntnissen bei Führungskräften zu beklagen. Dies gilt nicht nur im Hinblick auf das Thema „Unterweisung", sondern betrifft auch die „Führung" im Allgemeinen. Erfreulicherweise stoße ich aber auch immer häufiger auf die Erkenntnis, genährt durch entsprechende Führungserfahrungen, dass sich durch Beteiligung, Einbeziehung und Mitwirkung viel bewirken lasse. Es gilt, dies auch noch deutlicher als in der Vergangenheit auf die Unterweisungssituationen zu übertragen und anzuwenden.

3 Zukünftige Konzeptionen

3.1 Arbeits- und Gesundheitsschutz im Abwärtstrend

Nach einer Welle der Angleichungsbemühungen innerhalb der EU zur Harmonisierung der Sozialstandards, in dessen Zusammenhang auch das Arbeitsschutzgesetz entstanden ist, ist nach der letzten Erweiterung der EU nichts mehr erkennbar, was der Bedeutung des Themas angemessen wäre. Aufgerieben durch die Globalisierung findet der Arbeits- und Gesundheitsschutz immer weniger Beachtung. Der in den Betrieben vorherrschende Trend, Risiken jedweder Art zu individualisieren, setzt sich gesamtgesellschaftlich fort. Die zwei wesentlichen Säulen des Arbeitsschutzes, die Berufsgenossenschaften und die Gewerbeaufsicht, sind zurzeit mehr mit sich selbst beschäftigt und verlieren an Bedeutung. Die Fusionen der Berufsgenossenschaften sind noch nicht abgeschlossen und haben den Betroffenen (Mitgliedsbetrieben, Versicherten und Beschäftigten) nicht nur Vorteile beschert.

Sicherlich sind Anpassungen und Veränderungen immer wieder mal erforderlich, aber wie in allen anderen Organisationen auch führen Strukturveränderungen bei den Unfallversicherungsträgern und den staatlichen Aufsichtsbehörden zu Verunsicherungen bei den Beschäftigten, binden viel Zeit und Energie und lenken von der eigentlichen Aufgabe ab. Die Gewerbeaufsicht, schon immer etwas stiefkindlich behandelt hinsichtlich Kontrollauftrag und Personalbestand, wird in einigen Bundesländern kommunalisiert. Auch dies stellt in der Regel keine Aufwertung und Ausweitung der Kompetenzen dar, sondern signalisiert gegenteilig den Bedeutungsverfall.

In den Betrieben geraten Sicherheitsingenieure und Fachkräfte für Arbeitssicherheit zunehmend unter Druck, dass ihre Beratungsleistung auf dem freien Anbietermarkt auch kostengünstiger zu haben sei. Freie, außerbetriebliche Fachkräfte können nur dort wirklich wirksam werden, wo ihnen ein ähnlicher Status zugebilligt wird wie internen Sicherheitsfachkräften. Dies ist nicht überall der Fall.

Die Mindestlohndebatte zeigt, dass in einigen Bereichen bzw. Branchen Arbeitsverhältnisse herrschen, die unter dem Gesichtspunkt des Arbeits- und Gesundheitsschutzes vermutlich als katastrophal einzuschätzen sind. Wenn schlecht bezahlt wird, ist anzunehmen, dass auch der Arbeits- und Gesundheitsschutz auf Minimalniveau stattfindet – wenn überhaupt. Dass in solchen Arbeitsverhältnissen die gesetzlichen Unterweisungspflichten erfüllt werden, ist mehr als unwahrscheinlich.

Kann man dem Abwärtstrend entgegen wirken?

3.2 Prinzip Hoffnung Stufe 1: Von der Unterweisung zur Sicherheitsbesprechung

Wünschenswert ist, dass die „Unterweisung“ als Führungsinstrument neu entdeckt und in vorhandene Konzeptionen zur Fortentwicklung der Führungs- und Sicherheitskulturen in den Organisationen integriert wird. Die „Unterweisung“ als gesetzlich definierte Pflichtveranstaltung wird hinsichtlich der Gestaltungsmöglichkeiten bisher nicht ausgeschöpft. Organisationspsychologen und Berufspädagogen überlassen es anderen Berufsgruppen, vor allem mit technischem Sachverstand das Feld inhaltlich zu bestellen. Gesundheitspsychologen wissen häufig gar nichts darüber oder meinen, es gehöre nicht in ihren Zuständigkeitsbereich, das Instrument „Unterweisung" für ihre Themen und Zwecke zu entdecken. Führungskräfte trauen sich mitunter nicht, die gewohnten und vorgegebenen Bahnen zu verlassen und etwas anderes auszuprobieren. Dazu bedarf es besonders der Unterstützung durch die Berufsgenossenschaften als größtem Bildungs träger auf dem Gebiet der Sicherheit und Gesundheit.

Wünschenswert ist die Aufklärung darüber, dass die Unterweisung sich nicht auf die klassische Unfallverhütung beschränken muss, sondern im Gegenteil auch Themen der Gesundheitsprävention beinhalten darf. Viel stärker als es bislang der Fall ist, sollten Unterweisungen als Führungsinstrument zur Verbesserung von Arbeitsbedingungen dienen. Dazu sind Handlungs- und Situationsbezug sowie motivationspsychologische Überlegungen in die Unterweisungskonzeptionen zu integrieren. „Unterweisen" darf kein alltagsfernes Theoretisieren sein, wie unter idealen Bedingungen ideales Sicherheits- oder Gesundheitshandeln auszusehen habe.

Wirksame Unterweisungen erfordern eine aktive Auseinandersetzung mit den Bedingungen, die sicherheits- und gesundheitsgerechtes Arbeiten erschweren oder verunmöglichen. Fertige „Retortenkonzepte" können auf diese situationsspezifischen Anforderungen keine Antwort geben, denn es gibt keine Patentrezepte. Jede Situation ist neu und anders. Sicherheit und Gesundheit müssen in jeder Arbeitssituation immer wieder aufs Neue gedacht, geplant, vorbereitet und umgesetzt werden. Bislang fehlen entsprechende Bildungsangebote an Führungskräfte, die diese ganzheitliche Perspektive von Sicherheit und Gesundheit zur Grundlage von Unterweisungskonzeptionen machen.

3.3 Prinzip Hoffnung Stufe 2: Von der Sicherheitsbesprechung zur Integration im alltäglichen Planen, Denken und Handeln

Sicherheit und Gesundheit als gelebte Werte im Arbeitsalltag, ohne dass es dafür besonderer Instrumente bedürfe, das wäre eine kulturelle Errungenschaft innerhalb unserer Industriegesellschaften – eine erstrebenswerte Vision. Und eigentlich wäre die Realisierung auch gar nicht so schwierig. Man müsste in die Arbeitsprozesse und Abläufe eine Folgeneinschätzung integrieren, die die Auswirkungen eines Zieles, eines Vorgehens, einer Veränderung auf die Sicherheit und Gesundheit der Beschäftigten kalkulieren würde. Es gäbe dann zwar immer noch genügend Unzulänglichkeiten, Irrtümer und Fehler, jedoch würde die Vorausschau auf dem Niveau „nach bestem Wissen und Gewissen" schon viel bewirken. Dies ist der Kerngedanke der Gefährdungsbeurteilung, die im Arbeitsschutzgesetz verankert ist.

Leider sind Werte wie Sicherheit und Gesundheit, Umweltverträglichkeit, Nachhaltigkeit im Umgang mit Ressourcen immer noch kein Allgemeingut und sind im globalisierten Wettbewerb um Märkte, Vorteile und Geld im Hintertreffen. Dennoch gibt es sie, die verantwortungsbewussten Unternehmer und Führungskräfte, die ein ehrliches und ernsthaftes Interesse daran haben, gesunde, motivierte und leistungsfähige Mitarbeiter und Mitarbeiterinnen zu haben. Es gilt, sie in ihrem Bemühen zu stärken und zu unterstützen.

Die Sicherheitsunterweisung – sie wird zukünftige Generationen von Arbeitnehmern und Arbeitnehmerinnen sowie Führungskräften weiterhin beschäftigen. Da bin ich sicher. Die Fragen werden auch 2020 noch dieselben wie heute sein:

- Was sollte Inhalt von Unterweisung sein?
- Wie sollte unterwiesen werden?

Ich hoffe allerdings, dass die Antworten auf diese Fragen den heute schon vorhandenen psychologischen Kenntnisstand besser berücksichtigen werden. Dazu ist einerseits die Psychologie als Wissenschaft aufgefordert, die Zusammenhänge von Wissen, Wollen, Können und Tun weiter zu untersuchen. Andererseits sind alle psychologischen Berufskollegen, die in dem Feld arbeiten, aufgefordert, sich nicht auf die „Verhaltensbeeinflussung" beschränken zu lassen. Wir Fachleute müssen die psychologischen Erkenntnisse in die betriebliche Praxis hineintragen, auch wenn sie nicht zu manchen Managementkonzepten passen.

Literatur

McGregor, D. (1960). The Human Side of Enterprise. New York: Mc Graw-Hill.

Leitner, K. u.a. (1987). Analyse psychischer Belastung in der Arbeit. Das RHIA-Verfahren. Handbuch. Köln: TÜV Rheinland.

Über die Autorin

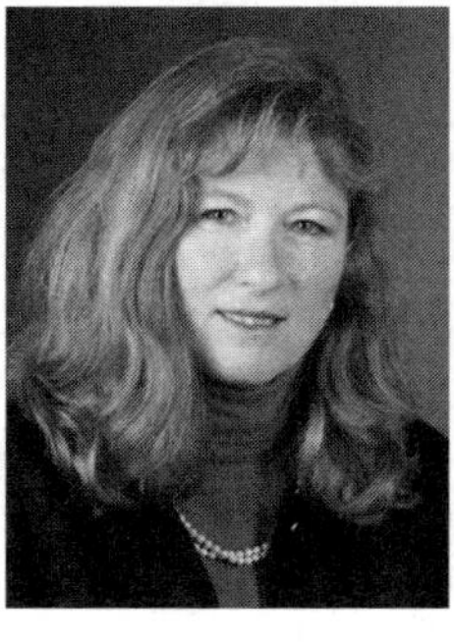

Dr. phil., Dipl.-Psych., Renate Wachsmuth, geb. 1958
Freiberufliche Beraterin und Trainerin für Wirtschaft und Verwaltung im Bereich der Arbeits- und Organisationspsychologie
Steige 2; 38102 Braunschweig; Tel. 0531-2340438
Renate.Wachsmuth@t-online.de
www.Renate-Wachsmuth.de
1987 - 2008: Geschäftsführende Gesellschafterin der Gesellschaft für humane Technologieentwicklung mbH, Braunschweig

1997: Promotion an der Naturwissenschaftlichen Fakultät der TU Braunschweig mit Prüfungen in Psychologie, Arbeitswissenschaft und Ökologie

1986 - heute: Freiberufliche Tätigkeit für die Deutsche Gesellschaft für Personalwesen e.V., Hannover

1983 - 1985: Wissenschaftliche Mitarbeiterin in der Abteilung für Angewandte Psychologie an der TU Braunschweig

1977 - 1983: Studium der Diplom-Psychologie an der TU Braunschweig

Die drei wichtigsten Publikationen:

Bauer, K., Hartmann, D., Packebusch, L. & Wachsmuth, R. (1999). Der Sicherheitsdialog – Unterweisungen zur Verbesserung der Arbeitssicherheit und des Gesundheitsschutzes. Seminarkonzeption. Dortmund: Bundesanstalt für Arbeitsschutz und Arbeitsmedizin.

Wachsmuth, R. (1997). Gestaltung von kooperativen Sicherheitsunterweisungen. Dissertation, Technische Universität Carolo-Wilhelmina, Braunschweig.

Wachsmuth, R. (1996). Und es geht doch! Abschlussbericht der wissenschaftlichen Begleitung. Modellversuch „Qualifizierung von an- und ungelernten Frauen und Berufsrückkehrerinnen am Beispiel der Automobilzulieferindustrie“. Berlin: Bundesinstitut für Berufsbildung.

Die momentan und in den nächsten fünf Jahren wichtigsten Vorhaben:

Nach 20 Jahren als geschäftsführende Gesellschafterin der Gesellschaft für humane Technologieentwicklung mbH setze ich meine berufliche Laufbahn nun als Einzelunternehmerin fort. An meinen Arbeitsinhalten hat sich durch diese Veränderung der Rechts- und Organisationsform nichts geändert. Die drei TOP-Themen, die mich aktuell und in den nächsten Jahren weiter beschäftigen werden, sind:

Sicherheitsdialog: modellgeleitete und beteiligungsorientierte Unterweisung und Gefährdungsbeurteilung in der Praxis. Konzept, Umsetzung, Weiterbildung und Audits in einem Maschinenbauunternehmen

Psychische Belastungen und andere arbeitsbedingte Gesundheitsgefahren: Beratung, Weiterbildung, Aufklärung, Sensibilisierung von Unternehmern, Führungskräften, Beschäftigten, Sicherheitsfachkräften und anderen Multiplikatoren als Beitrag zur Prävention

Kommunikation, Teamentwicklung, Führung: Weiterbildungsseminare für die öffentliche Verwaltung und öffentlich-rechtliche Organisationen im Auftrag der Deutschen Gesellschaft für Personalwesen e.V.

Dirk Windemuth
*BGAG – Institut Arbeit und Gesundheit
der Deutschen Gesetzlichen Unfallversicherung, Dresden*

Gewalt – ein gesellschaftliches Problem am Arbeitsplatz

1 Stationen

Paris, November 2000

Im November 2000 veranstaltete die französische Arbeitsschutzorganisation EUROGIP mit Unterstützung der Europäischen Kommission in Paris eine große internationale Veranstaltung zum Thema „Gewalt am Arbeitsplatz". Der Fokus dieser Konferenz war die Gewalt, die Beschäftigte durch Kunden oder Dritte erfahren. Vorgestellt wurden neben Studien, die die Relevanz des Themas vorstellten, insbesondere auch Ansätze zur Gewaltprävention und zur Unterstützung der Opfer. Die Stimmung auf dieser Tagung war – im Nachhinein betrachtet – erstaunlich: Trotz der Betroffenheit waren deutliche Zeichen eines Aufbruchs zu verspüren: Technische, organisatorische und psychologische Konzepte zur Gewaltprävention wurden vorgestellt, über erste Umsetzungsversuche wurde berichtet. Für mich ist – wie sicher für viele andere Beteiligte auch erst hier deutlich geworden, dass auch in Deutschland Gewalt am Arbeitsplatz ein Thema ist, das im Arbeitsschutz dringend noch intensiver bearbeitet werden muss.

Deutschland, ab 2001

In vielen Ländern, darunter auch in Deutschland, waren in der Folgezeit – auch bedingt durch die zunehmende Thematisierung der Problematik – vermehrt Aktivitäten zur Prävention von Gewalt am Arbeitsplatz zu verzeichnen. Natürlich führten einige der eingeschlagenen Wege auch in die Irre. Besonders sind Versuche zu nennen, die davon ausgingen, Programme zur Gewaltprävention branchenunspezifisch anbieten zu können oder solche, die meinten, ein isoliertes kommunikationsorientiertes Deeskalationstraining könnte effektiv sein. Recht schnell erwies sich, dass erstere Maßnahmen nicht gefragt und letztere nicht effektiv waren.

Solche Irrungen sind nötig, um Konzepte kontinuierlich zu verbessern. Und solche Optimierungen gab es auch tatsächlich für zahlreiche Branchen. Branchen- oder arbeitsplatzspezifische Gegebenheiten entschieden beispielsweise darüber, ob körperliche Selbstverteidigung vermittelt werden sollte oder nicht; spezifische Gefahrensituationen (z.B. bei der Kontrolle von Fahrscheinen) mussten berücksichtigt werden, um angemessene Kommunikationstechniken zu vermitteln. Vor allem musste aber auch deutlich werden, dass die Vermittlung deeskalierender Gesprächstechniken alleine nicht ausreicht, um Gewalt vorzubeugen. Im Gegenteil: Menschen, die sich in gefährlichen Situationen befinden, verhalten sich nicht nach neu erlernten Verhaltensmustern, sondern sie spulen automatisiertes und überlerntes Verhalten ab – und das ist in der Regel eben nicht deeskalierend. Die Entwicklung komplexer Ansätze wie das 3-D-Modell, das das Verhalten einer Person vor, während und nach einer Konfliktsituation (Davor, Darin, Danach) beachtet, war dringend erforderlich. Heute kann der Einsatz dieses oder anderer umfassender Modelle zur Gewaltprävention als effektiv betrachtet werden.

Bilbao, 2002

Die europäische Arbeitsschutzagentur in Bilbao hat das Thema Gewalt am Arbeitsplatz ebenfalls aufgenommen und bearbeitet. Sie definierte im Jahr 2002 die häufigsten Risikofaktoren für Beschäftigte. Dies sind

- der Umgang mit Waren, Bargeld und Wertsachen,
- Einzelarbeitsplätze,
- Inspektion, Kontrolle und allgemeine „Autoritätsfunktionen“,
- der Kontakt mit bestimmten Kunden – Personen, die einen Kredit beantragen, Patienten mit einer Anamnese, die Gewalt oder Krankheiten aufweist, die bekanntermaßen mit Gewalt einhergehen, unter dem Einfluss von Alkohol oder Drogen stehende Personen,
- schlecht organisierte Unternehmen und Behörden, denn sie können die Aggression bei den Kunden erhöhen: Beispiele sind Rechnungsfehler, Abweichung der Produkte von der Werbung oder unangemessene Lagerbestände und Personalressourcen.

Für die Situation in Deutschland konnten diese Risikofaktoren auch in den Folgejahren noch weitgehend bestätigt werden. Zahlreiche Berufsgenossenschaften im gewerblichen und Unfallkassen im öffentlichen Bereich haben seitdem effektive branchenspezifische Programme zur Gewaltprävention entwickelt. Auch im Bereich der Schulen sind zahlreiche Interventionen zur Prävention von Gewalt entwickelt und teilweise als erfolgreich evaluiert worden. Eine aktuelle Literaturstudie kommt alleine für den schulischen Bereich auf 71 Programme im deutschsprachigen Raum.

St. Augustin, 10. April 2003

Um die in den verschiedenen Branchen gesammelten Erfahrungen und Kompetenzen der Berufsgenossenschaften zu bündeln, entschied sich das neu konstituierte Sachgebiet „Psychische Fehlbelastungen und Stress“ (Name heute: „Psyche und Gesundheit in der Arbeitswelt“) des Fachausschusses „Einwirkungen und Arbeitsbedingte Gesundheitsgefahren“, eine Expertengruppe unter gemeinsamer

Leitung von BGAG und BG-BAHNEN einen Leitfaden zur Prävention von Gewalt am Arbeitsplatz erstellen zu lassen. Er sollte zugleich aber auch Aspekte der Opferbetreuung und Notfallpsychologie mit beinhalten. Noch in der Entwicklungsphase wurden Kontakte zum ehemaligen Bundesverband der Unfallkassen (BUK) aufgenommen, um die Erfahrungen aus dem Bereich der Unfallversicherungsträger der öffentlichen Hand mit einbeziehen zu können. Zugleich wurde deutlich, dass die Schnittstelle zwischen Prävention und Rehabilitation nicht klar definiert und es hilfreich ist, Aktivitäten der Vertreter der Rehabilitation der Unfallversicherer ebenfalls mit einzubeziehen. So sinnvoll diese Vorgehen der Integration unterschiedlicher Vertreter zu einer neuen Arbeitsgruppe inhaltlich war – der Weg zu dem letztlich von den Gremien genehmigten Leitfaden war sehr steinig und dauerte ziemlich genau 5 Jahre.

Anekdotisch sei ein Streitpunkt zwischen Vertretern der Prävention (überwiegend fachliche Experten) und der Rehabilitation (überwiegend juristische Experten) benannt. Es ging um die Frage, wer die Begutachtung traumatisierter Patienten für die Unfallversicherungsträger durchführen darf. Eine umstrittene Formulierung war dabei folgende: „Die Kompetenz zur umfassenden Begutachtung psychischer Störungen in der gesetzlichen Unfallversicherung weist generell der psychiatrisch ausgebildete Facharzt auf. Der Psychologe wirkt im Regelfall bei der gutachtlichen Untersuchung und Befunderhebung, insbesondere mit psychometrischen Testverfahren, mit und wird in so weit nicht als (Zusatz-)Gutachter im formellen Sinne tätig. Ob der behandelnde Arzt als Gutachter im konkreten Fall als geeignet erscheint, ist sowohl vom Auftraggeber als auch vom ersuchten Sachverständigen kritisch zu prüfen."

Diesem Passus ging die Diskussion voraus, ob Psychologen selbst begutachten dürfen oder nicht. Unter den juristischen Experten bestand Uneinigkeit. Die einen meinten, dass Psychologen rechtlich nicht für Sozialgerichte begutachten dürften; die andere Gruppe vertrat die These, dass begutachten kann, wer von einem Sozialgericht zu einem Gutachten aufgefordert wird. Letztlich setzte sich unter den Juristen dann aber doch die Meinung durch, dass der Gesetzgeber hier keine eindeutige Aussage treffe und die Begutachtung somit nicht an die Profession des Mediziners gebunden sei. In diesem Sinne war der Passus in der Formulierung von oben natürlich nicht akzeptabel. Danach wäre der psychiatrische Facharzt der einzige mögliche Gutachter und der Psychologe sein Zuarbeiter im Sinne eines Testknechts gewesen.

Nach zahlreichen Verhandlungen konnte dann zwischen den Fachleuten des Arbeitskreises folgender Kompromiss gefunden werden: „Mit der Begutachtung psychischer Störungen sind Sachverständige zu beauftragen, die sich durch hohe Fachkunde und besondere Erfahrungen in dieser schwierigen Materie auszeichnen und möglichst umfassende Beurteilungen kompetent vornehmen. Sie müssen neben den sozialrechtlichen Beweismaßstäben und formalen Begutachtungsanforderungen insbesondere auch die in der Gesetzlichen Unfallversicherung geltenden Kriterien der Kausalität einzelner psychischer Störungen mit bestimmten Ereignissen sowie die Grundsätze zur Einschätzung der Minderung der Erwerbsfähigkeit kennen. Ob der behandelnde Arzt als Gutachter im konkreten Fall als geeignet erscheint, ist sowohl vom Auftraggeber als auch vom ersuchten Sachverständigen kritisch zu prüfen."

Dieser Kompromiss ist sinnvoll, weil er nicht berufsständisches Denken sondern die fachliche Kompetenz als Entscheidungsgrundlage festlegt. Zugleich wird ganz klar ausgedrückt, dass dem behandelnden Arzt – ebenso wie einem Psychologen – diese Kompetenz nicht automatisch durch die Zugehörigkeit zu einer Berufsgruppe zugestanden wird.

Erst im Frühjahr 2008 wurde der Leitfaden von der Präventionsleiterkonferenz frei gegeben. Zwar verstrichen viele Jahre – das Ergebnis ist es aber insbesondere deshalb wert, weil Prävention und Rehabilitation bei diesem Thema eng zusammen gearbeitet und Standards definiert haben.

2 Herausforderungen

Für die zukünftige Prävention von Gewalt am Arbeitsplatz ergeben sich drei Herausforderungen, die im Folgenden diskutiert werden. Dies sind

- die Überprüfung, ob die Maßnahmenhierarchie im Arbeitsschutz auch für die Gewaltprävention angemessen ist;
- die Integration umfassender gesellschaftlich-orientierter Theorien in die Erklärung von Gewalt am Arbeitsplatz und die
- Optimierung der politischen Diskussion für die Gewaltprävention.

2.1 Herausforderung 1

Die Maßnahmenhierarchie im Arbeitsschutzsollte durch ein anderes Modell für die Gewaltprävention ersetzt oder zumindest ergänzt werden

Die Programme zur Prävention von Gewalt am Arbeitsplatz sind in der Regel umfassend und folgen der Maßnahmenhierarchie im Arbeitsschutz. Diese Hierarchie besagt, dass zuerst versucht wird, Gefahrenquellen (Ursachen von Gefährdungsfaktoren) erst gar nicht entstehen zu lassen oder aber – wenn sie vorhanden sind – sie zu beseitigen. Ist diese erste Maßnahme nicht umsetzbar, folgen im zweiten Schritt sicherheitstechnische Maßnahmen, die die Wirkung der Gefährdungsfaktoren auf den Menschen verringern/verhindern (Abschrankung, Einhausung, Schutzeinrichtungen usw.). Sind keine technische Maßnahmen möglich, folgen im dritten Schritt organisatorische (zum Beispiel die räumliche

Trennung von Lärmquelle und Mensch). Ist auch dies nicht möglich, muss eine angemessene persönliche Schutzausrüstung verwendet werden. Diese schützt den Menschen vor auf den Körper einwirkenden Gefährdungsfaktoren. Verhaltensbezogene Maßnahmen stehen an letzter Stelle, weil sie als alleinige Maßnahme unzureichend wirken und deshalb nur in Verbindung mit vorher genannten Schritten zur weiteren Unterstützung sinnvoll sind.

Bei der Prävention von Gewalt am Arbeitsplatz ist der Gefährdungsfaktor der Mensch oder mehrere Menschen (Kunden, Klienten, Patienten oder sogenannte Dritte, also Personen, die nichts mit der Arbeitssituation zu tun haben), deren Gewaltpotential in ihrer Wirkung auf andere Menschen durch geeignete Maßnahmen verhindert bzw. verringert werden muss. In diesem Zusammenhang bekommen verhaltensbezogene Maßnahmen der Beschäftigten einen anderen Stellenwert, da ihr Ziel ist, das Verhalten anderer Menschen zu beeinflussen. Bei der folgenden Übertragung der Maßnahmenhierarchie auf das Problem der Gewalt wird deutlich, dass die Übertragung des Modells, das sich für die Prävention bei klassischen Gefahren bewährt hat, nicht überzeugend gelingen kann.

Die Vermeidung der Gefahrenquelle „Mensch" kann nur dadurch gelingen, dass ein Kontakt zwischen Beschäftigten und Kunden beziehungsweise weiteren Personen („Dritten") verhindert wird. Beispiele hierfür sind elektronische Fahrpläne oder Serviceleistungen via Internet (also Systeme, die Kundenkontakte und Zahlungswege automatisieren) oder Call Center, in denen der Kontakt mit dem Kunden fernmündlich stattfindet. Hier ist allerdings zu beachten, dass z.B. bei der Annahme von Kundenreklamationen verbale Gewalt durch den Kunden durchaus möglich ist. Ebenso können Automaten nicht jede Gefahrenquelle ausschließen. So ist bei Automaten mit Geldeinwurf (etwa Fahrkartenautomaten) die Gefahrenquelle nur verlagert. Der Kundenkontakt wird dadurch zwar reduziert, die Leerung der Kassenautomaten ist aber weiterhin erforderlich und stellt eine potenzielle Gefahrenquelle dar.

Sicherheitstechnische Maßnahmen werden häufig dann angewandt, wenn Beschäftigte mit Geld oder anderen Wertsachen umgehen müssen. Die Verwendung von Sicherheitsglas am Geldschalter von Sparkassen und Banken oder am Nachtschalter an Tankstellen sind Beispiele.

Organisatorische Maßnahmen zur Gewaltprävention sind in vielen Branchen bereits zahlreich realisiert. Hierzu gehören zum Beispiel die Reduzierung von Geldbeständen in Kassen, der Ausdruck von Fahrscheinen nach Bedarf, dadurch Reduktion der Wertbestände an Fahrkarten, die Reduzierung von Warteschlangen in Ämtern usw.

Persönliche Schutzausrüstungen können nur bedingt und nur zur Prävention körperlicher Gewalt eingesetzt werden. Ihr Zweck ist dabei nicht, Gewalt vorzubeugen, sondern im Falle der Gewaltanwendung die Verletzungsfolgen zu reduzieren. Schutzwesten sind ein klassisches Beispiel hierfür; sie vermitteln den Beschäftigten auch ein sichereres Gefühl. Psychologische Selbstschutztechniken, mit denen es Menschen gelingt, verbale Angriffe psychisch nicht zu nah an sich heran kommen zu lassen, sind im übertragenen Sinne als persönliche Schutzausrüstung zu betrachten.

Verhaltensbezogene Maßnahmen zielen darauf ab, Konfliktsituationen, aus denen Gewalt resultieren kann, erst gar nicht entstehen zu lassen, also z.B. im Falle der Konfliktentstehung – im Rahmen eines umfassenden Modells – deeskalierend einzugreifen oder im Falle der Gewaltanwendung Alarm- und Fluchtsysteme zu nutzen.

Das Modell der situativen Kriminalprävention

Auch wenn sich letztlich alle fünf Stufen der Maßnahmenhierarchie auf das Problem Gewalt beziehen lassen, wird deutlich, dass dieses Modell nicht richtig passt und die einzelnen Stufen nicht ineinander greifen. Ich plädiere deshalb dafür, die Maßnahmenhierarchie im Arbeitsschutz bei dem Thema Gewalt abzulösen oder zu ergänzen durch das Modell der situativen Kriminalprävention nach Cornish und Clarke (2003). Die grundlegende Annnahme dahinter ist, dass Kriminalität abhängig von Gelegenheiten in der jeweiligen Situation auftritt. Die Entscheidung für kriminelles Verhalten passiert in Abwägung von Aufwand, Risiko und Nutzen einer Tat. Das Modell gliedert sich stark vereinfacht in fünf grundlegende Prinzipien.

Aufwand vergrößern	**Risiko erhöhen**	**Anreize reduzieren**	**Provokationen vermeiden**	**Ausreden nehmen**
Erreichung des Gewaltzieles erschweren	Natürliche Überwachung unterstützen	Ziele verstecken	Frustration und Stress reduzieren	Regeln aufstellen und aushängen
Zugang zu Einrichtungen kontrollieren	Überwachung durch Angestellte nutzen	Zielobjekt entfernen	Konflikte verhindern	Appelle an die Vernunft
Täter fernhalten	Formelle Überwachung stärken	Belohnung verweigern	Sozialen Druck neutralisieren	Alkohol und Drogen kontrollieren
...	...	...	...	...

Abb. 1: Techniken der situativen Kriminalprävention mit Beispielen (verkürzte Darstellung in Anlehnung an Cornish & Clarke, 2003)

Dieses Modell integriert auch Maßnahmen der Verhaltens- und Verhältnisprävention und gibt dem Praktiker für die Gewaltprävention konkretere Tipps als sie aus der Maßnahmenhierarchie abgeleitet werden könnten. Das grundlegende

Prinzip der Maßnahmenhierarchie – zuerst Gefahrenquellen abzustellen oder durch andere Maßnahmen zu entschärfen und erst dann, wenn das nicht ausreicht, auch ergänzend das Verhalten der Beschäftigten in die Prävention einzubeziehen – muss natürlich bestehen bleiben.

2.2 Herausforderung 2

Berücksichtigung (umfassenderer) Theorien in die Erklärung von Gewalt

Psychologische Theorien zur Erklärung von Gewalt allgemein und von Gewalt am Arbeitsplatz im Speziellen sind zahlreich. Frustrations-Aggressions-Theorien, das Modelllernen usw. belegen, dass die oftmals im Studium gelernten, etwas trockenen Theorien aus der Sozialpsychologie auch einen praktischen Anwendungsbezug haben. Aber ein paar Dinge sind heute scheinbar nicht mehr so wie früher, als ich sie im Studium lernte; insbesondere bezogen auf das Modelllernen. Haben wir ursprünglich noch gelernt, dass bestimmte Bedingungen erfüllt sein müssen, damit Modelllernen überhaupt funktioniert (z.B. dass sich der Betrachter mit dem Protagonisten im Film identifizieren kann), scheinen in der gesellschaftlichen Diskussion solche Bedingungen heute gar nicht mehr zu existieren.

Erstaunlich ist, dass auch viele Fachleute, die sich öffentlich äußern, die Theorien in ihren Feinheiten offensichtlich vergessen haben. Und so werden theoretisch falsche Aussagen durch die Medien getrieben, dass einem schwarz vor Augen wird. Und wie so oft werden gesellschaftliche Phänomene, die zeitgleich erscheinen, kausal miteinander in Beziehung gesetzt. In diesem Fall sind dies die Gewalt in der Gesellschaft und die Darstellung von Gewalt in Filmen und Computerspielen[1)]. Als wenn die Existenz von Filmen und Computerspielen alleine kriminelles und gewalttätiges Verhalten verursachen könnte! Das Fehlen empirischer Evidenz hält auch die Politik nicht vor Aktionismus fern, mit der nicht oder wenig effektive Gesetze bearbeitet und verschärft werden. In dieser Hinsicht außerordentlich interessant war es da für mich, in Süd-Korea eine Mode-Ladenkette zu sehen, deren Existenz in Deutschland wahrscheinlich die Begründung für zahlreiche Gewaltvorfälle gewesen wäre: „Dressed to kill". Müsste bei solch einem Namen eines Modeladens, der sich speziell an junge Menschen wendet, Süd-Korea nicht ein extrem gewalttätiges Land sein?

Ein biografischer Ansatz zur Erklärung von Gewalt

In Literatur und Musik kommt – warum auch immer – die Auseinandersetzung mit dem Thema Gewalt aus dem politisch linken Lager. In neuerer Zeit imponiert u.a. Hannes Wader[2)], der der linken – aber konservativen – Liedermacherszene zuzurechnen ist, mit einem Text über die Entstehung von Gewalt. Darin

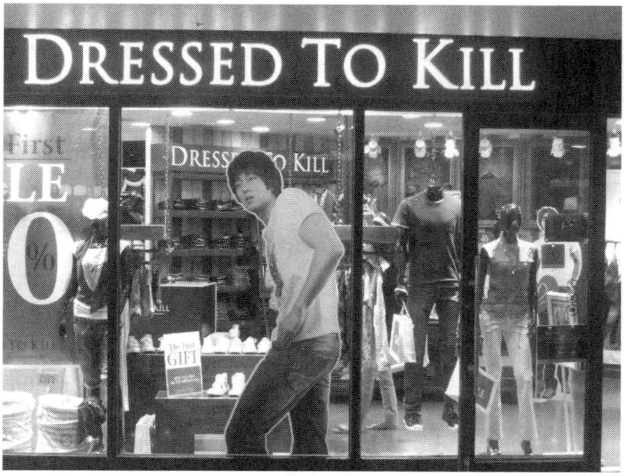

Abb. 2: Bild von einer Filiale der Modekette „Dressed to kill", aufgenommen in Seoul im Sommer 2008

wird veranschaulicht, wie die Gewalterfahrung über Generationen dazu beiträgt, dass die Gewaltausübung banalisiert und übernommen wird, wie Opfer zu Tätern werden. Zugleich wird veranschaulicht, wie schwierig es im Rahmen einer persönlichen Biografie ist, diesem Kreislauf aus Gewalterfahrung und Gewaltausübung zu entkommen. Der Preis für diesen persönlichen Kampf, diesem Kreislauf zu entkommen, liegt in Verbitterung und Zorn; Gemütszustände, die der Ausübung von Gewalt wiederum nicht entgegen stehen.

2.3 Herausforderung 3

Optimierung der politischen Diskussion für die Gewaltprävention

Vorab: Das Besondere an der Gewalt am Arbeitsplatz ist, dass es sich dabei um ein gesellschaftliches Problem handelt, das sich auch am Arbeitsplatz zeigt. Anders formuliert: Gewalttätige oder gewaltbereite Menschen unterscheiden nicht danach, ob sie Menschen in ihrer Freizeit oder am Arbeitsplatz attackieren. Noch deutlicher: Aus der Perspektive der Täter ist es oft Zufall, ob sie ihre Opfer am Arbeitsplatz oder in der Freizeit erwischen. Ein Regelfall ist es aber, dass sich der Täter nicht am Arbeitsplatz befindet, also als Privatperson handelt[3)]. Für den Arbeitsschutz hat dies die Konsequenz, dass über die Organisation der Arbeit und über die Beschäftigten überwiegend auf Privatpersonen eingewirkt werden muss. Daraus resultiert aber, dass sich der Arbeitsschutz hier in einem deutlich höheren Maße in der Öffentlichkeit bewegt als dies z.B. bei sicherheitstechnischen Maßnahmen an Maschinen der Fall ist – Gewalt am Arbeitsplatz ist ein Problem der Gesellschaft und ein gesellschaftliches Problem. Dementsprechend ist hier auch die Politik in der Verantwortung.

Genau hier aber vermisse ich klare Aussagen und Taten. Wenn in den Medien über Gewaltdelikte berichtet wird, ist schnell von Zivilcourage die Rede. Nach der Hetzjagd auf acht Inder im sächsischen Mügeln rief die Bundesregierung zu mehr Zivilcourage im Kampf gegen Fremdenfeindlichkeit und Rassismus auf. „Wir brauchen nicht mehr Geld, sondern mehr Zivilcourage" sagte ein Sprecher der einen Partei; ein Minister einer anderen Partei ruft zugleich ebenfalls zu mehr Zivilcourage auf. Die Bekämpfung von Rechtsextremismus sei eine Frage jedes einzelnen Bürgers, der müsse bei solchen Vorgängen einschreiten und so Zivilcourage zeigen, so Vertreter der Bundesregierung. Eine Verpflichtung der gesamten Gesellschaft sei es, Ereignisse wie in Mügeln nicht mehr zuzulassen.

Diese Forderungen sind richtig und wichtig, zugleich aber unzureichend und sie dürfen politisches Handeln nicht ersetzen! Das couragierte Einschreiten einer 17-Jährigen im sächsischen Mittweida gegen die Schikane Rechtsextremer gegen ein sechsjähriges Kind endete damit, dass der helfenden Jugendlichen ein Hakenkreuz in die Haut geritzt wurde. Die von der Politik in der Regel ohne Konkretisierung und Konzeptionalisierung geforderte Zivilcourage wurde in Mittweida gezeigt – aber der Preis für das couragierte Verhalten war hoch[4)].

Auf der politischen Ebene, die Zivilcourage fordert, ist couragiertes Verhalten und ein klares Bekenntnis gegen Gewalt aber durchaus nicht immer gegeben. Im Gegenteil, in Sachsen zumindest, wo die Bedrohung durch rechtsextreme Gewalt sehr konkret ist, sagte der ehemalige sächsische Ministerpräsident Georg Milbradt, dass es bezogen auf den rassistischen Vorfall in der Stadt Mügeln (s. o.) „keine Hetzjagd in Mügeln sondern eine Hetzjagd auf Mügeln und die Mügelner", gegeben habe. Nachts – nach einem Stadtfest in Mügeln – jagten etwa 50 Deutsche acht Inder, die in eine Pizzeria flüchteten. Dabei wurden 14 Menschen, darunter die acht Inder, verletzt. Aussagen wie die oben zitierte schrecken Täter nicht ab!

Solange Gewalttätigkeiten – egal ob rechtsextremer oder anderer Art – verharmlost und banalisiert werden und von der Politik nicht durchgängig klare Zeichen absoluter Nicht-Toleranz von Gewalt ausgehen, können auch die Bemühungen des Arbeitsschutzes nur begrenzten Nutzen haben (dennoch sind sie erforderlich), da – wie oben erläutert – die Täter Privatpersonen im öffentlichen Raum sind. Eine äußerst wichtige Aufgabe bei der Prävention von Gewalt am Arbeitsplatz ist es somit, mit der Politik zusammen zu arbeiten und klare Zeichen der „Null Toleranz gegen Gewalt" in jeder Form zu geben.

3 Die wichtigsten Herausforderungen für Arbeitssicherheit und Gesundheit

Die wichtigsten Herausforderungen für den Arbeitsschutz sind bereits oben formuliert. Zusammengefasst lautet die Herausforderung für die Prävention von Gewalt am Arbeitsplatz: Die zahlreichen erfolgreichen Maßnahmen zur Prävention von Gewalt am Arbeitsplatz bewegen sich in einem öffentlichen Raum. Weitere präventive Maßnahmen müssen sich zusätzlich an neuen Konzepten (situative Kriminalprävention) orientieren, müssen umfassendere, gesellschaftliche Erklärungsmodelle berücksichtigen und insbesondere mit der Politik gemeinsam arbeiten und verdeutlichen: Gewalt – welcher Art auch immer – ist nicht akzeptabel!

Anmerkungen

1) Ich betone, dass ich grundsätzlich jede Form der Gewaltdarstellung ablehne. Ich lehne aber auch jede Form der Verfälschung oder der falschen Anwendung seriöser Theorien ab.
2) Noch immer wird Hannes Wader heute von der politisch Rechten mit der RAF der 70er Jahre in Verbindung gebracht – zu Unrecht, wie seit Jahrzehnten belegt ist. Auch wirft man ihm noch heute fehlende Distanz zum Sozialismus der DDR vor – ebenfalls zu Unrecht. Mehrfach hat Wader sich – im Nachhinein – damit auseinander gesetzt und davon distanziert.
3) Das Phänomen der innerbetrieblichen Gewalt soll hier nicht verharmlost werden; es ist aber ein selteneres Phänomen als die Gewalt von Betriebsexternen.
4) Die Frage, ob die ganze Geschichte nur eine Erfindung der 17-Jährigen war, um auf sich aufmerksam zu machen, ist an dieser Stelle nicht von Bedeutung, denn es ließen sich auch andere, weniger prominente Beispiele aufführen.

Literatur ist beim Autor zu erfragen.

Über den Autor

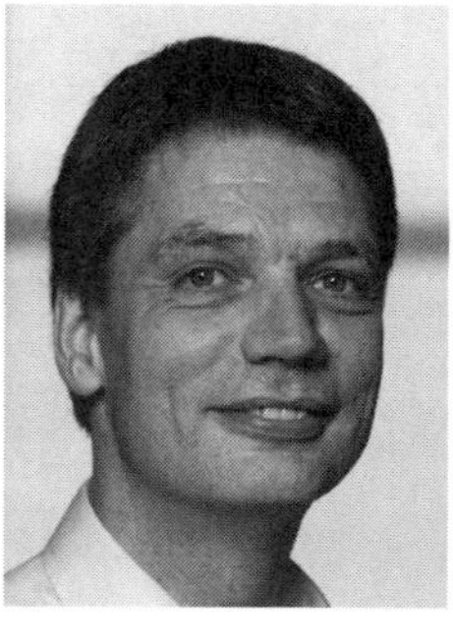

Dr. Dirk Windemuth, geb. 1963
BGAG – Institut Arbeit und Gesundheit der Deutschen Gesetzlichen Unfallversicherung; Leiter der Abteilung Forschung und Beratung
Königsbrücker Landstr. 2-4; 01109 Dresden
Tel.: 0351/457-1800; Fax: 0351/457/201800;
dirk.windemuth@dguv.de

1983 – 1988 Studium der Psychologie und Germanistik an der Universität Duisburg

1988 Staatsexamen in Psychologie und Germanistik

1989 – 1991 Promotion am Institut für Verhaltensmedizin an der Universität Duisburg

1991 Dr. phil. im Fach Psychologie

1996 – 2000 Studium der Gesundheitswissenschaften – Public Health – an der medizinischen Fakultät der Universität Dresden

2000 Magister Public Health

1994 - 1996 Ausbildung in Klinischer Hypnose (MEG)

Die drei wichtigsten Publikationen

Windemuth, D., Jung, D. & Petermann, O. (Hrsg.), Psychische Belastungen im Beruf. Wiesbaden: Universum, 2009.

Windemuth, D. (1991). Vorhersage der Gesundung von Patienten durch gesundheitsbezogene Kontrollüberzeugungen. Hamburg: Kovac.

Windemuth, D. (3/2005). Gewalt am Arbeitsplatz. Bundesarbeitsblatt 3/2005, 8-14.

Die drei wichtigsten aktuellen Engagements in Organisationen

Mitglied der Deutschen Gesellschaft für Psychologie, Fachgruppe Arbeits- und Organisationspsychologie

Mitglied im Wissenschaftlichen Beirat der Zeitschrift für Psychotraumatologie und Psychologische Medizin

Lehrbeauftragter im Fach Psychologie an der Fachhochschule Bonn Rhein Sieg

Momentan und zukünftig wichtigste Projekte und Arbeitsschwerpunkte

Gewalt am Arbeitsplatz und in der Schule;

psychische Belastungen und psychische Erkrankungen

Ulrich Winterfeld
BGAG – Institut Arbeit und Gesundheit der Deutschen Gesetzlichen Unfallversicherung, Dresden

Aus- und Fortbildung im Arbeitsschutz – einige Anmerkungen aus psychologischer Sicht

1 Persönlicher Rückblick

Am 1. Oktober 1978 – also vor mehr als 30 Jahren – fing ich als Referent bei der damaligen Bundesarbeitsgemeinschaft der Unfallversicherungsträger der öffentlichen Hand(BAGUV) in Offenbach(Main) an. Grund für meine Einstellung war nicht mein Psychologie-Studium, sondern meine Erfahrungen in der Lehreraus- und Fortbildung, in der pädagogischen Curriculum-Entwicklung und nicht zuletzt aufgrund der Tatsache, dass ich über die kognitiven Voraussetzungen von Kindern im Umgang mit Gefahrensituationen promoviert hatte.

Denn beim BAGUV wurde kein Psychologe gesucht, sondern ein Fachmann für die Prävention von Unfällen in Kindergärten und Schulen. Die für meine berufliche Aufgabe notwendigen Kenntnisse hatte ich als Wissenschaftlicher Assistent an der Pädagogischen Hochschule im Bereich Schulpädagogik/Verkehrspädgogik im Zusammenhang mit meiner Lehrtätigkeit in Verkehrspsychologie an der Freien Universität Berlin erworben. Einer der beiden Herausgeber dieses Buches (Herr Ludborzs) war zur gleichen Zeit als Wissenschaftlicher Mitarbeiter an der TU Berlin tätig, aber wir sind uns dort nie begegnet.

Ich widmete mich der Präventionsarbeit von Kindergartenkindern und Schülern und unterstützte die Träger der seit 1971 geltenden Schüler-Unfallversicherung bei der Wahrnehmung ihrer gesetzlichen Aufgaben. Ich untersuchte Schul-Lehrpläne auf Anbindungsmöglichkeiten für Sicherheitserziehung, arbeitete mit den Kultusministerien der Länder zusammen, erstellte Info-Materialien für Lehrer und Erzieher, konzipierte Fortbildungen für diesen Personenkreis und organisierte Fachtagungen.

Die Bildungsarbeit beim BAGUV, was die Ausbildung von Fachkräften für Arbeitssicherheit und andere Zielgruppen anbetraf, war Sache „Technischer Aufsichtsbeamter", die mehr oder weniger starke Vorbehalte gegen Psychologen hatten.

Im Bereich der sog. „Schüler-Unfallverhütung" kam ich von Offenbach nach München, wurde Referatsleiter, später stellvertretender Abteilungsleiter. Die wichtigsten Erfahrungen im betrieblichen Arbeitsschutz sammelte ich außerhalb des BAGUV, nämlich als nebenamtlicher Dozent mit Psychologie-Kursen beim (damaligen) HVBG und als Dozent in der Sifa-Ausbildung bei der (damaligen) BGFE in der Schulungsstätte Bad Münstereifel.

Erst nach Ausscheiden des anderen stellvertretenden Abteilungsleiters (promovierter Ingenieur) im Geschäftsbereich Prävention des BUK wurde mir auch der Bereich der Sifa-Ausbildung und Arbeitsschutz-Forschung übertragen.

Mit Gründung des BG-Instituts Arbeit und Gesundheit (BGAG) in Dresden durch den HVBG und die Übernahme der Position des Abteilungsleiters Qualifizierung im Jahr 1999 bin ich voll in die betriebliche Bildungsarbeit im Arbeitsschutz eingestiegen. Heute gehört zu meiner Abteilung die gesamte präventive Bildungsarbeit der heutigen DGUV, insbesondere die Durchführung der Aus- und Fortbildung der Aufsichtspersonen aller Unfallversicherungsträger, die Sifa-Ausbildung für mehrere Berufsgenossenschaften und den gesamten öffentlichen Dienst sowie die Umsetzung der permanenten Aktualisierung und Optimierung der Ausbildungsmaterialien von Sifas für alle Ausbildungsträger in Deutschland.

Mein Berufsweg unterscheidet sich somit vom dem anderer Kollegen bei Berufsgenossenschaften und Unfallkassen, die von Anfang an mit spezifisch psychologischen Fragen befasst waren. Ich komme aus der Prävention im Bildungswesen und bin erst nach vielen Jahren bei der klassischen Bildungsarbeit im Arbeitsschutz angekommen.

2 Psychologische Ziele der Bildungsarbeit

In der traditionellen Bildungsarbeit der Unfallversicherungsträger ist Psychologie immer mit „Verhaltensänderung“ „Motivation/Motivierung“ oder „Unterweisung“ verknüpft, selten mit „Arbeitsgestaltung“ oder „Ergonomie“, schon gar nicht mit „Vorschriften“ oder „Maschinensicherheit“ oder „Gefahrstoffen“. Die psychologische Bildungsarbeit beschränkt sich somit auf die Frage, wie Menschen durch motivationale oder pädagogische Maßnahmen dazu gebracht werden können, sich sicherheitsgerecht unter vorgegebenen Arbeitsbedingungen zu verhalten. Neu hinzugekommen ist in den letzten Jahren der Aspekt der psychischen Belastung, die durch Gefährdungsbeurteilung ermittelt werden soll und der Aspekt des Gesundheitsverhaltens in der Arbeitswelt.

Nach vielen Jahren Bildungsarbeit wird zu fragen sein, ob die Beschränkung psychologischer Themen auf diese Aspekte erfolgreich war oder ob es bei den psychologischen Zielen der Bildungsarbeit nicht um ganz andere Dinge gehen sollte. Ein gutes Beispiel für eine falsch verstandene Psychologie ist die Vermittlung von Methoden der Gefährdungsbeurteilung in Bezug auf psychische Belastungen am Arbeitsplatz, wenn nicht gleichzeitig realisierbare Maßnahmen zum

Abbau dieser Belastungen thematisiert werden – nach dem Motto „Wenn die Führungskraft an der Situation Schuld ist, kann man eh nichts machen!".

Daher müssen – auch unter dem Aspekt der sich rasant ändernden Arbeitsbedingungen – die Ziele der Bildungsarbeit im Bereich der Psychologie noch einmal überdacht werden. Psychologie heißt nicht nur, Arbeitnehmer unter gegebenen Bedingungen in ihrem Verhalten zu beeinflussen, sondern ihre eigenen Handlungsspielräume zu erweitern und ihre Arbeitszufriedenheit und damit auch ihre Gesundheit zu verbessern. Bei einem Erwachsenen, insbesondere einem älteren Arbeitnehmer, erreicht man dies nicht durch klassische pädagogisch-psychologische Vermittlungsmethoden, sondern z.B. durch eine Bereicherung seiner Arbeitsaufgabe, die neues Wissen und Verhalten erfordert.

Psychologische Bildungsarbeit im Arbeitsschutz muss also nicht nur die Motivierung und Hinführung zu einem bestimmten Arbeitsverhalten anstreben, sondern darüber hinaus den einzelnen in die Lage versetzen, aktiv neue Erfahrungen zu sammeln und sein Arbeitsumfeld – soweit möglich – seinen persönlichen Voraussetzungen gemäß zu nutzen, zu gestalten und bei Änderungswünschen bei seinem Vorgesetzten entsprechend vorstellig zu werden.

Solche Ziele erfordern aber andere Bildungsmaßnahmen als bisher üblich. Dies betrifft sowohl die Inhalte der Bildungsarbeit, als auch die Methodik und die Voraussetzungen seitens der Bildungsträger.

3 Methodik der Bildungsarbeit

Wenn man die Handlungsspielräume bei der Arbeit erweitern will, wenn man den Arbeitnehmer in seiner Weiterentwicklung, in seinem Gesundheitsverhalten fördern will, wenn man die Wahrnehmung der eigenen Arbeits- und Lebenssituation verändern will, wenn man also auch Einstellungen nachhaltig beeinflussen will, dann ist die klassische Seminararbeit wenig sinnvoll. Solche persönlichen Veränderungen können nur erreicht werden durch

- Methoden der Selbstreflektion,
- intensive Kommunikation mit anderen,
- emotionale Erfolgserlebnisse eigener Verhaltensänderungen und
- intensives Tutoring über einen längeren Zeitraum.

Dabei dürfen nicht nur die Ziele des Bildungsträgers im Vordergrund stehen(z.B. sichere und gesunde Arbeit), sondern gerade die individuellen Fragestellungen und Probleme des einzelnen Arbeitnehmers. An seinen Bedürfnissen muss die Bildungsarbeit orientiert werden, wenn sie langfristig erfolgreich sein soll.

Wir brauchen daher eine „methodische Wende" der Bildungsarbeit im Arbeitsschutz, weg vom vorkonfektionierten Seminar mit endlosen Power-Point-

Präsentationen, vorgegebenen Fallbeispielen und Gruppenarbeiten hin zu Bildungsveranstaltungen mit neuen psychologisch und pädagogisch fundierten Methoden und individuell variierbaren Inhalten. Wir brauchen eine Analyse der Bedürfnisse der Teilnehmer vor der Veranstaltung (z.B. über eine Internet-Plattform) und eine intensive Betreuung der Teilnehmer über einen längeren Zeitraum nach der Veranstaltung (möglich auch über ein elektronisches Tutoring).

In diesem Zusammenhang ist auch Bildungsmarketing eine wichtige Aufgabe, um einerseits die Bedürfnisse der Zielgruppen zu erkennen und um andererseits mit den daraus entwickelten Bildungsmaßnahmen die richtigen betrieblichen Personengruppen zu erreichen. Dazu gehört auch die Entwicklung zielgruppenspezifischer Veranstaltungsformen und organisatorischer Rahmenbedingungen (z.B. Wochenend-Workshops für Führungskräfte mit kulturellem und/oder sportlichem Begleitprogramm). Wir müssen abkommen von der üblichen Seminarform und sowohl Workshops mit Möglichkeiten eines intensiven Erfahrungsaustauschs als auch – z.B. für Führungskräfte – Fachtagungen mit Diskussionsforen anbieten.

Bildungsmaßnahmen müssen interdisziplinär konzipiert und realisiert werden. Nur so können die Erkenntnisse aller für den Arbeitsschutz relevanten Disziplinen in Bildungsmaßnahmen einfließen, was letztendlich die Akzeptanz und damit den Erfolg erhöht. Dabei ist zumindest in bestimmten Phasen einer Bildungsveranstaltung Teamteaching möglich, durch Dozenten mit unterschiedlichen fachlichen Ausrichtungen eine wesentliche Voraussetzung. Wir dürfen auf keinen Fall von der ehemals rein technisch ausgerichteten zu einer psychologisch dominierten Bildungsarbeit übergehen!

Bei der Bildungsarbeit muss es eine enge Verzahnung zwischen neuesten wissenschaftlichen Erkenntnissen und technischen Entwicklungen einerseits und den Inhalten und Methoden der Vermittlung andererseits geben. Das bedeutet, dass gerade Bildungsträger im Arbeitsschutz eng mit Universitäten und Forschungseinrichtungen zusammen arbeiten müssen. Ergebnisse der Forschung müssen zeitnah in Bildungsveranstaltungen eingebracht werden, wie auch Fragen aus der Bildungsarbeit (z.B. neue Methoden der Evaluation oder Wissenstransfer in Unternehmen) unmittelbar der Forschung zugeführt werden sollten. Die Mitarbeit bei Forschungsprojekten, die Förderung von Diplomanden und Doktoranden, die Vergabe von Stipendien sollte ein wichtiges Qualitätsmerkmal eines Bildungsträgers sein. In den Bildungsstätten sollten die neuesten technischen Entwicklungen, die für die jeweiligen Zielgruppen relevant sind, zu sehen und zu erleben sein (z.B. neue Beleuchtungssysteme, neue Produktionsverfahren)

Wir müssen die Bildungsarbeit internationalisieren, um auch Erfahrungen aus anderen Ländern einbringen zu können, zumal die Globalisierung in der Wirtschaft immer mehr fortschreiten wird. Das bedeutet Einsatz von Referenten aus dem Ausland und Durchführung von Bildungsveranstaltungen mit Übersetzung oder generell in englischer Sprache. Das bedeutet auch eine internationale Ausbildung von Arbeitsschutzexperten für global agierende Unternehmen.

Schließlich müssen wir unsere Bildungsmaßnahmen nicht nur unmittelbar nach der Veranstaltung evaluieren, sondern auch zu einem späteren Zeitpunkt (z.B. einem halben Jahr) und aus den Ergebnissen dieser Evaluationen unmittelbar Verbesserungen für die Folgeveranstaltungen ableiten.

4 Voraussetzungen der Bildungsträger

Wir brauchen eine bundesweit oder sogar europaweit einheitliche Qualitätssicherung der Bildungsarbeit im Bereich Arbeit und Gesundheit, um eine erfolgreiche Bildungsarbeit nach den oben genannten Kriterien betreiben zu können. Dabei reicht es nicht aus, dass die Räumlichkeiten der Bildungseinrichtungen den einschlägigen DIN- und EN-Normen entsprechen. Vielmehr müssen alle für eine erfolgreiche Bildungsarbeit im Arbeitsschutz notwendigen Voraussetzungen nachweisbar sein und ggf. permanent weiter entwickelt werden. Vier Punkte sind m. E. besonders hervorzuheben:

- Organisatorische und finanzielle Rahmenbedingungen,
- Räumlichkeiten und Ausstattung der Bildungsstätten,
- Voraussetzungen der Dozenten,
- Kooperationen.

Wenn Bildungsarbeit im Arbeitsschutz erfolgreich sein soll, wenn sie Menschen bewegen will, sich aktiv mit ihrem eigenen Arbeits- und Gesundheitsverhalten, mit der Gestaltung ihrer Arbeitsbedingungen auseinanderzusetzen, dann geht das nicht ohne bestimmte Rahmenbedingungen für diese Aufgabe.

Die Kollegen, die für die Organisation der Bildungsarbeit in den einzelnen Organisationen zuständig sind, müssen in die Lage versetzt werden, nicht nur die gesetzlich vorgegebenen Bildungsaufgaben (Fachkräfte für Arbeitssicherheit, Sicherheitsbeauftragte, Betriebsärzte, Führungskräfte und Unternehmer) optimal zu erfüllen, sondern darüber hinaus neue Formen der Bildungsarbeit zu proben, intensives Bildungsmarketing zu betreiben, Bildungsmaßnahmen kurz- und mittelfristig zu evaluieren und schließlich eine gute Qualitätssicherung zu gewährleisten.

All dies erfordert Zeit, pädagogische Freiheit und schließlich Geld. Gerade wenn man Methoden erproben will, die tatsächliche Verhaltens- und Einstellungsänderungen versprechen, wie z.B.

- intensive Workshops mit einer kleinen Teilnehmerzahl,
- Fachtagungen mit der Möglichkeit eines intensiven Erfahrungsaustausches mit externen Experten,

- gezielte Praxiserfahrungen durch Demonstrationen in Laboren,
- Erproben eigener Handlungsmöglichkeiten unter kontrollierten Bedingungen in Praxisfeldern,
- angeleitete Analyse von Arbeitsbedingungen durch Betriebsbesichtigungen,
- Nachbetreuung der Teilnehmer nach den Trainings u.a.

dann ist dazu ein erheblicher organisatorischer und finanzieller Aufwand bei den Bildungsträgern erforderlich, der weit über den „normalen Seminarbetrieb" hinausgeht.

Eine derart anspruchsvolle Bildungsarbeit setzt neben organisatorischen und finanziellen Ressourcen aber auch bestimmte Bedingungen in den Häusern voraus, in denen die Bildungsarbeit stattfindet. Es muss über den üblichen Seminarraum hinaus mehrere kleine Räume geben, in denen man sich in Kleingruppen zusammenfinden kann. Möglichkeiten zur Arbeit im Freien, zu Lernspaziergängen, zum Erfahrungsaustausch außerhalb der normalen Seminarzeit sind erforderlich, Praxisfelder für Demonstrationen und eigenes Experimentierverhalten, aber auch die Möglichkeit zu Betriebsbesichtigungen, damit sich die Bildungsarbeit nicht immer im „Glashaus" bewegt. Es muss IT-Räume geben für Internetrecherchen während eines Seminars. Der „Wohlfühlfaktor" bei Unterbringung und Verpflegung, aber auch für gemeinsame Abendaktivitäten veranschlage ich mit 50 % für den Seminarerfolg.

Alle diese Anforderungen sprechen für eigene Bildungsstätten mit integriertem Hotelbetrieb, obwohl hier die Kosten wesentlich höher sind als bei Trainings in Hotels. Aber effektive Bildungsarbeit kostet Geld, dies gilt auch für den Arbeitsschutz.

Die Bildungsarbeit lebt auch von der Qualität und dem Engagement der Dozenten, die gerne modernerweise Trainer genannt werden. Es macht keinen Unterschied, ob es sich um hauptamtliche Kräfte des Bildungsträgers handelt, um Präventionsexperten der Organisation (z.B. Aufsichtspersonen) oder um externe Dozenten. Alle Dozenten müssen nicht nur auf ihrem Fachgebiet qualifiziert sein, sondern auch eine pädagogische Grundqualifikation besitzen und ggf. durch einen erfahrenen Experten permanent betreut bzw. „gecouched" werden. Jeder Dozent muss in der Lage sein, die jeweilige Seminarkonzeption flexibel umzusetzen, d.h. auf die jeweiligen Bedürfnisse, Fragen, Probleme der Teilnehmer einzugehen. Es muss über ein modernes Methodenrepetoire verfügen, dies gilt auch für medientechnische Neuerungen (z.B. Whiteboard).

Das größte Problem ist nach meinen Erfahrungen, die Dozenten dazu zu bewegen, sich sowohl fachlich als auch methodisch immer auf dem neuesten Stand zu halten und innovativ an der Gestaltung neuer Bildungsmaßnahmen mitzuwirken. Hier hat der Bildungsträger Dozenten-Fortbildungen anzubieten von der

Information über neue Fachinhalte, über neue Vermittlungsmethoden bis hin zur Förderung des Besuchs internationaler Kongresse, Industrieausstellungen oder der eigenen Weiterqualifizierung (zusätzliche Master-Studiengänge, Auslandseinsätze, Promotion usw.).

Bei freiberuflichen Dozenten sollte die Fortbildung finanziell unterstützt werden, eine Burn-out-Prophylaxe ist bei dieser Personengruppe besonders angesagt (Stichwort: Trainer-Gesundheit).

Um in seinem Bildungsprogramm innovativ sein zu können, müssen die Bildungsträger – auch im Arbeitschutz – ständig mit wissenschaftlichen Einrichtungen, technischen Entwicklungsabteilungen und Instituten sowie innovativen Unternehmen zusammenarbeiten. Neueste Erkenntnisse aus Wissenschaft und technischer Entwicklung müssen zeitnah in die Bildungsarbeit umgesetzt werden, Best-Practice-Beispiele aus Unternehmen müssen in die Bildungsveranstaltungen dargestellt werden (möglichst durch die Vertreter der Unternehmen selbst) oder im Rahmen von Veranstaltungen besichtigt werden können. Fragen aus der Bildungsarbeit (z.B. neue Methoden der Evaluation, Marketingstrategien, elektronische Lernmedien) müssen in Diplomarbeiten wissenschaftlich aufgearbeitet werden.

Wenn den Bildungsverantwortlichen nicht Gelegenheit gegeben wird, ständig in regem Austausch mit der wissenschaftlichen Forschung, der technischen Entwicklung sowie der betrieblichen Praxis zu stehen, dann ist keine innovative Bildungsarbeit zu erwarten. Kooperationen mit relevanten Hochschulen, Forschungsinstituten und Unternehmen sind wichtige Voraussetzungen für eine solche Arbeit, die Beteiligung von Dozenten an Forschungsprojekten sichert eine unmittelbare Verzahnung von Wissenschaft und Bildungsarbeit.

5 Veränderte Arbeitbedingungen und Bildungsarbeit

Durch die bekannten Entwicklungen in der Wirtschaft (neue Selbständigkeit, Globalisierung, prekäre Arbeitsbedingungen u. a.) bekommen wir weltweit veränderte Beschäftigungsformen, die von der traditionellen Arbeitsorganisation an festen Standorten abweichen. Die deutsche Arbeitsschutzorganisation (Arbeitssicherheits-Gesetz, Arbeitsschutz-Gesetz) gründet aber sehr stark auf dieser traditionellen Arbeitsorganisation. Beispielhaft seien hier die Tätigkeit der Fachkräfte für Arbeitssicherheit, der Einsatz von Betriebsärzten, aber auch die Pflicht zur persönlichen Unterweisung, die Überwachung des staatlichen Arbeitsschutzrechts durch die Länderbehörden u.v.m. erwähnt.

Wenn aber der Arbeitnehmer der Zukunft vermehrt in kleinen, selbständigen Einheiten tätig ist, national und international ständig unterwegs ist (Teleworking), in mehreren Unternehmen gleichzeitig beschäftigt ist und keine gleichförmige, geregelte Arbeitszeit mehr hat, dann greifen die traditionellen Arbeitsschutzmaßnahmen nicht mehr. Dies gilt auch für die Bildungsarbeit.

Wenn wir den Arbeitnehmer in veränderten Arbeitsformen erreichen wollen, dann müssen wir über neue Bildungsziele und Bildungsinhalte nachdenken und über neue Methoden, wie man diesen Arbeitnehmer effektiv informieren und in seinem Verhalten/seinen Einstellungen beeinflussen kann.

Bei den Zielen muss eine stärkere Selbstverantwortlichkeit im Mittelpunkt stehen, weil eine unmittelbare sicherheitstechnische und arbeitmedizinische Beratung sowie eine Kontrolle durch Vorgesetzte immer schwieriger wird. Diese Selbstverantwortlichkeit kann aber nur durch psychologisch-pädagogische Methoden erreicht werden, die unmittelbar an die Bedürfnissen und spezifischen Arbeitsbedingungen des Betroffenen anknüpfen. Hier ergeben sich völlig neue Herausforderungen an die Bildungsarbeit der Zukunft.

Man wird den Arbeitnehmer in den veränderten Arbeitsbedingungen auch nicht mehr durch Seminare und untermittelbare persönliche „Unterweisungen“ erreichen – es sei denn, man organisiert an passenden Orten und zu passenden Zeiten Trainingsmaßnahmen für diese Personengruppen. Die Zukunft liegt hier in der elektronischen Kommunikation, sei es über Lehrplattformen, Internetforen und mit Hilfe von E-Learning-Programmen. Allerdings stellt sich hier in noch stärkerem Maße die Frage der Qualitätssicherung der Bildungsarbeit, gerade weil solche Programme sehr kostenintensiv sind.

6 Ausblick

Die Bildungsarbeit im Arbeitsschutz wird mit über 400.000 Teilnehmern jährlich im wesentlichen von den Unfallversicherungsträgern geschultert. Darüber hinaus wird in den Unternehmen und öffentlichen Verwaltungen in vielen internen Veranstaltungen, vom Inhouse-Seminar bis zur kurzfristigen, arbeitsbezogenen Unterweisung, ein wichtiger Beitrag geleistet.

Um die Bildungsarbeit erfolgreich auch für die Zukunft zu gestalten, sind folgende Forderungen m. E. unabdingbar:

1. Die organisatorischen und finanziellen Rahmenbedingungen müssen so gestaltet werden, dass die Herausforderungen der modernen Arbeitswelt an die Bildungsarbeit der Zukunft aufgenommen werden können. Dies gilt sowohl für die Bildungsträger als auch für die jeweiligen Abteilungen der Unternehmen und Verwaltungen.
2. Es muss eine einheitliche Qualitätssicherung und eine daraus abgeleitete permanente Weiterentwicklung der Bildungsarbeit im Arbeitsschutz geben.
3. Daher ist auch ein ständiger Informationsaustausch der für diese Prozesse verantwortlichen Experten erforderlich.

4. Die Ziele, Inhalte und Methoden der Bildungsarbeit müssen ständig den sich wandelnden Bedingungen in der Arbeitswelt angepasst werden.
5. Neue elektronische Informations- und Vermittlungssysteme bedürfen einer besonderen Qualitätssicherung, um die Arbeitsschutzstandards zu wahren.
6. Kooperation von Bildung, Wissenschaft und technischer Innovation ist dringend erforderlich, um die Aktualität des Bildungsgeschäfts zu gewährleisten.

All dies ist nur möglich, wenn alle an Bildungsmaßnahmen Beteiligten sich selbst und ihre Mitarbeiter „innovativ“ erhalten, denn auch in der Bildung gilt: Wer zu spät kommt, den .....

Über den Autor

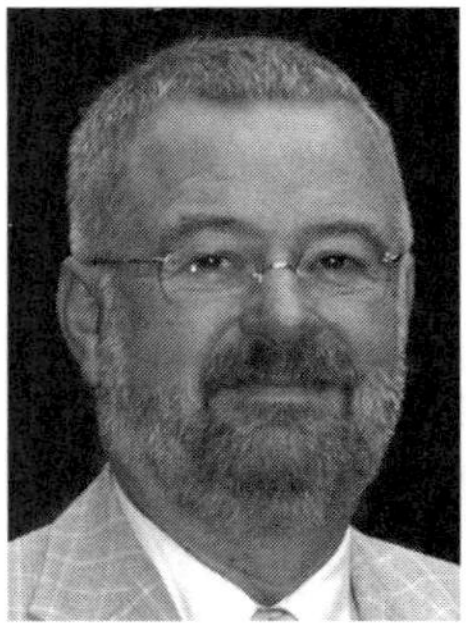

Dipl.-Psych. Dr. Ulrich Winterfeld, geb. 1948
BGAG – Institut Arbeit und Gesundheit der Deutschen Gesetzlichen Unfallversicherung,
Königsbrücker Landstr. 2, 01109 Dresden
ulrich.winterfeld@dguv.de

Leiter der Abteilung Qualifizierung des Instituts Arbeit und Gesundheit (BGAG) in Dresden

Aufgabenbereich: Entwicklung, Realisierung und Qualitätssicherung des Seminarprogramms des BGAG, Beratungs- und Forschungsprojekte zum Thema Qualifizierung und Berufsbild (z.B. Sifa-Langzeitstudie), Qualitätssicherung der Ausbildungsmaterialien der Fachkräfte für Arbeitssicherheit für alle Ausbildungsträger in Deutschland

Studium der Psychologie an der Universität Frankfurt(Main), 1972 Diplom-Psychologe,

1972-78 Wissenschaftlicher Assistent im Fachbereich Schulpädagogik der Pädagogischen Hochschule Berlin,

1978 Promotion zum Dr.phil. an der Freien Universität Berlin mit einer Untersuchung zur Verkehrssicherheit bei Kindern im Vorschulalter,

1978-99 Referatsleiter beim Bundesverband der Unfallkassen in München zuletzt stellv. Leiter des Geschäftsbereichs Prävention mit den Arbeitsschwerpunkten Forschung und Ausbildung sowie Prävention im Bildungswesen,

1999 Abteilungsleiter im BGAG Dresden, Lehraufträge an den Universitäten Berlin, Frankfurt(Main) und Wien

Die drei wichtigsten Publikationen

Hornke/Winterfeld. Eignungsbeurteilungen auf dem Prüfstand: DIN 33430 zur Qualitätssicherung. Spektrum Verlag. Heidelberg. 2004

Giesa/Timpe/Winterfeld. Psychologie der Arbeitssicherheit und Gesundheit – 12. Workshop 2003. Asanger Verlag. Heidelberg 2003

Prävention in Schulen. in: Krause/Zander. Arbeitssicherheit, Haufe Verlag. Freiburg.2003

Die drei wichtigsten aktuellen Engagements in Organisationen

Mitglied des Beirates für die Akademien Bad Hersfeld und Hennef der Deutschen Gesetzlichen Unfallversicherung

Vorstandsmitglied der Bundesarbeitsgemeinschaft für Sicherheit und Gesundheit bei der Arbeit (BASI),

Vorsitzender der Landesgruppe Mitteldeutschland des Berufsverbandes Deutscher Psychologinnen und Psychologen (BDP)

Die drei zur Zeit wichtigsten Projekte

Leitung des Forschungsprojektes über die Wirksamkeit von Fachkräften für Arbeitssicherheit (Sifa-Langzeitstuie)

Qualitätssicherheit der Ausbildungsmaterialien für Fachkräfte für Arbeitssicherheit für die Berufsgenossenschaften und Unfallkassen (Fernkurs)

IGA-Projekt zur Gesundheitsförderung in Klein- und Mittelbetrieben

Die drei wichtigsten Arbeitsschwerpunkte für die nächsten 5 Jahre

Erarbeitung einer neuen Sifa-Ausbildung von Berufsgenossenschaften und Unfallkassen

Aktuelle Seminare und Tagungen mit neuen Vermittlungsformen zum Thema „Arbeit und Gesundheit"

Zertifizierung von E-Learning-Programmen zur Unterweisung im Arbeitsschutz

Bernhard Zimolong
Ruhr-Universität Bochum,
Lehrstuhl für Arbeits- und Organisationspsychologie

Professionalisierung der Psychologie im Arbeits- und Gesundheitsschutz – von der Unfallforschung zur betrieblichen Gesundheitsförderung

1 Von der Unfallforschung zur betrieblichen Gesundheitsförderung

1.1 Unfallforschung wird zur Sicherheitsforschung

Als Otto Lipmann 1925 den damaligen Stand der psychologischen Unfallforschung dokumentierte, ahnte er wohl nicht, dass er mit der Konzeption der Verhaltens- und Verhältnisbedingungen den Grundstein für die psychologische Sicherheitsforschung des 21. Jhdt. gelegt hatte – und sein Ansatz für die nächsten 50 Jahre in Vergessenheit geraten würde. Seine Monografie „Unfallursachen und Unfallbekämpfung" gibt den internationalen Stand der psychologischen Unfallforschung wieder. Rund ein Drittel der verarbeiteten Literatur sind angelsächsische, französische und italienische Quellen, der Rest deutschsprachige Publikationen. Die älteste zitierte Quelle stammt aus einer französischen Publikation von 1904, einige Unfalldaten aus dem Jahr 1900.

Lipmann erörtert zunächst die Klassifikation von Unfällen und Unfallursachen nach psychologischen Gesichtspunkten und stellt zahlreiche Klassifikationsschemata zur Diskussion, bevor er sich für eine Unterscheidung nach einem verhaltens- und einem verhältnisorientierten Ansatz entscheidet. Er folgt damit dem psychotechnischen Ansatz mit der Unterteilung in eine Subjekt- und eine Objektpsychotechnik. Die psychologisch orientierten Unfallverhütungsmaßnahmen ordnet Lipmann einem interdisziplinären Unfallverhütungsansatz unter, der sich an einem frühen Gefahrenmodell der Arbeitssicherheit orientiert:

- wie ist das Entstehen von Gefahren zu verhindern?
- wie werden entstehende Gefahren rechtzeitig bemerkt?
- wie wird bemerkten Gefahren richtig begegnet?
- wie wird die Gefährdung, wenn sie nicht mehr vermieden werden kann, auf ein Mindestmaß eingeschränkt?

Lipmann unterteilt die Bedingungen, welche die Unfallhäufigkeit beeinflussen in zwei Klassen: die Körper- und Geistesbeschaffenheit der Arbeiter sowie die Bedingungen der Arbeit. Beide Bedingungsklassen werden gleichgewichtig auf jeweils annähernd 50 Seiten erörtert. Unter den Verhaltensbedingungen wird die Frage einer allgemeinen und spezifischen Unfalldisposition erörtert, hier geht Lipmann insbesondere auf die Beiträge von Karl Marbe ein. Er übernimmt dessen Einteilung in eine spezielle Unfallneigung, u.a gekennzeichnet durch Sorglosigkeit, Leichtsinn, Genuss von Alkohol, fehlende Aufmerksamkeit, mangelnde Fertigkeiten und Kenntnisse und trennt sie von einer allgemeinen Unfallneigung. Das sind die überdauernden Eigenschaften einer Person, ihre psychischen und psychomotorischen Fähigkeiten, geistigen und körperlichen Dispositionen. Beide Dispositionsarten tragen zur Unfallverursachung bei.

Zu den weiteren Verhaltensbedingungen zählt Lipmann die Berufseignung, -kenntnisse und Schulung, den Ernährungszustand der arbeitenden Bevölkerung, das Geschlecht und das Alter. Die Bedingungen der Arbeit werden vor allem unter dem Aspekt ihrer Auswirkungen auf Ermüdung, Müdigkeit und Aufmerksamkeit untersucht. Wir finden hier die breite Palette von Faktoren wieder, die uns aus heutigen Lehrbüchern vertraut sind: u.a. den Einfluss der Variabilität und Monotonie der Arbeit, des Arbeitstempos und der Arbeitsdauer auf das Unfallrisiko. Weitere Themen, die behandelt werden sind die „ergonomischen“ Bedingungen der Arbeit, das Lohnsystem und die Wohnverhältnisse der Arbeiterschaft. Die Auswirkungen sicherheitstechnischer Methoden zur Trennung des Gefahrenbereichs zwischen Maschine und Mensch, die Bedeutung und Grenzen der hinweisenden Sicherheitstechnik, u.a. die Gestaltung sinnfälliger Warnhinweise, sowie der Einsatz und die Verbesserung der Tragebereitschaft von persönlicher Schutzausrüstung werden ausführlich erörtert.

Die Wissenschaft Psychologie kommunizierte um 1900 in vielfältigen Medien untereinander und mit der Öffentlichkeit. Sie war nachdrücklich international und multidisziplinär ausgerichtet. Lipmann hatte bereits zu dieser Zeit zusammen mit anderen Psychologen wie Karl Marbe, K. A. Tramm oder Walter Moede eine umfassende Konzeption der psychologischen Unfallforschung entworfen, die gleichgewichtig auf den beiden Säulen der Verhaltens- und Verhältnisprävention beruhte. Die wissenschaftliche Grundauffassung war die Unterteilung der Psychotechnik in die Anpassung des Menschen an das Wirtschaftsleben und in die Anpassung der Arbeitsbedingungen an die Natur des Menschen (Giese, 1927). Sie war interdisziplinär ausgerichtet und orientierte sich an dem gesellschaftlichen Ziel der Unfallverhütung. Dazu bezog sie internationale Studien und Verhütungsansätze in ihre Konzeption ein.

Diese interdisziplinäre und internationale Konzeption der Unfallforschung geriet im Nationalsozialismus in Vergessenheit oder wurde ignoriert. Einige der Gründe werden von Gundlach und Stöwer (2004) und in Traxel (2004) erörtert. Darauf gehe ich nicht näher ein. Nach dem zweiten Weltkrieg behandelte die erste einflussreiche Monographie von Mittenecker (1962) ausschließlich die Verhaltensprävention. Gesucht wurde nach geeigneten psychologisch-diagnostischen Verfahren, welche die zeitkonstanten und die zeitvariablen Bedingungen der Unfallneigung von Personen vorhersagen konnte. Eine Weiterführung der verhältnisorientierten Überlegungen beispielsweise von Lipmann fehlt.

Überfällig war die von Mittenecker und von Burkardt (1962) vorgenommene kritische Erörterung des „Unfällers" als Ergebnis falscher wahrscheinlichkeitsstatistischer Betrachtungen. Der Unfäller wird als eine Person definiert, der eine zeitkonstante Unfallneigung hat und häufiger als andere in Unfälle verwickelt ist. Bereits Greenwood und Yule (1920) schlugen drei statische Verteilungsmodelle zur Erklärung von erhöhten Unfallhäufigkeiten bei Personen vor: ein Zufallsmodell (Poisson-Verteilung), ein Modell mit unterschiedlichen Ausgangswahrscheinlichkeiten für Unfälle (eine zusammengesetzte Poisson Verteilung, entspricht am ehesten dem Modell der Unfallneigung) sowie ein Ansteckungsmodell (durch einen Unfall wird die Wahrscheinlichkeit für weitere Unfälle erhöht). Einen Überblick geben Hoyos und Zimolong (1988).

Ich sehe die späte Rezeption der wahrscheinlichkeitsstatistischen Arbeiten und die Konzentration auf die Verhaltensbedingungen als einen Beleg an für die unterbrochene internationale und auch interdisziplinäre Orientierung der psychologischen Unfallforschung. Den Anschluss an die internationale und interdisziplinäre Entwicklung gewann die deutschsprachige psychologische „Sicherheitsforschung" wieder mit Hoyos (1980), Burkardt (1981) und Hoyos und Zimolong (1988). Burkardt kommt der Verdienst zu, Konzepte der Verhaltens- und Verhältnisprävention in praxistaugliche Verfahren umgesetzt und in der Unfallverhütung eingesetzt zu haben.

Mit diesen Publikationen, insbesondere auch von Hoyos (1992), wurde ein Paradigmenwechsel in der deutschen Unfallpsychologie angestoßen. Der Unfall wird nicht mehr isoliert als ein Ereignis mit unerwünschten Konsequenzen betrachtet, sondern als eine Ereignissequenz, die eine Historie hat und durch verschiedene mittelbare und unmittelbare Bedingungen ausgelöst wird. In anderen Worten stellt der Unfall ein Systemversagen im Mensch-Maschine oder Mensch-Technik-System dar.

In dem einflussreichen Einführungstext von Heinrich, Peterson und Roos (1980) nutzen die Autoren die Domino-Metapher, um die Abhängigkeiten der technischen und personalen Systemelemente und die Tiefenstaffelung der Gefahrenabwehrsysteme zu illustrieren. Kippt in einer Reihe von Dominosteinen ein Stein nach vorn, dann führt das zum Fallen aller davor stehender Steine, auch die der Abwehrsysteme. Die Metapher soll die Notwendigkeit illustrieren, über die isoliert betrachteten personbezogenen und technischen Unfallursachen hinaus auch die Wechselwirkungen und Inkompatibilitäten im Gesamtsystem zu untersuchen. Gesucht wird nach den Faktoren, die das Mensch-Technik-System sicherer machen. Nicht die unfallpsychologische, sondern die sicherheitspsychologische Fragestellung steht im Vordergrund. Entsprechend müssen nicht nur die organisationalen Rahmenbedingungen, sondern auch die politischen und gesellschaftlichen Bedingungen in Betracht gezogen werden, wenn ein hoher Stand an Sicherheit und Zuverlässigkeit in Systemen, z.B. in chemischen Anlagen gewährleistet sein soll (Giesa & Timpe, 2006).

1.2 Systemisches Handeln durch Managementsysteme

Die Fülle an Maßnahmen zur Verhaltensbeeinflussung und Führung, zur Gestaltung von sicheren und ergonomisch vertretbaren Arbeitsplätzen, zur Sicherheitstechnik oder zur Gestaltung von zuverlässigen Betriebsorganisationen verlangte nicht nur nach einer Systematik zur Beschreibung und Ordnung der Systemelemente, sondern auch zur systematischen Planung, Umsetzung und einem Controlling der Maßnahmen in der Praxis. Diese Funktion wird üblicherweise von Managementsystemen geleistet. Sie legen Verantwortung, Zuständigkeiten und Aufgaben fest und dienen dazu, die konsequente Umsetzung der Unternehmensziele im Hinblick auf einen kontinuierlichen Verbesserungsprozess dauerhaft zu gewährleisten.

Angestoßen durch eine internationale Qualitätsmanagementoffensive der Wirtschaft wurden Managementsysteme für den Arbeitsschutz (AMS) weltweit bereits in den 70er Jahren eingeführt. Deutschland zog erst später nach. Das deutsche Arbeitsschutzgesetz von 1996 entstand nach Vorgaben der EU und verpflichtete die Unternehmen zu einer eigenverantwortlichen Planung und Organisation der Sicherheit und Gesundheit. Planung und Organisation werden in größeren Unternehmen durch ein formalisiertes AMS umgesetzt, in kleineren Unternehmen sind Verantwortungen und Zuständigkeiten meist auf die Eigentümer oder Geschäftführer konzentriert. In beiden Fällen besteht keine Pflicht zur Einführung eines AMS.

Im Gegensatz zu den erfolgreichen betrieblichen Praktiken des Managements zur Förderung der Arbeitssicherheit steht allerdings die akademische Behandlung des Themas. Arbeitssicherheit wurde weder als organisatorische noch als Führungsaufgabe intensiv behandelt (Fahlbruch & Wilpert, 1999). Weniger als 1% der Managementliteratur, die in Fachzeitschriften in den letzten zwei Jahrzehnten publiziert wurde, beschäftigte sich mit Themen der Arbeitssicherheit (Barling, Loughlin & Kelloway, 2002). Im deutschsprachigen Raum haben sich vor allem die Arbeiten der Bochumer Arbeitsgruppe (Elke, 2000; Zimolong, 2001; Zimolong & Elke, 2006) mit der Funktion der Führung, Personalentwicklung und Sicherheitskultur für eine erfolgreiche Arbeitssicherheit auseinandergesetzt.

Eine zentrale Funktion hat das Human Resource Management (HRM). Sie umfasst alle Prozesse zur Planung, zum Einsatz, zur Steuerung und zur Entwicklun des Personals, um die Organisationsziele zu erreichen. Ein Organisationsziel kann z.B. ein hoher Stand der Arbeitssicherheit sein. Mit dem HRM ist sowohl die Verhaltensbeeinflussung durch die Führungskräfte (personale Steuerung) als auch die strukturelle Gestaltung durch Personalsysteme angesprochen. Sie umfassen u.a. die Personalbeschaffung, die Personalauswahl und die Personalentwicklung. Die Verhaltensbeeinflussung durch die Führungskräfte geschieht durch die Beeinflussung und Lenkung durch Interaktion und direkte Kommunikation im Rahmen personaler Führung.

Vor allem neuere Studien untersuchen Führung und die vermittelnden Mechanismen zwischen Führungsverhalten und der Erhöhung der Arbeitssicherheit. Neben dem unmittelbaren Einfluss der Führung auf das Verhalten der Mitarbeiter zeigen zahlreiche Studien, dass die Sicherheitskultur oder das Sicherheitsklima als Mediator zwischen Führung und verbesserter Sicherheitsleistung eine zentrale Rolle einnimmt (Krämer & Zimolong, 2005).

Das Human Resource Management ist nur einer von mehreren Bausteinen eines Sicherheits- oder Gesundheitsmanagementsystems. Weitere Bausteine sind die Arbeitsgestaltung, die Information und Kommunikation, die Risikokontrolle und Gesundheitsförderung sowie die Beteiligung und Einbindung der Beschäftigten. Mit der Organisation, insbesondere der Arbeitsorganisation, soll die Voraussetzung für die Umsetzung der Strategie und der systematischen Risikokontrolle und Gesundheitsförderung geschaffen werden. Durch das AMS werden Strukturen und Prozesse geschaffen, die u.a. die Zuständigkeiten und Verantwortlichkeiten sowie die Kommunikation und Zusammenarbeit regeln, aber auch die Integration der Beschäftigten durch Beteiligung und Stärkung der Eigenverantwortung unterstützen. Über Entwicklungslinien und den aktuellen Forschungsstand zu Sicherheits- und Gesundheitsmanagementsystemen informieren Ulich und Wülser (2005), Zimolong, Elke und Trimpop (2006) und Zimolong, Elke und Bierhoff (2008).

1.3 Betriebliche Gesundheitsförderung

In den 90 er Jahren vollzog sich ein grundlegender Perspektivenwechsel im Arbeits- und Gesundheitsschutz. Während der klassische Arbeitschutz in Deutschland durch Aufsichtsmaßnahmen, eine technische Orientierung und eine passive Rolle der Beschäftigten geprägt war, zielt das heutige Arbeitsumweltrecht auf einen nachhaltigen, präventiven Arbeits- und Gesundheitsschutz. Kennzeichen sind eine frühzeitige und präventive Erfassung von arbeitsbedingten Gesundheitsgefahren, Einbeziehung aller betrieblichen Akteure in die Prävention und ein auf der Organisationsebene ansetzendes systematisches Management der Gesundheitsgefahren. Durch die Gesundheitsförderung sollen prospektiv die Gesundheitspotenziale gestärkt werden.

Konzeptionelle Grundlage ist das ganzheitliche Verständnis von Gesundheit als psychisches, körperliches und soziales Wohlbefinden durch dauerhafte Weiterentwicklung und Erhalt der menschlichen Handlungsfähigkeit. Unter Gesundheitsförderung oder auch Stärkung der Gesundheitsressourcen versteht man Maßnahmen, die gesundheitlich abträgliche Verhaltensweisen generell abbauen helfen, die Gesundheitskompetenz des Einzelnen fördern sowie zur Verbesserung von gesundheitsrelevanten Lebensbedingungen beitragen. Dazu gehören beispielsweise der Nichtraucherschutz, die Gewährleistung einer angemessenen Bildung oder Informationen über gesundheitsförderliche Ernährungsstile. Als Prävention wird dagegen die gezielte Verhütung von bestimmten Krankheiten und ihren Folgen verstanden.

Betriebliche Gesundheitsförderung umfasst nach der so genannten Luxemburger Deklaration zur betrieblichen Gesundheitsförderung in der EU alle gemeinsamen Maßnahmen von Arbeitgebern, Arbeitnehmern und Gesellschaft, die Gesundheit und Wohlbefinden am Arbeitsplatz verbessern. Dies ist beispielsweise möglich, indem man die Arbeitsorganisation optimiert, die Arbeitsbedingungen menschengerecht gestaltet oder die Mitarbeiterbeteiligung fördert. Demnach setzt die betriebliche Gesundheitsförderung (BGF) bei der salutogenetischen Fragestellung nach den Ressourcen des Menschen an: Was vermag den Menschen trotz beruflicher und privater Anforderungen, Gefährdungen und Belastungen in seiner Umwelt gesund zu erhalten (Antonovsky, 1997)?

Unter Ressourcen werden individuelle, soziale und organisationale Bedingungen verstanden, die es dem Menschen ermöglichen, seine Leistungsfähigkeit und Gesundheit in der Arbeit zu entwickeln und gegen potentiell beeinträchtigende und krankmachende Einflüsse zu stabilisieren. Individuelle Ressourcen sind diejenigen, über die eine Person selbst verfügt. Externe Ressourcen werden durch die Situation bereitgestellt. Beispiele für individuelle Ressourcen sind die Qualifikation, Kompetenz, Selbstwirksamkeit und Bewältigungsstrategien. Zu den sozialen und organisationalen Ressourcen zählen die soziale Unterstützung durch Kollegen und Führungskräfte, der Handlungs- und Entscheidungsspielraum in der Arbeit (Autonomie oder Kontrolle) und das Sicherheits- und Gesundheitsklima (Zimolong, Elke & Bierhoff, 2008). Jedoch entstehen Belastungen nicht nur im beruflichen Alltag. Vermutlich sind sie in den privaten Lebensbereichen noch stärker ausgeprägt. Daher muss eine Gesundheitsförderung auch auf die übrigen Lebenswelten ausgedehnt werden.

Prävention und Gesundheitsförderung setzen auf der Verhaltens- und Verhältnisebene an. Das Ziel ist wie in der Arbeitssicherheit die Entwicklung beider

Ebenen unter Berücksichtigung der Wechselwirkung. Der individuelle Ansatz ist in erster Linie auf den einzelnen Menschen und sein Verhalten ausgerichtet. Ein Beispiel sind spezifische Beratungsangebote. Der Setting-Ansatz umfasst Maßnahmen in jenen Lebensbereichen, wo Menschen in der Regel den größten Teil ihrer Zeit verbringen, beispielsweise Maßnahmen am Arbeitsplatz, in der Schule oder am Wohnort. Mit Interventionen auf Bevölkerungsebene sind Aktivitäten gemeint, die sich auf die gesamte Bevölkerung oder bestimmte Bevölkerungsgruppen beziehen. Hierzu zählen Gesetze und Verordnungen sowie Aufklärungskampagnen, beispielsweise Nichtraucherkampagnen.

In Deutschland vollzog sich der Perspektivenwechsel von der Unfallverhütung zur Prävention und Gesundheitsförderung in mehreren Schritten. Das Gesundheitsreformgesetz von 1989 gestand den Krankenkassen eine aktive Rolle bei der Prävention arbeitsbedingter Erkrankungen zu. Das Arbeitsschutzgesetz von 1996 verpflichtete die Unternehmen zu einer eigenverantwortlichen Planung und Organisation der Sicherheit und Gesundheit und zur Beteiligung der Beschäftigten. Mit der Neufassung des § 20 SGB V im Jahr 2000 haben die Krankenkassen wieder einen erweiterten Handlungsspielraum in der Primärprävention und der betrieblichen Gesundheitsförderung erhalten.

Die Forderungen der Psychologie nach einer gesundheitsförderlichen und präventiven Orientierung reichen in die 70 er Jahre zurück. Hoyos und Zimolong erweiterten die Unfallverhütung zu einer präventiven Sicherheitspsychologie auf der Grundlage des soziotechnischen Systemansatzes. Hacker (1991) und Ulich (1990) stellten die gesundheitsstabilisierende und -fördernde Arbeitsgestaltung in das Zentrum des Arbeits- und Gesundheitsschutzes. Die Arbeiten von Elke (Elke, 2000; Elke & Zimolong, 2005) beschäftigten sich im Rahmen eines ganzheitlichen Managementansatzes mit der gesundheitsförderlichen und präventiven Funktion der Führung, Personalentwicklung und Sicherheits/Gesundheitskultur. Darüber hinaus wurden die Möglichkeiten der Integration des Arbeits-, Gesundheits- und Umweltschutzes (AGU) in die betrieblichen Abläufe untersucht und durch Maßnahmen der Organisationsentwicklung umgesetzt. Für kleine und mittlere Betriebe eröffnen sich durch die Einbindung von Marktakteuren (Kunden, Lieferanten, Versicherer, Entsorger), Aufsichtsbehörden und überbetrieblichen Netzwerken neue Zugangswege für einen präventiven Arbeits- und Gesundheitsschutz (Zimolong & Kohte, 2006; Kohte, Zimolong & Elke, 2006).

Um der Forderung nach Prävention und Gesundheitsförderung nachzukommen, braucht ein betriebliches Gesundheitsmanagement (BGM) im Vergleich zu einem AMS zwei strategische Ansätze: die Kontrolle arbeitsbedingter Gesundheitsgefahren und die Stärkung der Ressourcen der Mitarbeiter. Die Kontrolle der Gesundheitsgefahren erfolgt durch die bewährten Strategien und Methoden des klassischen Arbeitsschutzes. Allerdings müssen für die „neuen“ Risikoarten psychische Belastungen, Gefahrstoffe, oder Strahlungen auch neue Analyse- und Bewertungsmethoden entwickelt und eingeführt werden. Die Stärkung der Ressourcen für die Gesundheitsförderung kann durch eine Stärkung der persönlichen Gesundheitskompetenz, durch Einbindung und Förderung aktiver Mitarbeiterbeteiligung sowie durch eine Verbesserung der Arbeitsorganisation und der Arbeitsbedingungen umgesetzt werden.

2 Professionalisierung der Psychologie im AGS

Parallel zur präventiven Entwicklung in Deutschland haben sich in den letzten 20 Jahren die Berufsmöglichkeiten für Psychologen und Psychologinnen im Bereich der Prävention und Gesundheitsförderung erfreulich verbessert. Viele Psychologen haben eine Tätigkeit bei den Berufsgenossenschaften, Unfall- und Krankenkassen, bei Landesbehörden, in Hochschulen, Forschungseinrichtungen oder als Freiberufler gefunden. Diese Entwicklung wurde nicht zuletzt durch die Profilierung der Psychologen auf den interdisziplinären Workshops zur Psychologie der Arbeitssicherheit und Gesundheit gefördert.

Mit einem auf Prävention und Gesundheitsförderung ausgerichteten Arbeits- und Gesundheitsschutz haben sich die Anforderungen an das professionelle Selbstverständnis und die Kompetenzprofile der im Arbeits- und Gesundheitsschutz (AGS) tätigen Personen geändert. Bislang gibt es darüber noch keine systematische Erhebung. Indirekt spiegeln die Entwicklung der thematischen Schwerpunkte der Workshops diese Veränderungen wider. Dominierten in den Anfängen ab 1984 noch Themen der Gefährdungsanalysen und der Verhaltensmodifikation einschließlich der Qualifizierung auf dem Hintergrund der Arbeitssicherheit, kamen im Laufe der Jahre Themen der Gesundheit, der Personalentwicklung, der Systemsicherheit und des Systemmanagements hinzu (Elke, 2000). Der 11. Workshop 2001 positionierte sich schließlich auch inhaltlich im Bereich der Gesundheitsprävention und -förderung und nannte sich in „Psychologie der Arbeitssicherheit und Gesundheit“ (PAG) um.

Für die Entwicklung und Umsetzung professionellen Handelns im AGS kommt den Communities, wie der „Community Arbeitssicherheit und Gesundheit“ (COMPAG) eine bedeutsame Rolle zu. Communities zeichnen sich durch eine über das geteilte Wissen hinausgehende Gemeinschaft mit gemeinsamen Interessen und Zielsetzungen aus. Sie verbinden ihre Arbeit und ihr Engagement in dem Handlungsfeld „Arbeitssicherheit und Gesundheit“ mit dem Commitment für die von der Community geteilten Ziele, Inhalte, Methoden, Standards und Regeln im beruflichen Alltag. Ihre Mitglieder sind Personen, denen die Prävention und betriebliche Gesundheitsförderung in Wissenschaft und Praxis am Herzen liegt. Sie entwickeln eine professionelle Identität mit diesem Bereich.

Lernen in und durch eine Community erfolgt vornehmlich durch Sozialisierungsprozesse, d. h. über die Identifizierung mit den Normen, Regeln und Standards der Gemeinschaft. Dieses eher implizite Lernen wird unterstützt durch klassische Lernformen, wie die explizite Vermittlung des Wissens im Rahmen von Kongressen oder anderen Formen der Weiterbildung sowie in Form von Nachwuchsförderung. Mandl und Winkler (2004) weisen Communities eine Schlüsselrolle für ein effektives Wissensmanagement zu.

Der Workshop „Psychologie der Arbeitssicherheit und Gesundheit" stellt eine über 20 Jahre bewährte Form selbst organisierten Lernens in einer offenen Community dar. COMPAG besteht aus einer Gruppe von Wissenschaftlern und Praktikern unterschiedlicher Disziplinen (Psychologen, Ingenieuren, Sozial-, Rechtswissenschaftlern u.a.), Branchen und Tätigkeitsfeldern, die das gemeinsame Interesse an Fragen der Arbeitssicherheit und Gesundheit aus einer psychologischen Perspektive verbindet. Sie ist offen für andere Disziplinen. Die Psychologie verbindet die verhaltens- wie auch die verhältnisorientierte Perspektive. Alle zwei Jahre trifft sich die Community im Rahmen eines Workshops, eingeladen werden über 1.000 Personen, wegen des Workshop Charakters wird die Zahl der Teilnehmer auf 180 bis 240 Personen begrenzt.

Für die Psychologinnen und Psychologen der COMPAG stellt sich die Frage, wie auf dem Hintergrund der veränderten Anforderungen in der Arbeitswelt bei gleichzeitig veränderten universitären Ausbildungsgängen die Professionalisierung der Disziplin bzw. die individuelle lebenslange Kompetenzentwicklung gefördert werden kann. Letztendlich ist das die Frage nach der Professionalisierung der im AGS tätigen Psychologen und ihrer Zukunftsaussichten.

Der Beirat des 15. Workshops hat den Bochumer Lehrstuhl für A&O unterstützt, eine Bestandsaufnahme zu den Arbeitgebern, Berufs- und Tätigkeitsfeldern und zu den Qualifizierungsbedarfen von den im AGS tätigen Psychologen durchzuführen. Die Ergebnisse können als Grundlage für eine kontinuierliche Professionalisierung der COMPAG und ihrer Mitglieder dienen. In der Zeit vom 1.7.2008 bis zum 31.8.2008 wurde eine internetgestützte Befragung der im AGS tätigen Psychologen durchgeführt. Geschaltet wurden die Mailing-Liste des Berufsverbandes Deutscher Psychologen (BDP) mit den Sektionen Wirtschaftspsychologie, Gesundheitspsychologie und Freiberufler (Praktiker), die Mailing-Liste der Fachgruppe für A&O Psychologie in der Deutschen Gesellschaft für Psychologie (Hochschulen und Forschungseinrichtungen), und die Mailing-Liste COMPAG, beschränkt auf die am Workshop teilnehmenden Psychologen.

Mit den drei Mailing-Listen wurden 1.968 Wirtschaftspsychologen und -psychologinnen kontaktiert. Wirtschaftspsychologie steht hier als umfassender Begriff für die in der Forschung und Praxis tätigen Psychologen. Nach eigenen Schätzungen sind davon 400 bis 500 Psychologen im engeren Sinn überwiegend bis gelegentlich mit Themen des AGS beschäftigt. Insgesamt wurden 442 Fragebögen geöffnet, das ist eine Quote von 22,45%. Davon kamen 258 vollständig ausgefüllt zurück, von denen nach einer Qualitätsüberprüfung 257 auswertbar waren. Die Beantwortungsquote bezogen auf die geöffneten Fragebögen beträgt 58,37%.

3 Ergebnisse

3.1 Berufs-, Tätigkeitsfelder und Ausbildung

Die Stichprobe setzt sich zu 65% aus den in der Praxis tätigen Psychologen (Behörden, DGUV, Krankenkassen, Unternehmen und Freiberufler) und zu 35% aus den in den Hochschulen/Forschungseinrichtungen (HS/FE) tätigen Psychologen zusammen. Aus Tab. 1 geht hervor, dass unter den Praktikern die Freiberufler mit 30%, Mitglieder der DGUV mit 14%, Unternehmen mit 10% und Behörden beim Bund, den Ländern und Kommunen mit 5% vertreten sind. Männer und Frauen sind annähernd gleich verteilt (53%/47%). Bei der Altersverteilung dominieren die mittleren Jahrgänge: 34% gehören zur Altersgruppe 20-40; 58% zur Gruppe 41-60; 9% zur Gruppe über 60. Bei den Universitätsabschlüssen überwiegt das Diplom mit 65%, über einen Bachelor oder Masterabschluss verfügen 2%, 21% über einen Doktorgrad, 12% üben die Funktion eines Hochschulprofessors aus.

Tab. 1 Arbeitgeber von Psychologen und Psychologinnen im Berufsfeld des Arbeits- und Gesundheitsschutzes. Angaben als absolute Zahlen (N) und in Prozent, N= 257 Nennungen.

Arbeitgeber	**N**	**Prozent**
Hochschule, Forschungseinrichtungen	90	35,02
Freiberufler	76	29,57
DGUV (Berufsgenossenschaft, Unfallkasse)	35	13,61
Unternehmen	23	8,95
Bund, Land, Kommune	15	5,83
Gesetzliche Krankenkasse	3	1,16
Sonstige	15	5,83

Aus Tabelle 2 geht hervor, dass bei den Tätigkeitsfeldern in der Praxis mit 80% der Nennungen die Arbeitsgestaltung und Ergonomie an erster Stelle steht, gefolgt von den Weiterbildungsaktivitäten der Psychologen zum Thema Verhaltensmodifikation. Dazu gehört u.a. die Förderung der Bereitschaft zum sicheren und gesundheitsbewussten Verhalten. Die Durchführung von und die Weiterbildung zum Thema „Gefährdungs-, Belastungs- und Beanspruchungsanalysen" steht zusammen mit dem Weiterbildungsthema „Prävention von Stress, Erschöpfung und Burnout" an dritter Stelle. Danach folgen schon die betrieblichen Präventionsmaßnahmen zur Vermeidung von Stress, Erschöpfung, Burnout und Fehlzeiten. Am Ende der Rangreihe, aber mit bedeutsamen Anteilen von 28% bzw. 20% der Nennungen stehen die Tätigkeitsfelder der Einführung oder Weiterentwicklung von Sicherheits- und Gesundheitsmanagementsystemen und der Eignungsfeststellung.

Tab. 2: Vergleich der Tätigkeitsfelder in der Praxis und Lehrveranstaltungen von Hochschulen. Angaben in Prozent (Mehrfachnennungen). Die Tätigkeitsfelder sind nach der Häufigkeit in der Praxis absteigend sortiert.

Tätigkeitsfelder	**Praxis N=166**	**HS/FE N=89**	**Differenz** Prozent punkte
Arbeitsgestaltung/Ergonomie	80	57	23
Weiterbildung Verhaltensmodifikation	65	37	28
Gefährdungs-, Belastungs- und Beanspruchungsanalysen	57	nicht erhoben	
Weiterbildung Prävention von Stress, Erschöpfung, Burnout	57	33	24
Betriebliche Präventionsmaßnahmen Stress, Erschöpfung, Burnout, Fehlzeiten	52	49	3
Weiterbildung Management von Teams, Teamentwicklung	47	33	14
Weiterbildung Lernen und Kompetenzentwicklung	43	32	11
Gesundheitsförderliche Führung	40	35	5
Sicherheit und Zuverlässigkeit in komplexen Systemen	36	12	24
Einführung/Entwicklung von Sicherheits/ Gesundheitsmanagementsystemen	28	33	-5
Eignungsfeststellung	20	14	6

Vergleicht man die von den Hochschulen angebotenen Lehrveranstaltungen mit den Tätigkeitsfeldern der Praktiker, fallen die Diskrepanzen in den Häufigkeiten bzw. den Rängen auf. Die größten Differenzen bestehen bei der Verhaltensmodifikation, gefolgt von der Prävention von Stress, Erschöpfung, Burnout; der Sicherheit und Zuverlässigkeit in komplexen Systemen sowie der Arbeitsgestaltung und Ergonomie. Diese Tätigkeitsfelder werden von den Praktikern häufiger genannt als von den Hochschulangehörigen. Allerdings lässt sich daraus nicht ohne weiteres die Schlussfolgerung ziehen, dass diese Themen von den Hochschulen nicht in ausreichendem Maß angeboten werden. Bei den Zahlen handelt es sich zum einen um Häufigkeitsaussagen von Einzelpersonen, die nicht auf der Ebene der Lehrstühle oder Arbeitseinheiten zusammengefasst werden können, weil darüber die Informationen aus Gründen des Datenschutzes fehlen. Zum anderen werden Themen der Verhaltensmodifikation oder Stress und Burnout auch von anderen als den befragten Lehrstühlen angeboten, z.B. von der Klinischen Psychologie oder der Sozialpsychologie.

3.2 Anforderungen an Sozialkompetenzen, allgemeine und spezielle Kenntnisse im AGS

Von den Praktikern werden nahezu übereinstimmend (90%) Kommunikations- und Sozialkompetenz, Selbstmanagement und lebenslanges Lernen (75%) gefordert. Aus Tabelle 3 wird ersichtlich, dass die Kenntnis von psychologischen Theorien und Modellen (89%) und die Konzepte für die Gesundheitsförderung (72%) gleichauf mit den Sozialkompetenzen rangieren. Bereits an fünfter Stelle steht die Forderung nach einem Basiswissen über rechtliche Vorgaben, Institutionen und Akteure im AGS. Marketingstrategien, die zu den Sozialkompetenzen als Freiberufler zählen sowie Sicherheit und Zuverlässigkeit landen zwar auf den letzten Rangplätzen, haben aber einen gewichtigen Stellenwert mit Nennungen von 28% und 19%. Hinsichtlich der speziellen Kenntnisse rangiert die Methodenkompetenz nicht unerwartet auf Platz 1 mit 85% aller Nennungen, gefolgt von der Trainingskompetenz mit 78%. Aber auch die weiteren Kompetenzen vereinigen über 50% der Nennungen auf sich: Verhaltensveränderung und -stabilisierung; Organisationsentwicklung; gesundheitsförderliche Arbeitsgestaltung; Führungskräfte- und Teamentwicklung.

Im Vergleich mit den Anforderungen aus der Praxis gibt es vor allem bei den Sozialkompetenzen Unterschiede zu den Anforderungen aus den Hochschulen. Die Hochschulen gewichten die fachlichen Kenntnisse über Theorien und Modelle und Konzepte der Gesundheitsförderung stärker als die Kommunikations- und Sozialkompetenz sowie das Selbstmanagement und das lebenslange Lernen. Das Basiswissen über Rechtsvorschriften und die Akteure im AGS wird von beiden Gruppen übereinstimmend in ihrer Rangfolge eingeschätzt.

Bei den Anforderungen an spezielle Kenntnisse in der Prävention und Gesundheitsförderung fällt die Diskrepanz in der Einschätzung hinsichtlich der gesundheitsförderlichen Arbeitsgestaltung auf. Während die Hochschulen hier den Rang 2 vergeben, erhält sie bei den Praktikern den Rang 5, allerdings mit einer Nennungshäufigkeit von 55%. Überraschend ist auch der letzte Rangplatz für die Führungskräfte- und Teamentwicklung in beiden Gruppen. Vermutlich spielt hier die geringe Erfahrung und Vertrautheit mit Personalentwicklungskonzepten im AGS eine Rolle. Andererseits wird die Verhaltensänderung und Stabilisierung mit 63% bzw. 60% als sehr wichtig eingeschätzt. Sie bildet die theoretische Grundlage auch für die Führungskräfte- und Teamentwicklung.

Tab. 3 Anforderungen an Sozialkompetenzen, allgemeine und spezielle Kenntnisse in der Prävention und Gesundheitsförderung für Psychologen. Die Tabelle ist nach den Anforderungen in der Praxis absteigend sortiert.

Kompetenzen und Kenntnisse	**Praxis N = 167**		**HS/FE N = 90**	
	%	Rang	%	Rang
Sozialkompetenzen, allgemeine Kenntnisse				
Kommunikations-/ Sozialkompetenz	90	1	83	3
Kenntnis von psych. Theorien und Modellen (u.a. Einstellungs- und Verhaltensänderung, Sicherheit und Zuverlässigkeit)	89	2	94	1
Selbstmanagement, lebenslanges Lernen	75	3	71	5
Konzepte der Gesundheitsförderung	72	4	86	2
Basiswissen über rechtliche Vorgaben, Institutionen und Akteure im AGS	63	5	74	4
Management und Organisation der Sicherheit und Gesundheit	56	6	59	7
Epidemiologische Kenntnisse zu Stress, Burnout, MSE u.a.	51	7	59	7
Marketingstrategien	28	8	16	9
Sicherheit und Zuverlässigkeit (Straße, Schiene, Luft-/Raumfahrt, Technische Anlagen)	19	9	20	8
Spezielle Kenntnisse ; Interventionsmaßnahmen				
Methodenkompetenz (Entwicklung von Instrumenten, Durchführung, Auswertung, Rückmeldung u.a. von Befragungen)	85	1	91	1
Trainigskompetenz (Didaktik, Umsetzung, Lernkontrolle)	78	2	69	3
Verhaltensveränderung und Stabilisierung	63	3	60	4
Organisationsentwicklung	59	4	47	5
Gesundheitsförderliche Arbeitsgestaltung	57	5	73	2
Führungskräfte- und Teamentwicklung	54	6	44	6

3.3 Aktuelle und zukünftige Tätigkeitsfelder

Wie werden sich die Tätigkeitsfelder in den nächsten 5 bis 10 Jahren entwickeln? Tabelle 4 gibt darauf eine Antwort. Die meisten Nennungen der Praktiker entfallen auf die Arbeitsgestaltung und die Ergonomie mit 84%, gefolgt von der Verhaltensmodifikation mit 65%. Für die Zukunft wird in diesen beiden Feldern von keinen weiteren, bedeutsamen Zuwachsraten ausgegangen. An dritter Stelle mit 57% folgen aktuell die Gefährdungs-, Belastungs- und Beanspruchungsanalysen. Hier wird allerdings ein Rückgang um 46% in 5 bis 10 Jahren auf 31% prognostiziert. Zuwachsraten werden dagegen die betrieblichen Präventionsmaßnahmen und die gesundheitsförderliche Führung haben, ebenso die Trauma/Notfallpsychologie und am stärksten die interkulturelle Kompetenzentwicklung mit 100%. Allerdings sind die derzeitigen Basisraten mit 14% bzw. 10% sehr gering im Verhältnis mit den übrigen Tätigkeitsfeldern ausgeprägt. Ein klassisches Tätigkeitsfeld ist und bleibt die Eignungsfeststellung mit 20% bzw 23%. Für dieses Tätigkeitsfeld wird eine (nicht signifikante) Steigerung um 15% erwartet.

Tab. 4: Aktuelle und zukünftige Tätigkeitsfelder in der Praxis, Angaben in Prozent (Mehrfachnennungen).

Tätigkeitsfelder	Praxis Gegenwart N=167	Praxis Zukunft N=167	Zunahmen/ Abnahmen in Prozent
Arbeitsgestaltung/Ergonomie	80	84	5
Verhaltensmodifikation	64	65	2
Gefährdungs-, Belastungs- und Beanspruchungsanalysen	57	31	-46**
etriebliche Präventionsmaßnahmen: Stress, Erschöpfung, Burnout, Fehlzeiten	52	60	15
Management von Teams, Teamentwicklung	47	45	-6
Lernen und Kompetenzentwicklung	43	50	16
Gesundheitsförderliche Führung	40	50	25
Sicherheit und Zuverlässigkeit in komplexen Systemen	35	35	0
Einführung/Entwicklung Sicherheits/- Gesundheitsmanagementsysteme	28	28	0
Eignungsfeststellung	20	23	15
Trauma/Notfallpsychologie	14	17	21
Interkulturelle Kompetenzentwicklung	10	20	100*

Die Felder mit den stärksten Steigerungsraten sind demnach die interkulturelle Kompetenzentwicklung, gefolgt von der gesundheitsförderlichen Führung, der

Trauma/Notfallpsychologie, dem Lernen und der Kompetenzentwicklung, der Eignungsfeststellung und den betrieblichen Präventionsmaßnahmen (Stress, Erschöpfung, Burnout und Fehlzeiten). Dabei muss man allerdings beachten, dass einige dieser Tätigkeitsfelder wie z.B. die interkulturelle Kompetenzentwicklun nur eine geringe Verbreitung haben.

3.4 Weiterbildungsbereitschaft und -bedarf

Insgesamt ist ein großes Weiterbildungsinteresse vorhanden. Von den Praktikern geben 77% an, regelmäßig alle 2 Jahre Weiterbildungsveranstaltungen zu besuchen. Bei den Befragten aus den Hochschulen sind es 69%. An regelmäßigen Weiterbildungsveranstaltungen beabsichtigen 81% bzw. 72% der beiden Gruppen in Zukunft teilzunehmen. Nahezu die Hälfte, d. h. 50% bzw. 60% wünschen sich eine Zertifizierung ihrer Tätigkeiten, z.B. als Fachpsychologe im AGS aufgrund von curricular verankerten Fortbildungsveranstaltungen. Über die Inhalte und die Präferenzen für die Teilnahme an den Weiterbildungsveranstaltungen gibt Tabelle 5 Auskunft.

Tab. 5: Themen in der Weiterbildung und ihre Präferenzen bei Praktikern und Angehörigen von Hochschulen (HS/FE) in Prozent (Mehrfachnennungen). Die Tabelle ist nach den Anforderungen der Praxis absteigend sortiert.

Themen der Weiterbildung	**Praxis** **N=167**	**HS/FE** **N=90**
Beratung der Führung und Unternehmensleitung im AGS	49	43
Instrumente zur Erfassung psychischer Beanspruchung im Rahmen von Gefährdungsanalysen	42	34
Methoden der gesundheitsförderlichen Teamentwicklung	39	34
Methoden der gesundheitsförderlichen Arbeitsgestaltungg	33	34
Mitarbeiter gesundheitsförderlich führen	32	31
Betriebliche Altersstrukturanalyse und Gestaltungsmaßnahmen	32	30
Betriebliche Gesundheitsförderung	31	34
Entwicklung der persönlichen Kommunikations- und Sozialkompetenz	30	26
Neue gesetzliche Vorgaben im AGS	29	20
Stressimmunisierungstraining: Vorgehen, Einsatzmöglichkeiten und Nachhaltigkeit in der Praxis	28	19
Einführung des Gesundheitsmanagements	26	18

Die Präferenzen für die 11 Themen sind recht gleichmäßig verteilt. Praktiker wie auch Angehörige der HS/FE präferieren vor allem Themen zu „Beratung der Führung und Unternehmensleitung im AGS „ sowie „Instrumente zur Erfassung psychischer Beanspruchung im Rahmen von Gefährdungsanalysen". Die Themen „Methoden der gesundheitsförderliche Teamentwicklung" und „gesundheitsförderliche Arbeitsgestaltung" besetzen bei den Praktikern die nächsten Rangplätze. Angehörige der HS/FE präferieren auf den ersten vier Plätzen auch die betriebliche Gesundheitsförderung. Größere Unterschiede in den Präferenzen gibt es auch bei der Einführung des Gesundheitsmanagements. Während bei den Wissenschaftlern das Thema auf Rangplatz 5 landet, landet es bei den Praktikern auf dem vorletzten Rangplatz.

4 Fazit

Mit einem auf Prävention und Gesundheitsförderung ausgerichteten Arbeits- und Gesundheitsschutz haben sich die Anforderungen an das professionelle Selbstverständnis und die Kompetenzprofile der im Arbeits- und Gesundheitsschutz (AGS) tätigen Personen geändert. In dieser ersten umfassenden Befragung der im AGS tätigen Psychologinnen und Psychologen wurden die Berufs- und Tätigkeitsfelder, Kompetenzanforderungen und die Weiterbildungsbedarfe erhoben.

Bezogen auf die geschätzten 400 bis 500 im AGS vorwiegend tätigen Psychologen haben 258 Personen den Fragebogen beantwortet. Das sind 51% der vermuteten Obergrenze. Die Alters- und Geschlechtsverteilung lässt keine Abweichungen von der vermuteten Grundgesamtheit erkennen, ebenso wenig bei den Hochschulabschlüssen. Mit aller Vorsicht können wir daher von einer aussagekräftigen Stichprobe ausgehen, die, soweit das zu überprüfen ist, keine Abweichungen von der Grundgesamtheit der im AGS überwiegend tätigen Psychologinnen und Psychologen erkennen lässt.

Die überwiegende Mehrzahl der Psychologen (65%) ist in der Praxis, 35% in der Hochschule und den Forschungseinrichtungen, z.B. der Berufsgenossenschaften oder des Bundes tätig. Den größten Anteil bei den Praktikern stellen die Freiberufler, gefolgt von den Berufsgenossenschaften und den Unfallkassen. Die Psychologen besetzen ein breites Tätigkeitsspektrum. Es reicht von den klassischen Themen der Gefährdungs-, Belastungs- und Beanspruchungsanalyse, der Arbeitsgestaltung und Ergonomie, der Verhaltensmodifikation bis zu den „neueren" Feldern der betrieblichen Gesundheitsförderung mit den Themen Stress, Erschöpfung, Burnout und Fehlzeiten, der gesundheitsförderliche Führung und der Einführung oder Entwicklung des Gesundheitsmanagements. Andererseits haben gering besetzte Felder wie z.B. die interkulturelle Kompetenzwicklung oder die Trauma- und Notfallpsychologie noch viel versprechende Entwicklungspotentiale. Deutlich wird auch, dass die Ausbildung auf der Hochschulseite Kapazitätsdefizite vor allem in den Bereichen der gesundheitsförderlichen Arbeitsgestaltung, Sicherheit und Zuverlässigkeit in komplexen Systemen, Verhaltensmodifikation und Stressprävention aufweist.

Die Anforderungen der Praktiker und der Hochschulen an die Sozialkompetenzen und das Fachwissen erbrachten z.T. diskrepante Ergebnisse. Von der Praxis werden gleichgewichtig soziale und fachliche Kompetenzen im AGS gefordert. Die Hochschulen gewichten dagegen die fachlichen Kenntnisse über Theorien, Modelle und Konzepte der Gesundheitsförderung stärker als die Kommunikations- und Sozialkompetenz, das Selbstmanagement oder das lebenslange Lernen. Diese unterschiedlichen Sichtweisen sind nicht neu. Die Hochschulen, insbesondere die Universitäten, tun sich schwer mit ihrem Auftrag, nicht nur die fachlichen, sondern auch die sozialen und persönlichen Kompetenzen der Studierenden zu fördern. Hier besteht ein dringender Nachholbedarf seitens der universitären Ausbildung. Parallel dazu lassen sich diese Kompetenzen auch durch Weiterbildung erwerben und entwickeln.

Auch in der Zukunft werden die beiden wichtigsten Berufsfelder, die Verhältnis- und Verhaltensprävention als Kernaufgaben der AGS Psychologen eingeschätzt. Die Tätigkeitsfelder sind die Arbeitsgestaltung und die Ergonomie, gefolgt von der Verhaltensmodifikation und -stabilisierung. Für die Zukunft wird in diesen beiden Feldern von keinen weiteren, bedeutsamen Zuwachsraten ausgegangen. Das hängt einerseits mit dem Deckeneffekt (80%) bei der Arbeitsgestaltung zusammen. Auf der anderen Seite gibt es für die Verhaltensmodifikation und –stabilierung noch Raum nach oben. Vermutlich werden die Zuwachsraten aber durch die spezifischen betrieblichen Präventionsmaßnahmen und ihren Steigerungsraten abgeschöpft. Auf den nächsten Plätzen folgen die betrieblichen Präventionsmaßnahmen, die gesundheitliche Führung sowie Lernen und Kompetenzentwicklung.

Im Tätigkeitsfeld der Gefährdungs-, Belastungs- und Beanspruchungsanalysen wird ein Rückgang um 46% erwartet. Zuwachsraten werden dagegen die betrieblichen Präventionsmaßnahmen und die gesundheitsförderliche Führung haben, ebenso die Trauma/Notfallpsychologie und die interkulturelle Kompetenzentwicklung. Ein klassisches Tätigkeitsfeld ist und bleibt die Eignungsfeststellung, für die eine Steigerung um 15% erwartet wird.

Überzeugend ist die Weiterbildungsbereitschaft der Psychologen. Über 75% der Praktiker nehmen bereits jetzt regelmäßig an Weiterbildungsveranstaltungen teil. Rund 50% wünschen sich eine Zertifizierung ihrer Weiterbildung, z.B. als Fachpsychologe im AGS. Im Hinblick auf die derzeitig wenig überzeugenden Weiterbildungsangebote des Berufsverbands besteht hier ein dringender Handlungsbedarf.

An dieser Stelle ist die Community der im Arbeits- und Gesundheitsschutz tätigen Psychologen gefordert, ihre derzeitig informellen Strukturen so weiter zu entwickeln, dass nicht nur alle zwei Jahre ein Workshop für die Weiterbildung stattfindet, sondern dass auch in der Zwischenzeit qualifizierte Weiterbildungsmöglichkeiten geschaffen werden. Das Ziel sollte sein, dass COMPAG den organisationalen Rahmen für eine kontinuierliche Weiterbildung schafft. Dazu gehört nicht nur die Veranstaltung der Workshops, sondern auch ein systematisches Weiterbildungsangebot mit der Möglichkeit des Erwerbs aufeinander aufbauender Qualifizierungszertifikate. Wie der Workshop, so sollten auch die speziellen Weiterbildungsangebote der Community, d.h. allen Disziplinen offen stehen.

5 Ausblick

Prävention und Gesundheitsförderung in Deutschland sollen zu einer eigenständigen Säule des Gesundheitswesens mit einem Präventionsgesetz ausgebaut werden. Es sollen Krankheiten und ihre Folgen verhütet und dadurch Lebenserwartung und Lebensqualität der Bevölkerung gesteigert werden. Zum Spektrum der Präventionsinstrumente, die im Fünften Sozialgesetzbuch verankert sind und von den gesetzlichen Krankenkassen finanziert werden, zählen auch die betriebliche Gesundheitsförderung sowie die Angebote der primären Prävention für Krankenversicherte.

Prävention und Gesundheitsförderung brauchen eine wissenschaftliche Basis. Der Nachweis der Wirksamkeit konnte für viele Präventionsmaßnahmen bisher nicht erbracht werden. Es bleibt die Aufgabe der Präventionsforschung, Prävention und Gesundheitsförderung auf eine stärkere wissenschaftliche Basis zu stellen. Der Nachweis der Wirksamkeit und des Nutzens von Interventionsmaßnahmen muss durch kontrollierte Vergleiche geführt werden. Um die nachhaltig Erfolg versprechenden Präventions- und Gesundheitsförderungsansätze genauer zu erforschen, bieten sich Untersuchungen an, in denen die gleiche Personengruppe über einen angemessen langen Zeitraum hinweg beobachtet wird (Längsschnitt- oder Kohortenstudien).

Für AGS-Psychologinnen und Psychologen mit ihren Kernkompetenzen in der empirischen Methodik, in der Verhältnis- und Verhaltensprävention eröffnen sich damit viel versprechende Berufsmöglichkeiten. Sie erfordern auf der Ausbildungsseite der Hochschulen aber ein rasches Reagieren auf die neuen Anforderungen in der Gesundheitsförderung und Prävention. Auf der Seite der Weiterbildung und des lebenslangen Lernens ist die Community gefordert, zeitnah neue Weiterbildungskonzepte zu erstellen und zusammen mit den Hochschulen für eine qualitativ hochwertige Weiterbildung zu sorgen.

Literatur

Antonovsky, A. (1997). Salutogenese. Zur Entmystifizierung der Gesundheit. Tübingen: dgvt-Verlag.

Bamberg, E., Ducki, A., & Metz, A.-M. (Hrsg.). (1998). Handbuch betriebliche Gesundheitsförderung. Göttingen: Hogrefe.

Barling, J., Loughlin, C., & Kelloway, E. K. (2002). Development and test of a model linking safety-specific transformational leadership and occupational safety. Journal of Applied Psychology, 87(3), 488-496.

Burkardt, F. (1962). Stand der Unfällerforschung und praktische Schlussfolgerungen. Zeitschrift für Arbeitswissenschaft, 1, 385-415.

Burkardt, F. (1981). Information und Motivation zur Arbeitssicherheit. Wiesbaden: Universum Verlagsanstalt.

Elke, G. (2000). Management des Arbeitsschutzes. Wiesbaden: Deutscher Universitäts-Verlag.

Elke, G., & Zimolong, B. (2005). Eine Interventionsstudie zum Einfluss des Human Resource Managements im betrieblichen Arbeits- und Gesundheitsschutz. Zeitschrift für Arbeits- und Organisationspsychologie, 49(3), 1-14.

Fahlbruch, B., & Wilpert, B. (1999). System safety – an emerging field for i/o psychology. In C. L. Cooper & I. v. T. Robertson (Eds.), International review of industrial and organizational psychology (pp. 55-93). West Sussex: John Wiley & Sons Ltd.

Giesa, H.-G., & Timpe, K. (2006). Verlässlichkeit von Mensch-Maschine-Systemen. In B. Zimolong & U. Konradt (Hrsg.), Enzyklopädie der Psychologie: Band 2 Ingenieurpsychologie (S. 603-632). Göttingen: Hogrefe.

Giese, F. (1927). Methoden der Wirtschaftspsychologie. In E. Abderhalden (Hrsg.), Handbuch der biologischen Arbeitsmethoden (Vol. 2, S. Abt. VIc). Berlin: Urban & Schwarzenberg.

Greenwood, M., & Yule, G. U. (1920). An inquiry into the nature of frequency distributions representative of multiple happenings with particular reference to the occurrence of multiple attacks of disease or of repeated accidents. Journal of the Royal Statistical Society, 83, 255-279.

Gundlach, H., & Stöwer, R. (2004). Die Gesellschaft für experimentelle Psychologie, später Deutsche Gesellschaft für Psychologie und ihre Kongresse 1904 bis 1932. Psychologische Rundschau, 55(S1), 12-20.

Hacker, W. (1991). Aspekte einer gesundheitsstabilisierenden und -fördernden Arbeitsgestaltung. Zeitschrift für Arbeits- und Organisationspsychologie, 35(2), 48-58.

Heinrich, H. W., Petersen, D. & Roos, N. (1980). Industrial accident prevention – A safety management approach. New York: McGraw-Hill.

Hoyos, C., Graf, & Zimolong, B. (1988). Occupational safety and accident prevention – Behavioral strategies and methods. Amsterdam: Elsevier.

Hoyos, C., Graf. (1980). Psychologische Unfall- und Sicherheitsforschung. Stuttgart: Kohlhammer.

Hoyos, C., Graf. (1992). A change in perspective: Safety psychology replaces the traditional field of accident research. German Journal of Psychology, 16, 1-23.

Kohte, W., Zimolong, B., & Elke, G. (2006). Arbeits-, Gesundheits- und Umweltschutz in Marktbeziehungen – AGUM. Heidelberg: Asanger.

Krämer, B., & Zimolong, B. (2005). Führungsverantwortung für die Arbeitssicherheit in soziotechnischen Systemen. In K. Karrer, B. Gauss & C. Steffens (Hrsg.), Beiträge der Forschung zur Mensch-Maschine-Systemtechnik (S. 367-385). Düsseldorf: Symposion.

Lipmann, O. (1925) Unfallursachen und Bekämpfung. Sammlung und psychologische Diskussion der Forschungsergebnisse. Arbeitswissenschaftliche Monographien aus dem Institut für angewandte Psychologie in Berlin. Veröffentlichungen aus dem Gebiete der Medizinalverwaltung, XX. Band, 3. Heft.

Mandl, H. & Winkler, K. (2004). Lernprozesse in Communities: Potenziale für Lernmöglichkeiten. Grundlagen der Weiterbildung (GdWZ), 15 (3), 111-115.

Mittenecker, E. (1962). Methoden und Ergebnisse der psychologischen Unfallforschung. Wien: Deuticke

Traxel, W. (2004). Zur Geschichte der Deutschen Gesellschaft für Psychologie im sogenannten Dritten Reich. Psychologische Rundschau, 55(S1), 21-32.

Ulich, E. (1990). Individualisierung und differentielle Arbeitsgestaltung. In C. Graf Hoyos & B. Zimolong (Hrsg.), Enzyklopädie der Psychologie: Band 2 Ingenieurpsychologie (S. 511-535). Göttingen: Hogrefe

Ulich, E., & Wülser, M. (2005). Gesundheitsmanagement in Unternehmen. Wiesb.: Gabler.

Zimolong, B. (1995). Neue Perspektiven im Arbeits-, Gesundheits- und Umweltschutz – rechtliche, arbeits- und organisationspsychologische Aspekte. In C. Graf Hoyos & G. Wenninger (Hrsg.), Arbeitssicherheit und Gesundheitsschutz in Organisationen (S. 17-40). Göttingen: Hogrefe.

Zimolong, B. (Hrsg.). (2001). Management des Arbeits- und Gesundheitsschutzes – Die erfolgreichen Strategien der Unternehmen. Wiesbaden: Gabler.

Zimolong, B., & Elke, G. (2006). Occupational health and safety management. In G. Salvendy (Ed.), Handbook of Human Factors and Ergonomics (pp. 673-707). New York: Wiley.

Zimolong, B., & Kohte, W. (2006). Integrativer und kooperativer Arbeits- und Umweltschutz in kleinen und mittleren Unternehmen –IKARUS. Heidelberg: Asanger.

Zimolong, B., Elke, G., & Trimpop, R. (2006). Gesundheitsmanagement. In B. Zimolong & U. Konradt (Hrsg.), Enzyklopädie der Psychologie: Band 2 Ingenieurpsychologie (S. 633-668). Göttingen: Hogrefe.

Zimolong, B., Elke, G., & Bierhoff, H. W. (2008). Den Rücken stärken – Grundlagen und Programme der betrieblichen Gesundheitsförderung. Göttingen: Hogrefe.

Über den Autor

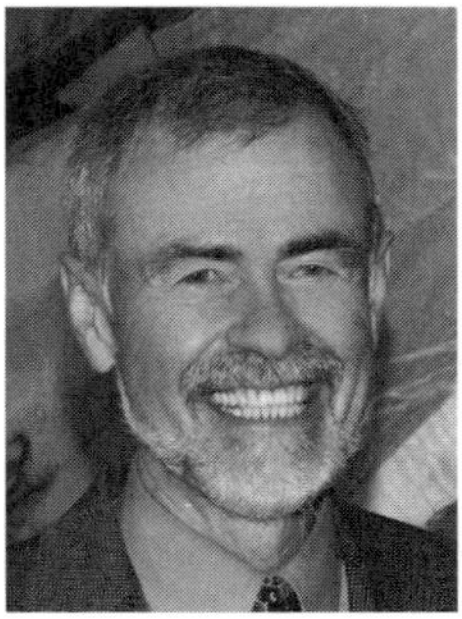

Prof. Dr. Bernhard Zimolong, geb. 1944
Fakultät für Psychologie, Lehrstuhl für Arbeits- und Organisationspsychologie Ruhr-Universität, 44780 Bochum
Bernhard.Zimolong@ruhr-uni-bochum.de
www.auo.psy.ruhr-uni-bochum.de

Studium der Psychologie in Münster, Diplom 1970,

Promotion Dr.rer.nat. 1974 an der TU Braunschweig,

Habilitation 1981.

Seit 1984 Prof. für Arbeits- und Organisationspsychologie,

ab 1992 Lehrstuhlinhaber für Arbeits- und Organisationspsychologie an der Ruhr-Universität Bochum,

seit 2008 Dekan der Fakultät für Psychologie.

Heisenberg Stipendiat von 1982-1984;

Gastaufenthalt an der Purdue University (Prof. Salvendy, 1983-1984) und University of Oregon (Prof. Slovic, 1988-1989).

Initiator und Sprecher des Sonderforschungsbereichs 187: Neue Informationstechnologien und flexible Arbeitssysteme (1989-1996) mit 15 Forschergruppen,

Mitveranstalter des Workshops „Psychologie der Arbeitssicherheit und Gesundheit".

Publikationen

Die Forschungsarbeiten sind in über 300 Publikationen dokumentiert. Die drei wichtigsten Bücher sind:

Occupational Safety and Accident Prevention (1988 mit Graf Hoyos),

Ganzheitliches Management des Arbeits- und Gesundheitsschutzes GAMAGS (2001),

Ingenieurpsychologie (2006 mit Konradt, Enzyklopädie der Psychologie).

Arbeitsschwerpunkte

Entwurf und Gestaltung von Arbeits- und Softwaresystemen; Management des Arbeits- und Gesundheitsschutzes in Unternehmen und im Öffentlichen Dienst, Unternehmensberatung und -entwicklung.

Mitglied im wissenschaftlichen Beirat von internationalen Zeitschriften und Kongressen

Die aktuell wichtigsten Projekte sind: „Integrierte Netzwerk-, Organisations- und Personalentwicklung" INOPE für den Arbeits- und Gesundheitsschutz (www.inope.de), Förderung der Professionalität von Psychologen im Arbeits- und Gesundheitsschutz; Einrichtung eines weiterbildenden Studiengangs Human Resource Management.

Laubacher Thesen (Januar 2009)

Vorbemerkung

Wir hatten als Herausgeber dieses Bandes die Autorinnen und Autoren jedes Beitrages gebeten, Bezug nehmend auf die Problemstellung ihres Beitrages in einem kurzen Statement auf die wichtigste Herausforderung und damit verbundenen Forderungen der nächsten Jahre hinzuweisen. Es handelt sich bei den Statements um Zitate der Autorinnen und Autoren, die jeweils gesondert eingereicht wurden, ohne Möglichkeit, sich mit den Statements der übrigen Beiträge auseinanderzusetzen. Die fehlende Homogenität wurde dabei bewusst in Kauf genommen. Wir haben lediglich die Zuordnung der Statements zu folgenden sieben Themenkreisen vorgenommen:

- Fachliche und fachpolitische Grundlagen zur Prävention,
- Zusammenarbeit der Akteure,
- Qualifikation und Unterweisung in der Prävention,
- Gestaltung von Arbeitsbedingungen und technischen Systemen,
- Methodische Vorgehensweisen und Beratung in der Prävention,
- Hochschule und Forschung in Zusammenarbeit mit der Praxis
- Spezielle Themen der Prävention

Warum „Laubacher Thesen"? Die „Laubacher Thesen" sind nach dem Veranstaltungsort des letzten Workshops „Psychologie der Arbeitssicherheit und Gesundheit" benannt. Laubach ist ein kleiner Ort in der Nähe von Gießen in Hessen mit einer Ausbildungsstätte der BG Chemie. Hier fand der 15. Workshop „Psychologie der Arbeitssicherheit und Gesundheit" vom 19. bis 21. November 2008 statt. Fast alle Autorinnen und Autoren haben an diesem Workshop teilgenommen und sich überwiegend auch mit Vorträgen, Arbeitskreisleitungen und Diskussionsbeiträgen engagiert.

Diese „Laubacher Thesen" sind an die Akteure und Entscheidungsträger im Bereich von Arbeitssicherheit und Gesundheitsschutz gerichtet. Es soll mit dem Forderungskatalog deutlich gemacht werden, dass eine spürbare Verbesserung der Prävention nur unter Einbezug fachpsychologischer Expertise und in Form nachhaltiger interdisziplinärer Kooperation aller Akteure und Entscheidungsträger möglich sein kann. In dieser vorliegenden ersten Version können die Thesen noch keine ausgewogene und im einzelnen abgestimmte Form haben. Wir wollen aber als Herausgeber, zusammen mit den Autorinnen und Autoren, als „Laubacher Kreis" daran weiterarbeiten und die überarbeitete Fassung auf dem 16. Workshop „Psychologie der Arbeitssicherheit und Gesundheit" der Fachöffentlichkeit vorstellen, der voraussichtlich in der zweiten Jahreshälfte 2010 stattfinden wird.

Fachliche und fachpolitische Grundlagen zur Prävention

1. Professionelle Kompetenz und gesellschaftliches Engagement

Bis Anfang der 1930er Jahre waren zentrale Bestimmungsstücke der Konzepte benannt, die die Diskussion innerhalb der Arbeitspsychologie seit Beginn der 1970er Jahre kennzeichneten. Nationale Programme zur Humanisierung der Arbeit haben diese Konzepte teilweise aufgenommen und zugleich weitere Grundlagen für persönlichkeits- und gesundheitsförderliche Arbeitsgestaltung erarbeitet. Betriebliche Gesundheitsförderung wird erst auf der Basis systematischer Analyse und Gestaltung von Arbeitsaufgaben und Arbeitsstrukturen zum Gesundheitsmanagement.

Gesundheitsmanagement gehört zum Verantwortungsbereich der Unternehmensleitung und ist in die Unternehmensbewertung ebenso einzubeziehen wie in die Richtlinien für die Kreditvergabe (Basel II). Zukünftige Entwicklungen stellen auch an die Arbeitspsychologie weiter gehende Fragen, deren Beantwortung nicht nur hohe professionelle Kompetenz voraussetzt, sondern auch gesellschaftliches Engagement und die Bereitschaft, an den Veränderungen durch relevante Forschung und wissenschaftlich begründbare Gestaltungsvorschläge aktiv mitzuwirken.

(Eberhard Ulich: Arbeit und Gesundheit – ein Blick zurück nach vorn. Seite 355)

2. Gesundheitsorientierte Produktionsprozesse

Unter den gegebenen wirtschaftlichen Rahmenbedingungen müssen nicht nur für die Produkte, sondern auch für die Produktionsprozesse Alternativen gesucht und einer gesundheitsorientierten Nachhaltigkeitsbetrachtung unterzogen werden.

(Ekkehard Frieling: Das zeitliche Dilemma des Alterns in der Automobilmontage. Seite 61)

3. Nachhaltige betriebliche Gesundheitsförderung

Notwendigkeit und Bedeutung einer nachhaltigen betrieblichen Gesundheitsförderung werden weiter steigen, und damit gewinnt die Herausforderung, eine nachhaltige betriebliche Gesundheitsförderung in der Mehrzahl der Unternehmen anzustoßen und umzusetzen, weiter an Brisanz. Eine erfolgreiche Umsetzung erfordert auf der Produktseite mehr Qualitätssicherung und ein kreatives Marketing der Betrieblichen Gesundheitsförderung.

Auf Seiten u.a. der Psychologen als Anbieter sind ein erweitertes Rollenverständnis und Kompetenzprofil gefordert, um so den Anforderungen der Gestaltung von Systemen und komplexen Changemanagementprozessen, der

Verzahnung von Personal-, Organisations- und Netzwerkentwicklung besser gerecht werden zu können.

(Gabriele Elke: Erhalt und Förderung von Gesundheit im betrieblichen Setting: Welche Wege sind wir gegangen und wohin sollte die Reise gehen? Seite 24

4. Sicherheitskultur

Empirisch fundierte Modelle von Sicherheitskultur sollen Voraussagen hinsichtlich der Sicherheit und Zuverlässigkeit organisationalen Handelns ermöglichen und können hinsichtlich ihrer Sicherheitsförderlichkeit bewertet werden. Es sollen praktikable Messinstrumente für alle Ebenen der Kultur entwickelt und überprüft werden.

Sicherheitskulturmodelle sollen als Rahmen für die strategische Planung sämtlicher organisationaler Veränderungen im Bereich Technik, Organisation und Mensch dienen, d.h. nur wenn vorher abgeklärt ist, welche Veränderungen zu welchen Veränderungen auf den tieferen Ebenen der Sicherheitskultur zu erwarten sind, werden sie implementiert

(Babette Fahlbruch und Markus Schöbel: Vom „Newcomer" zur Selbstverständlichkeit: Rück-, Ein- und Ausblicke zur Sicherheitskultur. Seite 48)

Zusammenarbeit der Akteure

5. Zusammenarbeit Unfallversicherungsträger und Krankenkassen

Unfallversicherungsträger und Krankenkassen müssen die Unternehmen und ihre Beschäftigten gemeinsam bei der Realisierung gesunder Arbeitsbedingungen unterstützen. Die Verpflichtung der Krankenkassen bei der betrieblichen Gesundheitsförderung und der Verhütung arbeitsbedingter Gesundheitsgefahren mit den Trägern der Unfallversicherung zusammenzuarbeiten bedeutet für die Zukunft: Flächendeckende Zusammenarbeit ist partnerschaftlich, koordiniert und selbstverständlich sowie dort, wo es sinnvoll ist, kassenartenübergreifend.

Unfallversicherungsträger und Krankenkassen müssen auch die Gemeinsame Deutsche Arbeitsschutzstrategie als zusätzliche Plattform für die Kooperation nutzen

(Fritz Bindzius und Angela Knoll: Wandel durch Annäherung – Entwicklung und Perspektiven der Zusammenarbeit von Unfall- und Krankenversicherung in der Prävention. Seite 8)

6. Strategien der Arbeitsschutzverwaltungen

Die Arbeitschutzverwaltungen der Länder werden ihre Strategien praxistauglich weiterentwickeln müssen, um ihr Handeln den Erfordernissen moderner Arbeitswelten anzupassen. Sie werden stärker als bisher auf multifaktorielle und organisationsbedingte Belastungskonstellationen fokussieren und dabei insbesondere den psychischen Fehlbelastungen einen höheren Stellenwert einräumen müssen.

Dabei gilt es – gerade im Kontext der GDA-Kooperationsbeziehungen – ein klareres Rollenbild der staatlichen Aufsicht zu entwickeln, die ihre Funktion im wesentlichen darin sieht, betriebliche Verbesserungsprozesse anzustoßen und deren Nachhaltigkeit sicherzustellen. Um diese Ziele sukzessive zu erreichen, werden die relevanten Partner kurzfristig einen Dialog aufnehmen, um Handlungspotenziale komplementär zu ergänzen und Verfahrensweisen abzustimmen

(Kai Seiler und Bettina Splittgerber : Die technikorientierte Gewerbeaufsicht als Lotse im Feld moderner Arbeitswelten – eine kritische Bilanz zur Berücksichtigung psychischer Faktoren im Arbeitsschutz. Seite 312)

7. Psychologie im Rahmen der Gemeinsamen Deutschen Arbeitsschutzstrategie (GDA)

Die Arbeitswelt befindet sich im Wandel. Von uns können die Veränderungen, die z.T. mit großen Einschnitten für Beschäftigte verbunden sind, zwar beobachtet werden, sie sind aber kaum bis gar nicht von uns beeinflussbar. Deshalb müssen sie aus psychologischer Sicht bewertet werden.

Voraussetzungen dafür sind Kooperationen mit und zwischen Fachkollegen. Im Rahmen der GDA (Gemeinsame Deutsche Arbeitsschutzstrategie) könnte beispielsweise ein nationaler Arbeitskreis über notwendige Maßnahmen diskutieren

(Gabriele Richter: Erfassung psychischer Belastung im Betrieb und psychologische Arbeitsgestaltung: Rückblick, Situationsanalyse, Ausblick. Seite 253)

8. Lokale, dezentrale operative Partnerschaften zur Verbesserung der Arbeitssicherheit

Durch Fusion, Aufgabenwandel und Zentralisierungsprozesse geht die Betriebsnähe der Arbeitsschutzakteure zunehmend verloren. Es müssen lokale, dezentrale operative Partnerschaften zur Verbesserung der Arbeitssicherheit in Kleinbetrieben durch Organisationsentwicklung und Prozessgestaltung gebildet werden, um den Rückzug der alten Akteure (Berufsgenossenschaften, Krankenversicherungen, Kreishandwerkerschaften, Kammern...) aus der betriebnahen Arbeit zu kompensieren.

Betriebe, die eigene Organisationsentwicklungsprojekte unter Einbeziehung des Arbeits- und Gesundheitsschutzes vorantreiben, sollten auch kurzfristig Vorteile durch verminderte Beiträge zu den Sozialversicherungen und Organisationen erhalten, die sich ohnehin kaum um sie kümmern, außer wenn es um die Erhebung der Beiträge geht.

(Lutz Packebusch: Gesunde, sichere und effiziente Kleinunternehmen – Organisationsentwicklung in KMU. Seite 214)

9. Nachhaltige interdisziplinäre Zusammenarbeit mit Fachpsychologen

Zu allen psychologischen Problemstellungen der Arbeitswelt liegen hinreichend viel wissenschaftliche Erkenntnisse und praxisbezogene Umsetzungsmethoden vor, um die Prävention wesentlich verbessern zu können. Wenn Defizite bezüglich psychischer Fehlbeanspruchung oder anderer psychischer Probleme beklagt werden, handelt es sich in erster Linie um ein Umsetzungsproblem. Es hängt im wesentlichen damit zusammen, dass Fachpsychologen nicht in angemessener Weise und ausreichender Zahl in die notwendigen betrieblichen und überbetrieblichen Aktivitäten eingebunden werden.

Wirtschaft und Politik müssen die Rahmenbedingungen schaffen und sichern, die eine nachhaltige interdisziplinäre Zusammenarbeit mit Fachpsychologen fördert und bestehende Hindernisse ausräumt, damit psychologische Expertise nicht zur Spielwiese von überforderten Laien wird.

(Boris Ludborzs: Psychologische Analyse-, Interventions- und Gestaltungsmethoden – Aufgabe für Fachpsychologen oder Spielwiese für Laien? Seite 124)

Qualifikation und Unterweisung in der Prävention

10. Nachhaltige Lernkultur

Es muss eine auf Nachhaltigkeit orientierte Lern(Unternehmens)kultur in den Unternehmen und auch bei den Seminaranbietern mit folgenden vier Elementen entwickelt und implementiert werden: Führungskultur, indem Führungskräfte lebenslanges Lernen fördern und (ein)fordern z.B. durch klare Zielvereinbarungen; (Führungskräfte sind darin zu qualifizieren) Partizipationskultur, indem Beschäftigte selbstorganisiert lernen, sich einbringen und andere am Wissen teilhaben lassen (Selbstlernkompetenzen sind zu entwickeln) Feedbackkultur, indem Lernende beim Umsetzen des Gelernten von Lernberatern z.B. Sicherheitsfachkraft, Trainer gecoacht werden und konstruktive Rückmeldung über den individuellen Lernfortschritt erhalten Controllingkultur, indem sowohl der Lernprozess als auch der Grad der Umsetzung des Gelernten controlled werden und in die Rückmeldeschleifen einfließen

(Sabine Schreiber-Costa: Qualität von Bildungskonzepten im Arbeitsschutz: Gestern – Heute – Morgen. Seite 284)

11. Qualität in der Aus- und Fortbildung im Arbeitsschutz

Die organisatorischen und finanziellen Rahmenbedingungen müssen so gestaltet werden, dass die Herausforderungen der modernen Arbeitswelt an die Bildungsarbeit der Zukunft aufgenommen werden können. Es muss eine einheitliche Qualitätssicherung und eine daraus abgeleitete permanente Weiterentwicklung der Bildungsarbeit im Arbeitsschutz geben. Daher ist auch ein ständiger Informationsaustausch der für diese Prozesse verantwortlichen Experten erforderlich.

Die Ziele, Inhalte und Methoden der Bildungsarbeit müssen ständig den sich wandelnden Bedingungen in der Arbeitswelt angepasst werden. Neue elektronische Informations- und Vermittlungssysteme bedürfen einer besonderen Qualitätssicherung, um die Arbeitsschutzstandards zu wahren. Kooperation von Bildung, Wissenschaft und technischer Innovation ist dringend erforderlich, um die Aktualität des Bildungsgeschäfts zu gewährleisten.

(Ulrich Winterfeld: Aus- und Fortbildung im Arbeitsschutz – einige Anmerkungen aus psychologischer Sicht. Seite 401)

12. Sicherheitsunterweisung

Die Sicherheitsunterweisung wird auch zukünftige Generationen von Arbeitnehmern und Arbeitnehmerinnen sowie Führungskräften weiterhin beschäftigen. Die Fragen werden auch 2020 noch dieselben wie heute sein: „Was sollte Inhalt von Unterweisung sein?“ und „Wie sollte unterwiesen werden?“

Die Antworten auf diese Fragen müssen den heute schon vorhandenen psychologischen Kenntnisstand besser berücksichtigen. Dazu ist einerseits die Psychologie als Wissenschaft aufgefordert, die Zusammenhänge von Wissen, Wollen, Können und Tun weiter zu untersuchen. Andererseits sind alle psychologischen Berufskollegen, die in dem Feld arbeiten, aufgefordert, sich nicht auf die Verhaltensbeeinflussung beschränken zu lassen, sondern die psychologischen Erkenntnisse in die betriebliche Praxis hineinzutragen, auch wenn sie nicht zu manchen Managementkonzepten passen.

(Renate Wachsmuth: Sicherheitsunterweisung – ein ungeliebter Dauerbrenner. Seite 378)

13. Tätigkeit und Wirksamkeit der Sicherheitsfachkräfte

Sicherheitsfachkräfte müssen verstärkt mit Wissen über menschbezogene Gefährdungsfaktoren(z.B. Stress, Gesundheitsförderung, Altern) und Fähigkeiten der Kommunikation und Motivation ausgestattet werden, um die betrieblichen Ansprechpartner wirksam beraten zu können.

Sicherheitsfachkräfte müssen erlernen, wie man weitere Kriterien der Wirksamkeit als unfallbezogene erfasst und präsentiert, um den betrieblichen Nutzen zu verdeutlichen. Sie benötigen eine erfahrungsspezifische und den betrieblichen Veränderungen entsprechende Aus- und vor allem kontinuierliche Weiterbildung, um den ständig wechselnden Rahmenbedingungen proaktiv begegnen zu können

(Rüdiger Trimpop: Tätigkeit und Wirksamkeit der Sicherheitsfachkräfte im Wandel der Zeit. Seite 343).

14. Qualitätsmanagement

Auf betrieblicher Ebene ist Flächendeckend eine Ein- bzw. Weiterführung des Qualitätsmanagements der Aus- und Weiterbildung zu fordern. Dies würde auch der überbetrieblichen Aus- und Weiterbildung einen Qualitätsschub verleihen; sie würde durch Schaffung von vernetzten, disziplinübergreifenden Angeboten eine erhebliche Qualitätsverbesserung erzielen.

Pädagogische Basisforderungen, wie z.B. die Erstellung von Lernzielen, die sich an den Kriterien Transfer und Nachhaltigkeit orientieren, müssen endlich umgesetzt werden. Evaluationen von Lehrveranstaltungen müssen begleitend nach wissenschaftlichen Kriterien durchgeführt werden.Sowohl auf betrieblicher als auch überbetrieblicher Ebene der Aus- und Weiterbildung, müssen diese Mindestforderungen von allen Anbietern gewährleistet werden.

(Helmut Nold: Aus- und Weiterbildung: Von der „Psychologie der Arbeitssicherheit“ zum „ganzheitlichen Bildungsmanagement“. Seite 205)

Gestaltung von Arbeitsbedingungen und technischen Systemen

15. Systemzuverlässigkeit

Die Systemgestaltung muss eine menschenzentrierte Sichtweise einnehmen. Systemgestaltung darf nicht mehr von einzelnen, vom Bediener geforderten Aufgaben im System bestimmt werden. Diese technikzentrierte Sichtweise führt in zunehmend komplexen Systemen zu Arbeitsfehlern und Unfällen, die mit einem Barriere-Ansatz nicht vermieden werden können. Vielmehr muss aufgrund der zunehmenden Komplexität der Systeme eine menschenzentrierte Systemgestaltung etabliert werden.

Alle Ebenen des regulatorischen Systems – von staatlichen und behördlichen Vorgaben bis zur Arbeitsebene – müssen im Sinne eines ‚regulatorischen Managementsystems' zusammenarbeiten. Regelwerke werden auf ihre Wirksamkeit analysiert und flexibel überarbeitet. Methodische Entwicklungen aus der Wissenschaft dürfen nicht mehr auf Basis einer industrialisierten Auftragsforschung gewonnen werden sondern anhand der wissenschaftlichen Kriterien der Validität und Wirksamkeit orientiert sein

(Oliver Sträter: Gestaltung der Systemzuverlässigkeit unter Berücksichtigung menschlicher Verhaltensmechanismen. Seite 328)

16. Bedienkonzept einer technischen Anlage

Wir wissen sehr viel über menschliche Fehlhandlungen und ihre Ursachen. Es geht im Wesentlichen darum, diese Kenntnisse und Erkenntnisse im Bedienkonzept der technischen Anlage anzuwenden. Zunächst einmal wird es aber erforderlich sein das Tabu zu überwinden, das mit dem Thema Human Factor nach wie vor verbunden zu sein scheint.

Alle, die mit der Gestaltung und dem Betrieb von Anlagen zu tun haben, müssen endlich dazu kommen, den Menschen in seinen ihm eigenen Eigenschaften, seinen Leistungsmöglichkeiten und seinen Leistungsgrenzen als Teil der Anlagensicherheit anzuerkennen. Das mechanistische Menschenbild vom Mitarbeiter als Soll-Funktion oder als Fehl-Funktion muss überwunden werden

(Begoña Hermann: Human Factor und Anlagensicherheit – ein zentrales Thema für die Ursachenermittlung von Störfallereignissen und dennoch ein Tabuthema? Seite 83)

17. Vorlaufforschung

Was wir für die Zukunft wirklich brauchen, ist eine stärkere Hinwendung zur Vorlaufforschung. Das heißt wir müssen als Arbeitspsychologen benennen, woran es hakt, oder haken könnte, wo wir technische Unterstützung bei der Bewältigung von komplexen Arbeitsaufgaben in komplexen technischen Umgebungen brauchen und einsetzen können, und dies dann zusammen mit Technikern entwickeln und umsetzen.

(Friedhelm Nachreiner: Psychische Belastung und Beanspruchung in Systemen mit komplexer Technikumgebung. Seite 173)

18. Gestaltung von Aufgaben und Interaktionsschnittstellen

Eine zukünftige Herausforderung der Arbeitssicherheit und Gesundheit ist die dynamische Allokation von Aufgaben- und Interaktionsschnittstellen in Abhängigkeit von Dynamiken menschlicher und technischer Subsysteme als Intervention (mit anschließender Evaluation) im Gestaltungsprozess von Mensch-Maschine-Systemen in der Prozessführung

(Peter Nickel: Mensch-Maschine-Schnittstellengestaltung in der Prozessführung. Seite 193)

Methodische Vorgehensweisen und Beratung in der Prävention

19. Sicherheitspsychologische Beratungspraxis im Wandel

Die Arbeitsschutzpraxis in Unternehmen ist einem permanenten Wandel unterworfen. Rechtliche Anforderungen und Vorgaben der Managementsysteme führen zu immer neuen Aufgaben für Arbeitsschutzfachpersonal, Führungskräfte und Mitarbeiter. Ein Teil der neuen Aufgaben erfordert sicherheitspsychologische Kenntnisse und Konzepte. Unternehmen fordern diese bei Unternehmensberatungen, freiberuflichen und institutionell tätigen Sicherheitspsychologen an. Hier besteht weniger Bedarf weiterer sicherheitspsychologischer Forschung als solcher an betriebsnahen Konzepten und Werkzeugen

(Klaus Schubert: Verhaltensbezogene Konzepte und Werkzeuge im Wandel der sicherheitspsychologischen Beratungspraxis. Seite 297).

20. Systematische Personal- und Organisationsentwicklung

Obwohl psychosoziale Aspekte im Arbeitsleben ubiquitär sind und vielfältige Auswirkungen auf Variablen wie Gesundheit, Leistungsfähigkeit und Arbeitszufriedenheit haben, werden sie im Arbeits- und Gesundheitsschutz insgesamt noch nicht zufrieden stellend berücksichtigt. Für die Unfallversicherungsträger ergibt sich die Konsequenz, in Beratung und Überwachung verstärkt darauf hinzuwirken, jeweils geeignete Maßnahmen abzuleiten und umzusetzen. Dabei sind vielfältige Maßnahmen, hohes Engagement der Akteure und ein „langer Atem“ erforderlich.

Die zielführende Organisation von Sicherheit und Gesundheit sollte zukünftig verstärkt an Konzepten und Vorgehensweisen aus der systematischen Personal- und Organisationsentwicklung anknüpfen, sich mit der dort vorhandenen Expertise vernetzen und einhergehend damit insbesondere auch eine systematische Führungskräfte-Entwicklung fördern

(Roland Portuné: Zwischen Kür und Knochenarbeit – psychosoziale Aspekte und Gesundheit im Arbeitsleben. Seite 234)

21. Evaluation

Evaluation muss in der Zukunft bei Projekten im Arbeits- und Gesundheitsschutz selbstverständlich werden. Es liegen bereits differenzierte und für fast alle Arten von Problemstellungen ausgearbeitete Konzepte und Methoden, bis hin zu detaillierten Checklisten der Evaluation vor.

Am wichtigsten ist deshalb die Kommunikation und nicht vorrangig die Neuentwicklung von Evaluationskonzepten. Diese müssen so formuliert, gestaltet und kommuniziert werden, dass sie in der Praxis angenommen und als Chance begriffen werden.

(Udo Keil: Evaluation im Arbeits- und Gesundheitsschutz im Wandel der Zeit. Seite 92)

Hochschule und Forschung in Zusammenarbeit mit der Praxis

22. Verbesserung der Lehr- und Weiterbildungsangebote

Die Ausbildung in den Hochschulen muss rasch auf die neuen Anforderungen in der betrieblichen Gesundheitsförderung mit einem veränderten als auch erweitertem Lehrangebot reagieren.

Die Community der im Arbeits- und Gesundheitsschutz tätigen Psychologen ist aufgefordert, den organisationalen Rahmen für eine kontinuierliche Weiterbildung zu schaffen und zusammen mit den Hochschulen für eine qualitativ hochwertige Weiterbildung zu sorgen

(Bernhard Zimolong: Professionalisierung der Psychologie im Arbeits- und Gesundheitsschutz – von der Unfallforschung zur betrieblichen Gesundheitsförderung. Seite 411)

23. Interdisziplinäre Zusammenarbeit und belastbare arbeitsweltbezogene Gesundheitsberichterstattung

Die Psychologie muss sich, ausgehend von ihrer soliden fachwissenschaftlichen Basis, stärker öffnen für die interdisziplinäre Zusammenarbeit mit den Professionen, die im Arbeits- und Gesundheitsschutz als arbeitsmedizinische, betriebswirtschaftliche, naturwissenschaftliche und ingenieurtechnische Mitarbeiter agieren. Damit eine nachhaltige Integration gelingt, sollten psychologische Themen zum Bestandteil der grundständigen Ausbildung sowie der fachspezifischen Weiter- und Fortbildung werden.

Über die unmittelbare Praxiswirksamkeit hinaus muss angewandte psychologische Forschung Vorlauf schaffen: Beteiligung an epidemiologischer Forschung, längsschnittliche Untersuchungsdesigns, experimentelle Studien schaffen Voraussetzungen für solide wissenschaftliche Begründungen langfristiger Auswirkungen von Arbeitssituationen auf die Gesundheit der Beschäftigten. Psychologen sollten sich stark machen für eine belastbare arbeitsweltbezogene Gesundheitsberichterstattung in Deutschland und in Europa

(Anna-Marie Metz: Vier Jahrzehnte als Psychologin im deutschen Arbeits- und Gesundheitsschutz Kontinuitäten, Brüche und Herausforderungen. Seite 144)

24. Wissenschaftsbasierte Prävention

Für eine wissenschaftsbasierte Prävention benötigen wir wissenschaftlich gut begründete theoretische Erklärungsansätze und die systematische Evaluation der daraus abgeleiteten Interventionsschritte. Nur so kann sicherheitspsychologische Arbeit gleichzeitig gut und praxisrelevant sein – und auf der Grundlage theoretisch stringenter Konzepte für den Anwender, also unsere Mitmenschen an ihren Arbeitsplätzen, präventiv Förderliches leisten.

(Hans-Peter Musahl: Prävention – eine wissenschaftliche Aufgabenstellung. Seite 155)

25. Experimentelle Forschung

Intensive psychologische Forschung ist notwendig im Arbeitsschutz. Um das Ansehen und die Akzeptanz unseres Faches langfristig zu gewährleisten, sollten wir viel dafür tun, dem Vorwurf der weichen Daten und mangelnden Objektivität angemessen zu begegnen. Hierzu sollten wir verstärkt experimentelle Forschung sowohl im Labor als auch im Feld realisieren

(Hiltraut Paridon : Im Spannungsfeld von Grundlagen- und Anwendungsforschung: Was haben Psychophysiologie und Allgemeine Psychologie mit Arbeitsschutz zu tun? Seite 234)

26. Service-Science als Forschungskonzeption

Wie dem auch sei, ob Definition einer transdisziplinären Forschung, einer neuen Wissenschaft oder neuer akademischer Abschlüsse, die Psychologie muss sich als Wissenschaftsdisziplin überlegen, ob sie an dem Diskurs zur aktuellen Service-Science-Forschungskonzeption beteiligt sein will, die sich immerhin auf etwa 70% der Arbeit in der deutschen Volkswirtschaft bezieht.

(Gerhard Ernst: Anforderungen an die Arbeits- und Organisationspsychologie im Wandel der Zeit. Seite 41)

27. Verbreitung der Forschungsergebnisse

Um den Erfolg der Anstrengungen sehr vieler Beteiligten aus allen Bereichen des Arbeitslebens auch außerhalb der an der Förderung Beteiligten zu sichern ist eine rasche und möglichst weiträumige Verbreitung erforderlich. Das muss durch eine intensive Mitwirkung in den verschiedenen Initiativen und Netzwerken und durch aktive Teilnahme an Fachmessen wie die A+A und nationalen wie internationalen Tagungen wie z.B. den Workshop „Psychologie der Arbeitssicherheit und Gesundheit" geschehen.

Auch muss der Förderung des Nachwuchses sowohl im wissenschaftlichen, wie auch im angewandten Bereich besondere Beachtung geschenkt werden. Es muss sicher gestellt sein, dass es genügend Jüngere in den Organisationen gibt, die die Aufgabe der Verbreitung der durch Forschung gewonnenen Erkenntnisse übernehmen möchten

(Ilona Kopp: Arbeitsschutz – Gesundheitsschutz – Prävention 2020. Seite 105)

Spezielle Themen der Prävention

28. Prävention von Gewalt

Die zahlreichen erfolgreichen Maßnahmen zur Prävention von Gewalt am Arbeitsplatz bewegen sich in einem öffentlichen Raum. Weitere präventive Maßnahmen müssen sich zusätzlich an neuen Konzepten (situative Kriminalprävention) orientieren, müssen umfassendere, gesellschaftliche Erklärungsmodelle berücksichtigen und insbesondere mit der Politik gemeinsam arbeiten und verdeutlichen: Gewalt – welcher Art auch immer – ist nicht akzeptabel!

(Dirk Windemuth: Gewalt – ein gesellschaftliches Problem am Arbeitsplatz. Seite 390)

29. Verkehrssicherheit

Mobilität und Verkehr müssen zu einem wesentlichen Arbeitsfeld der Prävention werden. Dabei muss die betriebliche Verkehrssicherheitsarbeit in die für Sicherheit und Gesundheit bei der Arbeit bestehenden und zukünftigen Konzepte integriert werden. Die in einige europäischen Ländern formulierte Vision Zero sollte Leitlinie für die Verkehrssicherheitsarbeit auch der Gesetzlichen Unfallversicherungen sein

(Michael Geiler: Arbeitswelt, Verkehrssicherheitsarbeit und gesetzliche Unfallversicherung. Seite 71)

30. Prävention in Bildungseinrichtungen

Die Prävention von Unfällen und Gesundheitsrisiken in Bildungseinrichtungen ist im Vergleich zu der in Betrieben keineswegs einfacher. Sie erfordert vielmehr von den beratenden Arbeitspsychologen eine zusätzliche fachliche Kompetenz in Themen wie der Entwicklungspsychologie, den Sportwissenschaften, der Psychomotorik und der Pädagogik , die über die Inhalte der klassischen Arbeits-, Betriebs- und Organisationspsychologie hinausgehen. Die Universitäten sollten diese Anforderungen zukünftig stärker als bisher in Forschung und Lehre berücksichtigen.

(Torsten Kunz: Sicherheit und Gesundheit in Bildungseinrichtungen – Prävention im Wandel der Zeit. Seite 113)

31. Interkulturalität im Arbeits- und Gesundheitsschutz

Interkulturalität im Arbeits- und Gesundheitsschutz ist kein Selbstzweck, sondern unerlässlich. Beschäftigte mit Migrationshintergrund werden zunehmend die Regel sein. In den nächsten Jahren werden deshalb umfassende Konzepte zum Umgang mit kultureller Vielfalt am Arbeitsplatz entwickelt werden müssen.

Bei der Entwicklung und Umsetzung dieser Konzepte müssen Menschen mit Migrationshintergrund nicht nur aktiv eingebunden, sondern ihre Teilhabe auch institutionell verankert werden. Alle beteiligten Akteure im Arbeits- und Gesundheitsschutz sollten zu diesem Zweck 2020 über eine Grundausstattung an interkulturellen Fertigkeiten im Umgang mit sich selbst und mit Angehörigen anderer Kulturen verfügen

(Tobias Ringeisen und Katrin Boege: Umgang mit Interkulturalität: eine aktuelle Herausforderung im Arbeits- und Gesundheitsschutz. Seite 266)

Sachverzeichnis

Workshop-Reihe „Psychologie der Arbeitssicherheit und Gesundheit"

Der Workshop „Psychologie der Arbeitssicherheit und Gesundheit" wurde 1984 an der Technischen Universität München ins Leben gerufen und ist eine seitdem bewährte Form selbst organisierten Lernens. Im deutschsprachigen Raum hat sich der in der Regel alle zwei Jahre stattfindende Workshop zur wichtigsten und stark nachgefragten Veranstaltung für den Austausch von Wissenschaft und Praxis zu fachpsychologischen Themen des Arbeits- und Gesundheitsschutzes entwickelt.

Sie finden die Inhaltsverzeichnisse der einzelnen Worskhopbände auf unserer Website **www.asanger.de**. Bei Bestellungen über unseren Webshop liefern wir kostenfrei ab einem Bestellwert von 20 Euro.

Bitte beachten Sie: Band 1, 2, 3 und 4 sind vergriffen – wir bereiten für diese vier Bände einen Nachdruck in digitalisierter Form (CD per Post) vor.

Von Band 6 und 11 haben wir nur noch wenige Exemplare auf Lager. Falls die Printversionen dieser beiden Bände vergriffen sind, können wir Ihnen auch davon eine digitalisierte Version liefern. Die Preise für die digitalisierten Versionen haben wir in der nachfolgenden Zusammenstellung ausgewiesen.

Christian Schwennen, Gabriele Elke, Boris Ludborzs, Helmut Nold, Stefan Rohn, Sabine Schreiber-Costa, Bernhard Zimolong (Hg.)
Psychologie der Arbeitssicherheit und Gesundheit: Perspektiven und Visionen. 15. Workshop 2008
2008, 472 S., 39.- Euro (499-4)

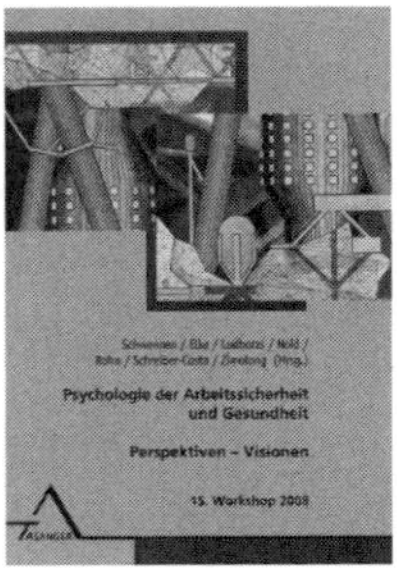

Peter Bärenz, Anna-Marie Metz, Heinz-Jürgen Rothe (Hg.)
Psychologie der Arbeitssicherheit und Gesundheit: Arbeitsschutz, Gesundheit und Wirtschaftlichkeit 14. Workshop 2007.
2007, 485 S., 39.- Euro (476-4).

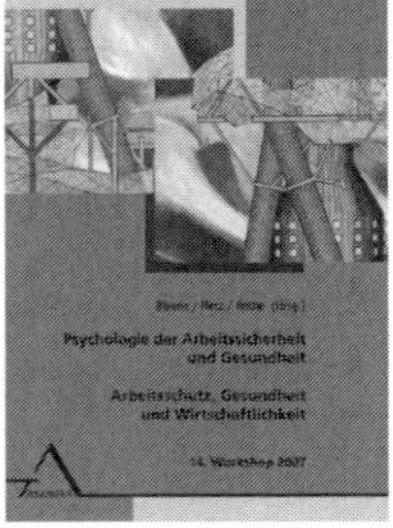

Lutz Packebusch, Birgit Weber, Sandra Laumen (Hg.)
Psychologie der Arbeitssicherheit und Gesundheit: Prävention und Nachhaltigkeit 13. Workshop 2005
2005, 2. Aufl. 2009, 503 S., 39.- Euro (431-4)

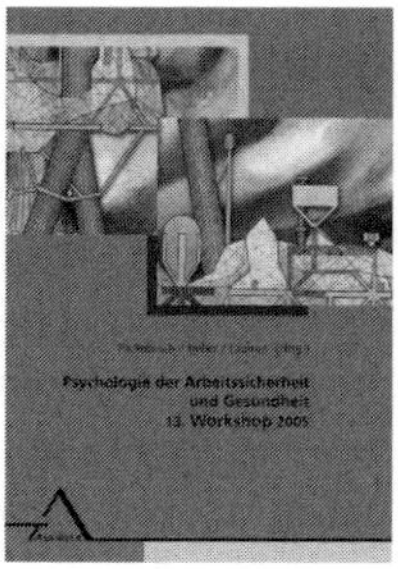

Hans-Gerhard Giesa, Klaus-Peter Timpe, Ulrich Winterfeld (Hg.)
Psychologie der Arbeitssicherheit und Gesundheit 12. Workshop 2003
2003, 2. Aufl. 2009, 491 S., 39.- Euro (401-2).

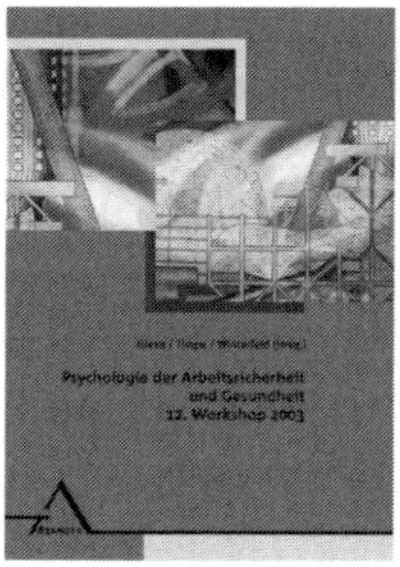

Rüdiger Trimpop, Bernhard Zimolong, Andreas Kalveram (Hg.)
Psychologie der Arbeitssicherheit und Gesundheit: Neue Welten – Alte Welten. 11. Workshop 2001
2002, 509 S., 39.- Euro (374-1)
(Preis für ev. digitalisierte Version/in Vorbereitung: 20,- Euro)

Hans-Peter Musahl, Thomas Eisenhauer (Hg.)
Psychologie der Arbeitssicherheit: Beiträge zur Förderung der Sicherheit und Gesundheit in Arbeitssystemen. 10. Workshop 1999
2000, 581 S., 19.50 Euro (356-3).

Helmut von Benda, Dietmar Bratge (Hg.)
Psychologie der Arbeitssicherheit: 9. Workshop 1997
1998, 394 S., 12.- Euro (337-7)

Boris Ludborzs, Helmut Nold, Bruno Rüttinger (Hg.)
Psychologie der Arbeitssicherheit: 8. Workshop 1995
1996, 360 S., 11.- Euro (317-2)

Friedhelm Burkardt, Claudia Winklmeier (Hg.)
Psychologie der Arbeitssicherheit: 7. Workshop 1993
1994, 646 S., 19.50 Euro (269-9)

Bernhard Zimolong, Rüdiger Trimpop, (Hg.)
Psychologie der Arbeitssicherheit: 6. Workshop 1991
1992, 640 S., 19.50 Euro (225-7)
(Preis für ev. digitalisierte Version/in Vorbereitung: 20,- Euro)

Carl Graf Hoyos (Hg.)
Psychologie der Arbeitssicherheit: 5. Workshop 1989
1990, 397 S., 12.- Euro (178-1)

Boris Ludborzs (Hg.)
Psychologie der Arbeitssicherheit: 4. Workshop 1989
1990, 360 S. **(vergriffen)**
(Preis für digitalisierte Version/in Vorbereitung: 20.- Euro)

Heiner Erke (Hg.)
Psychologie der Arbeitssicherheit: 3. Workshop 1987
1988, 220 S. **(vergriffen)**
(Preis für digitalisierte Version/in Vorbereitung: 15.- Euro)

Friedhelm Burkardt (Hg.)
Psychologie der Arbeitssicherheit: 2. Workshop 1995
1986, 324 S. **(vergriffen)**
(Preis für digitalisierte Version/in Vorbereitung: 15.- Euro)

Carl Graf Hoyos, Gerd Wenninger (Hg.)
Psychologie der Arbeitssicherheit: 1. Workshop 1994
1985, 280 S. **(vergriffen)**
(Preis für digitalisierte Version/in Vorbereitung: 15.- Euro)